3D Virtual Treatment Planning of Orthognathic Surgery

A Step-by-Step Approach for Orthodontists and Surgeons

3D 数字化正颌外科设计与治疗

正畸与颌面外科医师指导手册

主　审　刘彦普

主　译　田　磊

副主译　丁明超

译　者（按姓氏笔画排序）

丁明超　王敬夫　田　磊　刘思颖

孙　毅　陈媛丽　贾骏麒　梅　帅

常士平

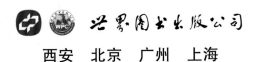

世界图书出版公司

西安　北京　广州　上海

图书在版编目（CIP）数据

3D 数字化正颌外科设计与治疗：正畸与颌面外科医师指导手册 /（比）格温 R.J. 斯韦宁（Gwen R.J. Swennen）著；田磊主译 . —西安：世界图书出版西安有限公司，2018.8

书名原文：3D Virtual Treatment Planning of Orthognathic Surgery A Step-by-Step Approach for Orthodontists and Surgeons

ISBN 978-7-5192-4904-5

Ⅰ . ① 3… Ⅱ . ①格… ②田… Ⅲ . ①颌—畸形—口腔正畸学—手册 Ⅳ . ① R654-39

中国版本图书馆 CIP 数据核字（2018）第 201377 号

书　　名	**3D 数字化正颌外科设计与治疗 正畸与颌面外科医师指导手册** 3D Shuzihua Zhenghe Waike Sheji Yü Zhiliao Zhengji Yü Hemian Waike Yishi Zhidao Shouce	
原　　著	［比利时］Gwen R.J. Swennen	
主　　译	田　磊	
策划编辑	马可为	
责任编辑	杨　菲	
装帧设计	新纪元文化传播	
出版发行	**世界图书出版西安有限公司**	
地　　址	西安市北大街 85 号	
邮　　编	710003	
电　　话	029-87214941（市场营销部）	
	029-87234767（总编室）	
网　　址	http://www.wpcxa.com	
邮　　箱	xast@wpcxa.com	
经　　销	新华书店	
印　　刷	西安牵井印务有限公司	
开　　本	787mm×1092mm　　1/16	
印　　张	37	
字　　数	300 千字	
版　　次	2018 年 8 月第 1 版　2018 年 8 月第 1 次印刷	
版权登记	25-2018-100	
国际书号	ISBN 978-7-5192-4904-5	
定　　价	450.00 元	

医学投稿　xastyx@163.com ‖ 029-87279745　87284035
☆如有印装错误，请寄回本公司更换☆

首先，我将此书献给我挚爱的妻子 Valérie 以及我的两个儿子 Joaquin 和 Cédrique。

我也将这本彩色图谱手册献给我的前任主席、同事，也是我的挚友——Calix De Clercq 教授。

原著作者 *Author*

Gwen R.J. Swennen

Division of Maxillofacial Surgery and Facial Plastic Surgery
Department of Surgery, General Hospital St-Jan Bruges-Ostend, Belgium

Bruges Cleft and Craniofacial Centre, Bruges, Belgium

Private Practice in Facial Cosmetic Surgery, Clinic Tilleghem, Bruges, Belgium

Associate Professor, Department of Oral and Maxillofacial Surgery
Hannover Medical School, Hannover, Germany

Affiliate Professor, Department of Oral and Maxillofacial Surgery
University of Catalunya, Barcelona, Spain

共同作者 *Contributor*

Martin Gaboury, DMD, MSc, FRCDc

Private Practice in Maxillofacial and Facial Cosmetic Surgery,
OroSphère, Quebec, Canada

Division of Oral and Maxillofacial Surgery, Department of Surgery,
Hôtel-Dieu de Lévis, Lévis, Canada

Clinical Fellow, Division of Maxillofacial and Facial Plastic Surgery,
Department of Surgery, General Hospital St-Jan Bruges-Ostend, Belgium

译者名单 *Translators*

主　审　刘彦普

主　译　田　磊

副主译　丁明超

译　者（按姓氏笔画排序）

丁明超（空军军医大学第三附属医院）

王敬夫（空军军医大学第三附属医院）

田　磊（空军军医大学第三附属医院）

刘思颖（空军军医大学第三附属医院）

孙　毅（比利时天主教鲁汶大学口腔颌面外科）

陈媛丽（空军军医大学第三附属医院）

贾骏麒（空军军医大学第三附属医院）

梅　帅（空军军医大学第三附属医院）

常士平（空军军医大学第三附属医院）

主译简介 *Main Translator*

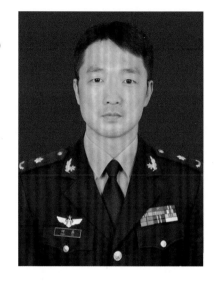

田磊，男，医学博士，副教授，副主任医师，研究生导师。毕业于第四军医大学（现空军军医大学）口腔医学院，现任空军军医大学第三附属医院颌面创伤整形外科副主任，主要从事颅-颌-面畸形诊治以及颌面创伤与修复重建工作。曾前往英国威尔士大学和德国弗莱堡大学进行外科培训，在美国加利福尼亚大学旧金山分校和比利时鲁汶天主教大学担任访问学者。

主要学术任职：中国人民解放军口腔医学专业委员会委员，陕西省口腔医学会口腔颌面外科专业委员会副主任委员，中华口腔医学会颌面外科专业委员会青年委员，中华口腔医学会口腔颌面修复学专业委员会委员，中国医师协会睡眠医学专业委员会委员、口腔学组副组长，中国整形美容协会精准与数字医学分会常务理事，《中华创伤杂志英文版》《中国美容医学杂志》编委，*Oral Oncology* 和 *Head & Neck* 等国际杂志审稿专家，国际内固定研究学会颅颌面分会（AOCMF）亚太区讲师与中国区秘书长。

研究方向与成果：近5年负责主持国家自然科学基金2项、陕西省社发攻关项目1项、陕西省自然科学基金1项；参加国家自然科学基金项目4项。发表中英文论文40余篇。2011年获军队科技进步三等奖，2015年获中华口腔医学会青年教师授课技能大赛一等奖。

译者序 *Foreword*

数字化外科就是通过日益发达的计算机软硬件技术，将外科治疗的整个过程进行数字化处理，通过对数据的运算来评估机体病变情况、模拟手术治疗过程并预测手术结果，最终利用3D打印、导航、机器人等技术，将数字化手术过程在手术室中准确实现。20世纪末以来，数字化外科逐步应用于口腔颌面外科领域，目前已成为口腔颌面外科的常规技术之一，在正颌外科中应用更为普遍。

成功的正颌外科需要正确地诊断牙－颌－面畸形、完善地制定治疗计划、准确地实施手术，以及持续地进行术后评估，而更重要的是给予患者个体化治疗。这正是数字化外科的优势所在。目前，无论国外还是国内，正颌患者的数字化外科治疗程序都已非常成熟，包括患者牙－颌－面数据的采集、处理与分析，虚拟手术设计，手术模拟，手术导板制作，手术实施以及术后评估等多方面，其中，虚拟手术设计是最重要的一环，也是数字化外科的核心内容。遗憾的是，国内还缺少一部系统性介绍正颌外科虚拟手术设计与方案制定的著作，本书的诞生可谓恰逢其时。

2017年初，我前往欧洲数字化颌面外科的先行者——比利时天主教鲁汶大学医院颌面外科——访问，与Politis教授见面的第一天，他就向我推荐并赠送了本书。阅读之后，我立刻感到本书意义非凡，它深入浅出，通过多个典型病例和丰富的图片将数字化正颌外科的所有程序步骤进行了清晰的阐述，使很多不易用文字说明的软件操作方法变得浅显易懂，这是一本可读性极强的临床指导手册，尤其适合数字化正颌外科的初学者。因此，我决定将它翻译成中文，让更多的中国口腔颌面外科医生和正畸医生能够看到此书，读懂此书，以提高我国数字化正颌外科的水平。

在比利时期间，我了解到这个仅1100余万人口的小国，每年正颌外科手术量逾2000台；反观我国约14亿人口，年正颌外科手术量不足5000台。其原因显然不是我国牙－颌－面畸形患者数量少，而是我国正颌外科的知识和技能普及程度不高，导致大量牙－颌－面畸形的患者无法得到正确、规范化的治疗。因此，普及正颌外科知识、提高正颌外科手术技能，造福更多的牙－颌－面畸形患者，是每一名中国口腔颌面外科医生的职责，希望这一译作也能够发挥一些桥梁的作用。

最后，再次感谢比利时天主教鲁汶大学医院口腔颌面外科主任 Politis 教授，没有他的推荐和慷慨赠书，我不会这么快看到这部有价值的著作，也要感谢鲁汶大学医院数字化中心的孙毅博士，感谢他在本书翻译过程中提供的帮助。

田　磊

2018 年 7 月

审者序 *Foreword*

如果对近十年口腔医学的发展列出几个关键词的话，"数字化"一定排在前列。且不论中华口腔医学会自 2015 年开始，连续 3 年将"数字化口腔医学"列为年会主题，单就口腔医学从业者的直观感觉而言，数字化技术已经深深地融入口腔医学的诸多方面。数字化口腔影像学诊断、数字化正畸诊断与治疗、数字化牙体牙髓治疗以及数字化牙列修复等技术已经在全国遍地开花，这些技术的发展大幅度提高了口腔医疗水平，惠及众多患者。而作为口腔医学的主干之一，也是口腔医学和临床医学的重要交叉学科——口腔颌面外科学，更是在数字化的发展道路上急速前进，已经形成了数字化疾病诊断、数字化手术设计、数字化外科操作等一整套技术规范和流程，其中，3D 打印、导航外科和虚拟手术技术最为人熟知。

口腔颌面外科所涉及的疾病和手术操作都位于头面部，这一部位既是人类的重要功能区，更是最主要的"风景区"，这要求口腔颌面外科手术具有精准、精致和个体化的特点，而正颌外科手术最能体现这些特点。正颌外科的目的是纠正患者的牙－颌－面或颅－颌－面畸形，手术操作以毫米级为度进行，同时还涉及面部骨骼在三维方向上的"Yaw""Roll""Pitch"移动，小的操作误差会逐渐积累，形成大的变化，最终体现到手术效果上；而且正颌外科的设计因人而异，个体化极强，千篇一律、千人一面的治疗方案是不存在的。所以，数字化外科"可提高诊断准确性、改善手术精准度、进行术前个体化设计、增加手术可预测性"等优点，几乎可以说是为正颌外科量身定制的。这也是为什么在所有口腔颌面外科领域中，正颌外科是最早也是最广泛应用数字化技术的原因。

虽然数字化正颌外科起始于欧美地区，但我国近几年已经迎头赶上，国内几大院校都已经普及了数字化的正颌外科技术，以空军军医大学口腔医院为例，正颌外科已经完成了以数字化头影测量诊断分析、数字化颅－牙－颌模型数据采集、数字化手术设计、咬合导板数字化打印为代表的正颌外科数字化转型，基本告别了以往的手动描迹分析、石膏模型转移咬合关系和上架、模型外科、手工导板制作等传统正颌外科流程，提高了手术准备的效果、也改进了手术精准度。但是我国正颌外科数字化技术普及程度依然不高，很多颌面外科医生似乎对"数字化"三个字有着一定的畏难心理，觉得难以掌握，不易在临床实施。因此，普及颌面外科数字化技术，是提高我国口腔颌面外科整体医疗水平的一个重要手段，也是我们这些先行者的责任。

鉴于此，我很高兴看到田磊医生翻译的《3D 数字化正颌外科设计与治疗 正畸与颌面外科医师指导手册》一书的出版。本书的作者——比利时的 Swennen 教授——在数字化正颌外科领域走在世界的前列，此书是他多年临床经验的结晶，内容丰富、病例翔实、知识点清晰，却又浅显易懂，可以看作是数字化正颌外科的一本入门手册。田磊医生是我的同事，是一名非常优秀的口腔颌面外科医生，在颅－颌－面创伤与畸形的治疗、颌骨坏死的治疗以及颌骨的修复重建方面有着丰富的临床经验，他的翻译更为此书增辉不少。我衷心地希望本书能够解答很多期望开展数字化正颌外科的医生们的疑惑，增加他们的兴趣和信心，也希望有更多颌面外科和整形外科医生能喜欢这本书。

空军军医大学教授，主任医师，博士生导师

中华口腔医学会理事

中华口腔医学会口腔颌面外科专业委员会主任委员

中华创伤学会战创伤学组副组长

国际牙医学院院士

国际内固定学会中国区秘书长

刘彦普

2018 年 7 月

原著序一 *Foreword*

在 20 世纪前叶，X 线头影测量技术使正畸医生的目光从牙齿咬合畸形转移到了造成这些畸形的深层次原因——颌骨发育不协调方面。头影测量中的线角测量不仅仅被用于研究与颌骨有关的牙和牙槽骨畸形，同时也被用于研究颌骨与其他颅面结构的关系。收集颅面发育研究获得的数据，可使我们对面部发育中的复杂变化有更深入的了解，并建立起所谓"正常面型"的参考值。几十年来，这些头影测量数值和比例关系不仅为诊断颅 – 面畸形提供了更好的方法，也为制定正颌外科手术方案及评估长期治疗效果奠定了更好的基础。不过，常规头影测量分析仍只是一种二维测量方法。

在锥形束 CT（CBCT）发明以后，由于其设备价格较低、放射剂量较小的优点，CBCT 被广泛应用。越来越多的临床医生开始应用 3D 影像技术，3D 数字化技术成为多种学科进行临床诊断和制定手术计划的一种标准化工具。例如，对同一患者拍摄不同时点的 CBCT，并采用相对稳定的前颅底作为标准，进行多个 CBCT 图像匹配而产生彩色距离图，就可以更详细地评估患者软、硬组织随时间的变化。对于研究牙 – 面矫治器引起的颅面发育变化、正畸治疗效果和正颌外科的长期稳定性而言，这是一种革命性的技术。而且，利用 CBCT 技术，我们现在可以进行高精度的虚拟外科操作，模拟应用正颌外科手术治疗颅 – 面畸形和面部不对称畸形，以及模拟截骨块在三维方向的复杂旋转。而采用计算机辅助设计 / 计算机辅助制造（CAD/CAM）技术或3D 打印技术制作的中间咬合导板是将虚拟正颌外科手术方案在手术室中实现的主要方法。

Gwen Swennen 的这本著作，可以帮助我们更深入地探索 3D 影像在正颌外科手术设计中的应用。而且，本书中有大量高质量的彩色图片，以分步骤的方法来推进，这对临床医生们会起到更有效的指导作用。通过阅读本书，医生们能提高获取、应用3D影像数据的技巧，最终提高医疗质量。这本图片丰富的工具书是作者多年勤奋工作、潜心研究的精华，他在发展计算机辅助外科软件方面的努力和付出使得这项技术已惠及我们每一个人。非常感谢作者能够通过这本书与我们分享他的优秀经验。

比利时布鲁塞尔正畸私人诊所

美国北卡罗来纳大学教堂山分校口腔正畸科客座教授

Hugo De Clerck 教授，DDs, PhD

2016 年 8 月

原著序二 *Foreword*

2009 年 5 月，我在西班牙毕尔巴鄂举办的口腔颌面外科协会会议上第一次认识了 Gwen Swennen 医生。当时我仍在使用传统方法进行正颌外科设计，获得的手术效果也不错，所以我认为计算机外科毫无意义，只会使我的手术过程变得更复杂，也更浪费时间。但是在一个偶然的场合，我有机会参加了 Gwen 医生有关 3D 数字化手术设计的讲座，却使我大开眼界。他对计算机辅助外科的相关概念进行了清晰精确的阐述，展示了大量高质量的病例图片，并发表了极具逻辑性的讲演，这些都使我不得不对我的日常工作进行深刻反思。这个年轻而聪明的外科医生给我留下了深刻印象，他丰富的技术和知识，以及他对 3D 数字化正颌外科设计的狂热应用都让我时刻难忘。

从那时起，我们成为朋友，我们利用各种国际会议的机会见面，加强我们的共识和相互尊敬，也分享着我们各自的职业经验和个人经历，甚至是生活乐趣。我和 Gwen 医生以及他的爱妻 Valérie 女士在布鲁日和克诺克都度过一段非常美好的休闲时光。

到了 2011 年，在拜读了 Gwen Swennen 所有文章和著作后，我最终决定开始进行 3D 数字化手术。参加了他在布鲁日举办的学习班后，我这方面的意愿更强烈了，因此一头扎进了 3D 数字化手术之中。在这一探索过程中，我又得到了两位资深外科医生，同时也是我的朋友——Federico Hernandez Alfaro 教授和 Simonas Gribauskas 医生——的大力帮助。此外，我还见证了我非常尊敬的颌面外科大师 Bill Arnett 在应用 3D 数字化手术方面的态度转变。经过 3 年时间，3D 数字化手术已经成了我的临床常规，我也更加确信了这项技术的优势。

讲了这么多我自己的故事后，让我们重新聚焦到 Gwen Swennen 的这本书上。去年 10 月在墨尔本召开的国际口腔颌面外科大会上，我也参加了 Gwen 的这本"整合性"著作的发布会，在会上他再一次非常清晰地、系统性地阐述了他的探索性工作，令我印象深刻。

首先，本书是一本图谱，尽管篇幅较长，也是一本手册。作者的经验非常丰富，书的内容涵盖了 3D 数字化正颌外科设计的各个方面。而且各个主题章节都非常易于阅读，适合快速获得相应知识。本书的所有主题都以实际病例为基础来展示，并辅以大量插图，对于普通读者而言易于理解，并且全书对虚拟诊断、数字化数据转移、正畸和正颌手术设计、手术风险评估等都进行了清楚详细的分析论述。此外，3D 数字化设计的一些窍门，甚至潜在缺陷、风险、失误和如何进行预防都在本书中有所阐述，书中的第 6 章还展示了大量的临床病例。

简言之，Gwen Swennen 教授在本书中对所有的 3D 数字化正颌外科的相关临床问题都进行了细致的阐述，并将理论知识化繁为简，变得更加实用，而且进一步评估了该技术在未来的应用潜力。他非常慷慨地为读者们奉献出他的工作经验、专业知识和大量的临床病例。我强烈建议每一位从事数字化正颌外科的医生都读读这本书，因为这本书几乎是这一领域最为权威的著作了。

尤其是对那些至今仍在依赖传统手术设计方法的外科医生们，我建议你们更应该去阅读 Gwen Swennen 教授的这本书，因为你们可能会从书中获得灵感而做出改变，最终使你们的颌面畸形矫治临床工作受益匪浅。

意大利佛罗伦萨大学口腔颌面外科教授

帕尔马颜面外科中心创始人、主任

Mirco Raffaini, MD

2016 年 8 月

原著前言 *Preface*

……现存的"范式"是由科学社会所认可保持的，这些"范式"可以解释观察到的现象，也是人们相互沟通和指导未来研究的基础……

……如果观察到的现象与"范式"不符，就会被人们自动忽略掉，或者被用一种与"范式"相符的方式来解释……

……当现有的"范式"再也无法解释观察到的现象和新出现的理论时，危机就会出现，然后就会出现科学的新革命，导致新的"范式"被人们接受……

……一旦新的"范式转移"形成，新的科学讯息和科学观念就会爆发性增长，从而引起某个领域的快速进步。

——Thomas S. Kuhn. The Structure of Scientific Revolutions. Chicago: The University of Chicago Press, 1996

当我回顾这本新书的时候，发现早在 2009 年我就已经有了写作这本书的想法，并在我的脑海中列出了提纲。当时似乎时机太早，但这本书出版时可能就已经落伍了。2005 年我们撰写了《三维头影测量彩色图谱和指南》，希望在传统头影测量和三维数字化手术以及三维头影测量之间架起一座桥梁。10 多年过去了，相关技术有了令人惊奇的发展，对正畸医生和外科医生而言，现在的三维头影测量和虚拟手术的概念被赋予了更多的内容。

通过这本书，我希望能够给医生的日常临床工作提供一种综合性、系统性、标准化，尤其是可以满足个体化需求的三维正颌外科数字化手术设计的方法。这本书的主要基础是过去 20 年间，我从 2700 余例采用计算机辅助手术设计和治疗的病例中所获得的临床经验。除此之外，这些年来，我也很幸运地得到了我的同事、医护人员的帮助，通过各种学术会议、讲座、学习班获得了很多国家的外科医生、正畸医生的启发。

在本书中，我们阐述了分步骤、个体化和综合性的 3D 数字化正颌手术设计的概念，目的依旧是想在传统手术设计和数字化正颌外科治疗中架起一座桥梁，包括：

1.（3D-VPS$_1$）"针对硬组织及牙列的三维头影测量分析"（第 2.2.2 章）可与传统头影测量法对应；

2.（3D-VPS$_2$）"针对软组织的三维头影测量分析"（第 2.2.3 章）可与传统的直接或间接人体测量对应；

3.（3D-VPS$_3$）"三维虚拟截骨术"（第 3.2 章）某种程度上可与传统的正颌模型外科对应；

4.（3D-VPS$_4$）"三维虚拟咬合关系确定"（第 3.3 章）可与在石膏模型上进行咬合关系确定的传统方法对应；

5.（3D-VPS$_5$）"'逐步'制定个体化三维数字化治疗计划"（第 3.5 章），也是根据传统的正颌外科治疗计划设计的原则，试图给临床医生提供一种将三维数字化手术设计整合到日常临床工作中的方法。

这本彩色图谱手册中蕴含的思想并不是将新的技术教条化，而是希望推动"范式转移"，因为在当今的正颌外科治疗中，确实发生了手术设计与治疗的巨大变化，我们希望能够推广在"面部矫形与正颌外科三维数字化治疗设计"中的这些发展和革新，最终提高治疗水平。

Gwen R.J. Swennen 教授 , MD, DMD, PhD, MSc, FEBOMFS

比利时布鲁日

2016 年 8 月

原著导读 *Introduction*

　　《3D 数字化正颌外科设计与治疗 正畸与颌面外科医师指导手册》采用逐步讲解的方法，向口腔正畸医生和口腔颌面外科医生讲述了如何进行牙颌面畸形的三维数字化评估、数字化准确诊断，以及如何利用虚拟外科技术制定治疗计划等知识。锥形束 CT（CBCT）影像技术使牙 – 颌 – 面畸形治疗方案的确定发生了革命性的变化，而且，三维数字化技术还可以使我们对牙 – 颌 – 面畸形的手术效果做出全面的评估。这本彩色图谱手册就是尝试逐步为临床医生讲授一种全面、系统和标准化的，特别是个体化的方法，以实现正颌外科手术的三维数字化诊断、治疗方案制定和手术效果评估。在第 1 章中，本书对 3D 影像获取的流程进行了阐述，同时也讲述了如何将其应用于日常临床工作。第 2 章主要讲述了如何利用 CBCT 对患者的形态学、解剖学和病理学信息（包括 3D 气道和颞下颌关节）进行综合的、系统性的数字化诊断和评估。而且，第 2 章也讲述了针对软、硬组织及牙列的 3D 头影测量分析技术以及在进一步诊断中应用的 3D 镜像技术和彩色距离图技术。第 3 章主要介绍了"虚拟自然头位（v-NHP）和设计头位（PHP）"，"3D 虚拟截骨术和 3D 虚拟咬合关系确定"，"3D 数字化设计中 'Roll' 'Yaw' 'Pitch' 的定义"；以及进行"个体化 3D 治疗计划设计的 10 步法"。在第 4 章中，阐述了如何将患者的 3D 数字化治疗计划转移为现实手术。在第 5 章主要展示了 3D 虚拟技术对正颌外科手术效果评估的巨大优势。最后，在以上章节介绍的内容的基础上，本书在第 6 章中展示了大量应用 3D 数字化技术治疗的各类牙 – 颌 – 面畸形的病例。同时，根据作者 20 余年的临床经验，本书还探讨并和读者们分享了 3D 数字化外科技术在临床实践中进一步应用的潜力，当前应用中的限制，以及对牙 – 颌 – 面畸形进行 3D 可视化诊断、制定正颌外科治疗计划和效果评估中存在的缺陷与不足。

视频目录

视频可以在本书网络版中的电子补充材料中看到，网址是 http://springerlink.com，输入在每章第 1 页下方的 DOI 号码，鼠标下滑到补充材料栏，点击链接即可在线观看。

此外，所有本书视频均可以在 http://extras.springer.com 中下载，输入本书的 ISBN 编码即可下载。

致 谢 *Acknowledgments*

　　首先，向我的导师和老师们致以诚挚的谢意，他们是汉诺威医科大学口腔颌面外科与整形外科前任主任 Jarg-Erich Hausamen 教授、哥廷根大学口腔颌面外科与整形外科 Henning Schliephake 教授、布鲁塞尔布鲁格曼大学医院和法比奥拉女王儿童大学医院整形外科前任主任 Albert De Mey 教授、法比奥拉女王儿童大学医院口腔颌面外科前任主任 Chantal Malevez 教授，他们告诉了我努力工作的重要性，并教育我不仅仅要成为一名优秀的外科医生，而且要成为一名科研工作者。我也非常感谢 Peter Brachvogel（曾任职于汉诺威医科大学口腔颌面外科与整形外科）和 Hannes Berten（曾任职于汉诺威医科大学口腔正畸科），他们在我培训期间给予我很多帮助，并分享了他们在正颌外科领域的临床和科研知识。

　　我也想感谢我的合作同事 Calix De Clercq 教授、Johan Abeloos 教授、Philippe Lamoral 教授、Nathalie Neyt 教授、Krisztian Nagy 教授、Joke De Ceulaer 教授，所有的住院医师，各国的培训医师，以及 Jan Casselman 教授（St-Jan 布鲁日医院放射和医学影像科主任）和他的团队给予的持续帮助。我也非常感谢 Bill Arnett（美国加利福尼亚大学圣巴巴拉分校）和 Mirco Raffaini（意大利佛罗伦萨大学），他们与我分享了知识，我们在全世界的学术会议上都有令人难忘的讨论。

　　自从我来到布鲁日，10 年间有很多其他国家的医生在我所在的科室访问学习，在他们中间，我特别想感谢 Raquel Guijarro Martinez（西班牙巴塞罗那）和 Martin Gaboury（加拿大魁北克）。我非常骄傲能有机会和我的好友 Federico-Hernandez Alfaro 教授（西班牙巴塞罗那）合作，他是 Raquel 医生的论文导师，指导其撰写了首个西班牙 OMF 欧洲博士论文——《应用 CBCT 评估正颌外科中上气道的变化》。此外，我也非常感谢 Martin Gaboury 对这本书的仔细校阅，对第 1、2、4 章的贡献，以及他收集到的视频资料；这些视频对从事临床工作的读者非常重要，如果没有他的帮助和努力，这些都无法实现。我也想感谢所有我咨询过的正畸医生和同事们，在过去的

10 年间，我们密切协作，希望在未来我们能够更紧密地合作。

我特别想感谢 S.O.R.G.（斯特拉斯堡骨结合研究组织），尤其是 Paul Stoelinga 教授（荷兰内梅亨大学口腔颌面外科前主任，S.O.R.G 正颌外科部前主任）、Oliver Scheunemann 教授以及所有我在 S.O.R.G. 正颌外科和颅面外科部的同事们，多年来我们一直进行着完美的合作。我还想对 Filip Schutyser、Wouter Mollemans 以及他们的工程师团队表达特殊的谢意，他们在 20 多年中一直给予我宝贵的支持。最后，我要谢谢 Christian Leibinger，他信任我并给我研发 IPS CaseDesigner 的机会，我敢断定这将是优秀的新一代 3D 虚拟手术软件。

最后，我还要感谢 Springer 公司的信任、无限的耐心和在出版这本新书中的辛勤劳作。

Gwen R.J. Swennen 教授 , MD, DMD, PhD, MSc, FEBOMFS

比利时布鲁日

2016 年 8 月

缩略语表 *Abbreviations*

AM	增材制造	NHP	自然头位
AUM	增强模型	c-NHP	临床自然头位
CAD/CAM	计算机辅助设计 / 计算机辅助制造	v-NHP	虚拟自然头位
CBCT	锥形束计算机断层扫描	PACS	图像归档与通信系统
CCW	逆时针	PHP	设计头位
CR	正中关系	PSI	个体化植入物
CW	顺时针	RPT	快速原型技术
DICOM	医学数字成像与通信	STI	由面到图的刚性配准
FOV	视野	STL	标准嵌入式语言
ICP	迭代最近点算法	VOI	感兴趣区域
IO-CBCT	术中 CBCT	VOXEL	立体像素
IO-MSCT	术中多层 CT	VPS	虚拟设计步骤
MSCT	多层 CT		

郑重声明

由于医学是不断更新并拓展的领域，因此相关实践操作、治疗方法及药物都有可能会改变，希望读者可审查书中提及的器械制造商所提供的信息资料及相关手术的适应证和禁忌证。作者、编辑、出版者或经销商不对书中的错误或疏漏以及应用其中信息产生的任何后果负责，关于出版物的内容不作任何明确或暗示的保证。作者、编辑、出版者和经销商不就由本出版物所造成的人身或财产损害承担任何责任。

目 录 *Contents*

第 1 章

正颌外科三维数字化治疗设计的影像学流程

Gwen R.J. Swennen, Martin Gaboury

© Springer-Verlag Berlin Heidelberg 2017
G.R.J. Swennen (ed.), *3D Virtual Treatment Planning of Orthognathic Surgery*,
DOI 10.1007/978-3-662-47389-4_1

1.1　正颌手术三维数字化治疗设计的影像学信息采集

1.1.1　头部影像的采集和虚拟渲染

为确保对正颌外科进行合理的手术设计，要求患者头部在扫描的过程中无面部软组织变形、下颌骨处于正中关系（centric relation, CR）且头部最好保持在"自然头位"（natural head position, NHP）。

• "面部软组织无变形"要求患者在扫描时保持直立坐位或站位，面部外形，尤其是唇部的外形和表情尤扭曲。锥形束计算机断层扫描（cone-beam CT imaging, CBCT）技术的进步使得患者在能够在坐位和站位进行扫描。而一般的多层 CT（multi-slice CT, MSCT）扫描要求患者必须处于水平仰卧位，此时由于重力的作用，不可避免地会造成面部软组织的变形，进而导致影像失真；同样，在仰卧位行 CBCT 拍摄也存在上述问题。此外，还需格外留意的是，

咬合蜡片或其他配准装置也不应对唇部的位置和形态产生干扰（图 1.1、1.2）。

• 为确保患者的下颌保持在正中关系，在扫描时需要使用咬合蜡片。该蜡片与传统的正颌外科术前设计所用蜡片相同，但是必须经过精心修剪，以避免对颊或唇部外形形成干扰，从而造成面部软组织的变形（图 1.3）。在行全头部正式扫描前，应进行 CBCT 预扫描以确保咬合蜡片的位置正确并且患者下颌骨处于正中关系（图 1.4）。

• 就作者本人经验而言，在影像学资料采集的过程中，患者头部位置很难与临床的 NHP 保持完全一致。所以，需要在三维虚拟手术设计之前对患者的头部位置进行"逐步"虚拟的校正，以使其达到个体化的临床自然头位（c-NHP）（见第 3.1 章）。

> 精准的"三维虚拟正颌手术设计"始于正确的影像学信息采集。

■ 头部影像的采集和虚拟渲染

本章以志愿者 M.G. 为例，阐明工作流程：①头部影像学资料的采集；②牙列和咬合关系的附加采集；③头部形态的附加采集。

此外，用于正颌外科三维数字化治疗计划的临床例行影像学资料采集流程将通过贯穿于本书的病例1（患者 V.E.W.）（第2~6章）来进行展示。

> CBCT 扫描过程中头部位置的稳定性至关重要。
>
> 不可使用颏托，额部头带也不可覆盖前额。

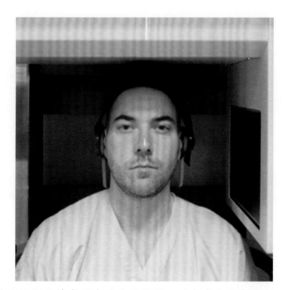

图 1.1 使用咬合蜡片使下颌保持在正中关系的位置，对患者全面部进行 CBCT 扫描。患者保持直立位（坐位或站位），面部软组织外形无扭曲。为避免移动产生的伪影，有必要使用头枕和额部头带对患者头部进行固定。值得注意的是，尽管我们尽量尝试在志愿者 M.G. 的个体化自然头位（NHP）进行扫描，并在坐位时用红色激光线进行了标定，但在其肩部仍存在轻微向左的偏转（见第3.4章）（i-CAT, Imaging Sciences International Inc., 志愿者 M.G.）

头部影像的采集和虚拟渲染

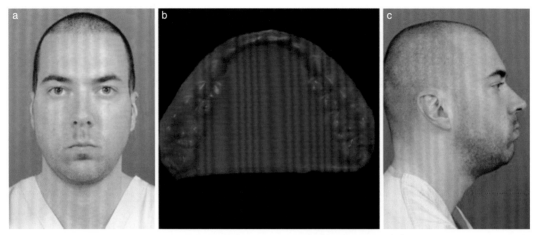

图 1.2　与传统手术设计相同，为确保下颌在 CBCT 扫描过程中始终保持在正中关系的位置，要在下颌正中位时使用咬合蜡片（b）进行咬合关系的固定（Delar Corp., Lake Oswego, USA）。注意，由于此时蜡片尚未修整，唇颊部可见明显变形（a,c）（志愿者 M.G.）

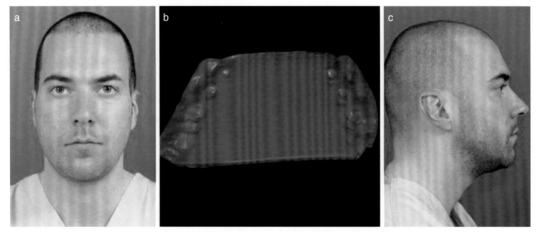

图 1.3　与传统手术设计相同，为确保下颌在 CBCT 扫描过程中始终保持在正中关系的位置，要在下颌正中位时使用咬合蜡片进行固定（Delar Corp., Lake Oswego, USA）。精心修剪蜡片，去除任何可能在 CBCT 扫描过程中干扰唇颊部外形的部分（b）。注意，此时唇部和颊部无变形（a,c）（见第 1.1.3 章）（志愿者 M.G.）

头部影像的采集和虚拟渲染

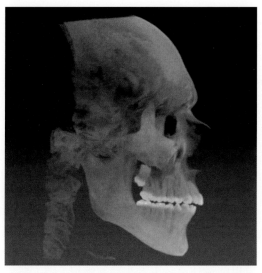

图 1.4　在 CBCT 扫描之前进行 CBCT 预扫描，确保咬合蜡片位置恰当以及患者下颌保持在正中关系的位置（i-CAT, Imaging Sciences International Inc., 志愿者 M.G.）

切记

对患者行 CBCT 扫描之前进行预扫描，以验证：
- 下颌骨位于正中关系的位置
- 咬合蜡片位置恰当

■ 通过"三维虚拟场景途径"对患者头部进行虚拟渲染

CBCT 扫描获得的 DICOM 数据可通过适当的"三维虚拟可视化样式"（Swennen 和 Schutyser, 2007）进行可视化处理，同样，也可对通过其他三维影像资源获取的数据进行可视化处理（见第 1.1.2 章和 1.1.3 章）。

因此，我们可以将"数字化医学影像数据"看做是"演员"（Schutyser, 2005），把"数字化三维虚拟空间"当做一种"三维虚拟场景"，"演员"可以在"场景"中进行各种可视化表演，这种图像数据运算处理方式就是"三维虚拟可视化样式"。计算机通过虚拟相机（图像处理软件）对该"三维虚拟场景"进行观察，这些观察结果显示在计算机屏幕上被医生看到。医生可以将"虚拟相机"在"三维虚拟场景"内任意移动，并且在任意角度和位置对感兴趣的目标结构进行成像和观察。

除了能对患者的影像数据进行可视化观察操作外，"三维虚拟可视化样式"和"三维虚拟场景途径"还允许医生在"三维虚拟场景"中进行其他操作和人机互动，例如针对硬组织及牙列的三维头影测量分析（3D-VPS$_1$）（见第 2.2.2 章），针对软组织的三维头影测量分析（3D-VPS$_2$）（见第 2.2.3 章），三维虚拟截骨术（3D-VPS$_3$）（见第 3.2 章），三维虚拟咬合关系确定（3D-VPS$_4$）（见第 3.3 章），以及与附加软组织一起模拟骨块移动以"逐步"制定个体化三维数字化治疗计划（3D-VPS$_5$）（见第 3.5 章）等。

患者头部 CBCT 影像学数据通过 DICOM（Digital Imaging and Communications in Medicine）格式保存，这是一种由类似"立方体"结构组成的"立体像素（VOXEL）"。每个 VOXEL 具有一定的高度、宽度和长度。一个典型的 VOXEL 尺寸为 $[v_x, v_y, v_z]$ = [0.4mm, 0.4mm, 0.4mm]。

患者头部的虚拟渲染

　　CBCT 扫描获得的 DICOM 数据可以通过"面渲染"或"体渲染"形成患者头部的 3D 虚拟图像。

　　•"面渲染"是利用 3D 结构进行间接性重建的方式，其原理是根据图像数据灰度对数据进行分割运算（图 1.5、1.6），先在计算机屏幕上形成很多面，再通过虚拟相机在特定方向对这些面进行观察，从而形成可视化的三维虚拟重建图像（图 1.7）。"面渲染"的优势在于允许观察者在"三维虚拟场景"下进行附加操作和互动式操作，比如对三维头影标志点进行标定，三维虚拟截骨，三维虚拟咬合关系设定，与虚拟的附加软组织一同移动骨块，以及数据集的三维叠加。此外，也可以对轴位、冠状位、矢状位以及多平面断层片进行计算，并将其加入到"三维虚拟场景"中。最后，"面渲染"还允许将面部扫描数据做为附加图像与患者牙齿和咬合状态（见第 1.1.2 章）或头部形态（见第 1.1.3 章）直接整合在一起。

　　•"体渲染"是一种通过对体素的容积进行渲染，将组织直接性三维重建。基于阴影算法，对每个体素确定特定的颜色和透明度，再根据"三维虚拟场景"下虚拟相机的不同观察视角，计算出体素的投影图像并在计算机屏幕上显示出来。与"面渲染"相比，"体渲染"的优势在于不同组织之间的过渡更加平缓，这有利于精确显示牙齿的解剖结构以及牙间隙等内容（图 1.8、1.9）。但是，"体渲染"无法对三维头影标志点进行标定，无法进行三维虚拟截骨、三维虚拟咬合关系的设定，不能用来移动截骨骨块和连带的虚拟化软组织，也不能对图像数据进行重叠匹配的操作。

　　为达到正颌外科三维治疗设计的最佳效果，应将"面渲染"和"体渲染"两种方法结合使用。

　　在"面渲染"步骤中，"阈值"的调整以能最佳显示患者头部硬组织（图 1.5a、1.6）和软组织（图 1.5c）的三维表面形态为宜。

　　"阈值"是一种通过将高于设定值的像素显示为白色而将其他像素显示为黑色，从而使灰度图像转化为黑白图像的过程。最终，可用同一颜色来对软组织（图 1.5d、1.7）和硬组织（图 1.5b、1.6 和 1.7）表面形态进行显示。

患者头部的虚拟渲染

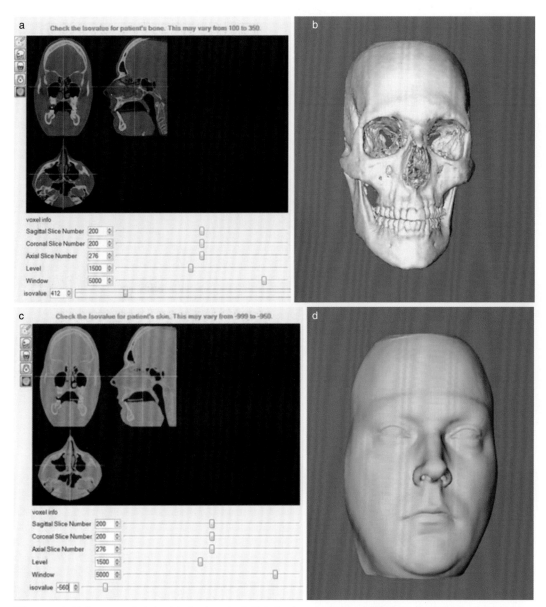

图 1.5　志愿者 M.G. 的头部硬组织（a,b）和软组织（c,d）CBCT 图像进行"面渲染"（Maxilim v. 2.3.0.3）。硬组织渲染的等值设为 412，软组织渲染的等值设为 −560（i-CAT™, Imaging Sciences International, Inc., Hatfield, USA，"扩大照射野"方法；FOV，直径 17cm − 高 22cm；扫描时间 2 ×20s；体素大小 0.4mm，120kV，0018，0060KVP，48mAs，0018,1151 X 射线管电流）（志愿者 M.G.）

患者头部的虚拟渲染

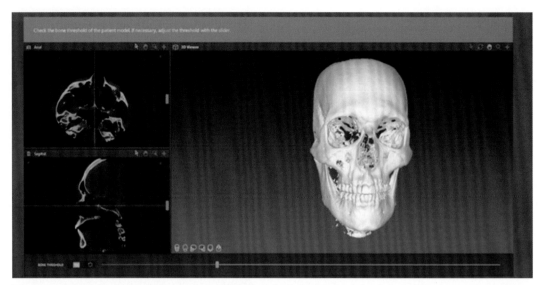

图 1.6　对志愿者 M.G. 头部 CBCT 扫描所获图像的软硬组织进行"面渲染"（IPS CaseDesigner ALPHA version）。调整阈值以最佳显示硬组织（i-CAT™, Imaging Sciences International, Inc., Hatfield, USA，"扩大照射野"方法；FOV，直径 17cm - 高 22 cm；扫描时间 2×20s；体素大小 0.4mm，120kV, 0018, 0060KVP, 48mAs, 0018, 1151 X 射线管电流）（志愿者 M.G.）

患者头部的虚拟渲染

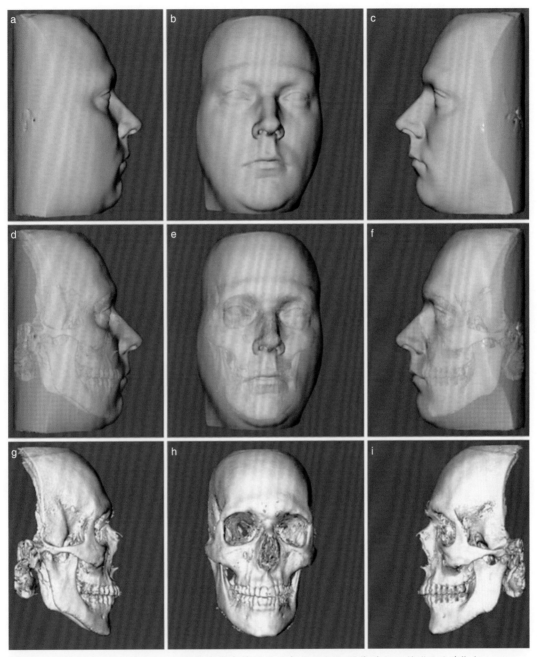

图 1.7　对志愿者 M.G. 在 CBCT 图像采集中获得的头部软硬组织图像进行三维"面渲染"（Maxilim v. 2.3.0.3）（i-CAT™, Imaging Sciences International, Inc., Hatfield, USA）。志愿者口内咬蜡片，在自然坐姿下按照标准化 CBCT 扫描方法进行直立扫描（"扩大照射野"方法；FOV，直径 17cm－高 22cm；扫描时间 2×20s；体素大小 0.4mm，120kV，0018，0060KVP，48 mA，0018，1151 X 射线管电流）（志愿者 M.G.）。右侧面观（a，d，g）、正面观（b，e，h）和左侧面观（c，f，i）。注意，尽管努力尝试在志愿者的个体化自然头位（NHP）下进行扫描，扫描图像仍然出现了不正确的头部位置和方向（向左侧偏斜，见第 3.1 章和 3.4 章）。同样值得注意的是，尽管志愿者口内没有正畸托槽和牙体修复材料，仍然在图像上出现了伪影

患者头部的虚拟渲染

　　在"体渲染"步骤中，各个体素基于

阴影算法被赋予了不同的颜色和透明度（图 1.8、1.9）。

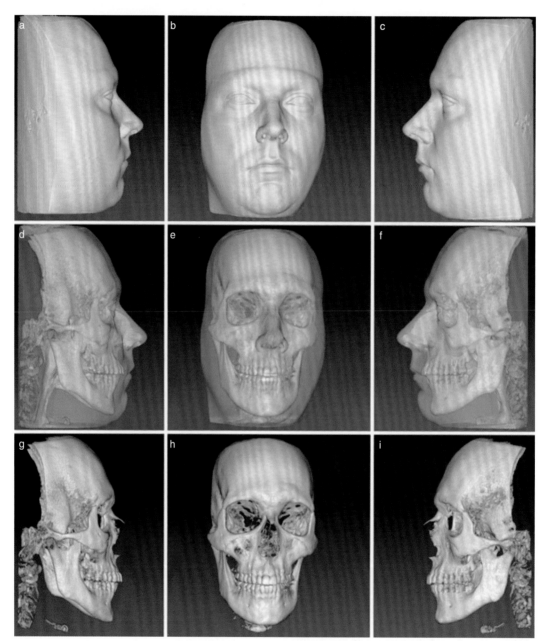

图 1.8　对志愿者 M.G. 在 CBCT 图像采集中获得的头部软硬组织形态（i-CAT™, Imaging Sciences International, Inc., Hatfield, USA）进行三维"体渲染"（IPS CaseDesigner ALPHA version）获得的图像。志愿者口内咬蜡片，在自然坐姿下按照标准化 CBCT 扫描方法进行直立扫描（"扩大照射野"方法；FOV，直径 17cm- 高 22cm；扫描时间 2×20s；体素大小 0.4mm，120kV，0018, 0060KVP, 48mAs, 0018, 1151 X 射线管电流）（志愿者 M.G.）。右侧面观（a，d，g）、正面观（b，e，h）和左侧面观（c，f，i）。注意，"体渲染"产生的牙齿伪影较少

患者头部的虚拟渲染

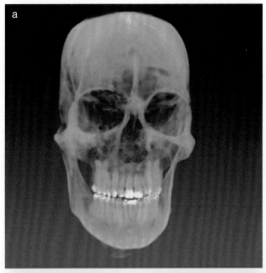

注意

对三维虚拟诊断、三维数字化治疗计划的制定和治疗结果的三维评估而言，需要将"面渲染"和"体渲染"结合使用。

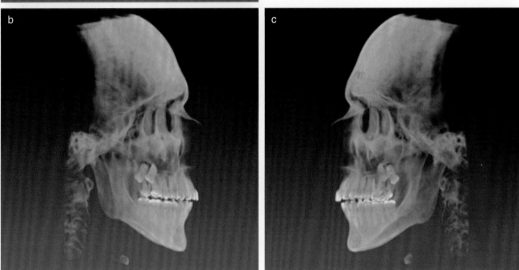

图 1.9 对志愿者 M.G. 在 CBCT 图像采集中获得数据进行三维"体渲染"（IPS CaseDesigner ALPHA version），获得的头部软硬组织三维图像（i-CAT™, Imaging Sciences International, Inc., Hatfield, USA）。志愿者口内咬蜡片，在自然坐姿下按照标准化 CBCT 扫描方法进行直立扫描（"扩大照射野"方法；FOV，直径 17cm – 高 22cm；扫描时间 2×20s；体素大小 0.4mm，120kV, 0018, 0060KVP, 48mAs, 0018, 1151 X 射线管电流）（志愿者 M.G.）。正面观（a）、右侧面观（b）和左侧面观（c）。注意，"体渲染"产生的伪影较少，并且可以更加详细地显示牙根和牙间隙的细节

1.1.2　患者牙列和咬合影像学信息的附加采集

为进行合适的"正颌外科三维虚拟手术设计"，必须要对患者牙列的影像信息进行附加采集，仅依靠对头颅的 CBCT 扫描（见第 1.1.1 章）无法精准记录咬合和牙间交错的数据，需要进行三维虚拟咬合的设定（见第 3.3 章）和三维 CAD/CAM 咬合导板的制作（见第 4.1.1 章）。

对患者牙列影像数据的附加采集是为了获取准确的咬合关系和牙间交错数据，可通过以下方法实现上述目的：
- 对患者牙弓印模进行直接扫描；
- 对患者牙弓的石膏模型进行间接扫描；
- 对患者牙列进行口内直接扫描。

"仅依靠对患者头部 CBCT 扫描"无法提供精准的咬合关系以及牙间交错数据，也就不能确保进行合适的正颌外科三维虚拟手术设计。

1.1.2.1 对患者牙列印模的直接扫描

扫描患者的牙列印模的 CBCT 与扫描患者头部时使用的是同一设备。上下颌"一体式"的牙列印模或上下颌"分体式"的印模均可进行 CBCT 扫描。激光具有沿直线传播的特性，会降低对牙列凹陷和交错部位扫描的准确性，因此并不建议使用激光对印模进行表面扫描。

对患者牙列印模进行 CBCT 的直接扫描，可以提供更为精确的咬合关系及牙间交错关系的数据（图 1.10、1.11）。

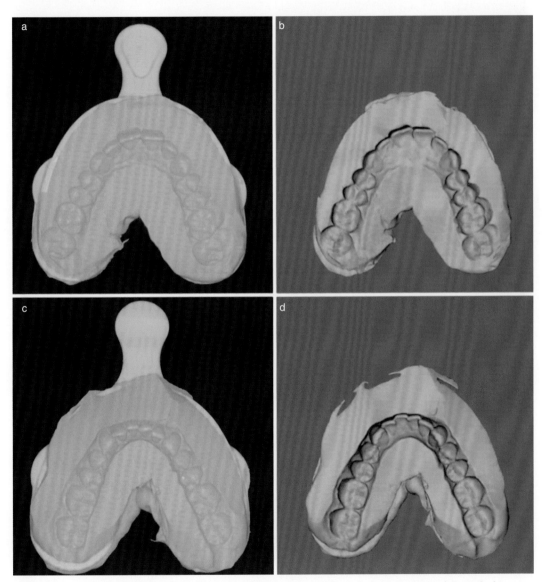

图 1.10 上下颌牙列上下颌"一体式"印模的临床图像（a，c，e）和三维"面渲染"图像（b，d，f）。采用高分辨率标准化 CBCT 扫描方法（i-CAT™, Imaging Sciences International, Inc., Hatfield, USA, "高分辨率"模式；FOV, 直径 17cm- 高度 6cm；扫描时间 40s；体素尺寸 0.2mm, 120kV, 0018, 0060KVP, 47mA, 0018,1151 X 线管电流）（Maxilim v. 2.3.0.3., 志愿者 M.G.）对 Triple Tray® AlgiNot™ 印模（见第 1.2.2 章）进行扫描。注意，由于 Triple Tray® 是塑料材质，因此在三维虚拟模型上不可见

对患者牙列印模的直接扫描

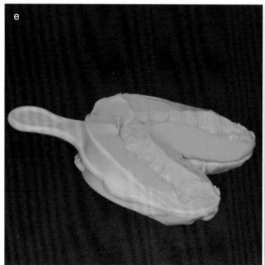
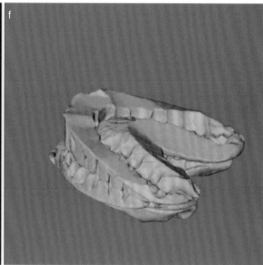

图 1.10（续）

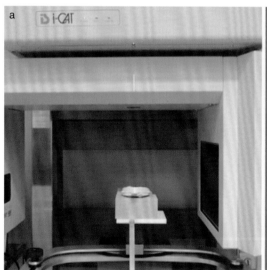
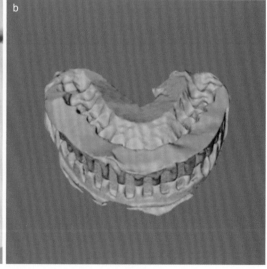

图 1.11　对 Triple Tray® AlgiNot™ 印模进行扫描时，可将其放在商品化海绵（a）上，这样可以避免将其放在 CBCT 载物台上扫描所造成的图像分割困难。采用高分辨率标准化 CBCT 扫描法（i-CAT™, Imaging Sciences International, Inc., Hatfield, USA,"高分辨率"模式；FOV, 直径17cm − 高度6cm；扫描时间40s；体素尺寸 0.2mm, 120kV, 0018, 0060KVP, 47mA, 0018,1151 X 线管电流）（Maxilim v. 2.3.0.3., 志愿者 M.G.）对 Triple Tray® AlgiNot™ 印模（见第 1.2.2 章）进行扫描。牙模的三维"面渲染"模型（b）（Maxilim v. 2.3.0.3., 志愿者 M.G.）

1.1.2.2 对患者牙列石膏模型的间接扫描

也可通过扫描患者牙列石膏模型来"间接"获得更精确的咬合关系和牙间交错关系的影像数据。扫描石膏模型时可使用与扫描患者头部相同的 CBCT 设备（图1.12）或使用激光进行表面扫描。此外，还可对患者的实际咬合情况进行口内扫描（图1.13）。

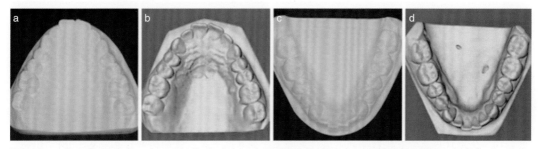

图 1.12　使用高分辨率 CBCT 间接地对上下颌牙列石膏模型进行更精确的图像信息采集（a，c）（i-CAT™, Imaging Sciences International, Inc., Hatfield, USA，"高分辨率"模式；FOV，直径 17cm − 高度 6cm；扫描时间 40s；体素尺寸 0.2mm，120kV，0018，0060KVP，47mA，0018,1151 X 线管电流）以及"面渲染"模型（b，d）（Maxilim v. 2.3.0.3.）（志愿者 M.G.）

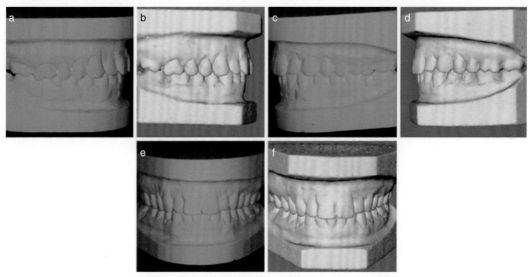

图 1.13　使用高分辨率 CBCT 间接扫描法，对在最终咬合位置的上下颌牙列石膏模型进行附加扫描（a，c，e）（i-CAT™, Imaging Sciences International, Inc., Hatfield, USA，"高分辨率"模式；FOV，直径 17cm− 高度 6cm；扫描时间 40s；体素尺寸 0.2mm，120kV，0018，0060KVP，47mA，0018，1151 X 线管电流），获得"面渲染"的三维牙列模型（b，d，f）（Maxilim v. 2.3.0.3.）（志愿者 M.G.）

1.1.2.3 对患者牙列进行口内扫描

对患者上下颌牙弓进行口内直接扫描，可实现微米级的图像精度（图1.14）。但是，现有技术条件下，完成口内扫描的速度较牙列印模直接扫描或石膏模型间接扫描的速度要慢。此外，还可以对患者的实际咬合情况进行直接扫描（图1.15）。

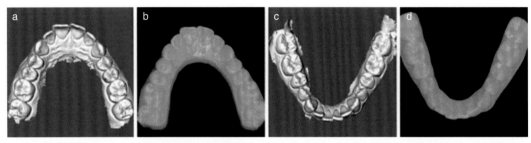

图1.14 使用口内光学直接扫描的方法对患者上下颌牙列进行影像的附加信息采集（3M™ Lava™ 椅旁扫描仪）。上颌（a）和下颌（c）牙弓的"面渲染"三维模型（Maxilim v. 2.3.0.3.）。使用3D 打印技术将 模型的STL 文件制作成实体模型（b, d）用于教学（志愿者 M.G.）

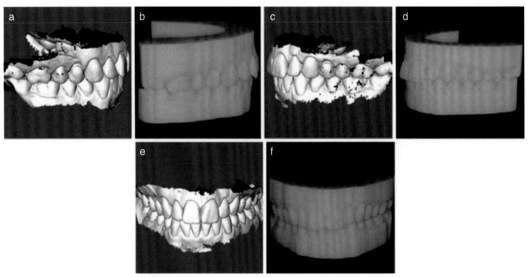

图1.15 使用口内直接扫描的方法对患者咬合关系进行附加信息采集（3M™ Lava™ 椅旁扫描仪）。"面渲染"三维模型（a, c, e）（Maxilim v. 2.3.0.3.）。使用3D 打印技术（b, d, f）将STL 文件制作成模型用于教学（志愿者 M.G.）

1.1.3 对患者头部组织结构影像学信息进行附加采集

虽然对患者头部组织结构进行额外影像数据采集，可以增强 CBCT 数据的组织结构细节和颜色感，并呈现出更真实和直观的面部软组织图像，但是对于制定正确的"正颌外科三维数字化治疗计划"而言，这样做并非必需（见第 1.2 章），而且由于当前软件的图像数据计算能力问题，反而会更容易导致面部软组织的图像误差。

可通过以下方法实现对患者头部结构附加影像数据的采集：

• 让患者头部处于 NHP，拍摄标准的二维临床照片（图 1.16a，b，c，g，h，i，m）

• 使用基于主动立体摄影测量技术的三维表面成像系统，给患者拍摄三维面部照片（图 1.16d，e，f，j，k，l，n）

在对正颌外科的三维虚拟评价方面，三维照片提供了一种重要的临床效果评价方法，而且避免了患者在长期复诊过程中反复进行 X 线照射所造成的过多暴露于电离辐射的风险（见第 5.2.2 章）。

此外，对患者头部结构和面部软组织三维形态进行四维动态的影像数据附加采集也是一种比较有前景的模式。不过从数据计算的角度来看，这种模式目前依然需要耗费大量的时间，还无法应用在日常的临床工作中，因此该方法实际上更多地被应用于科学研究方面。

注意

对患者头部组织结构进行影像数据附加采集，可以增强 CBCT 数据的三维软组织结构细节和颜色感，虽然这一操作对于正确设计"正颌外科三维数字化治疗计划"而言并非必需，不过在进行三维数字化治疗计划制定的"步骤 9——患者沟通个体化三维数字化治疗计划"时，更直观和真实的数字化三维面部组织结构图像是有一定帮助的。

对患者头部组织结构影像信息进行附加采集

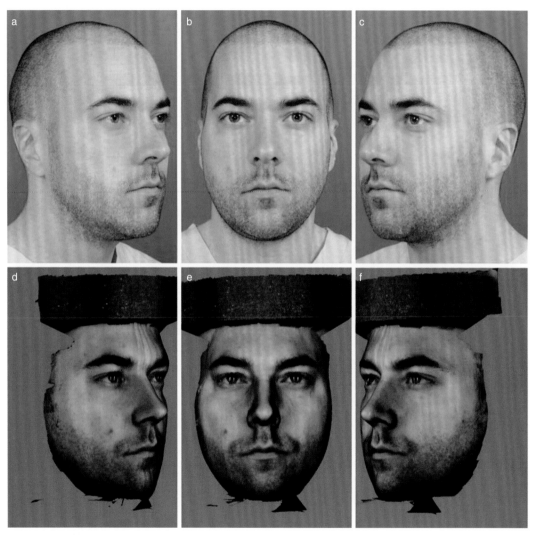

图 1.16　对头部形态信息进行附加采集。标准化的临床二维照相（a，b，c，g，h，i，m）以及三维照相（d，e，f，j，k，l，n）（Planmeca ProMax® 3D Max, ProFace™, Planmeca Oy, Helsinki, Finland）（志愿者 M.G.）。注意，二维照片的图像质量要优于三维照片

对患者头部组织结构影像信息进行附加采集

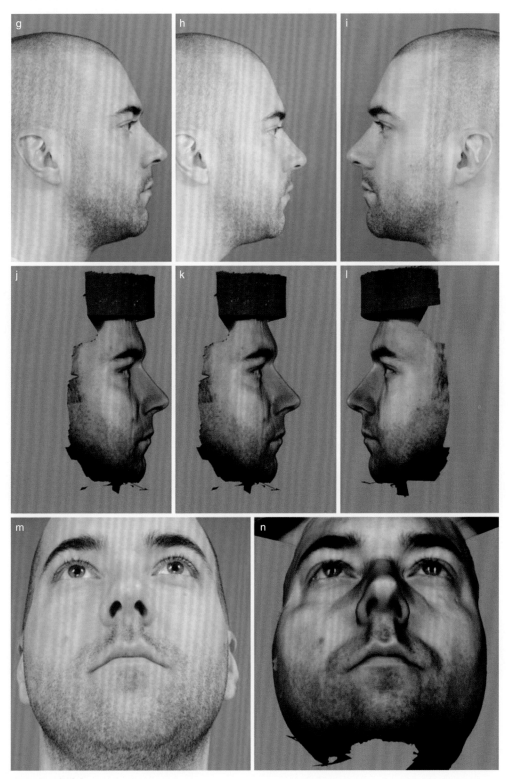

图 1.16（续）

1.2　将获取的影像学数据转化为患者头部的三维虚拟增强模型

1.2.1　刚性配准的原则

仅单独一次拍摄 CBCT 获取（见第 1.1.1 章）患者的头部影像数据，并不能提供足够精度的咬合关系数据和牙间交错关系数据，因此无法仅依靠一次 CBCT 而重建出适合的患者头部虚拟三维模型进行正颌外科三维虚拟手术设计。

所以，患者牙列图像数据的附加采集对于提供精准咬合关系和牙间交错关系数据非常必要（见第 1.1.2 章）。

此外，还可对患者头部软硬组织形态进行附加采集（见第 1.1.3 章），但该步骤并不是制定正确的正颌虚拟手术设计所必需的。

为了将获取的影像学数据转化为患者头部的"三维虚拟增强模型（AUM）"，从而制定正确的正颌外科三维数字化治疗计划，就需要进行"刚性配准"。

配准技术是对两个数据集（如术前、术后图像数据）或多个数据集（如术前、三维虚拟设计方案、术后图像设计）（Swennen 和 Schutyser，2007）进行相似测量实现的。

使用"刚性配准"方法，可以对两个或更多数据集进行旋转和平移，以达到排列校准的目的，从而增加数据集间的相似性。

通常而言，存在不同类型的"刚性配准"：①基于点的刚性配准；②基于面的刚性配准；③基于体素的刚性配准。

•"基于点的刚性配准"是利用数据集间相对应的点来计算数据集之间的旋转和平移。在刚性配准之后，这些配对点之间的剩余距离会达到最小。

•"基于面的刚性配准"是利用两个数据集的面信息来计算两个数据集之间的旋转和平移。在旋转和平移数据集后，搜索两数据集内对应的点和形状，上述点和形状之间的距离可达到最小。

•"基于体素的刚性配准"利用两个数据集的灰度值信息来计算数据集之间的旋转和平移从而将两个数据集之间的相互共同信息最大化。

2013 年 Swennen 教授和同事们对一种新的创新性的刚性配准算法——"由面到图的配准（STI）"（Nobel Biocare c/o Medicim NV, Mechelen, Belgium），或者叫"CBCT- 图像配准"或"智能融合"，进行了评估和验证，采用这种方法可以获得患者头部的三维虚拟增强模型（AUM），以便用于 3D 正颌数字化治疗计划的设计（见第 1.2.2 章和 1.2.3 章）。

"由面到图的刚性配准（STI）"是采用面数据和体素数据结合在一起的方法，将"基于梯度"的表面图像强度配准到相对应的体素上。

为了将精确的咬合关系和牙间交错关系数据整合到患者的三维模型上，"刚性配准"可使用或不使用标志点，并根据点、面或体素数据进行配准，或联合使用这些数据进行配准，目前进行配准需要以下条件：

•获得患者头部的 CBCT 影像数据（见第 1.1.1 章）；

•采集患者牙列和咬合面的附加影像信息（见第 1.1.2 章），包括不使用牙列石膏模型与使用牙列石膏模型。

尽管不同研究团队已经进行了多种不同的尝试，但只有很少的方法被正确地验证，继而持续地被应用于临床以提供循证医学数据。此外，所有现有的操作方法在日常临床应用方面仍存在不同程度的局限和缺陷。

1.2.2 不使用牙列石膏模型

在 2009 年，Swennen 及其团队介绍并证实了"三次 CBCT 扫描法"在获取增强虚拟模型，从而为患者制定适合的正颌外科术前设计方面的作用，这种方法可以不使用石膏模型。

• "首次 CBCT 扫描"，在自然坐姿下对患者全面部进行扫描，患者使用咬合蜡片以确定正中关系，注意蜡片不可造成面部软组织的变形（见第 1.1.1 章）（图 1.17）

• "二次 CBCT 扫描"，让患者戴上 Triple Tray® AlgiNot™，取上下颌一体式牙模，并同时进行低剂量扫描（图 1.18）

• "三次 CBCT 扫描，对取好的"Triple Tray® AlgiNot™ 上下颌一体式牙齿印模进行高清晰度扫描（图 1.19）。

在进行连续三次的半自动化"基于体素的刚性配准"后，将患者头部扫描获得的虚拟模型、精确的咬合关系和牙间交错数据结合（图 1.20）。这种"三次 CBCT 扫描法"在作者所在的科室已经应用于日常临床工作，应用超过 2250 个病例。但是，要想熟练掌握影像数据采集、影像数据转化以及建立三维虚拟增强模型等这些工作流程，同时兼顾很好的精度，还需要一个必不可少的学习过程。另一方面，由于该方法需要对患者进行两次 CBCT 扫描，相

应地增加了患者接收的射线量。

在 2013 年，Swennen 及其团队利用 30 例正颌病例介绍并证实了"CBCT-图像配准（或称智能融合）"在获取增强虚拟模型上较"三次 CBCT 扫描法"相比，优点在于：

①不使用石膏模型；
②图像数据采集、数据向增强虚拟模型转化过程中都耗时较少；
③易于操作；
④下颌保持正中关系的前提下仅需对患者进行一次 CBCT 扫描（见第 1.1.1 章）。

应用此方法时，需要注意的是，确定正中关系时咬合蜡片不可干扰面部软组织形

遗憾的是"CBCT-图像配准法"仍未在日常临床工作中普遍地应用。"由面到图的刚性配准（STI）"之后，将患者的头部模型与精确的咬合关系和牙间交错关系的数据结合在一起，获得了增强的虚拟模型。

在 2013 年，Alfaro 和 Martinez 评价了口内扫描技术在对建立具有精确咬合关系的患者头部虚拟增强模型方面的作用。该实验包含了体外实验（$n=3$）和体内实验（$n=6$），都是使用了"基于面的刚性配准"方法。口内扫描法是一种很有前景的方法，但是其精确性还需大量连续的前瞻性临床研究来证实。

"不使用石膏模型"来获得患者头部的三维虚拟增强模型（AUM）

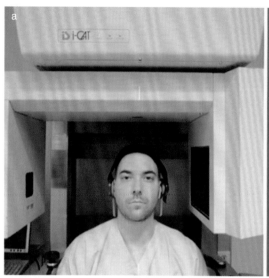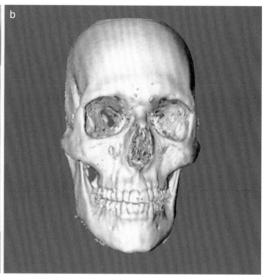

图 1.17　使用"三次 CBCT 扫描法"进行首次 CBCT 扫描。志愿者 M.G. 在自然坐姿（a）下口含咬合蜡片进行标准化 CBCT 扫描（i-CAT™, Imaging Sciences International, Inc., Hatfield, USA, "扩展视野"模式；FOV, 直径 17cm－ 高度 22cm; 扫描时间 40s; 体素尺寸 0.4mm, 120kV, 0018, 0060KVP, 48mA, 0018, 1151 X 线管电流）。获得三维"面渲染"的硬组织表面模型（b）（志愿者 M.G.）。注意，唇部和颊部形态均未扭曲

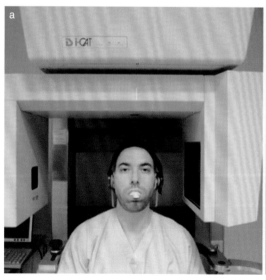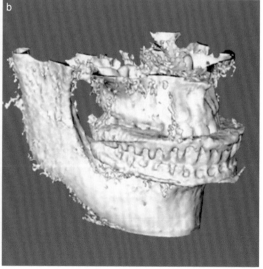

图 1.18　使用"三次 CBCT 扫描法"进行"低剂量"的二次 CBCT 扫描。志愿者 M.G. 采取自然坐姿，口内配戴 Triple Tray® AlgiNot™ 印模装置（a）进行垂直扫描，标准化 CBCT 扫描方法（i-CAT™, Imaging Sciences International, Inc., Hatfield, USA; FOV, 直径 17cm－ 高度 8cm; 扫描时间 10s; 体素尺寸 0.4mm, 120kV, 0018, 0060KVP, 48mA, 0018, 1151 X 线管电流）。三维"面渲染"的硬组织表面模型（b）（志愿者 M.G.）。注意，唇部和颊部均出现明显变形

"不使用石膏模型"来获得患者头部的三维虚拟增强模型（AUM）

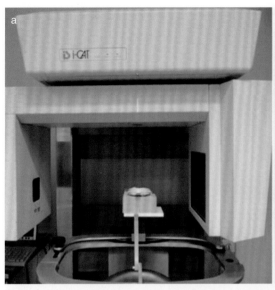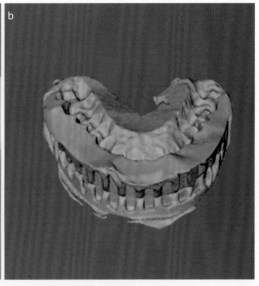

图 1.19　使用"三次 CBCT 扫描法"进行"高分辨率"的第三次 CBCT 扫描。使用同一 CBCT 设备对取好的 Triple Tray® AlgiNot™ 印模（a）进行扫描，扫描为标准化 CBCT 扫描法（"i-CAT™, Imaging Sciences International, Inc., Hatfield, USA: FOV, 直径 17cm－高 8cm; 扫描时间 1×10s; 体素尺寸 0.4mm, 120kV, 0018, 0060KVP, 48mA, 0018, 1151 X 线管电流）。三维"面渲染"的硬组织表面模型（b）（志愿者 M.G.）。注意，印模在一块商品化的海绵上方，以避免直接放置在 CBCT 置物台上造成印模图像和置物台图像难以分割的问题

刚性配准

要进行三维虚拟正颌术前设计，就必须对患者头部的 CBCT 数据（见第 1.1.1 章）和附加采集到的患者牙列数据（见第 1.1.2 章）进行刚性配准。

"不使用石膏模型"来获得患者头部的三维虚拟增强模型（AUM）

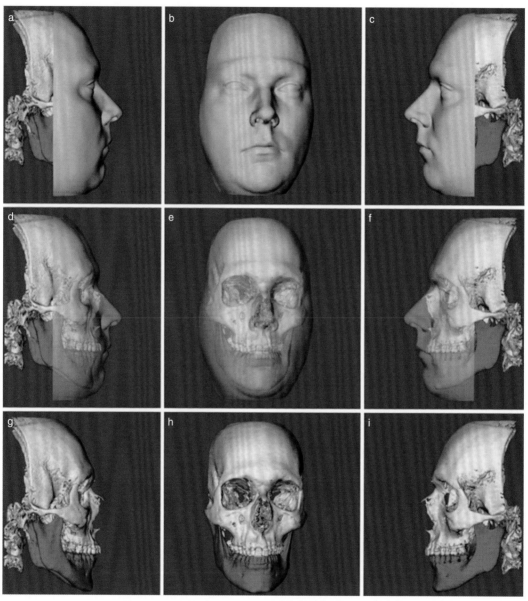

图 1.20　依照"三次扫描法"获得的术前三维"面渲染"的虚拟增强头部模型。右侧面观（a，d，g）、正面观（b，e，h）和左侧面观（c，f，i）（i-CAT, Imaging Sciences International Inc., Maxilim v. 2.3.0.3., 志愿者 M.G.）。注意，与图 1.7 相比，已经将精确的患者牙列咬合数据整合在患者头颅模型中。同样需要注意的是，尽管已经努力尝试在患者扫描时保持其正确的 NHP，但患者头部的位置和方向仍不太正确

"不使用石膏模型"来获得患者头部的三维虚拟增强模型（AUM）

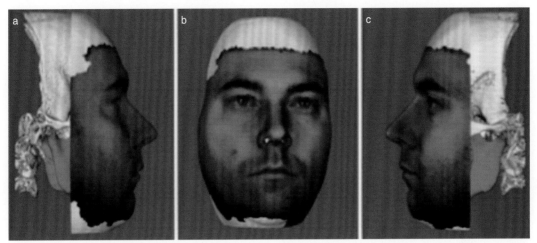

图 1.21　CBCT 影像采集后头部增强模型按照附加有"基于面的刚性配准"的"三次扫描"法（Planmeca ProMax® 3D Max, ProFace™, Planmeca Oy, Helsinki, Finland）进行术前"面渲染"（i-CAT, Imaging Sciences International Inc.）：右侧面观（a）、正面观（b）和左侧面观（c）（Maxilim v. 2.3.0.3, 志愿者 M.G.）。注意，尽管志愿者已经尽力保持正确的 NHP，但头部的位置和方向仍然不正确

对患者头部形态的影像学附加采集（第 1.1.3 章）和刚性配准并非是进行正颌外科三维术前虚拟设计所必需的（图 1.21）。但是因为这一步骤存在容易出错、操作复杂费时，特别是会造成患者面部三维软组织蒙板的错位等缺点，故并不推荐在临床日常工作中使用。

因此，建议在使用 CBCT 三维软组织蒙板过程中遵照以下步骤：

• （3D-VPS$_2$）确定患者头影测量的软组织三维标志点（见第 2.2.3 章）。

• （3D-VPS$_5$）"逐步"制定患者的个体化三维数字化治疗计划（见第 3.5 章）。

但是，对于"3D-VPS$_5$ 过程中的第 9 步——与患者沟通个体化治疗计划"而言，对患者头部影像的附加采集和刚性配准对于加强医患沟通绝对是有帮助的。

1.2.3　使用牙列石膏模型

在 2003 年，Gateno 和同事们率先描述了一种生成患者数字化面部结构和牙列信息复合模型的新方法，该方法使用了球形基准标志物，并采用了"基于面的刚性配准技术"。尽管此方法的配准精确性尚可，但其主要问题是会引起患者的唇部变形，也会导致患者头部三维虚拟增强模型的位置不正确。

Swennen 和其同事们于 2013 年介绍并验证了"CBCT– 影像配准"方法可以在"不使用石膏模型"的情况下获得正颌外科术前设计所需的三维头部增强模型（见第 1.2.2 章），同样，这种方法也可在"使用牙科

石膏模型"的情况下进行：

• "首次 CBCT 扫描"：患者在自然坐姿下进行全面部扫描，患者口咬蜡片将咬合稳定在正中关系位，但蜡片不可干扰面部软组织外形（见第 1.1.1 章）（图 1.22）。

• "二次 CBCT 扫描：对牙列的石膏模型进行高分辨率扫描（见第 1.1.1 章）（图 1.23）。

在"由面到图的刚性配准"之后，得到了包含有精确的咬合关系和牙间交错数据的患者头部增强虚拟模型。这种方法与 Gateno 的方法相比，其优势在于不会造成唇部解剖形态和位置的变形（图 1.24）。

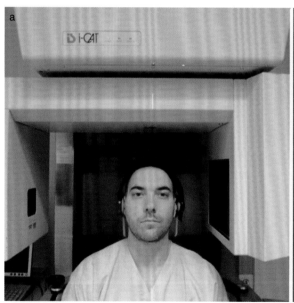
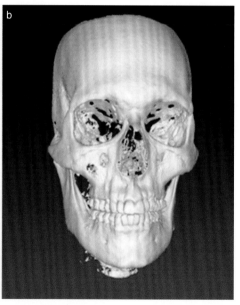

图 1.22　首次 CBCT 扫描，患者咬合处于正中关系位。志愿者 M.G. 口咬蜡片在自然坐姿下进行面部扫描（a），使用标准 CBCT 扫描法（"i–CAT™, Imaging Sciences International, Inc., Hatfield, USA: 扩展视野"模式；FOV, 直径 17cm– 高度 22cm; 扫描时间 2×20s; 体素大小 0.4mm, 120kV, 0018, 0060KVP, 48mA, 0018,1151 管电流）。志愿者 M.G. 的三维"面渲染"图像（IPS CaseDesigner ALPHA version）（b）。注意，这个方法中的首次 CBCT 扫描与"三次 CBCT 扫描法"中的首次 CBCT 扫描操作是相同的（图 1.17a）

■ "使用牙列石膏模型"来获得患者头部的三维虚拟增强模型（AUM）

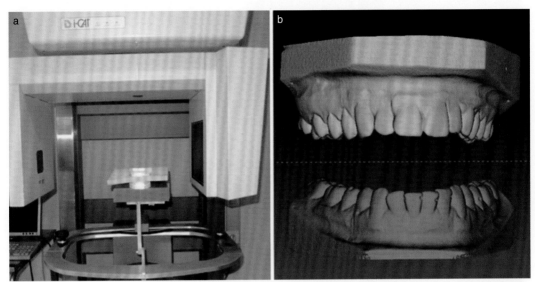

图 1.23　使用相同的 CBCT 设备（a）对患者的牙科石膏模型进行"高分辨率"第二次 CBCT 扫描，使用标准 CBCT 扫描法的高分辨率模式（i-CAT™, Imaging Sciences International, Inc., Hatfield, USA："高分辨率"模式；FOV，直径 17cm- 高度 6cm；扫描时间 40s；体素 0.2mm，120kV，0018，0060KVP，48mA，0018，1151 管电流）。志愿者 M.G. 的三维"面渲染"的面部软组织图像（IPS CaseDesigner ALPHA version）（b）。注意，在上下颌石膏模型之间使用海绵隔开，以避免后期分割困难（志愿者 M.G.）

"使用牙列石膏模型"来获得患者头部的三维虚拟增强模型（AUM）

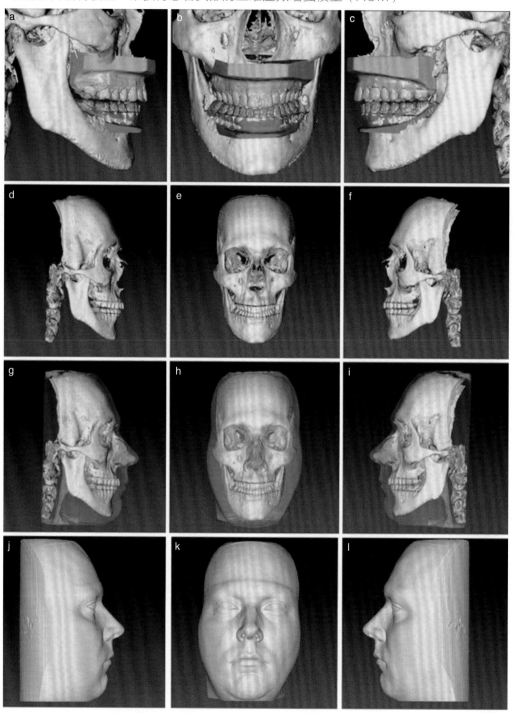

图 1.24 "CBCT-影像配准"之后形成的术前三维"面渲染"增强头部模型（a~f）。注意，与图 1.7 和图 1.8 相比，增强头部模型已经整合进了精确的咬合关系数据和牙间交错关系数据。另外，也加入了三维"体渲染"的软组织图像模型：右侧面观（g，j）、正面观（h，k）和左侧面观（i，l）（i-CAT，Imaging Sciences International Inc.，IPS CaseDesigner ALPHA version）（志愿者 M.G.）。注意，志愿者的唇部的外形和位置均无变化

■ 对生成患者头部三维虚拟增强模型
（AUM）进行"逐步"的质量控制

无论是否采用牙列石膏或刚性配准原则来生成"患者头部的三维虚拟增强模型（AUM）"，临床医生都必须在开始制定下一步计划前对患者的 AUM 进行验证检查。

因此，我们制定了一个"逐步质量控制核查表"（见附录）。

步骤1，临床医生对患者的整体AUM 进行验证：
•上颌牙弓的配准精度；
•下颌牙弓的配准精度；
•骨的三维渲染质量；
•软组织的三维渲染质量。
步骤2，临床医生对患者头部AUM中的髁突位置进行检查：
•右侧髁突位于正中关系（CR）的位置；
•左侧髁突位于正中关系（CR）的位置。
步骤3，临床医生对患者AUM中软组织整体质量进行检查：
•无眉毛变形（由 CBCT 扫描过程中头部固定带引起）；
•无唇部变形（由咬合蜡片或者配准装置引起）；
•唇部处于休息位；
•额部肌肉放松；
•无额部变形（由 CBCT 扫描过程中额托引起）。

对患者三维虚拟增强模型的"逐步"质量控制的方法是通过志愿者 M.G. 来进行示范的，同时病例1（患者 V.E.W.）中也使用了这种方法，该病例在本书中被多次使用（见第 2~6 章）。

■ 步骤1：临床医生对患者的整体 AUM 进行验证检查

在这一步中，医生需要：①对上下颌牙弓的配准精度进行检查；②对软硬组织的三维绘制质量进行检查。

■ 检查上下颌牙弓的配准精度

通过对位于磨牙、尖牙和切牙水平的多层正交断层图像和相关的临床标准照片进行评估，来检查上下颌牙弓的配准精度。（图 1.25~1.31）。

注意

在开始下一步的三维虚拟设计步骤（3D-VPS$_{1~5}$）之前，对患者的 AUM 进行检查是临床医生的职责所在。

检查上下颌牙弓的配准精度

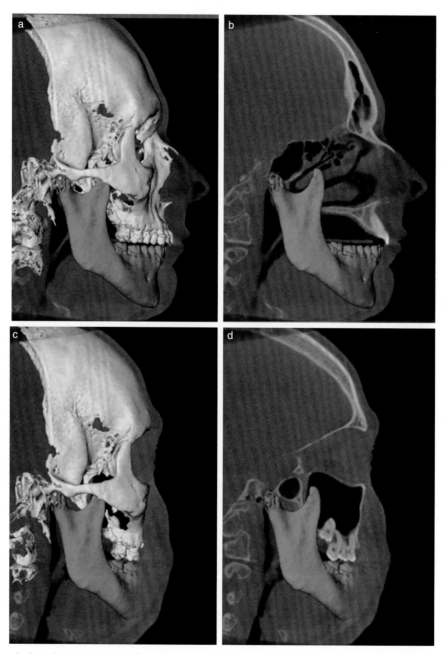

图 1.25　患者头部 AUM 的"逐步质量控制核查表"的步骤 1：上牙弓咬合关系和牙尖交错面的配准精度。用垂直的多维正交断层来检查上颌牙中线和磨牙区的配准精度：矢状位（a~d）和冠状位（e，f）断层（i-CAT, Imaging Sciences International Inc., Maxilim v. 2.3.0.3., 志愿者 M.G.）。注意，根据"三次扫描法"，采用了基于体素的三重配准（见第 1.2.2 章）方法将患者 CBCT 扫描的上下颌一体式牙列印模数据和患者的头部 CBCT 扫描数据配准在一起

检查上下颌牙弓的配准精度

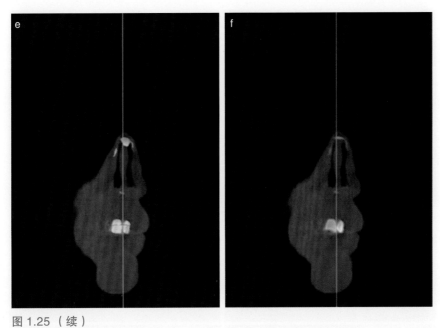

图 1.25（续）

检查上下颌牙弓的配准精度

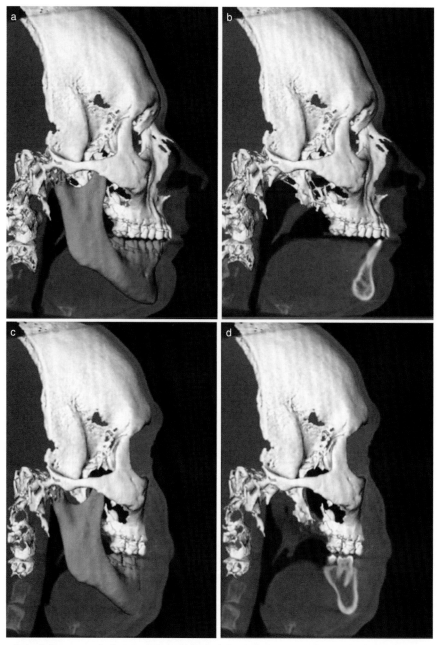

图 1.26 患者头部 AUM 的"逐步质量控制核查表"的步骤 1：下牙弓咬合关系和牙尖交错面的配准精度。用垂直的多维正交断层来检查上颌牙中线和磨牙区的配准精度：矢状位（a～d）和冠状位（e，f）断层（（i-CAT, Imaging Sciences International Inc., Maxilim v. 2.3.0.3., 志愿者 M.G.）。注意，根据"三次扫描法"，采用了基于体素的三重配准（见第 1.2.2 章）方法将患者 CBCT 扫描的一体式牙列印模数据和患者的头部 CBCT 扫描数据配准在一起

检查上下颌牙弓的配准精度

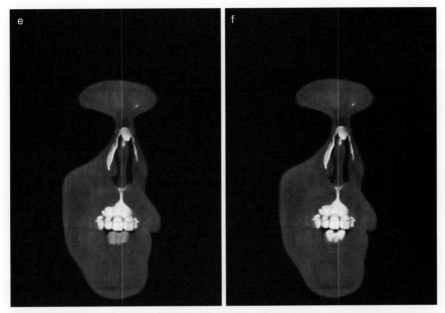

图 1.26 （续）

检查上下颌牙弓的配准精度

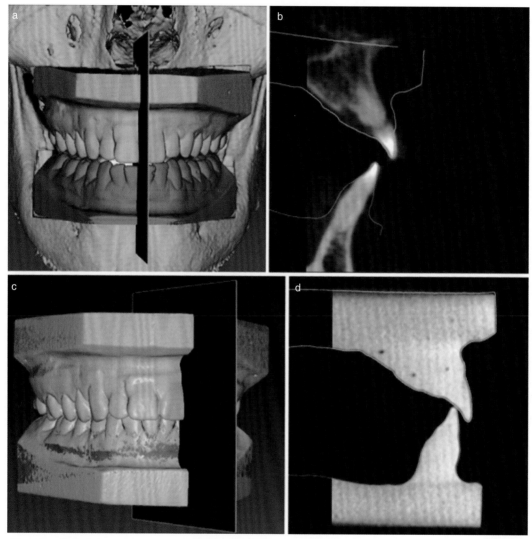

图 1.27 患者头部 AUM 的"逐步质量控制核查表"的步骤 1：上下牙弓咬合关系和牙尖交错面的配准精度。用半自动的方法对垂直于咬合曲线（a，c）的断层进行重建，并以更加友好的操作界面使临床医生可以进行动态观察（b，d）（IPS CaseDesigner ALPHA version），从而能够自动对上下颌牙弓的配准精度进行检查（i-CAT, Imaging Sciences International Inc., Maxilim v. 2.3.0.3., 志愿者 M.G.）。注意，将牙列石膏模型进行 CBCT 扫描获得的数据和患者的头部 CBCT 数据进行配准，所采用的方法是"CBCT-图像配准"法（见第 1.2.3 章）

检查上下颌牙弓的配准精度

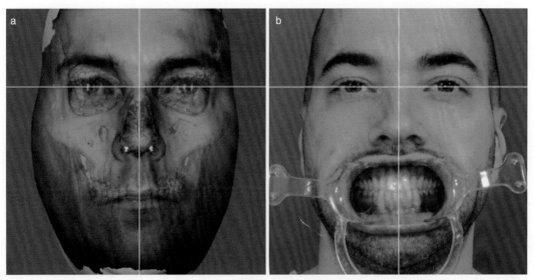

图 1.28　患者头部 AUM 的 "逐步质量控制核查表" 的步骤 1：将患者头部 AUM 的牙列中线 （a）和患者临床标准化临床正位照片的牙列中线（b）进行关联并比较（i-CAT, Imaging Sciences International Inc., Maxilim v. 2.3.0.3., 志愿者 M.G.）。注意，操作时使用了非常好的颊部牵拉器（b）

检查上下颌牙弓的配准精度

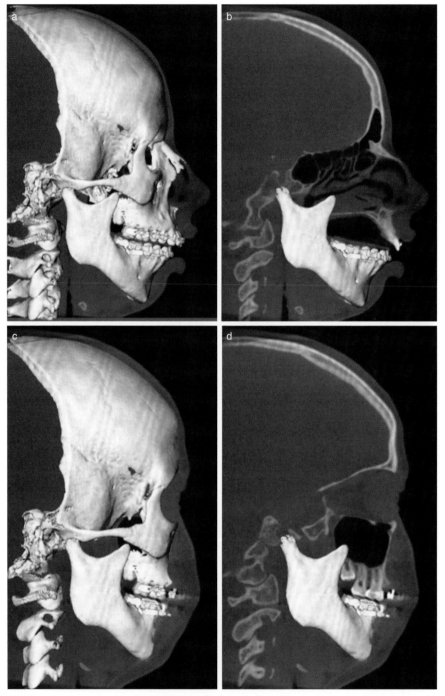

图 1.29　患者头部 AUM 的"逐步质量控制核查表"的第一步：上下牙弓咬合关系和牙尖交错面的配准精度。用垂直多维正交断层对上颌牙列中线和磨牙区进行配准精度的检查：矢状位（a~d）和冠状位（e，f）断层（i-CAT, Imaging Sciences International Inc., Maxilim v. 2.3.0.3., 患者 V.E.W.）。根据"三次扫描"法，采用了基于体素的三重配准（见第 1.2.2 章）方法将患者 CBCT 扫描的一体式牙列印模数据和患者的头部 CBCT 扫描数据配准在一起

检查上下颌牙弓的配准精度

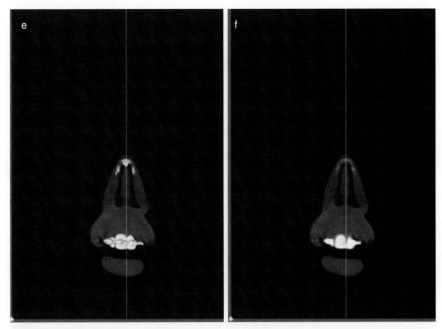

图 1.29（续）

检查上下颌牙弓的配准精度

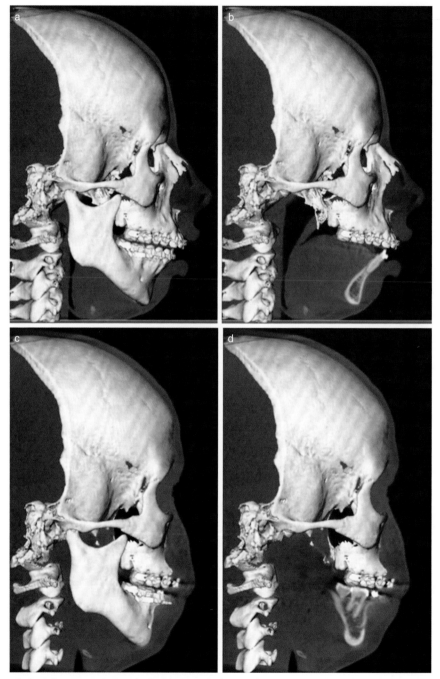

图 1.30　患者头部 AUM 的 "逐步质量控制核查表" 的步骤 1：上下牙弓咬合关系和牙尖交错面的配准精度。用垂直多维正交断层对下颌列中线和磨牙区进行配准精度的检查：矢状位（a~d）和冠状位（e，f）断层（（i-CAT, Imaging Sciences International Inc., Maxilim v. 2.3.0.3., 患者 V.E.W.）。根据 "三次扫描法"，采用了基于体素的三重配准（见第 1.2.2 章）方法将患者 CBCT 扫描的一体式牙列印模数据和患者的头部 CBCT 扫描数据配准在一起

检查上下颌牙弓的配准精度

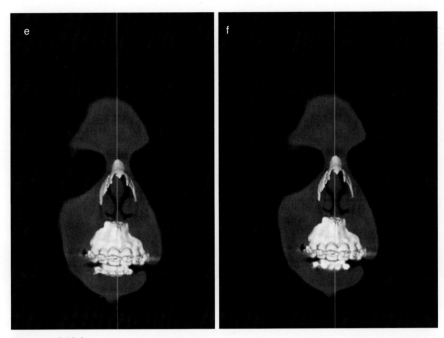

图 1.30（续）

检查上下颌牙弓的配准精度

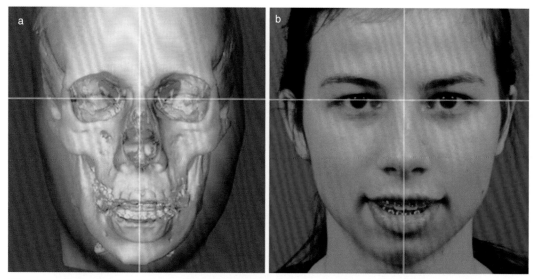

图 1.31　患者头部 AUM 的"逐步质量控制核查表"的步骤 1：分析患者头部 AUM（a）的牙列中线与标准化临床正位照片（b）上牙列中线的相关性，并进行比较（i-CAT, Imaging Sciences International Inc., Maxilim v. 2.3.0.3., 患者 V.E.W.）。注意，根据"三次扫描"法，我们采用了基于体素的三重配准技术将患者 CBCT 扫描的牙弓一体式印模数据和患者头部 CBCT 的扫描数据配准在一起（见第 1.2.2 章）。注意，操作时使用了非常好的颊部牵拉器（图 1.28b）

小窍门

在对患者的 AUM 和标准化临床正面照片进行校准时，可以将眼外眦点和瞳孔点作为标志点，然后过鼻根部中心点做一垂直于这几点连线的垂线，以这些标志点和线为基础进行校准。校准后就可以观察 AUM 中的上颌牙中线和临床照片中的上颌牙列中线位置间的相关性……非常重要的是，校准时患者头部不能发生"Yaw"旋转（三维虚拟 vs. 二维临床）。

■ 骨和软组织三维渲染质量

在进行三维虚拟手术设计（3D-VPS₁~₅）之前，临床医生应该对患者 AUM 的软组织（图 1.32a、1.33a）和硬组织（图 1.32b、1.33b）的三维"面渲染"的表面图像进行检查验证。

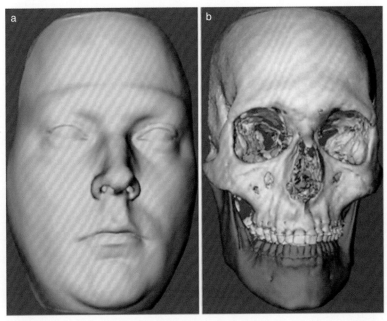

图 1.32　患者头部 AUM 的"逐步质量控制核查表"的"步骤 1"：在进行三维虚拟正颌手术设计（i-CAT, Imaging Sciences International Inc., Maxilim v. 2.3.0.3., 志愿者 M.G.）之前，要对软（a）硬（b）组织的渲染质量进行总体评价

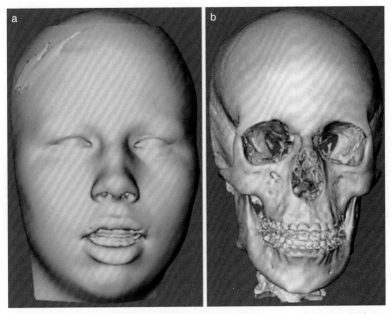

图 1.33　患者头部 AUM 的"逐步质量控制核查表"的"步骤 1"：在进行三维虚拟正颌手术设计（i-CAT, Imaging Sciences International Inc., Maxilim v. 2.3.0.3., 患者 V.E.W.）之前对软组织（a）和硬组织（b）的渲染质量进行总体评价

■ 步骤 2：临床医生对患者头部 AUM 中的髁突位置进行检查

在这一步中，医生需要对患者两侧髁突进行检查，以确定其是否处于正中关系（CR）的位置。

恰如在第 1.1.1 章中所提到的，建议在行正式 CBCT 扫描之前一定要做 CBCT 的预扫描。但是预扫描所形成的二维图像不能确切排除两侧髁突位于不正确位置的可能性。更有甚者，在日常工作中，影像工作人员在做 CBCT 预扫描时可能会操作不当，甚至可能会忘记进行预扫描。

在患者头部 AUM 中，通过矢状和冠状面断层可以很容易地检查出双侧髁突是否位于正中关系的位置（图 1.34、1.35）。

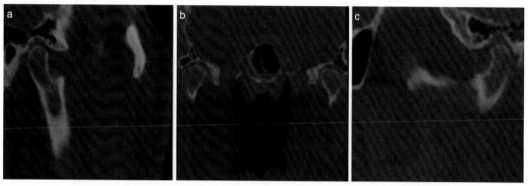

图 1.34　患者头部 AUM 的"逐步质量控制核查表"的步骤 2：通过多维正交断层的矢状面（a，c）和冠状面（b）图像来检查双侧髁突是否位于关节窝内。第 2.1.4 章中详尽阐述了颞下颌关节的增强图像拍摄和评估（i-CAT, Imaging Sciences International Inc., Maxilim v. 2.3.0.3., 志愿者 M.G.）。注意，图中双侧髁突都位于正确的正中关系的位置

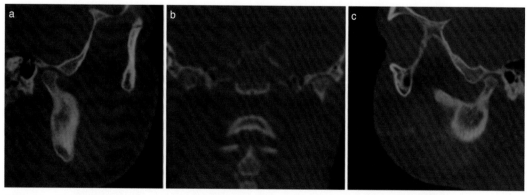

图 1.35　患者头部 AUM 的"逐步质量控制核查表"的步骤 2：通过多维正交断层的矢状面（a，c）和冠状面（b）图像来检查双侧髁突是否位于关节窝内。第 2.1.4 章中详尽阐述了颞下颌关节的增强图像拍摄和评估（i-CAT, Imaging Sciences International Inc., Maxilim v. 2.3.0.3., 患者 V.E.W.）。注意，图中双侧髁突都位于正确的正中关系的位置

■ 步骤 3：临床医生对 AUM 中软组织整体
质量检查

在这一步中，医生需要对患者 AUM 软组织的整体质量进行检查：①无眉毛变形（由 CBCT 扫描过程中头部固定带引起）；②无唇部变形（由咬合蜡片或者配准装置引起）；③唇部处于休息位；④颏部肌肉放松；⑤无颏部变形（由 CBCT 扫描过程中颏托引起）（图 1.36~1.39）。

像第 1.1.1 章中提到的一样，患者需要获取无缺陷且唇部充分放松的面部软组织

形态。然而，在实际的临床工作中往往很难获得这样的影像。

因此，同制定治疗计划的传统过程一样，对影像科辅助人员的培训，以及在 CBCT 数据获取过程中时刻注意避免任何可能出现的缺陷就显得异常重要。但不幸的是，在正颌外科日常的临床工作中，患者面部形态的扭曲非常常见。对于这些病例，医生需要警惕其可能导致的对面部软组织仿真以及医患沟通方面的不利影响。

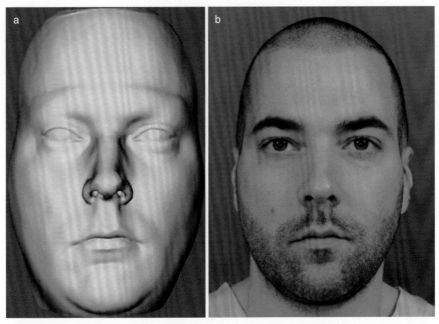

图 1.36　患者头部 AUM 的"逐步质量控制核查表"的步骤 3：正位软组织三维"面渲染"（a）与正位标准化临床相片（b）对比（i-CAT, Imaging Sciences International Inc., Maxilim v. 2.3.0.3., 志愿者 M.G.）。注意，在 CBCT 扫描过程中由于头带位置过低所导致的额颞部软组织变形

临床医生对 AUM 中软组织整体质量进行检查

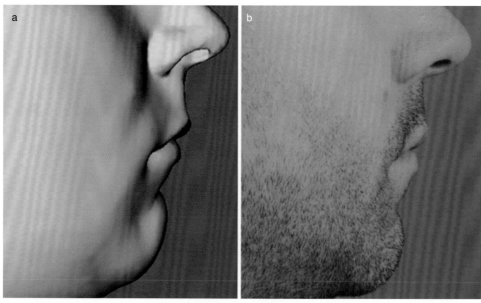

图 1.37　患者头部 AUM 的"逐步质量控制核查表"的步骤 3：软组织三维"面渲染"的右侧面观（a）与临床标准化右侧面观相片（b）比较（i-CAT, Imaging Sciences International Inc., Maxilim v. 2.3.0.3., 志愿者 M.G.）。注意，唇部和额部外形无扭曲的同时唇部和额部肌肉无收缩

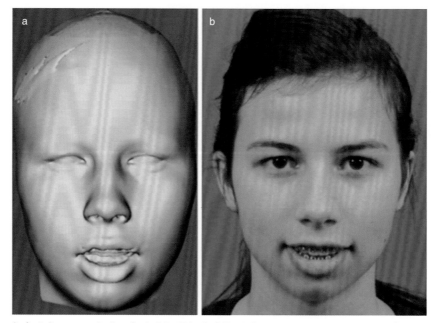

图 1.38　患者头部 AUM 的"逐步质量控制核查表"的步骤 3：软组织三维"面渲染"正面观（a）与临床标准化正位相片（b）比较（i-CAT, Imaging Sciences International Inc., Maxilim v. 2.3.0.3., 患者 V.E.W.）。注意，在 CBCT 扫描过程中由于头带位置过低所导致的额颞部软组织变形

临床医生对 AUM 中软组织整体质量进行检查

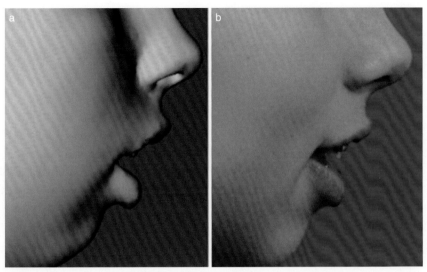

图 1.39　患者头部 AUM 的"逐步质量控制核查表"的步骤 3：软组织三维"面渲染"右侧面观（a）与临床标准化右侧面观相片（b）比较（i-CAT, Imaging Sciences International Inc., Maxilim v. 2.3.0.3., 患者 V.E.W.）。注意，唇部和颏部无扭曲的同时唇部和颏部肌肉无收缩

注意

　　在无面部软组织形态的变形，尤其是唇部形态和表情的扭曲的前提下获取正确的患者头部影像学资料（第 1.1.1 章），是三维虚拟软组织模拟成功的前提。

1.3　虚拟下颌骨的自动旋转

"下颌骨自动旋转"在正颌外科中应用的现实意义和潜在价值最早在 20 世纪 70 年代末由 Bell 和 Jacobs（1979）以及在 80 年代初由 Epker 和 Fish（1980）、Sperry 及其同事（1982）、Wessberg 及其同事（1982）提出，即下颌骨发育相对不足可通过单纯的 Le Fort I 型手术移动上颌骨，从而引起相对后缩的下颌骨发生向前、向上的自动旋转（Bell 和 Jacobs，1979）。而且认为颏前点向前、向上旋转的中心是髁突（Epker 和 Fish，1980）。但是，正中殆位（CO）的头影测量片表明乳突区才是真正意义上的下颌骨旋转中心（Sperry 等，1982）。由于既往所有对于"下颌骨自动旋转中心"和"下颌骨自动旋转弓"的计算都是基于二维的头影测量片影像的，故而它们都不可避免地产生了偏倚。

"三维虚拟可视化样式"和"三维虚拟场景途径"对于在三维虚拟场景下"下颌骨自动旋转中心"和"下颌骨自动旋转弓"的计算和可视化具有实际意义。

在 2013 年，Swennen 及其同事连续对 50 个正颌手术病例通过"三次 CBCT 扫描法"获取三维影像（第 1.2.2 章），然后用于计算"虚拟下颌骨个体化三维自动旋转"并进行评估。

- "三次 CBCT 扫描"后在正中位（CR）进行"CBCT 第一次扫描"（图 1.40）。
- 使用 Triple Tray® AlgiNot™ 上下颌一体化印模将咬合被动打开以进行"CBCT 第二次扫描"（图 1.41）。

为了评估下颌骨的移动，根据颌骨解剖形态，将"CBCT 第一次扫描"与"CBCT 第二次扫描"通过"基于体素配准"（第 5.1.1 章）方法配准。试验显示，仅在 25% 的病例中，未发生髁突的脱位或移位。分析原因可能是在使用"三次 CBCT 扫描法"的过程中，下颌骨未能在 CBCT 第二次扫描时保持在正中关系的位置。

通过对"三次 CBCT 扫描法"进行修正，以及正中关系位置进行 CBCT 第二次扫描，"三维虚拟下颌骨的个体化自动旋转"可以在"三维虚拟场景"下实现可视化（图 1.42~1.44）。

> "三维虚拟可视化样式"和"三维虚拟场景途径"对"三维虚拟下颌骨的个体化自动旋转"的可视化和"下颌骨自动旋转中心和旋转弓"的计算具有现实意义。从计算的角度来看，这仍然具备较高要求。

■ 病例7: Ⅲ 类, 面中部发育不全(患者 B.B.)

以患者 B.B. 为例来说明三维虚拟下颌骨自动旋转的可视化方法（见第 6 章）。

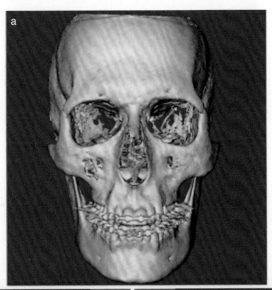

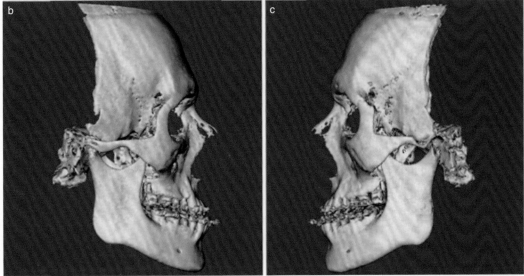

图 1.40 在正中关系的位置进行"三次 CBCT 扫描"法的第一次 CBCT 扫描（见第 1.2.2 章）。硬组织表面形态三维"面渲染"（Maxilim v. 2.3.0.3）的正面观（a）、右侧面观（b）和左侧面观（c）。患者 B.B. 在自然坐姿下使用咬合蜡片进行垂直向标准 CBCT 扫描（i-CAT™, Imaging Sciences International, Inc., Hatfield, USA，"扩大照射野"方法；FOV, 直径 17cm- 高 22cm；扫描时间 2×20s；体素大小 0.4mm, 120kV, 0018, 0060KVP, 48mA, 0018, 1151 X 射线管电流）（患者 B.B.）

■ 虚拟下颌骨三维自动旋转的可视化

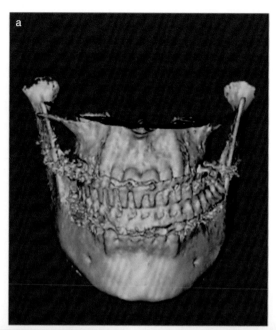

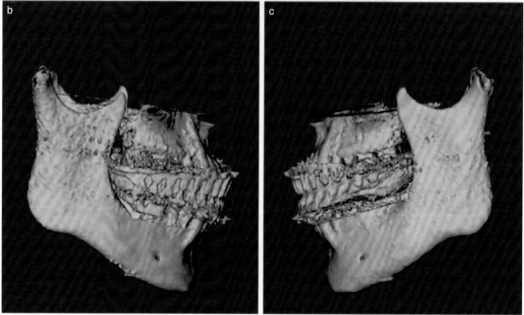

图 1.41 在正中关系的位置进行"三次 CBCT 扫描"法的第二次 CBCT 扫描（见第 1.2.2 章），使用 Triple Tray® AlgiNot™ 印模实现被动咬合打开。硬组织表面形态三维"面渲染"（Maxilim v. 2.3.0.3）的正面观（a）、右侧面观（b）和左侧面观（c）（i-CAT™, Imaging Sciences International, Inc., Hatfield, USA; FOV，直径 17cm – 高 22cm; 扫描时间 2×20s; 体素大小 0.4mm, 120kV, 0018, 0060KVP, 48mA, 0018, 1151 X 射线管电流）（患者 B.B.）

虚拟下颌骨三维自动旋转的可视化

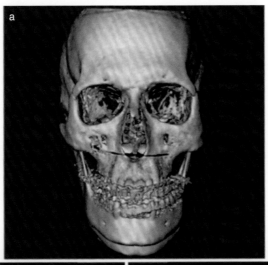

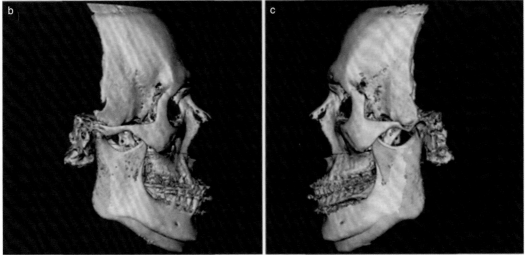

图1.42 以颌骨解剖形态为基础，在第一次 CBCT 扫描的基础上与第二次 CBCT 扫描进行基于体素的配准。注意，患者B.B.的个体化下颌骨顺时针自动旋转。硬组织三维"面渲染"（Maxilim v. 2.3.0.3）的正面观（a）、右侧面观（b）和左侧面观（c）（"i−CAT™, Imaging Sciences International, Inc., Hatfield, USA, Maxilim v. 2.3.0.3）（患者 B.B.）

虚拟下颌骨三维自动旋转的可视化

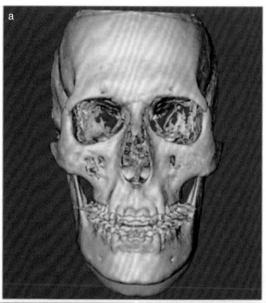

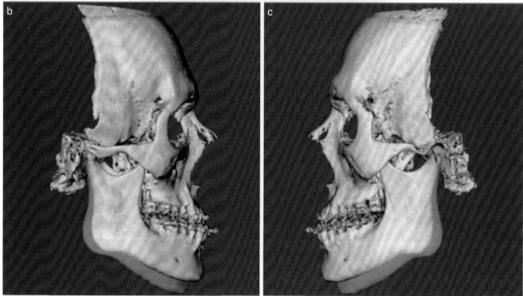

图 1.43　以颌骨解剖形态为基础，在第一次 CBCT 扫描的基础上与第二次 CBCT 扫描进行基于体素的配准。注意，患者 B.B. 的个体化下颌骨顺时针自动旋转。硬组织三维"面渲染"（Maxilim v. 2.3.0.3）的正面观（a）、右侧面观（b）和左侧面观（c）（"i-CAT™, Imaging Sciences International, Inc., Hatfield, USA, Maxilim v. 2.3.0.3）（患者 B.B.）。注意，下颌骨顺时针自动旋转的弓形轨迹

虚拟下颌骨三维自动旋转的可视化

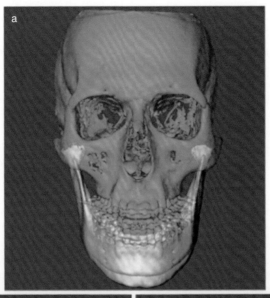

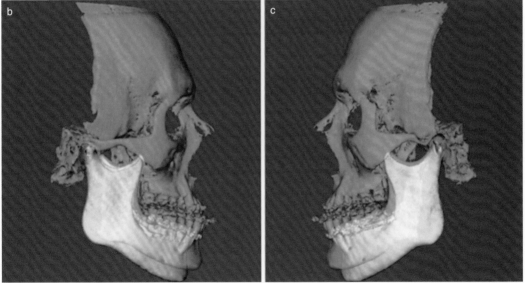

图1.44 以颌骨解剖形态为基础，在第一次CBCT扫描的基础上与第二次CBCT扫描进行基于体素的配准。注意，患者B.B.的个体化下颌骨顺时针自动旋转。硬组织三维"面渲染"图像（Maxilim v. 2.3.0.3）的正面观（a）、右侧面观（b）和左侧面观（c）（"i-CAT™, Imaging Sciences International, Inc., Hatfield, USA, Maxilim v. 2.3.0.3）（患者B.B.）。注意，咬合的被动打开

1.4　推荐读物

[1] Al-Anezi T, Khambay B, Peng MJ, et al. A new method for automatic tracking of facial landmarks in 3D motion captured images（4D）. Int J Oral Maxillofac Surg, 2013, 42:9–18

[2] Bell JW, Jacobs JD. Combined orthodontic-surgical correction of moderate mandibular deficiency. Am J Orthod,1979, 75:481–506

[3] De Vos W, Casselman J, Swennen GRJ. Cone-beam computerized tomography (CBCT) imaging of the oral and maxillo-facial region: a systematic review of the literature. Int J Oral Maxillofac Surg, 2003, 38:609–625

[4] Epker BN, Fish LC. Surgical superior repositioning of the maxilla: what to do with the mandible? Am J Orthod, 1980, 78:164–191

[5] Gateno J, Xia J, Teichgraeber JF, et al. A new technique for the creation of a computerized composite skull model. J Oral Maxillofac Surg, 2003, 61: 222–227

[6] Hernández-Alfaro F, Guijarro-Martínez R. New protocol for three-dimensional surgical planning and CAD/CAM splint generation in orthognathic surgery: an in vitro and in vivo study. Int J Oral Maxillofac Surg, 2013, 42:1547–1556

[7] Plooij JM, Maal TJJ, Haers P, et al. Digital three-dimensional image fusion processes for planning and evaluating orthodontics and orthognathic surgery. A systematic review. Int J Oral Maxillofac Surg, 2011, 40:341–352

[8] Schutyser F. From 3-D volumetric computer tomography to 3-D cephalometry//Swennen GRJ, Schutyser F, Hausamen JE. Three-dimensional cephalometry. Heidelbeg: Spring, 2005

[9] Sperry TP, Steinberg MJ, Gans BJ. Mandibular movement during autorotation as a result of maxillary impaction surgery. Am J Orthod, 1982, 81: 116–123

[10] Swennen GRJ, Schutyser F. Three-dimensional virtual approach to diagnosis and treatment planning of maxillo-facial deformity//Bell WH, Guerrero CA. Distraction osteogenesis of the facial skeleton. Hamilton: BC Decker Inc., 2007

[11] Swennen GRJ, Mollemans W, De Clercq C, et al. A cone-beam CT triple scan procedure to obtain a three-dimensional augmented virtual skull model appropriate for orthognathic surgery planning. J Craniofac Surg, 2009, 20:297–307

[12] Swennen GRJ, Mollemans W, Schutyser F. Three-dimensional treatment planning of orthognathic surgery in the era of virtual imaging. J Oral Maxillofac Surg, 2009, 67:2080–2092

[13] Swennen GRJ, Cimen K, Nagy K, et al. Three-dimensional virtual simulation of mandibular autorotation in orthognathic surgery. Int J Oral Maxillofac Surg, 2013, 42:1338

[14] Swennen GRJ, Van Leemput P, Mollemans W, et al. A new "surface to Cone-Beam CT" registration method to obtain an appropriate 3D virtual patient model for orthognathic surgery planning. Int J Oral Maxillofac Surg, 2013, 42:1338

[15] Wessberg GA, Washburn MC, Labanc JP, et al. Autorotation of the mandible: effect of surgical superior repositioning of the maxilla on mandibular resting posture. Am J Orthod, 1982, 81:465–472

正颌患者的三维虚拟诊断

Gwen R.J. Swennen, Martin Gaboury

Electronic supplementary material The online version of this chapter (doi:10.1007/ 978-3-662-47389-4_2) contains supplementary material, which is available to authorized user.

2.1　基于患者形态学、解剖学和病理学的系统性虚拟诊断

"三维虚拟可视化模式"（Swennen, Schutyser, 2007）（见第 1.1.1 章）的出现，在临床工作中为医生们（包括正畸医生和外科医生）提供了一个基于患者形态学、解剖学和病理学的系统性虚拟诊断的新工具。

在这·部分里，以"三维虚拟可视化模式"为基础，我们将分以下几个部分，详细阐述"基于患者形态学、解剖学和病理学的系统性虚拟诊断"的标准化"逐步"方法与步骤：

- 牙 – 颌 – 面畸形与咬合；
- 个体化的解剖学及病理学诊断；
- 气道；
- 颞下颌关节（TMJ）。

通过"三维虚拟场景技术"中的"面渲染"和"体渲染"，我们能够从患者的个体化 CBCT 的医学数字成像与通信（DICOM）数据中获得头颅的三维可视化虚拟模型。三维软、硬组织模型可被用于评估患者牙 – 颌 – 面畸形及咬合关系的情况。在"三维虚拟场景技术"的帮助下，我们还能够对这些虚拟模型进行轴向、矢状向和冠状的分割重组，这有利于从解剖学、病理学层面对患者做出更深入的个体化评估与诊断。

最后，通过多平面重组，我们还能够对相关结构如气道、颞下颌关节（TMJ）进行进一步的三维虚拟观察与诊断。

全面的初始 CBCT 检查与评估是对患者进行"三维头影测量分析（见第 2.2 章）"的基础和前提，评估结果往往还需要结合患者的临床检查。

2.1.1　牙 – 颌 – 面畸形与咬合

在获得患者 CBCT 数据并进行连续的三维绘制（见第 1.1.1 章）之后，就能够得到患者颅面部的软、硬组织表面模型。使用"三维虚拟场景"技术就可以对患者的牙 – 颌 – 面畸形及咬合情况进行系统性的评估。

CBCT 数据的获取成了正颌外科手术设计过程中连接传统方法和三维虚拟方法的关键步骤。一旦获得了患者的全面部 CBCT 扫描数据，就不再需要额外拍摄传统的侧位片或后前位片，全口曲面体层片（orthopanthomographs, OPG's）也不再必需。所有这些传统的影像学检查都可以使用虚拟软件从 CBCT 数据中生成。

■ 病例 1

对患者 V.E.W. 即使用了三维虚拟技术进行个体化的解剖学特征评估。对患者的病理学诊断由其他临床病例进行展示和说明（见第 6 章）。

■ 三维虚拟患者：针对牙-颌-面畸形与
咬合关系的系统性虚拟评估

对患者的牙-颌-面畸形及咬合关系
进行评估，需要在患者的虚拟三维头颅模
型上进行多方向多角度的软、硬组织分析，
至少需要观察以下几种角度：
- 正面观（图 2.1）；
- 左 / 右侧面观（图 2.2、2.3）；
- 颅底位观（图 2.4）；
- 颅顶位观（图 2.5）；
- 后面观（图 2.6）。

在评估患者的牙-颌-面畸形及咬
合关系时，"三维虚拟场景技术"中的
"体渲染"比"面渲染"更加有用，它能
够更好地展示牙列及咬合关系的细节（图
2.7~2.9）。

> 三维"体渲染"更适合在评估患者
> 牙-颌-面畸形及咬合情况时使用。

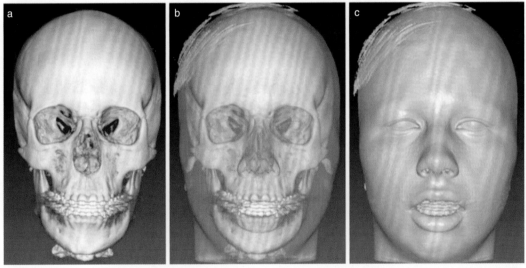

图 2.1　三维"体渲染"后患者虚拟头颅硬组织（a）、软组织（b，c）模型正面观（i-CAT,
Imaging Sciences International Inc., IPS CaseDesigner ALPHA version）（患者 V.E.W.）。模型展示
了患者的"长面"畸形，颏部向右偏斜，双侧下颌角不对称，双唇间隙增大、唇闭合不全

三维虚拟患者：针对牙－颌－面畸形与咬合关系的系统性虚拟评估

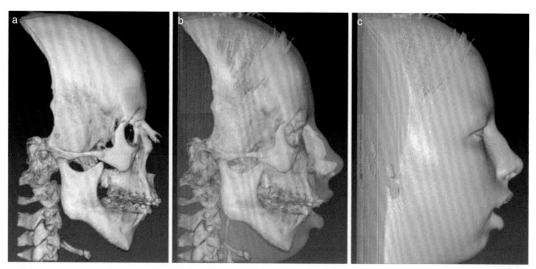

图 2.2　三维"体渲染"后患者虚拟头颅硬组织（a）、软组织（b，c）模型右侧面观（i-CAT, Imaging Sciences International Inc., IPS CaseDesigner ALPHA version）（患者 V.E.W.）。模型显示了患者的安氏 II 类咬合关系，深覆盖，下颌骨及颏部发育不足，驼峰鼻，上下唇肌张力不足以及由此引起的双唇间隙增大、唇闭合不全

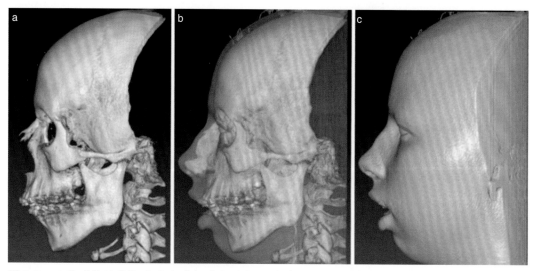

图 2.3　三维"体渲染"后患者虚拟头颅硬组织（a）、软组织（b，c）模型左侧面观（i-CAT, Imaging Sciences International Inc., IPS CaseDesigner ALPHA version）（患者 V.E.W.）。模型显示了患者的安氏 II 类咬合关系，深覆盖，下颌骨及颏部发育不足，驼峰鼻，上下唇肌张力不足以及由此引起的双唇间隙增大、唇闭合不全

三维虚拟患者：针对牙－颌－面畸形与咬合关系的系统性虚拟评估

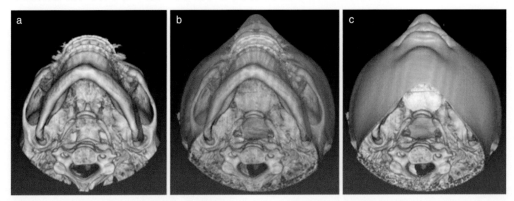

图2.4 三维"体渲染"后患者虚拟头颅硬组织（a）、软组织（b，c）模型颅底位观（i-CAT, Imaging Sciences International Inc., IPS CaseDesigner ALPHA version）（患者 V.E.W.）。模型显示患者下颌后缩，前牙深覆盖，颏部向右侧偏斜，以及下颌骨在水平方向上整体向右偏摆（见第3.4章）

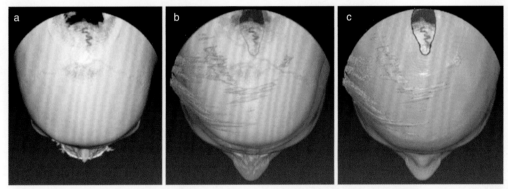

图2.5 三维"体渲染"后患者虚拟头颅硬组织（a）、软组织（b，c）模型颅顶位观（i-CAT, Imaging Sciences International Inc., IPS CaseDesigner ALPHA version）（患者 V.E.W.）。模型显示患者的前额和颧骨颧弓复合体基本对称，但鼻尖稍向右侧偏斜

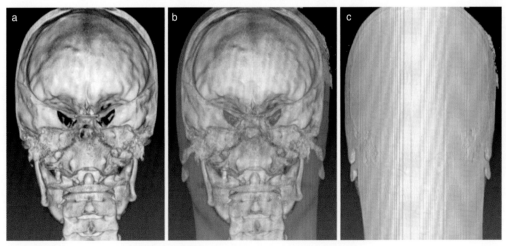

图2.6 三维"体渲染"后患者虚拟头颅硬组织（a）、软组织（b，c）模型后面观（i-CAT, Imaging Sciences International Inc., IPS CaseDesigner ALPHA version）（患者 V.E.W.）。模型显示患者的颅底基本对称，双侧下颌升支高度不一致，下颌角角度不对称

三维虚拟患者：针对牙-颌-面畸形与咬合关系的系统性虚拟评估

> **注意**
>
> 　　三维"体渲染"技术虽然能通过增加细节来优化虚拟模型的表面形态，使模型看起来更加真实，但它无法用于构建头颅三维虚拟增强模型（见第 1.2 章）。

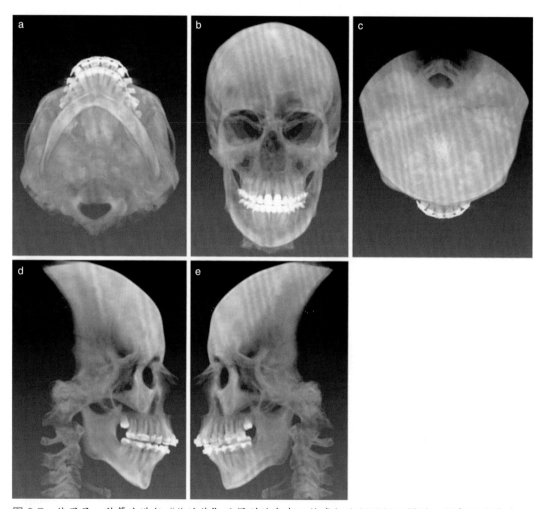

图 2.7　使用另一种算法进行"体渲染"后得到的患者三维虚拟头颅硬组织模型：颅底位观（a），正面观（b），颅顶位观（c），右侧面观（d）以及左侧面观（e）（i-CAT, Imaging Sciences International Inc., IPS CaseDesigner ALPHA version）（患者 V.E.W.）。此算法可显示清晰的牙根形态以及上颌两颗埋藏的第三磨牙

三维虚拟患者：针对牙－颌－面畸形与咬合关系的系统性虚拟评估

> 根据需要使用不同的算法进行三维
> "体渲染"，可以更好地观察咬合及牙
> 列的情况。

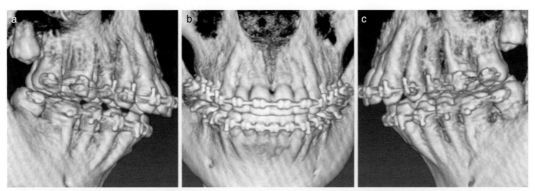

图2.8 使用一种算法进行"体渲染"后得到的患者三维虚拟牙列及咬合模型：牙列右侧面观（a），正面观（b），左侧面观（c）（i-CAT, Imaging Sciences International Inc., IPS CaseDesigner ALPHA version）（患者 V.E.W.）。该模型显示了患者的安氏Ⅱ类磨牙、尖牙关系，下牙列中线向右侧偏斜，牙弓宽度基本匹配，前牙深覆盖，浅覆𬌗。还可观察到患者上下颌缺失四颗前磨牙，上颌两颗第三磨牙尚未萌出

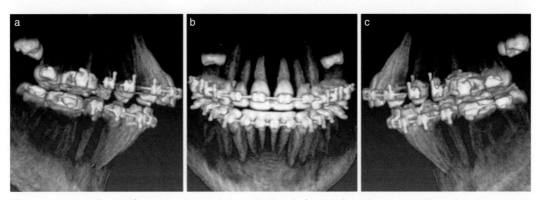

图2.9 使用另外一种算法进行"体渲染"后得到的患者三维虚拟牙列及咬合模型：牙列右侧面观（a），正面观（b），左侧面观（c）（i-CAT, Imaging Sciences International Inc., IPS CaseDesigner ALPHA version）（患者 V.E.W.）。该算法对牙根形态的展示更加清晰，这种模型尤其适用于骨内微种植体支抗植入前的定位以及颌骨分块截骨的设计。模型还显示了牙列内牙根具有合适的轴倾度，术前正畸去代偿充分，下颌 Spee 曲线已整平。在这一阶段尚不能评估上下颌牙弓是否协调匹配，这项工作需要"三维虚拟咬合重建"后才能进行（见第3.3章）

2.1.2　个体化的解剖学及病理学诊断

在通过三维重建的硬、软组织模型对患者进行标准化及个体化的虚拟评估诊断后，就可以使用"三维虚拟场景技术"中的切片技术对模型进行轴向、矢状向、冠状的分割。在此基础上，还可以使用多平面分割重组技术来构建新的模型，用来进行进一步的诊断（图 2.10）。

在这一部分，将会系统性地介绍对患者进行个体化解剖学及病理学诊断的具体步骤和方法，包括：

- 基线轴向分割；
- 冠状多平面分割重组；
- 矢状向多平面分割重组。

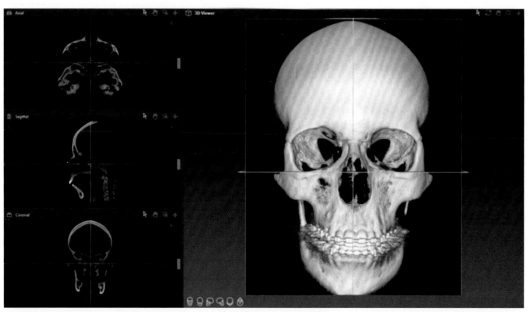

图 2.10　经过轴向、矢状向、冠状三维分割重组、"体渲染"后得到的虚拟三维头颅硬组织模型（i-CAT, Imaging Sciences International Inc., IPS CaseDesigner ALPHA version）（患者 V.E.W.）

■ 轴向断层：对患者进行系统性的解剖学及病理学虚拟评估与诊断

在浏览患者的 DICOM 格式文件时，可以通过上下滚动的方式来观察分析患者的基线轴向断层图像。在制定正畸正颌治疗计划时，一些特定的临床特征需要引起重视。

在使用分割重组后的轴向断层对患者进行系统性的解剖学及病理学虚拟评估与诊断时，需注意观察以下部位的临床特征：

- 面上部轮廓及形态（图 2.11）；
- 额窦（图 2.12）；
- 眼眶及眼球的位置（图 2.13）；
- 筛窦（图 2.14）；
- 面中部轮廓及形态（图 2.15）；
- 上颌窦（图 2.16、2.17）；
- 鼻中隔（图 2.18）；
- 鼻甲（图 2.19）；
- 下颌骨髁突的形态及位置（图 2.20）；
- 下颌小舌上方升支的厚度（图 2.21~2.23）；
- 上牙槽嵴宽度（图 2.24）；
- 下牙槽嵴宽度（图 2.25）；
- 面下部轮廓及形态（图 2.26）；
- 气道（图 2.27）；
- 其他特殊的病理学表现。

需要强调的是，对患者的轴向断面图像进行分析评估具有重要的临床意义，需引起正畸医生和（或）手术医生的足够重视。并且，如按上述列表进行系统性分析，并不需要花费很多时间。

■ 病例 1

轴向断层的分析这一部分，我们以患者 V.E.W. 的资料为例进行演示，来说明系统性评估诊断的步骤与要点。其他特殊的病理学表现这一项将以其他的临床病例为例进行说明（见第 6 章）。

轴向断层：面上部轮廓及形态

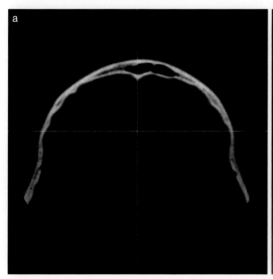
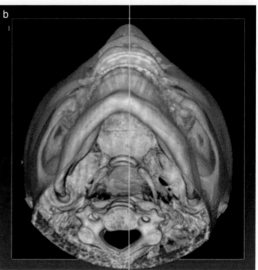

图 2.11　前额部的轴向断层图像可用于从软、硬组织层面对患者的面上部形态及轮廓进行评估（a）。此例患者额部解剖形态正常。临床医生需要注意寻找有无软组织异常、前额突起、骨组织赘生物或其他病理学表现，如骨瘤。（b）在三维"体渲染"重建后的头颅虚拟模型上可以观察对比断层图像所处的位置（i-CAT, Imaging Sciences International Inc., IPS CaseDesigner ALPHA version）（患者 V.E.W.）

轴向断层：额窦

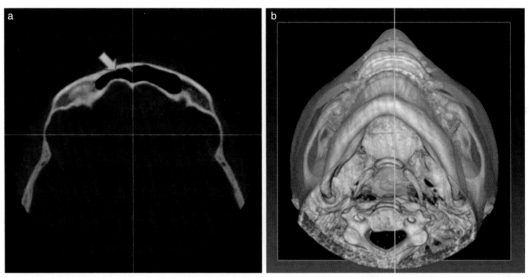

图 2.12　经过额窦（箭头所指）水平的轴向断层（a）。临床医生需注意寻找有无炎症、阻塞及其他特殊的病理学表现。（b）在三维"体渲染"重建后的头颅虚拟模型上可以观察对比断层图像所处的位置（i-CAT, Imaging Sciences International Inc., IPS CaseDesigner ALPHA version）（患者 V.E.W.）

轴向断层：眼眶及眼球的位置

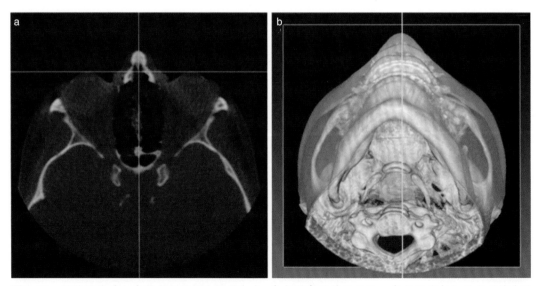

图 2.13　经过眼球最大直径水平的轴向断层（a）。在角膜表面最凸点做一条与眼球相切的水平线（图中蓝线），通过这条线来评估眼球的矢状向位置（有无眼球外凸或内陷）。（b）在三维"体渲染"重建后的头颅虚拟模型上可以观察对比断层图像所处的位置（i-CAT, Imaging Sciences International Inc., IPS CaseDesigner ALPHA version）（患者 V.E.W.）

轴向断层：筛窦

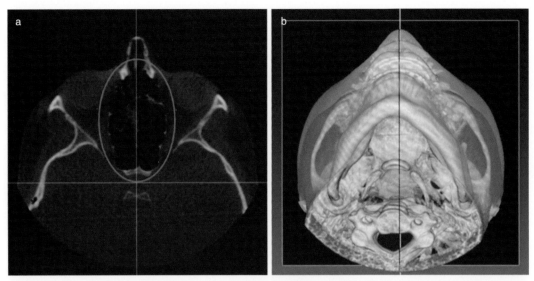

图 2.14　经过筛窦水平的轴向断层（a）。蓝圈标注的区域为需要仔细检查的区域。在此例中，筛窦气房内有黏膜增厚的早期表现。（b）在三维"体渲染"重建的头颅虚拟模型上可以观察对比断层图像所处的位置(i-CAT, Imaging Sciences International Inc., IPS CaseDesigner ALPHA version)(患者 V.E.W.)

轴向断层：面中部轮廓及形态

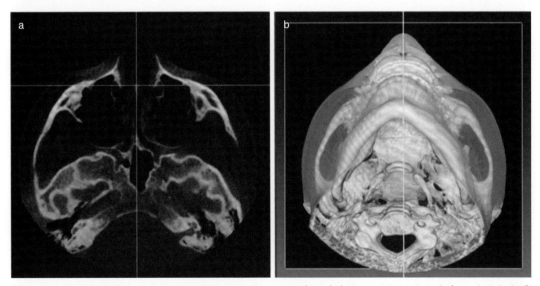

图 2.15　经过颧突最突点水平的轴向断层（a）。需观察面中部软、硬组织是否存在不对称或颧骨发育不良。本例病例中，患者的颧骨颧弓复合体解剖形态基本正常。（b）在三维"体渲染"重建后的头颅虚拟模型上可以观察对比断层图像所处的位置（i-CAT, Imaging Sciences International Inc., IPS CaseDesigner ALPHA version）（患者 V.E.W.）

轴向断层：上颌窦

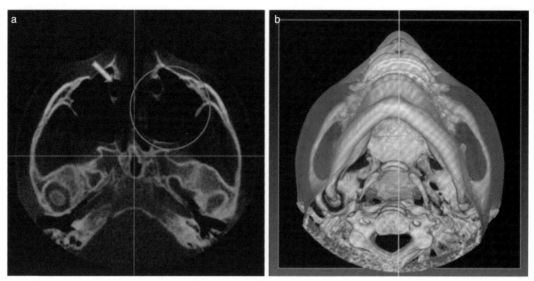

图 2.16 经过上颌窦水平的轴向断层（a）。蓝圈标记的区域为左上颌窦，箭头所指的区域为右侧鼻泪管。（b）在三维"体渲染"重建后的头颅虚拟模型上可以观察对比断层图像所处的位置（i-CAT, Imaging Sciences International Inc., IPS CaseDesigner ALPHA version）（患者 V.E.W.）

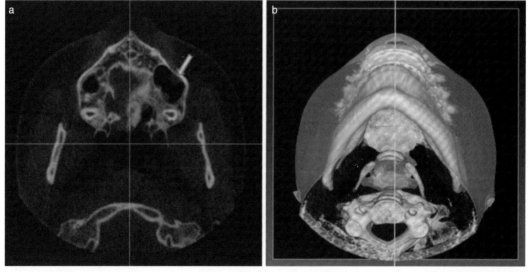

图 2.17 经过上颌窦水平的另一张轴向断层图像，此处位置较上一张靠下（a）。箭头所指为左上颌窦内一潴留性黏液囊肿。（b）在三维"体渲染"重建后的头颅虚拟模型上可以观察对比断层图像所处的位置（i-CAT, Imaging Sciences International Inc., IPS CaseDesigner ALPHA version）（患者 V.E.W.）

轴向断层：鼻中隔

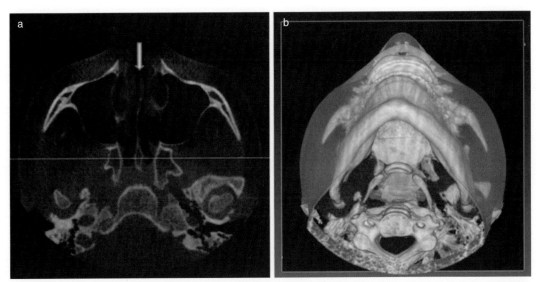

图2.18　经过骨性鼻中隔（箭头所指）水平的轴向断层，它由上颌骨的鼻中隔嵴、犁骨和筛骨的垂直板共同构成（a）。在MSCT和CBCT图像中，前方的鼻中隔软骨较难显影。此例患者可观察到轻度的鼻中隔偏曲。（b）在三维"体渲染"重建后的头颅虚拟模型上可以观察对比断层图像所处的位置（i-CAT, Imaging Sciences International Inc., IPS CaseDesigner ALPHA version）（患者V.E.W.）

轴向断层：鼻甲

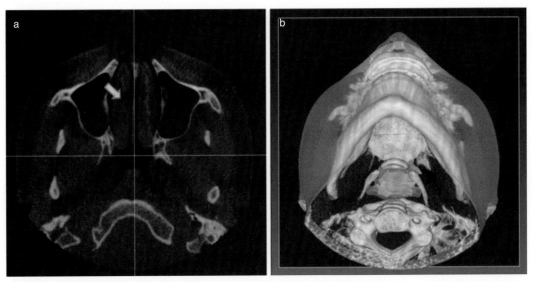

图2.19　经过下鼻甲（箭头所指）水平的轴向断层（a）。在上颌骨需要上抬的病例中，要特别注意患者是否存在下鼻甲的肥大。此例患者下鼻甲形态正常。（b）在三维"体渲染"重建后的头颅虚拟模型上可以观察对比断层图像所处的位置（i-CAT, Imaging Sciences International Inc., IPS CaseDesigner ALPHA version）（患者V.E.W.）

轴向断层：下颌骨髁突的形态及位置

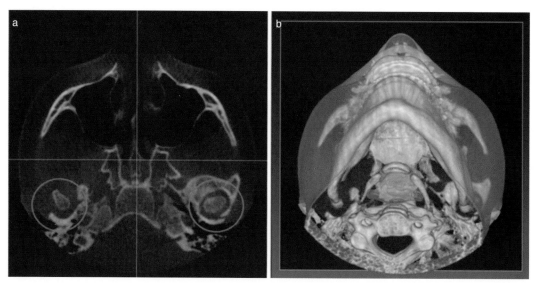

图 2.20　经过下颌骨髁突水平的轴向断层，蓝圈内为下颌骨髁突（a）。轴向断层图像已经过重建校准，但患者的双侧颅底部解剖形态不一致，提示颅底结构存在骨性不对称。图像显示下颌骨髁突表面骨皮质连续，没有显著的病理学改变表征。颞下颌关节增强图像的评估将在第 2.1.4 章进行探讨。（b）在三维"体渲染"重建后的头颅虚拟模型上可以观察对比断层图像所处的位置（i-CAT, Imaging Sciences International Inc., IPS CaseDesigner ALPHA version）（患者 V.E.W.）

轴向断层：下颌小舌上方升支的厚度

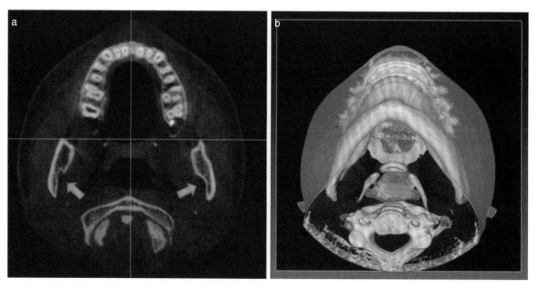

图 2.21　经过下颌小舌（箭头所指）水平的轴向断层（a）。图像显示，左侧下颌小舌后方存在一骨性凹陷，而右侧可观察到开放的下颌神经管。（b）在三维"体渲染"重建后的头颅虚拟模型上可以观察对比断层图像所处的位置（i-CAT, Imaging Sciences International Inc., IPS CaseDesigner ALPHA version）（患者 V.E.W.）

轴向断层：下颌小舌上方升支的厚度

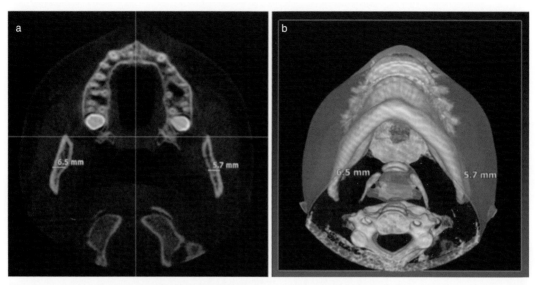

图 2.22　经过下颌小舌上方的轴向断层图像（a）。在双侧升支矢状劈开术（bilateral sagittal split osteotomy，BSSO）中预测需要截骨的位置，并测量此位置处双侧下颌骨升支的厚度。（b）在三维"体渲染"重建后的头颅虚拟模型上可以观察对比断层图像所处的位置（i-CAT, Imaging Sciences International Inc., IPS CaseDesigner ALPHA version）（患者 V.E.W.）

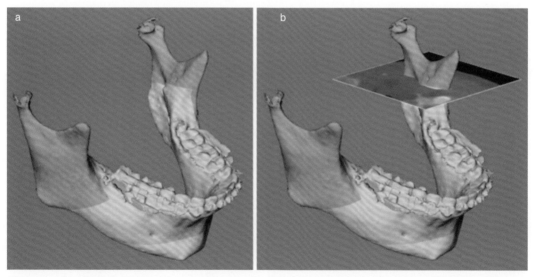

图 2.23　在三维重建"面渲染"后构建的下颌骨模型上进行虚拟的双侧升支矢状劈开截骨（bilateral sagittal split osteotomy，BSSO）（见第 3.2.2 章）（a）。在下颌骨升支上进行水平向骨皮质切开的位置可以通过新建一个虚拟分割平面来确定（b）。（i-CAT, Imaging Sciences International Inc., Maxilim v. 2.3.0.3）（患者 V.E.W.）

轴向断层：上牙槽嵴宽度

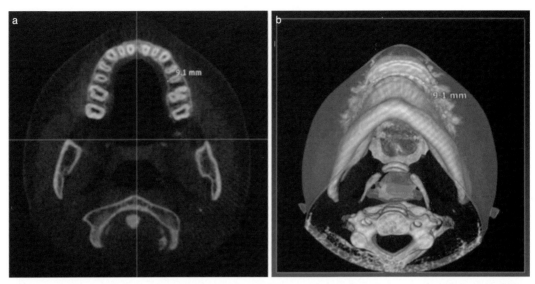

图 2.24　经过上牙槽嵴水平的轴向断层（a）。评估上牙槽嵴的宽度需要从正畸治疗或后期种植、修复治疗的角度来考虑。在牙槽骨有吸收或牙缺失的部位，需测量剩余牙槽嵴的宽度。上颌牙齿在牙槽骨中的位置，以及是否存在骨开窗、骨开裂等现象，也都需要进行评估。（b）在三维"体渲染"重建后的头颅虚拟模型上可以观察对比断层图像所处的位置（i-CAT, Imaging Sciences International Inc., IPS CaseDesigner ALPHA version）（患者 V.E.W.）

轴向断层：下牙槽嵴宽度

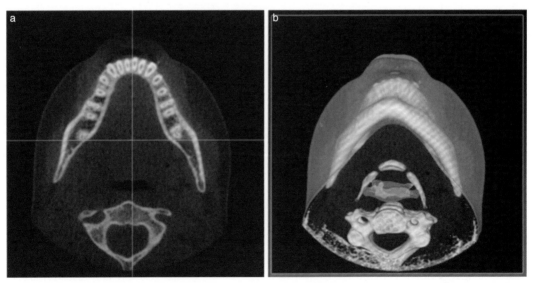

图 2.25　经过下牙槽嵴水平的轴向断层（a）。评估下牙槽嵴的宽度也需要从正畸治疗或后期种植、修复治疗的角度来考虑。在牙槽骨有吸收或牙缺失的部位，需测量剩余牙槽嵴的宽度。下颌牙齿在牙槽骨中的位置，以及是否存在骨开窗、骨开裂等现象，也都需要进行评估。（b）在三维重建"体渲染"后的头颅虚拟模型上可以观察对比断层图像所处的位置（i-CAT, Imaging Sciences International Inc., IPS CaseDesigner ALPHA version）（患者 V.E.W.）

轴向断层：面下部轮廓及形态

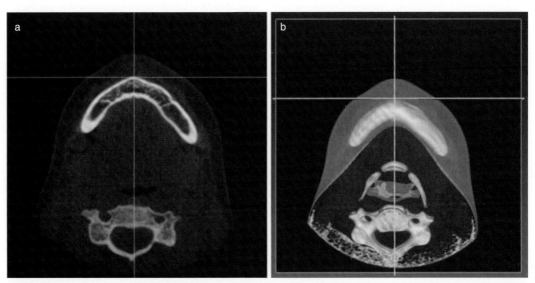

图 2.26　经过面下 1/3 水平的轴向断层（a）。此例图像显示，双侧软组织及硬组织均存在不同程度的不对称。（b）在三维重建"体渲染"后的头颅虚拟模型上可以观察对比断层图像所处的位置（i-CAT, Imaging Sciences International Inc., IPS CaseDesigner ALPHA version）（患者 V.E.W.）

轴向断层：气道

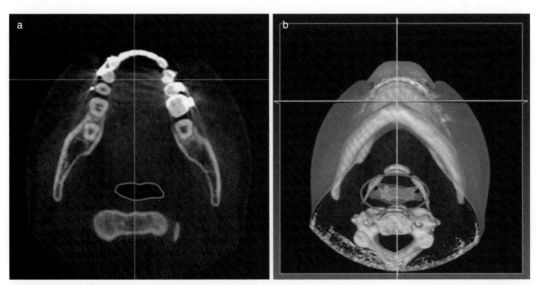

图 2.27　经过舌根水平的轴向断层，蓝圈内为口咽气道（a）。气道三维重建增强图像的评估将在第 2.1.3 章进行探讨。（b）在三维重建"体渲染"后的头颅虚拟模型上可以观察对比断层图像所处的位置（i-CAT, Imaging Sciences International Inc., IPS CaseDesigner ALPHA version）（患者 V.E.W.）

■ 冠状断层：对患者进行系统性的解剖学
　及病理学虚拟评估与诊断

　　在浏览患者的 DICOM 格式文件时，可以通过滚动的方式来观察分析患者的冠状断层图像。在制定正畸正颌治疗计划时，一些特定的临床特征需要引起重视。

　　在使用冠状断层对患者进行系统性的解剖学及病理学虚拟评估与诊断时，需注意观察以下部位的临床特征：

　　•鼻气道（图 2.28）；
　　•额平面水平处上下牙列牙根间隙（图 2.29）；
　　•额窦（图 2.30）；
　　•眼眶及眼球的位置（图 2.31）；
　　•上颌窦（图 2.32）；
　　•鼻中隔（图 2.33）；
　　•鼻甲（图 2.34）；
　　•筛窦（图 2.35）；
　　•上、下颌磨牙 / 前磨牙在牙槽骨中的

倾斜度（图 2.36）；
　　•水平向的咬合关系（图 2.37）；
　　•下牙槽神经（inferior alveolar nerve, IAN）的走行方向（图 2.38~2.40）；
　　•下颌骨髁突的形态及位置（图 2.41）；
　　•后气道（图 2.42）；
　　•颈椎（图 2.43）；
　　•其他特殊的病理学表现。

　　需要强调的是，对患者的冠状断面图像进行分析评估具有重要的临床意义，需引起正畸医生和（或）手术医生的足够重视。并且，如按上述列表进行系统性分析，并不需要花费很多时间。

■ 病例 1

　　冠状断层的分析这一部分，我们以患者 V.E.W. 的资料为例进行演示，来说明系统性评估诊断的步骤与要点。其他特殊的病理学表现这一项将以其他的临床病例为例进行说明（见第 6 章）。

冠状断层：鼻气道

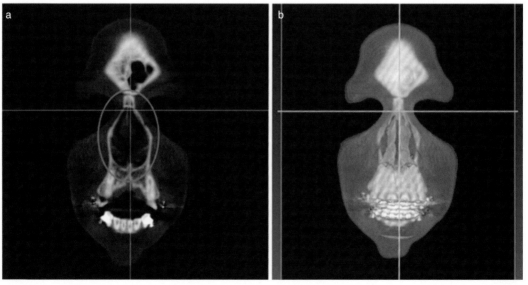

图 2.28　经过前部鼻气道水平的冠状断层，蓝圈中为鼻气道（a）。从前向后观察鼻气道内是否存在由鼻中隔偏曲、下鼻甲肥大或骨性鼻腔不对称引起的阻塞。（b）"体渲染"后的相应冠状断层图像（i-CAT, Imaging Sciences International Inc., IPS CaseDesigner ALPHA version）（患者 V.E.W.）。注意，"体渲染"三维模型上鼻甲软骨的显影

冠状断层：额平面水平处上下牙列牙根间隙

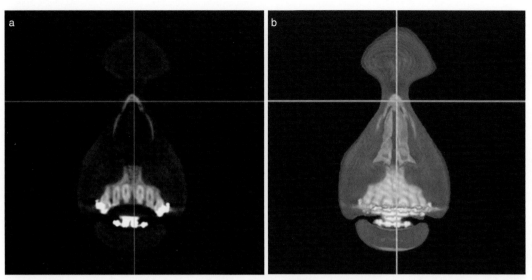

图 2.29　经过上牙列中线水平的冠状断层（a）。注意此例中上中切牙牙根间隙充分，可以在此部位实施分块截骨术。（b）"体渲染"后的相应冠状断层图像（i-CAT, Imaging Sciences International Inc., IPS CaseDesigner ALPHA version）（患者 V.E.W.）。注意，"体渲染"三维模型上鼻甲软骨的显影

冠状断层：额窦

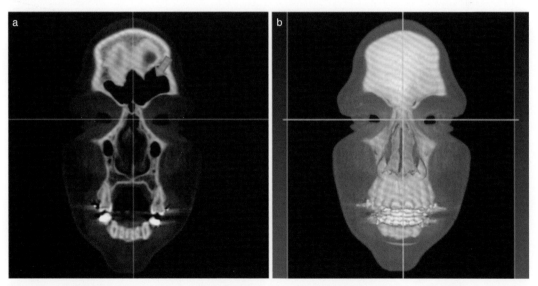

图 2.30　经过额窦（箭头所示）水平的冠状断层（a）。此例患者额窦气化良好，无病理征象。（b）"体渲染"后的相应冠状断层图像（i-CAT, Imaging Sciences International Inc., IPS CaseDesigner ALPHA version）（患者 V.E.W.）。注意，经过"体渲染"后的断层图像可以显示出低密度的额窦气房以及清晰的骨壁轮廓

冠状断层：眼眶及眼球的位置

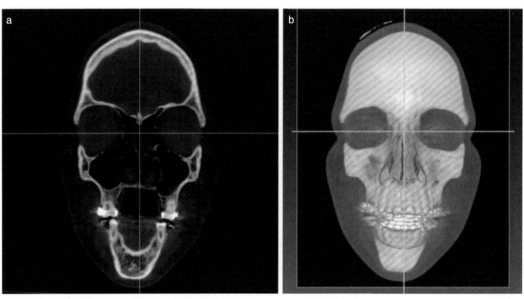

图 2.31　经过眼球最大直径水平的冠状断层（a）。经过双侧瞳孔作水平面（橙线所示）用以评估眼球的位置（是否存在垂直向位置的不调）。此例患者双侧眼眶及眼球解剖结构正常。（b）"体渲染"后的相应冠状断层图像（i-CAT, Imaging Sciences International Inc., IPS CaseDesigner ALPHA version）（患者 V.E.W.）

冠状断层：上颌窦

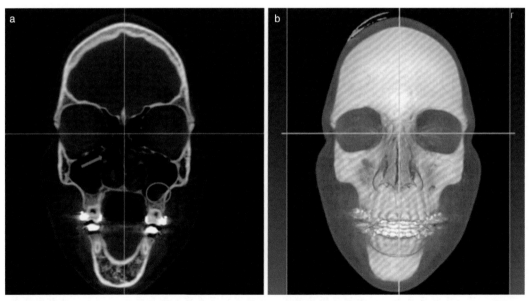

图 2.32　经过上颌窦水平的冠状断层（a）。箭头所指为右上颌窦在中鼻道内的开口，蓝圈内为左上颌窦内一潴留性黏液囊肿，在前面介绍的轴向断层图像中也有显示（图 2.17）。（b）"体渲染"后的相应冠状断层图像（i-CAT, Imaging Sciences International Inc., IPS CaseDesigner ALPHA version）（患者 V.E.W.）

冠状断层：鼻中隔

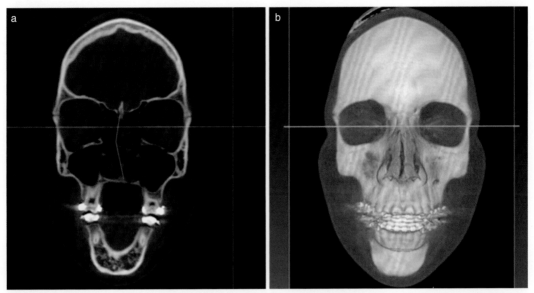

图 2.33　经过骨性鼻中隔水平的冠状断层，显示骨性鼻中隔前部呈现轻度的右侧偏曲（蓝线所示）（a）。（b）"体渲染"后的相应冠状断层图像（i-CAT, Imaging Sciences International Inc., IPS CaseDesigner ALPHA version）（患者 V.E.W.）

冠状断层：鼻甲

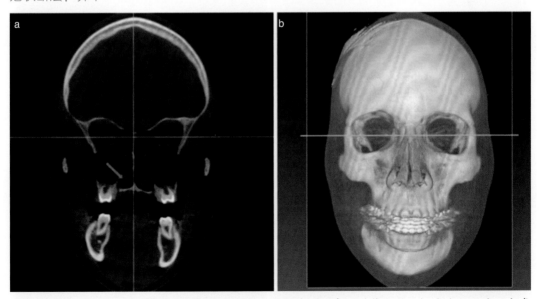

图 2.34　另一张位置更加靠后的冠状断层图像，可观察到下鼻甲（箭头所示）（a）。注意后部鼻中隔并无偏曲。（b）"体渲染"后的相应冠状断层图像（i-CAT, Imaging Sciences International Inc., IPS CaseDesigner ALPHA version）（患者 V.E.W.）

冠状断层：筛窦

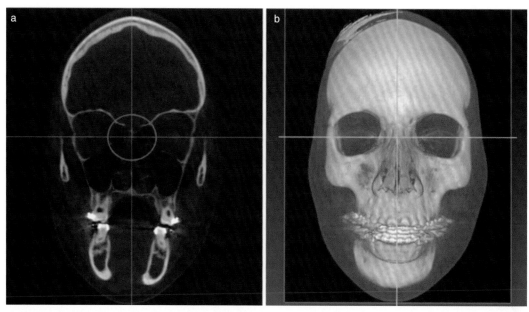

图2.35　经过筛窦（蓝圈所示）水平的冠状断层（a）。注意筛窦气房的不均匀浊化。（b）"体渲染"后的相应冠状断层图像（i-CAT, Imaging Sciences International Inc., IPS CaseDesigner ALPHA version）（患者 V.E.W.）

冠状断层：上、下颌磨牙 / 前磨牙在牙槽骨中的倾斜度

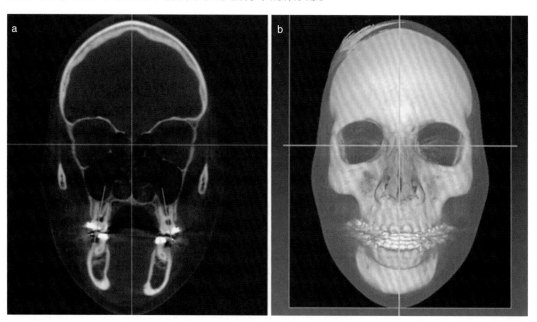

图2.36　经过上颌第二磨牙牙槽嵴水平的冠状断层（a）。注意评估上下颌牙齿在牙槽骨内的倾斜度，以及 Wilson 横𬌗曲线的深度，这两项参数对于判断上颌骨横向发育不足的机制具有重要的意义。（b）"体渲染"后的相应冠状断层图像（i-CAT, Imaging Sciences International Inc., IPS CaseDesigner ALPHA version）（患者 V.E.W.）

冠状断层：水平向的咬合关系

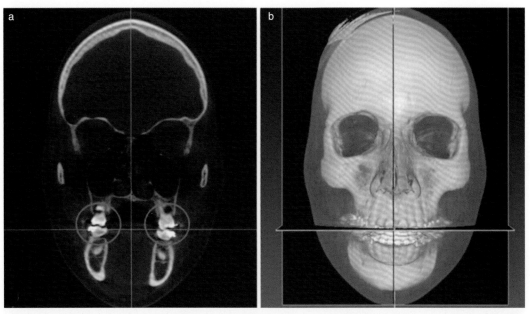

图 2.37　经过第一磨牙水平（蓝圈所示）的冠状断层（a）。图像显示该患者上下牙弓水平向宽度基本协调。然而，要真正衡量患者的上下牙弓宽度是否匹配，需要在磨牙为安氏Ⅰ类关系时进行，这一步需要经过"确定三维虚拟咬合关系"才能完成（见第 3.3 章）。（b）"体渲染"后的相应冠状断层图像（i-CAT, Imaging Sciences International Inc., IPS CaseDesigner ALPHA version）（患者 V.E.W.）

冠状断层：下牙槽神经（IAN）的走行方向

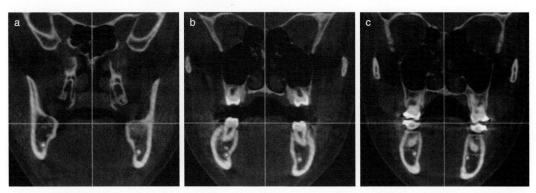

图 2.38　在 IAN 走行方向上经过不同水平的冠状断层图像：下颌角前切迹水平（a），下颌第二磨牙远中水平（b），下颌第一、第二磨牙邻接点水平（c），显示了在这些关键解剖部位处 IAN（蓝色所示）的位置（i-CAT, Imaging Sciences International Inc., IPS CaseDesigner ALPHA version）（患者 V.E.W.）

冠状断层：下牙槽神经（IAN）的走行方向

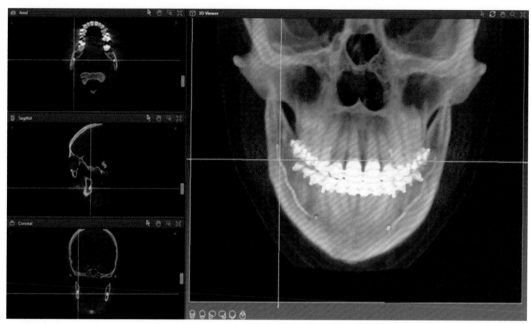

图2.39　断层切片重组后重建、并经过"体渲染"的三维头颅虚拟模型上，可以更直观地观察到双侧 IAN 的走形方向（i-CAT, Imaging Sciences International Inc., IPS CaseDesigner ALPHA version）（患者 V.E.W.）

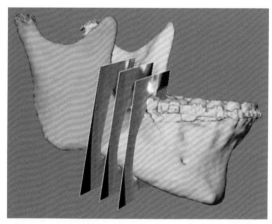

图2.40　经过"面渲染"后的下颌骨三维模型，在其上进行了虚拟的双侧升支矢状劈开截骨术（bilateral sagittal split osteotomy, BSSO）（见第3.2.2章）。不同位置的冠状断层平面（如经过角前切迹水平，下颌第二磨牙远中水平，下颌第一、第二磨牙邻接点水平的断层图像）也可在三维模型的相应位置处显示出来，以便于我们在虚拟 BSSO 时确定 IAN 的位置（i-CAT, Imaging Sciences International Inc., Maxilim v. 2.3.0.3.）（患者 V.E.W.）

冠状断层：下颌骨髁突的形态及位置

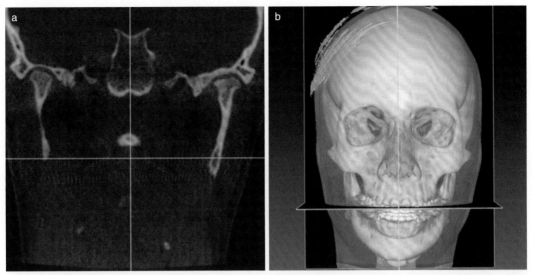

图2.41 经过下颌骨髁突水平的冠状断层（a）。图像显示患者的髁突在关节窝内位置正常。关于TMJ三维图像的详细评估方法将在第2.1.4章介绍。（b）"体渲染"后的相应冠状断层图像（i-CAT, Imaging Sciences International Inc., IPS CaseDesigner ALPHA version）（患者V.E.W.）

冠状断层：后气道

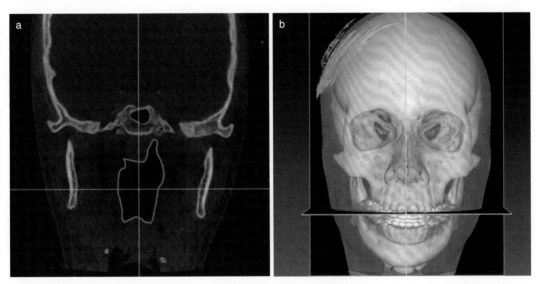

图2.42 经过舌根水平的冠状断层，蓝圈内为鼻咽腔和口咽腔（a）。关于气道三维图像的详细评估方法将在第2.1.3章介绍。（b）"体渲染"后的相应冠状断层图像（i-CAT, Imaging Sciences International Inc., IPS CaseDesigner ALPHA version）（患者V.E.W.）

冠状断层：颈椎

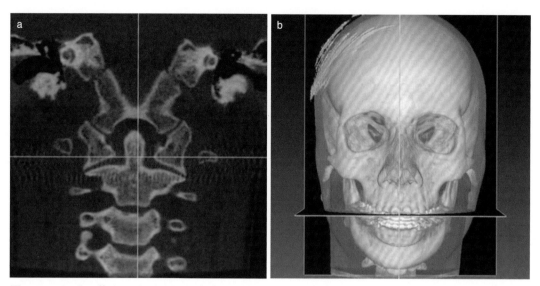

图 2.43　经过颈椎水平的冠状断层（a）。正颌手术的患者有时可见颈椎侧弯或其他继发于创伤、疾病的颈椎异常。此例患者颈椎无明显异常。（b）"体渲染"后的相应冠状断层图像（i-CAT, Imaging Sciences International Inc., IPS CaseDesigner ALPHA version）（患者 V.E.W.）

■ 矢状向断层：对患者进行系统性的解剖学及病理学虚拟评估与诊断

在浏览患者的 DICOM 格式文件时，可以通过滚动的方式来观察分析患者的矢状向断层图像。在制定正畸正颌治疗计划时，一些特定的临床特征需要引起重视。

在使用分割重组后的矢状向断层对患者进行系统性的解剖学及病理学虚拟评估与诊断时，需注意观察以下部位的临床特征：

• 右侧髁突形态及位置（图 2.44）；
• 右侧下牙槽神经（IAN）入口（下颌小舌）的垂直向位置（图 2.45、2.46）；
• 右上颌窦（图 2.47）；
• 右侧眼眶及眼球的位置（图 2.48）；
• 右侧牙列的矢状向咬合关系（图 2.49）；
• 筛窦（图 2.50）；
• 额窦（图 2.51）；
• 中切牙在牙槽骨中的倾斜程度（图 2.52）；
• 气道及颅颈连接的倾斜程度（图 2.53）；
• 左侧牙列的矢状向咬合关系（图 2.54）；
• 左侧眼眶及眼球的位置（图 2.55）；
• 左上颌窦（图 2.56）；
• 左侧下牙槽神经（IAN）入口（下颌小舌）的垂直向位置（图 2.57、2.58）；
• 左侧髁突形态及位置（图 2.59）；
• 其他特殊的病理学表现。

需要强调的是，对患者的矢状向断面图像进行分析评估具有重要的临床意义，需引起正畸医生和（或）手术医生的足够重视。并且，如按上述列表进行系统性分析，并不需要花费很多时间。

■ 病例 1

矢状向断层的分析这一部分，我们以患者 V.E.W. 的资料为例进行演示，来说明系统性评估诊断的步骤与要点。其他特殊的病理学表现这一项将以其他的临床病例为例进行说明（见第 6 章）。

矢状向断层：右侧髁突形态及位置

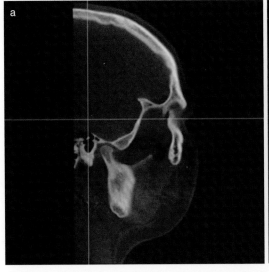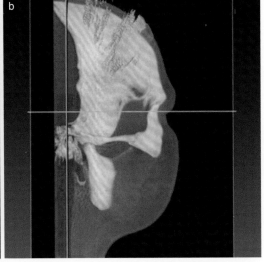

图 2.44　经过右侧下颌骨髁突水平的矢状向断层（a）。图像显示患者的右侧髁突在关节窝内位置正常，无明显病理性改变。关于 TMJ 三维图像的详细评估方法将在第 2.1.4 章介绍。（b）"体渲染"后的相应矢状向断层图像（i-CAT, Imaging Sciences International Inc., IPS CaseDesigner ALPHA version）（患者 V.E.W.）

矢状向断层：右侧下牙槽神经（IAN）入口（下颌小舌）的垂直向位置

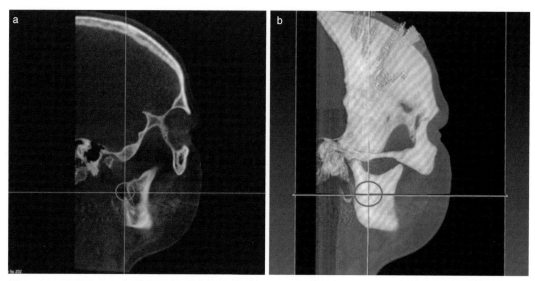

图 2.45　经过右侧下颌神经孔（蓝圈所示）水平的矢状向断层（a）。下颌小舌的垂直向及矢状向位置即代表了 IAN 进入下颌骨的位置，这一解剖标志点在手术中具有重要的定位意义。（b）"体渲染"后的相应矢状向断层图像（i-CAT, Imaging Sciences International Inc., IPS CaseDesigner ALPHA version）（患者 V.E.W.）

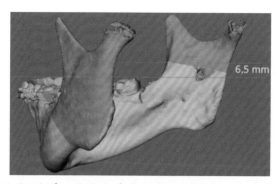

图 2.46　经过"面渲染"后的下颌骨三维模型，在其上进行了虚拟的双侧升支矢状劈开截骨术（bilateral sagittal split osteotomy, BSSO）（见第 3.2.2 章）。右侧下颌小舌与下颌骨升支水平截骨线之间的距离可被测量出来。我们还能测量出下颌小舌与下颌合平面（蓝线所示）间的垂直距离，这将为我们在真实的手术过程中寻找下颌小舌这一重要的解剖结构提供依据，特别是对于那些因创伤、先天发育等原因造成下颌升支解剖结构异常的患者，这一方法非常有益（i-CAT, Imaging Sciences International Inc., Maxilim v. 2.3.0.3.）（患者 V.E.W.）

矢状向断层：右上颌窦

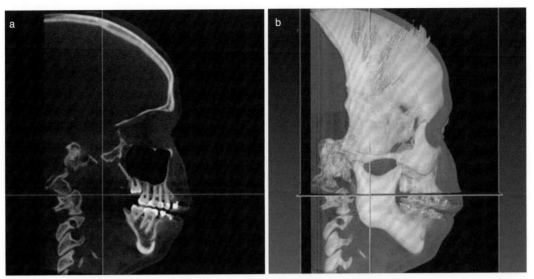

图2.47　经过右上颌窦水平的矢状向断层（a）。图像显示右侧上颌第三磨牙（箭头所指）近中倾斜。此例患者右上颌窦未见明显异常。（b）"体渲染"后的相应矢状向断层图像（i-CAT, Imaging Sciences International Inc., IPS CaseDesigner ALPHA version）（患者 V.E.W.）

矢状向断层：右侧眼眶及眼球的位置

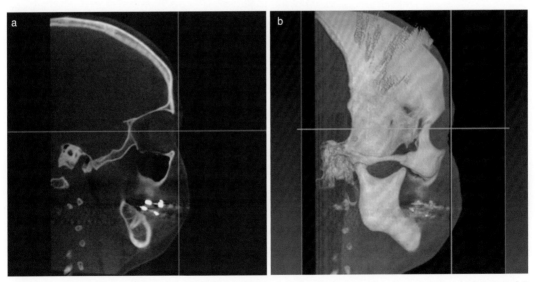

图2.48　经过右侧眼眶及眼球水平的矢状向断层（a）。此例患者未见明显病理性改变。（b）"体渲染"后的相应矢状向断层图像（i-CAT, Imaging Sciences International Inc., IPS CaseDesigner ALPHA version）（患者 V.E.W.）

矢状向断层：右侧牙列的矢状向咬合关系

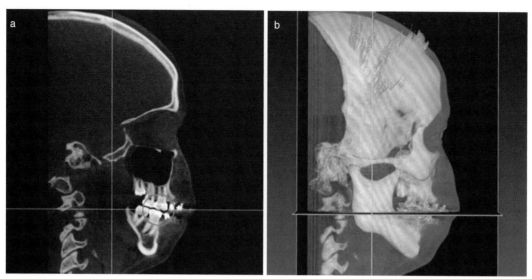

图 2.49　经过右侧上下颌第一磨牙（蓝圈所示）水平的矢状向断层（a）。图像显示患者右侧磨牙为安氏 Ⅱ 类咬合关系。（b）"体渲染"后的相应矢状向断层图像（i-CAT, Imaging Sciences International Inc., IPS CaseDesigner ALPHA version）（患者 V.E.W.）

矢状向断层：筛窦

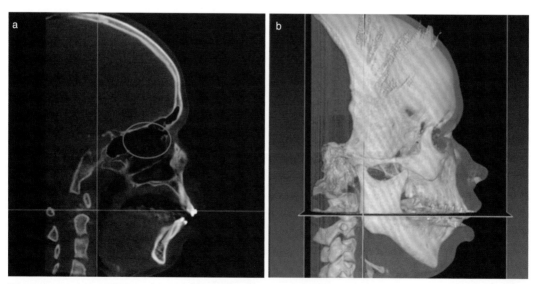

图 2.50　经过右侧筛窦气房水平的矢状向断层（a）。注意在这张正中矢状向断层图像上，筛窦内未见明显的病理性改变。（b）"体渲染"后的相应矢状向断层图像（i-CAT, Imaging Sciences International Inc., IPS CaseDesigner ALPHA version）（患者 V.E.W.）

矢状向断层：额窦

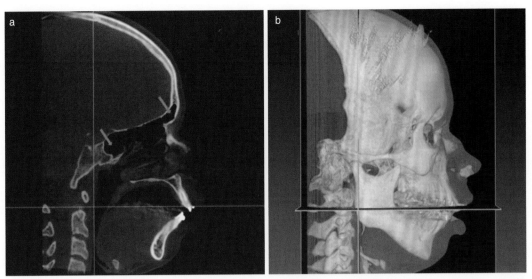

图2.51 经过额窦（右侧箭头所指）水平的矢状向断层（a）。此图像中还可观察到蝶窦（左侧箭头所指）。该患者的额窦和蝶窦均气化良好。（b）为"体渲染"后的相应矢状向断层图像（i-CAT, Imaging Sciences International Inc., IPS CaseDesigner ALPHA version）（患者 V.E.W.）

矢状向断层：中切牙在牙槽骨中的倾斜程度

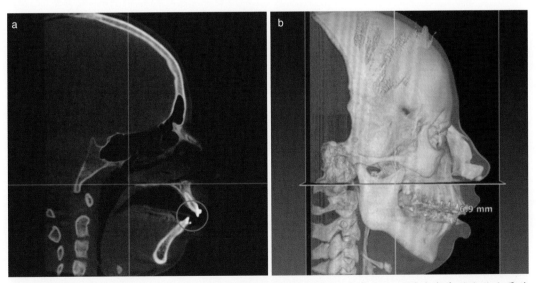

图2.52 经过右侧上颌中切牙（蓝圈所示）水平的矢状向断层（a）。可测量出患者的矢状向覆盖为6.9mm。（b）"体渲染"后的相应矢状向断层图像（i-CAT, Imaging Sciences International Inc., IPS CaseDesigner ALPHA version）（患者 V.E.W.）

矢状向断层：气道及颅颈连接的倾斜程度

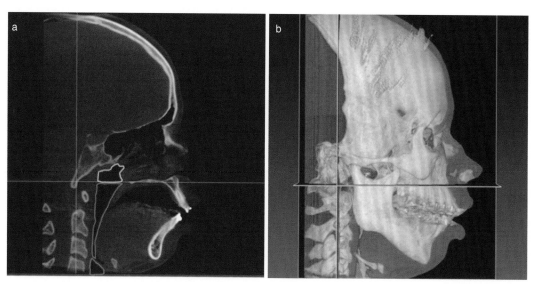

图 2.53　经过上气道后部水平的矢状向断层（a）。上气道的鼻咽段、口咽段、喉咽段的影像学划分参见 Guijarro-Martinez 和 Swennen 于 2013 发表的文章。关于气道、颅颈连接处三维图像的详细评估方法将在第 2.1.3 章介绍。（b）"体渲染"后的相应矢状向断层图像（i-CAT, Imaging Sciences International Inc., IPS CaseDesigner ALPHA version）（患者 V.E.W.）

矢状向断层：左侧牙列的矢状向咬合关系

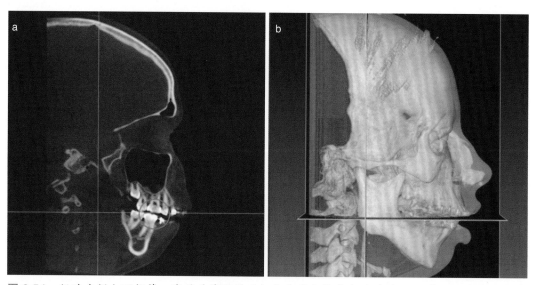

图 2.54　经过左侧上下颌第一磨牙（蓝圈所示）水平的矢状向断层（a）。图像显示患者左侧磨牙为安氏 Ⅱ 类咬合关系。（b）"体渲染"后的相应矢状向断层图像（i-CAT, Imaging Sciences International Inc., IPS CaseDesigner ALPHA version）（患者 V.E.W.）

矢状向断层：左侧眼眶及眼球的位置

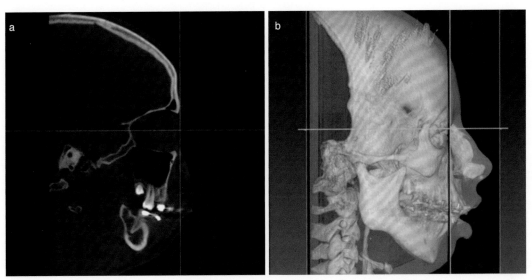

图2.55 经过左侧眼眶及眼球水平的矢状向断层（a）。此例患者未见明显病理性改变。（b）"体渲染"后的相应矢状向断层图像（i-CAT, Imaging Sciences International Inc., IPS CaseDesigner ALPHA version）（患者 V.E.W.）

矢状向断层：左上颌窦

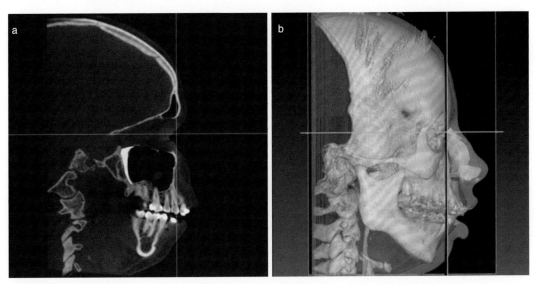

图2.56 经过左上颌窦水平的矢状向断层（a）。浅蓝色区域所示为左侧翼上颌裂（pterygomaxillary, PTM）。该患者左上颌窦内可见一潴留性黏液囊肿。（b）"体渲染"后的相应矢状向断层图像（i-CAT, Imaging Sciences International Inc., IPS CaseDesigner ALPHA version）（患者 V.E.W.）

矢状向断层：左侧下牙槽神经（IAN）入口（下颌小舌）的垂直向位置

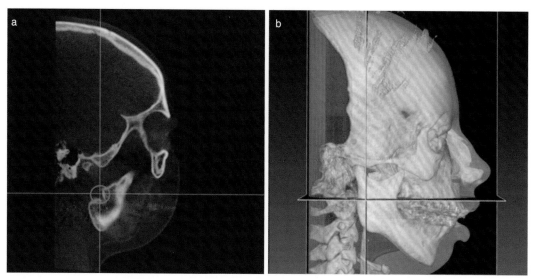

图 2.57　经过左侧下颌神经孔（蓝圈所示）水平的矢状向断层（a）。下颌小舌的垂直向及矢状向位置即代表了 IAN 进入下颌骨的位置，这一解剖标志点在手术中具有重要的定位意义。（b）"体渲染"后的相应矢状向断层图像（i-CAT, Imaging Sciences International Inc., IPS CaseDesigner ALPHA version）（患者 V.E.W.）

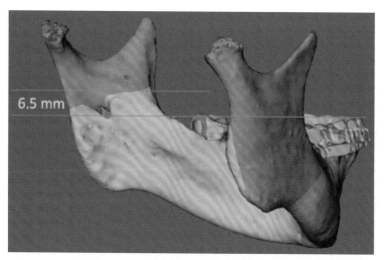

图 2.58　经过"面渲染"后的下颌骨三维模型，在其上进行了虚拟的双侧升支矢状劈开截骨术（bilateral sagittal split osteotomy, BSSO）（见第 3.2.2 章）。左侧下颌小舌与下颌骨升支水平截骨线之间的距离可被测量出来。我们还能测量出下颌小舌与下颌咬合平面（蓝线所示）间的垂直距离，这将为我们在真实的手术过程中寻找下颌小舌这一重要的解剖结构提供依据，特别是对于那些因创伤、先天发育等原因造成下颌升支解剖结构异常的患者，这一方法非常有益（i-CAT, Imaging Sciences International Inc., Maxilim v. 2.3.0.3.）（患者 V.E.W.）

矢状向断层：左侧髁突形态及位置

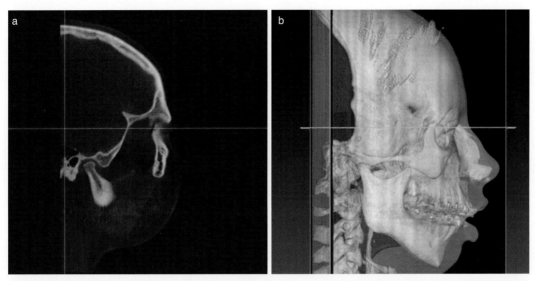

图2.59 经过右侧下颌骨髁突水平的矢状向断层（a）。图像显示患者的左侧髁突在关节窝内位置正常，无明显病理性改变。关于 TMJ 三维图像的详细评估方法将在第 2.1.4 章介绍。（b）"体渲染"后的相应矢状向断层图像（i-CAT, Imaging Sciences International Inc., IPS CaseDesigner ALPHA version）（患者 V.E.W.）

2.1.3　气　道

在前面的叙述中，我们已经知道了如何使虚拟三维头颅模型逐步对患者的错𬌗畸形及咬合（第 2.1.1 章）、解剖学及病理学特征（第 2.1.2 章）进行个体化的评估诊断。在此基础上，"三维可视化场景技术"还能帮助我们对局部结构进行更深入的分析诊断。

Guijarro-Martínez 和 Swennen 于 2011 年发表的一篇文献综述中提到，使用 CBCT 对上气道进行分析诊断，其结果是准确可信的，但这一过程中仍有一些重要问题需要我们纳入考量：

- 呼吸时相的影响；
- 舌体位置的影响；
- 下颌骨的形态及位置；
- 从 CBCT 纵向断层和横向断层对上气道进行评估需要有标准化的步骤和方法；
- CBCT 三维重建时对上气道解剖学边界及气道分区的识别及定义的重要性。

2013 年，Guijarro-Martínez 和 Swennen 介绍了一种对上气道进行分区的方法，按此系统性步骤可将上气道准确划分为鼻咽、口咽和喉咽三部分（图 2.68~2.70）。

这一系统性方法包括以下几个步骤：

- 在自然头位下对患者的头颅进行标准化的 CBCT 扫描（见第 1.1.1 章）。
　△扫描时患者取端坐位或直立位，并嘱患者扫描全程头部保持静止。
　△嘱患者扫描全程勿做吞咽动作，保持平静的呼吸，舌体放松。
　△扫描时患者的下颌骨应位于一个可重复的位置，既可以是最大牙尖交错位或正中咬合位（centric occlusion，CO），也可以是正中关系位（centric relation，CR）。如果患者需要用蜡片维持稳定的咬合关系，应对蜡片进行适当的修剪，以免过长的边缘引起舌体位置的改变；
- 在矢状断层上测量患者颅颈连接的倾斜度，可以验证患者的头位是否正确；
- 通过设置"上气道三维坐标系"来对患者的头颅模型进行虚拟重定位；
- 使用"阈值"对上气道进行分割提取（阈值在 70~75，视不同的扫描设备及参数而定）（见第 1.2.1 章）；
- 依据三维头影测量的硬组织解剖标志点及参考平面对上气道的解剖边界进行定义，并划分三个分区（见第 2.2 章）。

■ 患者头位的校准

在使用 CBCT 对患者的上气道进行评估时,我们希望在各个断层上患者的头位都能保持一致,使得头部和气道的倾斜度具有可比性。患者头位的校准可以通过在矢状面上测量"头颈连接倾斜度"来实现(图2.60)。"颅底角"(图2.61)是描述颅底平面倾斜度的参数,通过测量该参数能够区分患者是长面型(dolichocephalic,也称 long-face)还是短面型(brachycephalic,也称 short-face)。

头颈连接倾斜度测量方法如下:枢椎齿突最后上缘的一点定为 C2od;枢椎锥体最后下缘的一点定为 C2ip;C2od 与 C2ip 的连线与 SN(蝶鞍点-鼻根点)平面所成的角度即为头颈连接倾斜度。

根据 Enlow 的定义,颅底角为连接鼻根点(N)、蝶鞍点(S)、颅底点(Ba)三点所成的角度。

头颈连接倾斜度和颅底角都属于"角投影测量"(见第2.2章)。

在使用 CBCT 对患者进行上气道三维评估时,校准患者的头位对获得准确、重复性好的测量结果具有重要的意义。

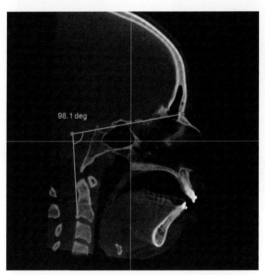

图2.60 矢状断层上显示的"头颈连接倾斜度"(i-CAT, Imaging Sciences International Inc., IPS CaseDesigner ALPHA version,患者 V.E.W.)

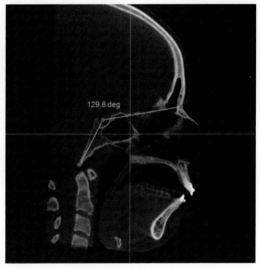

图2.61 矢状断层上显示的"颅底角"(i-CAT, Imaging Sciences International Inc., IPS CaseDesigner ALPHA version,患者 V.E.W.)

■ 使用"上气道三维坐标系"进行虚拟重定位和重建

通过测量颅颈连接倾斜度对患者 CBCT 图像的头位进行校准之后，还需要使用"上气道三维坐标系"进行头颅的虚拟重定位和重建，之后才能开始对上气道及其分区的评估，以确保能获得准确、重复性好的结果。

在冠状面和右侧位平面上，患者的头位被重定位为眶耳平面（FH 平面）与水平面平行（图 2.62）（见第 2.2 章）。

"上气道三维坐标系"是基于重定位后患者虚拟头颅模型的三维坐标系统，其中，X 轴平面为经过双侧眶下点［Or（i）r、Or（i）l］及右侧耳点（Por）的平面；Y 轴平面为经过枢椎齿突最后上缘的一点（C2od）且垂直于 X 轴的平面（图 2.63）；Z 轴平面为经过前鼻棘点（ANS）且垂直于 X 轴与 Y 轴的平面（图 2.64）。

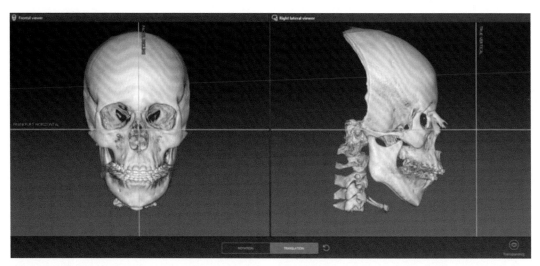

图 2.62　图示为经过三维"体渲染"后的患者头颅硬组织模型，以 FH 平面为参考进行头位校准，冠状面上使左右侧眶下点［Or(i)］连线与水平面平行，矢状面上使眶下点［Or(i)］和右侧耳点（Por）连线与水平面平行（i-CAT, Imaging Sciences International Inc., IPS CaseDesigner ALPHA version）（患者 V.E.W.）

使用"上气道三维坐标系"进行虚拟重定位和重建

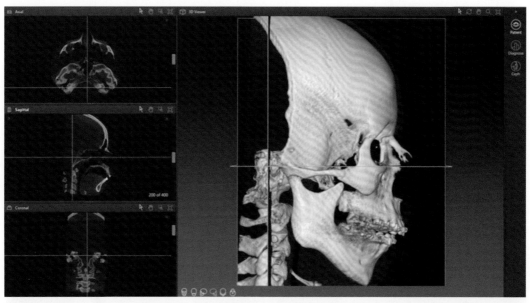

图 2.63　在经三维"体渲染"后的头颅虚拟模型（右侧位）上，使用"上气道三维坐标系"进行重定位，以定位后的三维虚拟坐标系为基准，重新对模型进行轴向、冠状及矢状向的分割断层（i-CAT，Imaging Sciences International Inc., IPS CaseDesigner ALPHA version）（患者 V.E.W.）

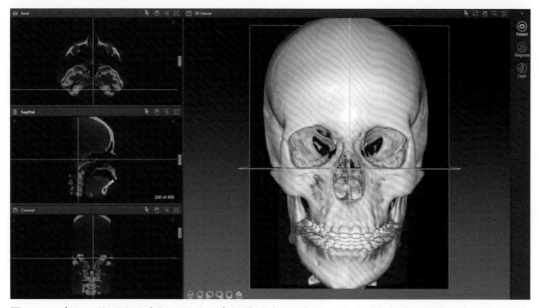

图 2.64　在经三维"体渲染"后的头颅虚拟模型（正位）上，使用"上气道三维坐标系"进行重定位，以定位后的三维虚拟坐标系为基准，重新对模型进行轴向、冠状及矢状向的分割断层（i-CAT，Imaging Sciences International Inc., IPS CaseDesigner ALPHA version）（患者 V.E.W.）

■ 上气道鼻咽部分的三维模型

Guijarro-Martinez 和 Swennen 于 2013 年对上气道鼻咽部分的三维解剖学边界进行了如下定义（图 2.65）。

前界：与 FH 平面（X 轴平面）垂直、经过 PNS 点的冠状面。

后界：即咽后壁的软组织轮廓，技术上定义为与 FH 平面（X 轴平面）垂直、经过 C2sp 的冠状面。

上界：即咽腔上壁的软组织轮廓，技术上定义为与 FH 平面（X 轴平面）平行、经过蝶枕斜坡根部的轴向平面。

下界：与 FH 平面（X 轴平面）平行、经过 PNS 点延伸至咽后壁的轴向平面。

侧边界：即咽腔侧壁的软组织轮廓，技术上定义为与 FH 平面（X 轴平面）垂直、经过上颌窦侧壁的矢状面。

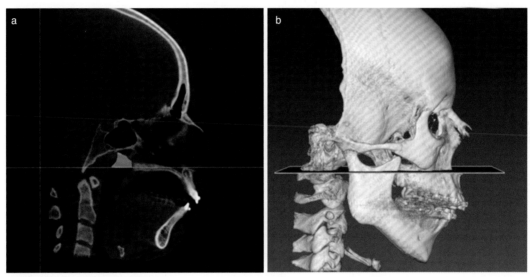

图 2.65　上气道鼻咽部分的矢状面观（a）。注意鼻咽腔的下界（橙色线条所示）为平行于 X 轴平面、经过 PNS 点的三维虚拟平面（b）（i-CAT, Imaging Sciences International Inc., IPS CaseDesigner ALPHA version）（患者 V.E.W.）

■ 上气道口咽部分的三维模型

在使用"上气道三维坐标系"进行配准后，按照 Guijarro-Martinez 和 Swennen 于 2013 年提出的标准对上气道口咽部分的三维解剖学边界进行如下定义（图 2.66）。

前界：与 FH 平面（X 轴平面）垂直、经过 PNS 点的冠状面。

后界：即咽后壁的软组织轮廓，技术上定义为与 FH 平面（X 轴平面）垂直、经过 C2sp 的冠状面。

上界：与 FH 平面（X 轴平面）平行、经过 PNS 点且延伸至咽后壁的平面。

下界：与 FH 平面（X 轴平面）平行、经过 C3ai 点的水平面。

侧边界：即咽腔侧壁的软组织轮廓，技术上定义为与 FH 平面（X 轴平面）垂直、经过上颌窦侧壁的矢状面。

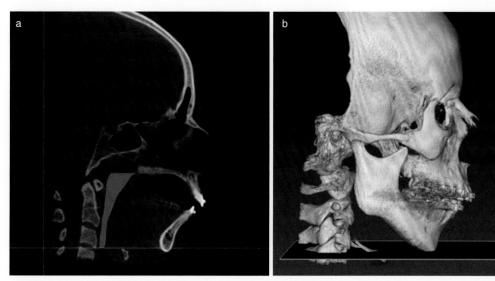

图 2.66　上气道口咽部分的矢状面观（a）。注意口咽腔的下界（橙色线条所示）为平行于 X 轴平面、经过 C3ai 点的三维虚拟平面（b）（i-CAT, Imaging Sciences International Inc., IPS CaseDesigner ALPHA version）（患者 V.E.W.）

■ 上气道喉咽部分的三维模型

在使用"上气道三维坐标系"进行配准后，按照 Guijarro-Martinez 和 Swennen 于 2013 年提出的标准对上气道喉咽部分的三维解剖学边界进行如下定义（图 2.67）。

前界：与 FH 平面（X 轴平面）垂直、经过 PNS 点的冠状面。

后界：即咽后壁的软组织轮廓，技术上定义为与 FH 平面（X 轴平面）垂直、经过 C2sp 的冠状面。

上界：与 FH 平面（X 轴平面）平行、经过 C3ai 点的平面。

下界：与 FH 平面（X 轴平面）平行、经过 C4ai 点、连接会厌软骨基部和食道入口的水平面。

侧边界：即咽腔侧壁的软组织轮廓，技术上定义为与 FH 平面（X 轴平面）垂直、经过上颌窦侧壁的矢状面。

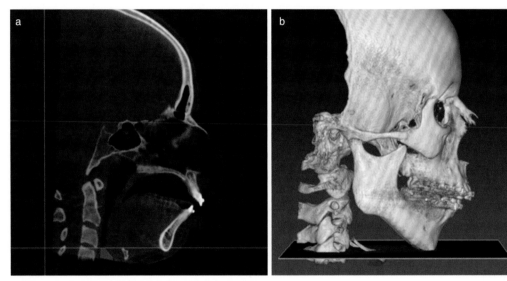

图 2.67　上气道喉咽部分的矢状面观（a）。注意喉咽腔的上界（橙色线条所示）为平行于 X 轴平面、经过 C3ai 点的三维虚拟平面（b）（i-CAT, Imaging Sciences International Inc., IPS CaseDesigner ALPHA version）（患者 V.E.W.）

■ 上气道三维模型的分区

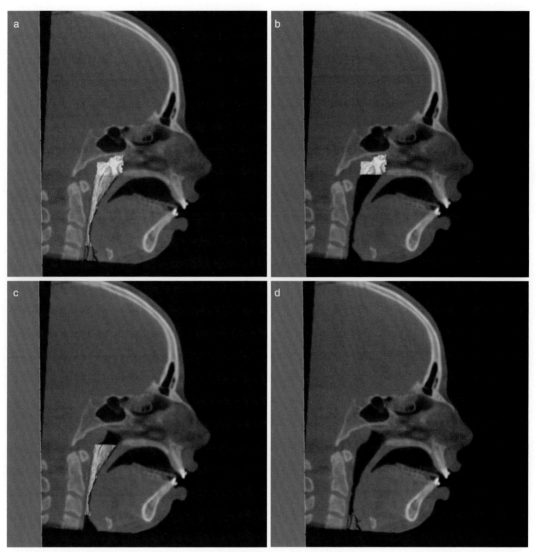

图 2.68　图示为整个上气道的三维模型及总体积（1 815 628mm³）（a），上气道鼻咽部分的三维模型及体积（780 196mm³）（b），上气道口咽部分的三维模型及体积（867 588mm³）（c），上气道喉咽部分的三维模型及体积（167 844mm³）（d），图中断层为经过 ANS 点的矢状向断层（i-CAT，Imaging Sciences International Inc., Maxilim v. 2.3.0.3）（患者 V.E.W.）

上气道三维模型的分区

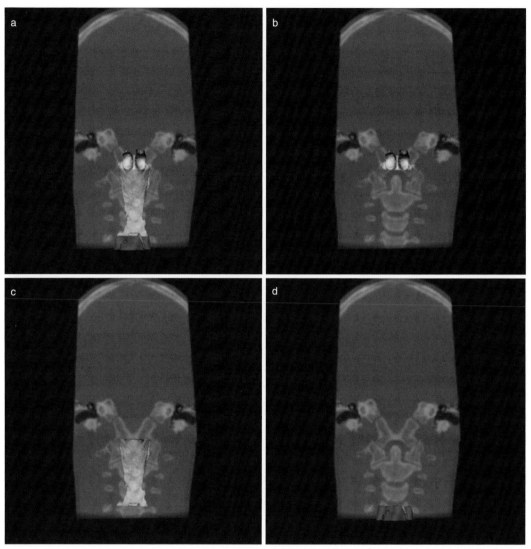

图 2.69　图示为整个上气道的三维模型及总体积（1 815 628mm³）（a），上气道鼻咽部分的三维模型及体积（780 196mm³）（b），上气道口咽部分的三维模型及体积（867 588mm³）（c），上气道喉咽部分的三维模型及体积（167 844mm³）（d），图中断层为经过 C2sp 点的冠状断层（i-CAT, Imaging Sciences International Inc., Maxilim v. 2.3.0.3）（患者 V.E.W.）

上气道三维模型的分区

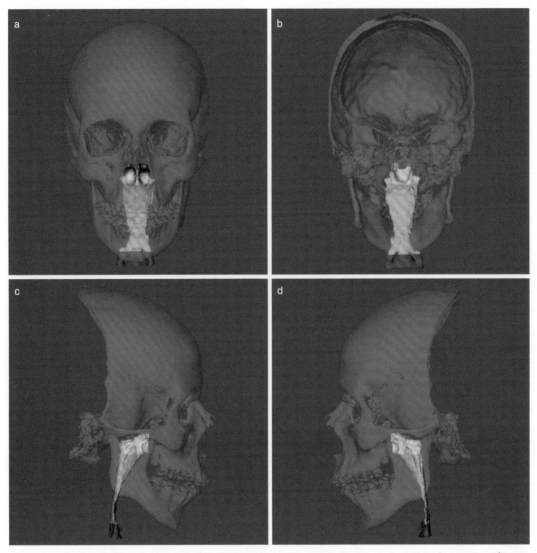

图2.70　经"面渲染"的半透明头颅三维虚拟模型上显示了上气道三个分区的形态及体积：鼻咽腔（780 196mm³），口咽腔（867 588mm³），喉咽腔（167 844mm³）。（a）正面观，（b）后面观，（c）右侧面观，（d）左侧面观（i-CAT, Imaging Sciences International Inc., Maxilim v. 2.3.0.3）（患者 V.E.W.）

2.1.4　颞下颌关节（TMJ）

在之前的介绍中，我们已经通过标准化的虚拟评估系统对患者个体的"牙－颌－面畸形及咬合（见第 2.1.1 章）"，"解剖学及病理学诊断（见第 2.1.2 章）"，"上气道（见第 2.1.3 章）"进行了逐步的评估，接下来，我们将借助三维虚拟可视化系统

对患者的 TMJ 进行进一步诊断评估。

在评价关节窝时，可在三维虚拟场景中对局部结构进行多平面分割和重建。对于大多数的病例，都可以使用个体的二维坐标系，以轴面上下颌骨髁突的长轴作为基准对关节窝进行多平面分割（图 2.71、2.72）。

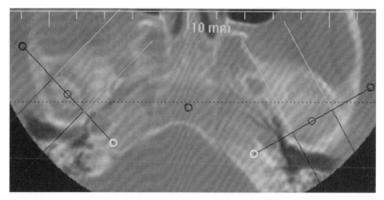

图 2.71　CBCT 分析软件中，经下颌骨髁突水平的 CBCT 轴向断层，可使用个体化二维坐标系对多平面分割的方向进行设置，并以此为基准生成新的冠状断层和矢状向断层（i-CAT, Imaging Sciences International Inc., i-CATVision TM 软件）（患者 V.E.W.）

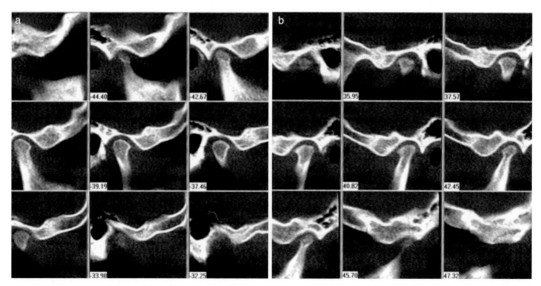

图 2.72　CBCT 分析软件中，经"个体化髁突二维坐标系"进行多平面分割重建后的右侧（a）及左侧（b）髁突／关节窝矢状向断层（i-CAT, Imaging Sciences International Inc., i-CAT Vision™software）（患者 V.E.W.）

个体化髁突三维坐标系

原始断层是基于患者拍摄 CBCT 时的自然头位（见第 1.1.1 章）或经虚拟微调的自然头位（见第 3.1 章）进行定向分割的，断层的角度与髁突的走行方向并不一致。而使用"个体化髁突二维坐标系"对"髁突－关节窝复合体"进行多平面分割和重建（图 2.71、2.72），所得到的断层图像与原始 CBCT 断层相比，其分割方向与髁突走行方向一致，对髁突的显示更加客观，测量也更具有可比性（见第 2.1.2 章）。

为了从 CBCT 中获得更加理想、客观的 TMJ 评估，作者建议使用一种新的"个体化髁突三维坐标系"作为参考系对髁突进行多平面分割与重建，即基于"升支－髁突－关节窝复合体"个体化解剖特征的三维坐标系（图 2.73）。

注意

"个体化髁突三维坐标系"是基于"升支－髁突－关节窝复合体"的个体化解剖特征来进行构建的，可依据这一坐标系对髁突进行多平面分割、重建并生成新的断层图像。

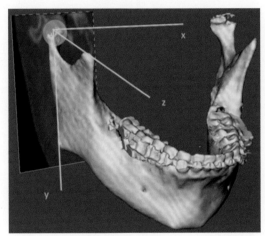

图 2.73　以右侧"升支－髁突－关节窝复合体"的解剖学特征为基准对髁突进行多平面分割重建的"个体化髁突三维坐标系"，由此获得的新的断层图像将有利于我们对髁突进行更准确、更客观的评价（i-CAT, Imaging Sciences International Inc., Maxilim v. 2.3.0.3）（患者 V.E.W.）

个体化髁突三维坐标系

　　"个体化髁突三维坐标系"的构建依据是：个体"升支－髁突－关节窝复合体"在矢状向平面（Y轴平面）上的角度，"髁突头部"在轴向平面上的角度决定了冠状平面（Z轴平面）的方向。第三平面（X轴平面）则是由软件计算出来的与Y、Z轴平面垂直的平面（图 2.74~2.77）。

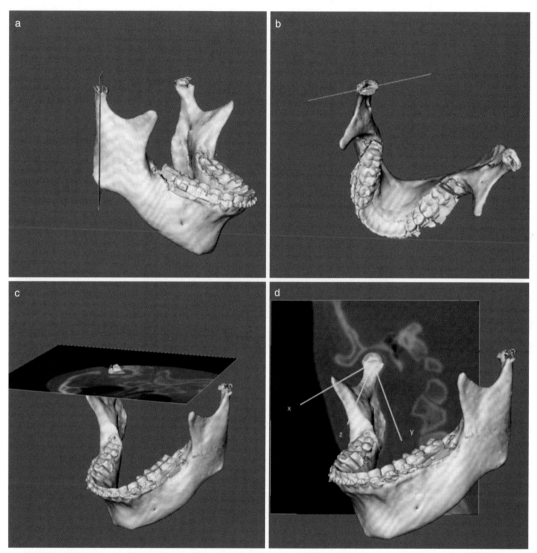

图 2.74　个体化"升支－髁突复合体"的角度（a），个体化"髁突头部"的角度（b），垂直于"升支－髁突复合体"的轴向平面（c），以及最终建立的"个体化髁突三维坐标系"（d），将基于这个三维坐标系对"升支－髁突－关节窝复合体"进行个体化的多平面分割和重建（i-CAT, Imaging Sciences International Inc., Maxilim v. 2.3.0.3）（患者 V.E.W.）

■ 使用"个体化髁突三维坐标系"进行多平面分割

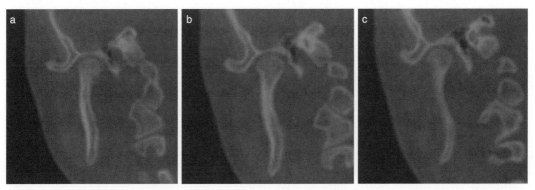

图 2.75 "个体化髁突三维坐标系"中的右侧升支－髁突－关节窝复合体冠状断层(a，b，c)(i-CAT，Imaging Sciences International Inc., Maxilim v. 2.3.0.3)(患者 V.E.W.)

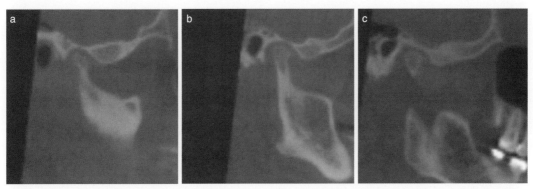

图 2.76 "个体化髁突三维坐标系"中的右侧升支－髁突－关节窝复合体矢状向断层(a，b，c)(i-CAT，Imaging Sciences International Inc., Maxilim v. 2.3.0.3)(患者 V.E.W.)

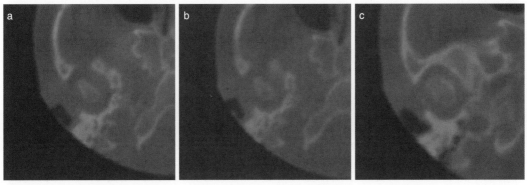

图 2.77 "个体化髁突三维坐标系"中的右侧升支－髁突－关节窝复合体轴向断层(a，b，c)(i-CAT，Imaging Sciences International Inc., Maxilim v. 2.3.0.3)(患者 V.E.W.)

2.2　正颌患者的三维头影测量分析

在对患者进行了系统性的畸形、解剖学、病理学评估及虚拟诊断后（见第 2.1 章），接下来要进行的是三维头影测量分析。

2005 年，Swennen、Schutyser 和 Hausamen 首次提出了"三维头影测量"这一新概念，在"三维虚拟场景技术"的帮助下架起了一座连接传统头影测量分析和三维头影测量分析的桥梁。这一新方法已经被应用于诸多临床实践和科研工作中。

作为"正颌手术系统性三维虚拟诊断设计"的一个组成部分，"三维头影测量分析"在以下几个步骤中起着至关重要的作用：
• 三维虚拟诊断（见第 2.1 章）；
• 三维虚拟手术设计（见第 3.5 章）；
• 三维虚拟手术设计的实现（见第 4.1.2 章）；
• 治疗结果的三维虚拟评估（见第 5.1.2 章）。

在本章中，我们将详细阐述正颌患者"三维头影测量分析"的主要步骤，包括：
• 构建三维头影测量的参考系；
• 三维头影测量中硬、软组织及牙列虚拟解剖标志点的定义；
• 自动生成三维头影测量的参考平面；
• 对患者的硬组织及牙列（3D-VPS$_1$）、软组织（3D-VPS$_2$）进行三维头影测量分析。

如前所述，"三维虚拟场景"可通过"面渲染"、"体渲染"等方法构建患者的软、硬组织三维虚拟头颅模型（见第 1.1.1 章），而"三维虚拟可视化模式"则允许我们在虚拟模型上对头影测量解剖标志点进行定义。某些特定的解剖标志点无法直接在三维虚拟头颅模型上进行定义，因为它们并不依附于某一解剖结构的表面，而是处在其内部（如蝶鞍点、上、下中切牙根尖点等）（见第 2.2.2 章）。这时就需要通过"三维虚拟场景"技术构建新的断层，依靠断层

对这些标志点进行准确可靠的定位。

本书中介绍的关于系统性三维虚拟诊断设计的 10 个步骤（见第 3.5 章），并不依赖于某一特定文献报道的头影测量分析方法，而是将多个分析法中有价值的解剖标志点进行了整合提炼。最终的手术设计还要结合临床，因此设计的第一步就是确定患者的"设计头位（Planning Head Position，PHP）"（见第 3.1 章）。

作者不希望教条式地解释某一头影测量分析法，而是希望临床医生（正畸医生及外科医生）能够依据各自的临床经验将传统的二维头影测量分析与三维头影测量分析有机地结合起来，进而形成一套个体化的三维虚拟手术设计流程。

本章介绍三维头影测量分析时使用的病例依旧是病例 1，患者 V.E.W.，这一病例还将在第 1、3、4、5、6 章中使用。

2.2.1　三维头影测量参考坐标系的构建

"三维头影测量的参考系"，是指依据患者三维虚拟头颅模型的解剖结构构建的笛卡尔三维坐标系。

本书中涉及的其他类型的三维坐标系还包括：
• 上气道三维坐标系（见第 2.1.3 章）；
• 个体化髁突三维坐标系（见第 2.1.4 章）。

在传统的正颌外科手术设计中，二维头影测量使用的参考系多是基于 FH 平面或颅底平面（1991 年 Profitt 团队提出的测量方法），或是基于自然头位（natural head position，NHP）下的真性铅垂面（2004 年 Arnett 和 McLaughlin 提出的测量方法）。

2005 年，在 Profitt 团队发表的二维头影测量参考系（1991 年）的基础上，Swennen 提出了一种新的基于头颅解剖学结构的三维笛卡尔坐标系，并验证了它在三维头影测量分析中的有效性，从而构建了将传统头影测量分析和三维头影测量分析有机结合的桥梁。

然而，正颌手术设计依赖于患者的自然头位（NHP），这取决于临床医生的技术与经验，而与头面部任何客观的参考平面均无关系。

在第3.1章我们提到过，在拍摄CBCT的过程中我们需要引导患者的临床NHP（clinical natural head position，c-NHP），而在后期虚拟诊断的过程中，我们则需要在软件中对这一头位进行优化，构建"虚拟自然头位（virtual modified natural head position，v-NHP）"，即最终个体化的"设计头位（Planning Head Position，PHP）"

在构建"三维头影测量参考系"进行手术设计之前，临床医生必须寻找患者的个体化PHP。

■ 基于 PHP 的三维头影测量参考系的构建

步骤1： 调整患者的虚拟头颅模型至个体化 PHP（见第3.1章）（图 2.78）。

步骤2： PHP 下三维头影测量参考标志点的定位（PHP 正面观和 PHP 侧面观）（图 2.79、2.80）。

步骤3： 自动生成"基于 PHP 的三维头影测量参考系"（图 2.81~2.83）。

此外，如果临床医生有需求，"三维虚拟可视化模式"还可以在三维虚拟场景中同时生成一个"基于颅骨的三维头影测量参考系"（Swennen，2005,2006）（可用于科学研究）。

基于 PHP 的三维头影测量参考系

■ 步骤 1：调整患者的虚拟头颅模型至个体化 PHP

在步骤 1 中，患者的虚拟头颅模型将被调整为个体化的 PHP，这一过程由临床医生完成，具体细节见第 3.1 章。完成步骤 1 后，即可以在"三维虚拟场景"中自动计算生成三维参考系，即基于头颅解剖结构的笛卡尔坐标系（图 2.78）。

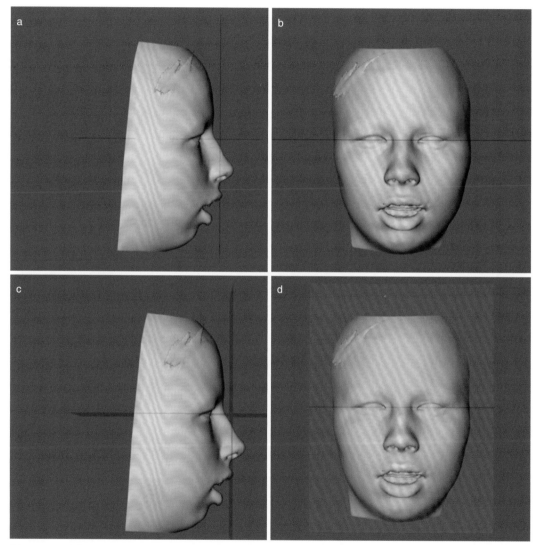

图 2.78　"步骤 1"：调整患者的虚拟头颅模型至个体化 PHP。图示为经"面渲染"的患者头颅三维软组织模型。右侧面观（a），正面观（b），显示 TVP 的右侧面观（c），显示 TVP 的正面观（d）（i-CAT, Imaging Sciences International Inc., Maxilim v. 2.3.0.3，患者 V.E.W.）

基于 PHP 的三维头影测量参考系

■ 步骤 2：PHP 下三维头影测量参考标志点的定位

　　为了在"三维虚拟场景"中建立虚拟头颅模型的三维参考系，接下来的步骤 2 需要在 PHP（PHP 正面观与 PHP 侧面观）下定位一些解剖标志点。

　　PHP 正面观时，三维参考系中水平轴（Z 轴）和垂直轴（Y 轴）的交点定义在鼻根点处（图 2.79）。

　　PHP 侧面观时，三维参考系中冠状轴（X 轴）的坐标原点定义在蝶鞍点处（图 2.80）。

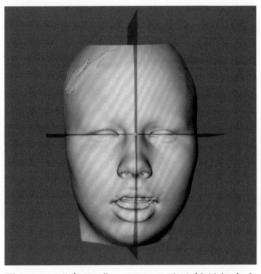

图 2.79　"步骤 2"：PHP 正面观解剖标志点的定位。图示为经"面渲染"的患者头颅三维软组织模型，正面观（i-CAT, Imaging Sciences International Inc., Maxilim v. 2.3.0.3，患者 V.E.W.）

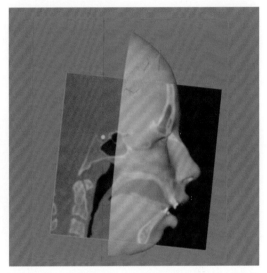

图 2.80　"步骤 2"：PHP 侧面观正中矢状断面上解剖标志点的定位。图示为经"面渲染"的患者头颅三维软组织半透明模型，右侧面观（i-CAT, Imaging Sciences International Inc., Maxilim v. 2.3.0.3，患者 V.E.W.）

基于 PHP 的三维头影测量参考系

■ 步骤 3：自动生成基于 PHP 的三维头影
　测量参考系

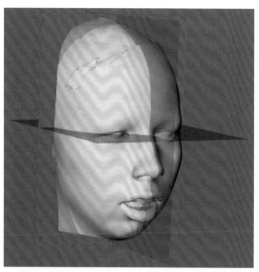

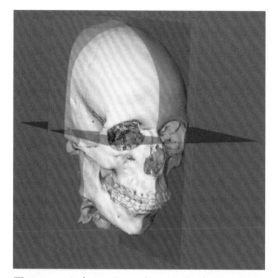

图 2.81　"步骤 3"：自动生成基于 PHP 的三维头影测量参考系。图示为经"面渲染"的患者头颅三维软组织模型（Imaging Sciences International Inc., Maxilim v. 2.3.0.3, 患者 V.E.W.）

图 2.82　"步骤 3"：自动生成基于 PHP 的三维头影测量参考系。图示为经"面渲染"的患者头颅三维硬组织模型（Imaging Sciences International Inc., Maxilim v. 2.3.0.3, 患者 V.E.W.）

基于 PHP 的三维头影测量参考系

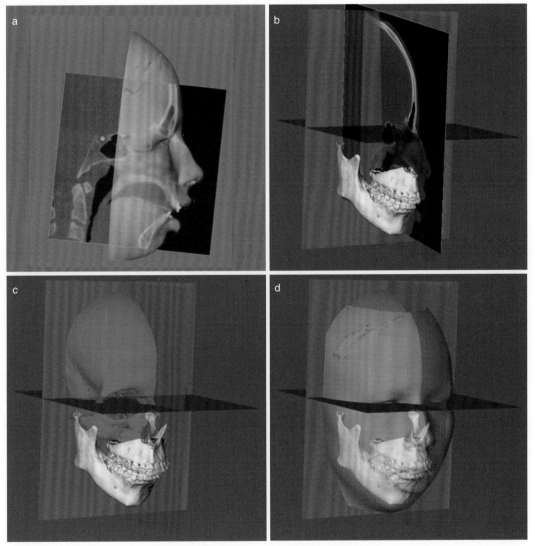

图 2.83 "步骤 3":自动生成基于 PHP 的三维头影测量参考系（a~d）。图示为经"面渲染"的患者头颅三维硬、软组织模型（Imaging Sciences International Inc., Maxilim v. 2.3.0.3,患者 V.E.W.）

2.2.2　针对硬组织及牙列的三维头影测量分析（3D-VPS₁）

"针对硬组织及牙列的三维头影测量分析"（3D-VPS₁）可以与二维头影测量描记法进行对比。

目前在世界范围内被广泛使用的头影测量分析法有很多种，它们通常被用于辅助正畸、正颌、颅颌面畸形手术的方案设计及远期治疗效果的评估。

因此，这一部分内容并不是为了提出一种新的三维头影测量分析方法，而是希望说明以下问题：

• 针对硬组织、牙列的三维头影测量标志点的定位步骤（图 2.146~2.149）；

• 定义三维头影测量平面的原则；

• 创建三维头影测量项目的原则；

• 以 "Bruges Target Facial Mask" 为例对三维头影测量分析进行说明。

对三维头影测量解剖标志点的精确定位有赖于操作者的解剖学知识储备及头影测量经验。此外，与传统的二维头影测量相比，三维头影测量标志点需要从三个维度进行综合分析定位才能确定。

在这一部分，我们会使用一具干颅标本来演示针对硬组织及牙列的三维头影测量标志点的解剖学位置，而在三维虚拟头颅模型上的定点则依然使用病例 1（患者 V.E.W.）的模型进行演示，该模型还将在第 1、3、4、5、6 章使用。

临床医生（正畸医生或外科医生）可以将传统的二维头影测量分析法转移到三维虚拟头颅模型上，使二维治疗计划设计和三维数字化治疗计划设计有机地结合起来。

■ 鼻根点（N）

鼻根点（N）的定义

鼻根点（N）是鼻额缝的中点（图2.84）。

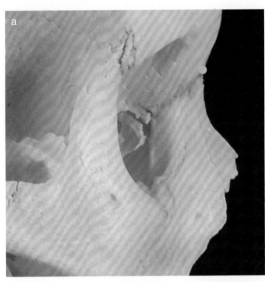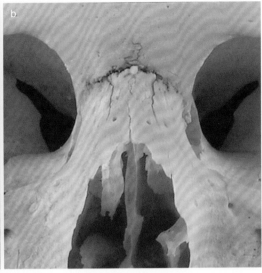

图2.84 鼻根点。右侧面观（a），正面观（b）（干颅标本）

三维虚拟头颅模型上鼻根点（N）的定位

步骤1：在右侧面观的三维虚拟头颅模型上寻找鼻根点（图2.85a）。也可以通过正中矢状断层来辅助确定N点的位置（图2.85b）。

步骤2：在正面观的三维虚拟头颅模型上修正N点的位置，使其落在鼻额缝的中点处（图2.86a）。

步骤3：在左侧面观（图2.86b）和右侧面观的三维虚拟头颅模型上进一步调整N点的位置。

鼻根点（N）

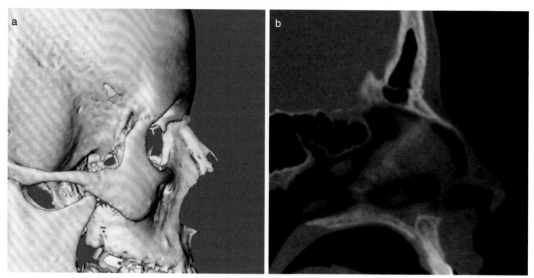

图 2.85　鼻根点。经"面渲染"的三维虚拟头颅模型右侧面观（a）以及头颅模型正中矢状断层（b）（i-CAT, Imaging Sciences International Inc., Maxilim v. 2.3.0.3，患者 V.E.W.）

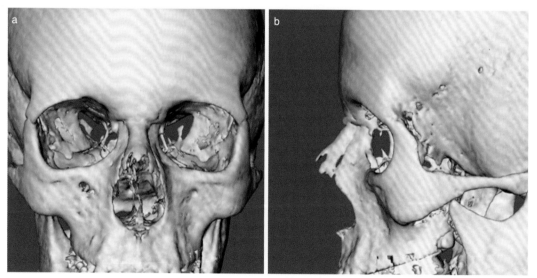

图 2.86　鼻根点。经"面渲染"的三维虚拟头颅模型正面观（a）以及左侧面观（b）（i-CAT, Imaging Sciences International Inc., Maxilim v. 2.3.0.3，患者 V.E.W.）

■ 蝶鞍点（S）

蝶鞍点（S）的定义
蝶鞍点（S）是垂体窝的中心点（图2.87）。

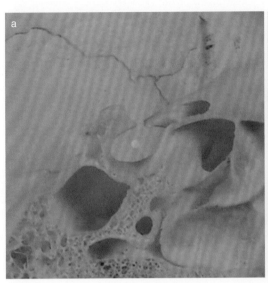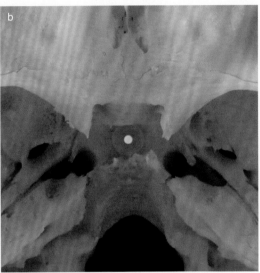

图 2.87　蝶鞍点。旁正中矢状切面观（a）及颅底面观（b）（干颅标本）

三维虚拟头颅模型上蝶鞍点（S）的定位
步骤 1：在正中矢状断层上确定 S 点的位置（图 2.88a）。

步骤 2：在轴向断层上修正 S 点在垂体窝中的水平向位置（图 2.88b）。

步骤 3：在颅底面观的三维虚拟头颅模型上修正并确定 S 点的最终位置（图 2.89）。

蝶鞍点（S）

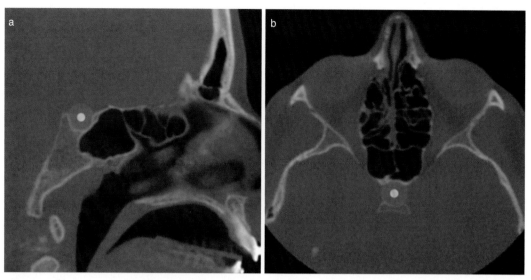

图 2.88　蝶鞍点。正中矢状断层（a）和轴向断层（b）（i-CAT, Imaging Sciences International Inc., Maxilim v. 2.3.0.3，患者 V.E.W.）

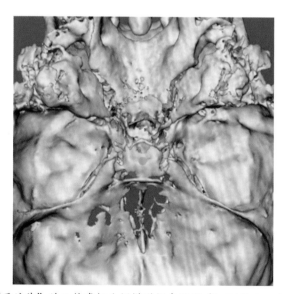

图 2.89　蝶鞍点。经"面渲染"的三维虚拟头颅模型颅底面观（i-CAT, Imaging Sciences International Inc., Maxilim v. 2.3.0.3，患者 V.E.W.）

■ 耳点（Po$_r$-Po$_l$）

耳点（Po）的定义

耳点（Po）是外耳道的最上点（图 2.90）。

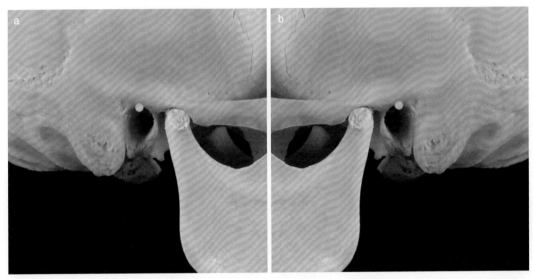

图 2.90　右侧及左侧耳点。右侧面观（a）及左侧面观（b）（干颅标本）

三维虚拟头颅模型上耳点（Po）的定位

在右侧面观（图 2.91a）及左侧面观（图 2.91b）的三维虚拟头颅模型上定位右侧及左侧耳点。

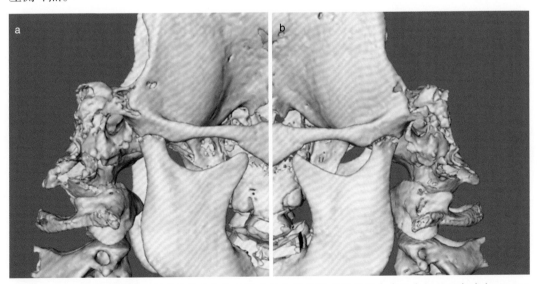

图 2.91　右侧及左侧耳点。经"面渲染"的三维虚拟头颅模型右侧面观（a）及左侧面观（b）（i-CAT, Imaging Sciences International Inc., Maxilim v. 2.3.0.3，患者 V.E.W.）

■ 眶下点（Or$_r$–Or$_l$）

眶下点（Or）的定义

眶下点（Or）是骨性眶下缘的最下点（图 2.92）。

三维虚拟头颅模型上眶下点（Or）的定位

在正面观的三维虚拟头颅模型上定位右侧及左侧眶下点（图 2.93）。

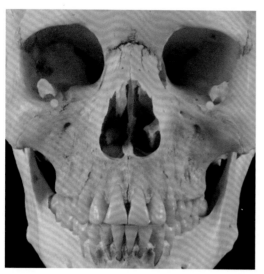

图 2.92　右侧及左侧眶下点。正面观（干颅标本）

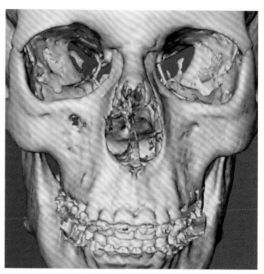

图 2.93　右侧及左侧眶下点。经"面渲染"的三维虚拟头颅模型正面观（i-CAT, Imaging Sciences International Inc., Maxilim v. 2.3.0.3, 患者 V.E.W.）

■ 前鼻棘点（ANS）

前鼻棘点（ANS）的定义

前鼻棘点（ANS）是上颌骨前鼻棘最前端的中点（图2.94）。

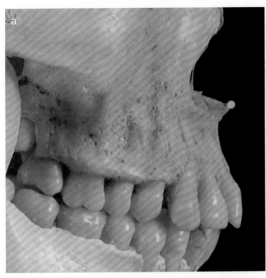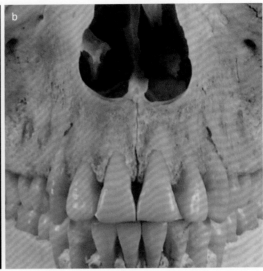

图2.94　前鼻棘点。右侧面观（a）及正面观（b）（干颅标本）

三维虚拟头颅模型上前鼻棘点（ANS）的定位

步骤1：在右侧面观的三维虚拟头颅模型上定位ANS点（图2.95a）。

步骤2：在正面观的三维虚拟头颅模型上修正ANS点的水平向位置（图2.95b）。

步骤3：在左侧面观的三维虚拟头颅模型上修正并确定ANS点的最终位置（图2.95c）。

前鼻棘点（ANS）

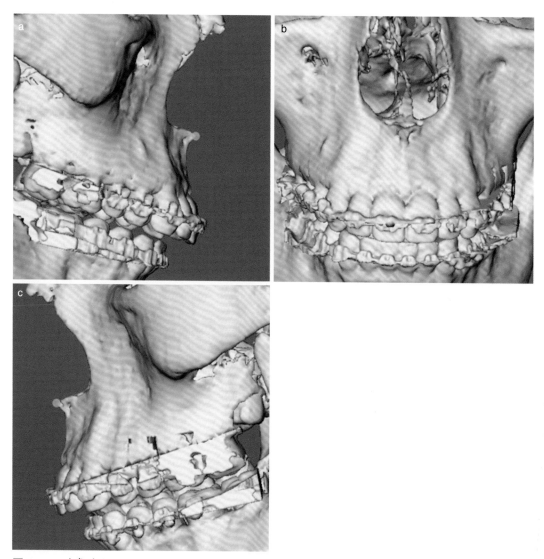

图 2.95　前鼻棘点。经"面渲染"的三维虚拟头颅模型右侧面观（a）、正面观（b）及左侧面观（c）（i-CAT, Imaging Sciences International Inc., Maxilim v. 2.3.0.3，患者 V.E.W.）

■ 后鼻棘点（PNS）

后鼻棘点（PNS）的定义

后鼻棘点（PNS）是颚骨后鼻棘最后端的中点（图2.96）。

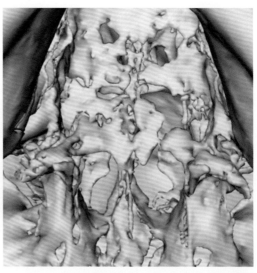

图2.97 后鼻棘点。经"面渲染"的三维虚拟头颅模型颅底面观（i-CAT, Imaging Sciences International Inc., Maxilim v. 2.3.0.3，患者V.E.W.）。注意后鼻棘的分叉。在这一病例中，PNS点被确定为更靠后方的分叉的端点

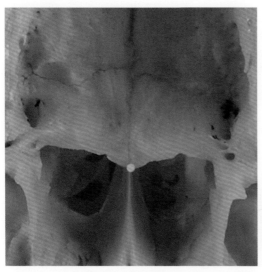

图2.96 后鼻棘点。颅底面观（干颅标本）

三维虚拟头颅模型上后鼻棘点（PNS）的定位

步骤1：在颅底面观的三维虚拟头颅模型上定位 PNS 点（图2.97）。

步骤2：在矢状断层上修正并确定 PNS 点的最终位置（图2.98）。

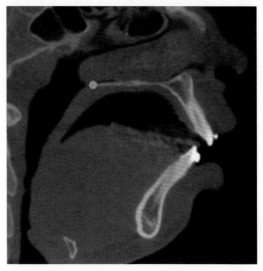

图2.98 后鼻棘点。矢状断层（i-CAT, Imaging Sciences International Inc., Maxilim v. 2.3.0.3，患者V.E.W.）

■ 上中切牙点（UI_r–UI_l）

上中切牙点（UI）的定义

上中切牙点（UI）是上颌中切牙牙冠近中切角的点（图 2.99）。

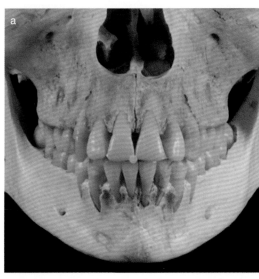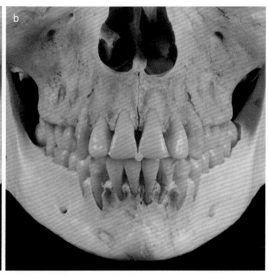

图 2.99　右侧上中切牙点（a）及左侧上中切牙点（b）。正面观（干颅标本）

三维虚拟头颅模型上上中切牙点（UI）的定位

步骤 1：在三维虚拟头颅模型上定位左右侧 UI 点（图 2.100a、2.101a）

步骤 2：在矢状断层上修正并确定左右侧 UI 点的最终位置（图 2.100b、2.101b）。

上中切牙点（UI_r–UI_l）

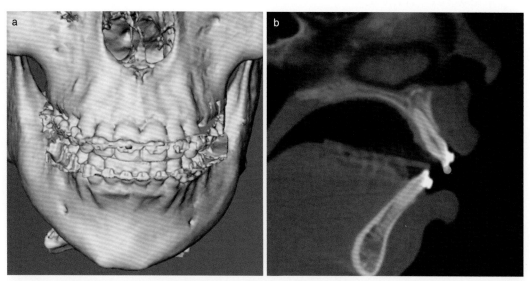

图 2.100　右侧上中切牙点。经"面渲染"的三维虚拟头颅模型正面观（a）及矢状断层（b）（i-CAT, Imaging Sciences International Inc., Maxilim v. 2.3.0.3，患者 V.E.W.）

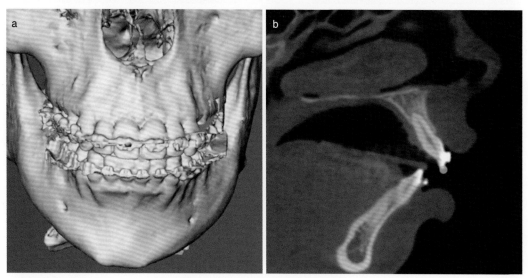

图 2.101　左侧上中切牙点。经"面渲染"的三维虚拟头颅模型正面观（a）及矢状断层（b）（i-CAT, Imaging Sciences International Inc., Maxilim v. 2.3.0.3，患者 V.E.W.）

■ 下中切牙点（LI$_r$–LI$_l$）

下中切牙点（LI）的定义

下中切牙点（LI）是下颌中切牙牙冠近中切角的点（图 2.102）。

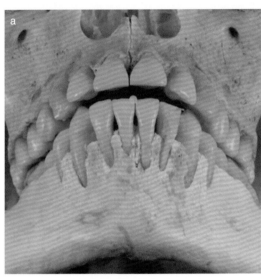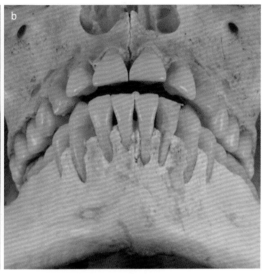

图 2.102　右侧下中切牙点（a）及左侧下中切牙点（b）。颅底位观（干颅标本）

三维虚拟头颅模型上下中切牙点（LI）的定位

步骤 1：在三维虚拟头颅模型上定位左右侧 LI 点（图 2.103a、2.104a）

步骤 2：在矢状断层上修正并确定左右侧 LI 点的最终位置（图 2.103b、2.104b）。

对于深覆𬌗的患者，隐藏上颌骨三维模型将有助于 UI 点的准确定位。

下中切牙点（LI$_r$-LI$_l$）

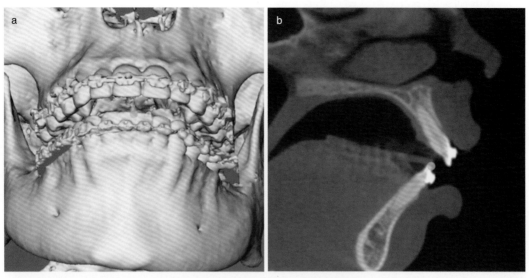

图2.103　右侧下中切牙点。经"面渲染"的三维虚拟头颅模型正面观（a）及矢状断层（b）（i-CAT, Imaging Sciences International Inc., Maxilim v. 2.3.0.3，患者 V.E.W.）

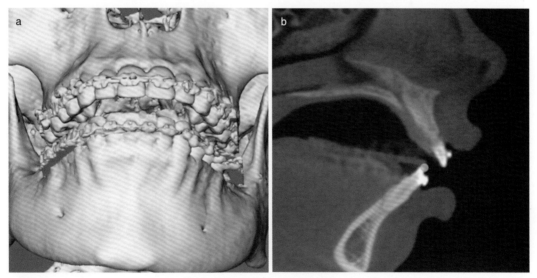

图2.104　左侧下中切牙点。经"面渲染"的三维虚拟头颅模型正面观（a）及矢状断层（b）（i-CAT, Imaging Sciences International Inc., Maxilim v. 2.3.0.3，患者 V.E.W.）

■ 上中切牙根尖点（UIapex,–UIapex|）

上中切牙根尖点（UIapex）的定义

上中切牙根尖点（UIapex）是指上中切牙牙根的最上点。

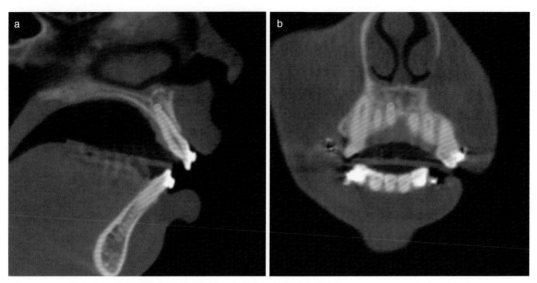

图 2.105　右上中切牙根尖点。矢状断层（a）及冠状断层（b）（i-CAT, Imaging Sciences International Inc., Maxilim v. 2.3.0.3，患者 V.E.W.）

三维虚拟头颅模型上上中切牙根尖点（UIapex）的定位

步骤 1： 在矢状断层上定位左右侧 UIapex（图 2.105a、2.106a）

步骤 2： 在冠状断层上修正并确定左右侧 UIapex 的最终位置（图 2.105b、2.106b）

上中切牙根尖点（Ulapex$_r$–Ulapex$_l$）

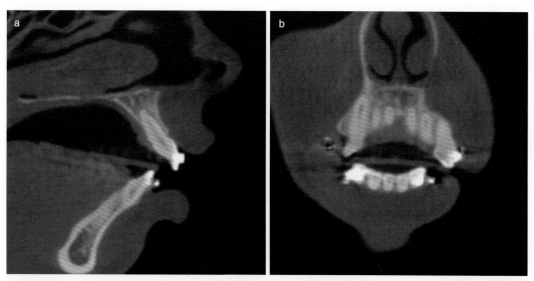

图 2.106　左上中切牙根尖点。矢状断层（a）及冠状断层（b）（i-CAT, Imaging Sciences International Inc., Maxilim v. 2.3.0.3，患者 V.E.W.）

■ 下中切牙根尖点（LIapex_r–LIapex_l）

下中切牙根尖点（LIapex）的定义

下中切牙根尖点（LIapex）是指下中切牙牙根的最下点。

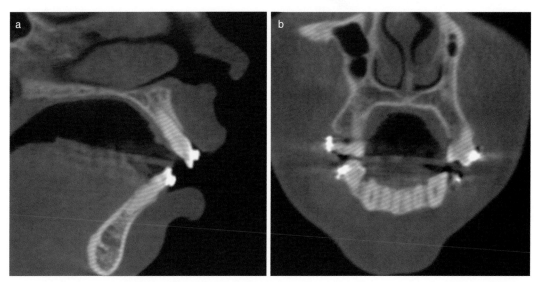

图 2.107　右下中切牙根尖点。矢状断层（a）及冠状断层（b）（i-CAT, Imaging Sciences International Inc., Maxilim v. 2.3.0.3，患者 V.E.W.）

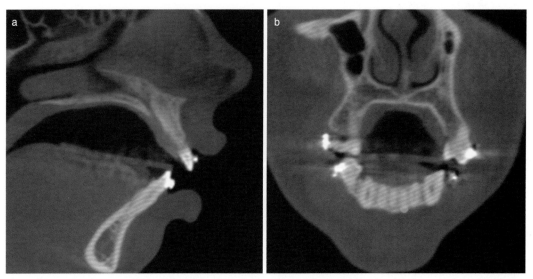

图 2.108　左下中切牙根尖点。矢状断层（a）及冠状断层（b）（i-CAT, Imaging Sciences International Inc., Maxilim v. 2.3.0.3，患者 V.E.W.）

三维虚拟头颅模型中下中切牙根尖点（LIapex）的定位

步骤 1：在矢状断层上定位左右侧 LIapex（图 2.107a、2.108a）

步骤 2：在冠状断层上修正并确定左右侧 LIapex 的最终位置（图 2.107b、2.108b）

■ 上颌尖牙点（UC$_r$-UC$_l$）

上颌尖牙点（UC）的定义

上颌尖牙点（UC）是指上颌尖牙牙尖的最下点（图2.109）。

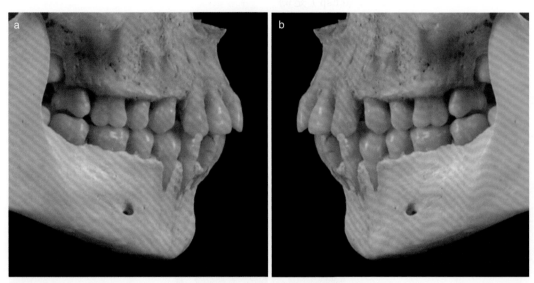

图2.109　右上颌尖牙点（a）及左上颌尖牙点（b）。侧面观（干颅标本）

三维虚拟头颅模型中尖牙点（UC）的定位

在侧面观的三维虚拟头颅模型中定位左右侧 UC（图2.110）。

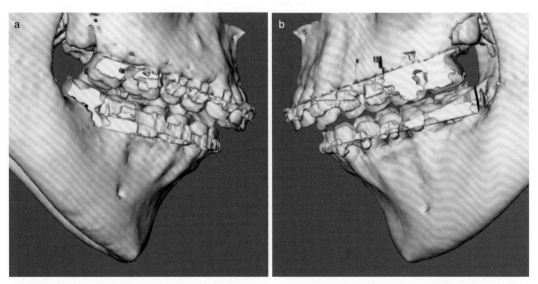

图2.110　右侧上尖牙点（a）及左侧上尖牙点（b）。经"面渲染"的三维虚拟头颅模型右侧面观（a）及左侧面观（b）（i-CAT, Imaging Sciences International Inc., Maxilim v. 2.3.0.3，患者 V.E.W.）

■ 上颌磨牙近中颊尖点（UMcusp$_r$–UM-cusp$_l$）

上颌磨牙近中颊尖点（UMcusp）的定义

上颌磨牙近中颊尖点（UMcusp）是侧面观时上颌第一磨牙近中颊尖的最下点（图2.111）。

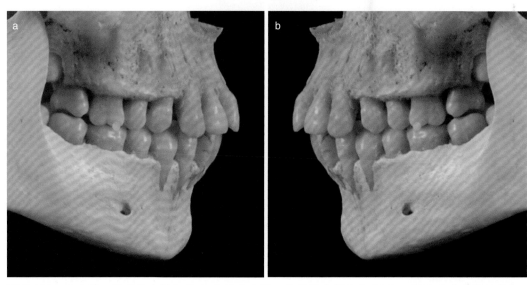

图 2.111　右上第一磨牙近中颊尖点（a）及左上第一磨牙近中颊尖点（b）。侧面观（干颅标本）

三维虚拟头颅模型上上颌磨牙近中颊尖点（UMcusp）的定位

步骤 1：在侧面观的三维虚拟头颅模型上定位左右侧 UMcusp（图2.112a、2.113a）。

步骤 2：在矢状断层上修正双侧 UMcusp 的位置（图2.112b、2.113b）。

步骤 3：在咬合面观的三维虚拟头颅模型上修正并确定左右侧 UMcusp 的最终位置（图2.114、2.115）。

上颌磨牙近中颊尖点（UMcusp$_r$–UM–cusp$_l$）

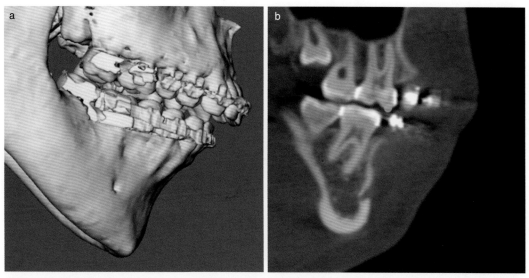

图2.112 右上颌磨牙近中颊尖点。经"面渲染"的三维虚拟头颅模型右侧面观（a）及矢状断层（b）（i–CAT, Imaging Sciences International Inc., Maxilim v. 2.3.0.3，患者 V.E.W.）

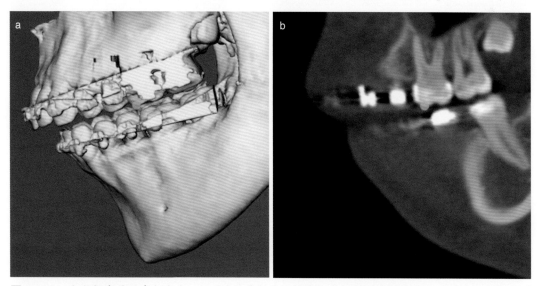

图2.113 左上颌磨牙近中颊尖点。经"面渲染"的三维虚拟头颅模型左侧面观（a）及矢状断层（b）（i–CAT, Imaging Sciences International Inc., Maxilim v. 2.3.0.3，患者 V.E.W.）

上颌磨牙近中颊尖点（UMcusp$_r$–UM–cusp$_l$）

　　隐藏下颌三维模型将有助于我们在上颌咬合面上进一步确定上颌磨牙近中颊尖点的位置。

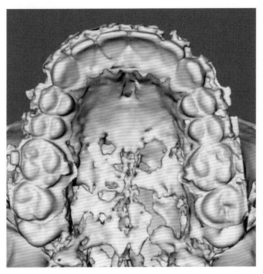

图 2.114　双侧上颌磨牙近中颊尖点。经"面渲染"的三维虚拟头颅模型上颌咬合面观（i-CAT, Imaging Sciences International Inc., Maxilim v. 2.3.0.3，患者 V.E.W.）

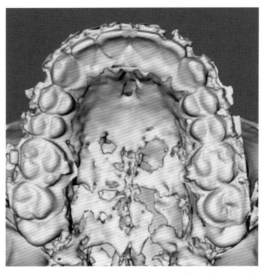

图 2.115　图中显示了双侧上颌第一磨牙近中颊尖点、上颌尖牙点及上颌切牙点。经"面渲染"的三维虚拟头颅模型上颌咬合面观（i-CAT, Imaging Sciences International Inc., Maxilim v. 2.3.0.3，患者 V.E.W.）

■ 下颌磨牙近中颊尖点（LMcusp_r-LMcusp_l）

下颌磨牙近中颊尖点（LMcusp）的定义

下颌磨牙近中颊尖点（LMcusp）是侧面观时下颌第一磨牙近中颊尖的最上点（图2.116）。

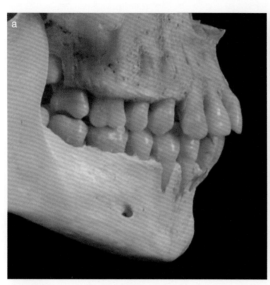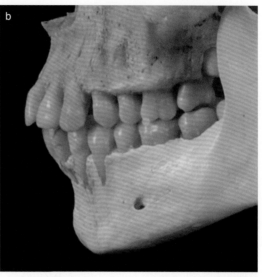

图2.116　右下第一磨牙近中颊尖点（a）及左下第一磨牙近中颊尖点（b）。侧面观（干颅标本）

三维虚拟头颅模型中下颌磨牙近中尖点（LMcusp）的定位

步骤1：在侧面观的三维虚拟头颅模型上定位左右侧LMcusp（图2.117a、2.118a）。

步骤2：在矢状断层上修正双侧LMcusp的位置（图2.117b、2.118b）。

步骤3：在咬合面观的三维虚拟头颅模型上修正并确定左右侧LMcusp的最终位置（图2.119、2.120）。

下颌磨牙近中颊尖点（LMcusp_r-LMcusp_l）

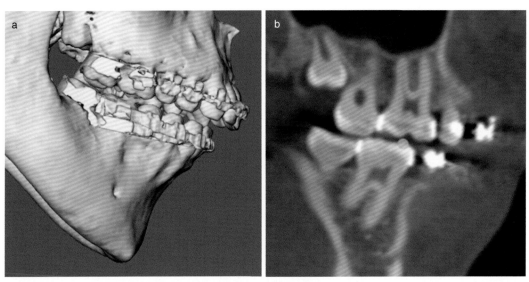

图2.117　右下颌磨牙近中颊尖点。经"面渲染"的三维虚拟头颅模型右侧面观（a）及矢状断层（b）（i-CAT, Imaging Sciences International Inc., Maxilim v. 2.3.0.3，患者 V.E.W.）

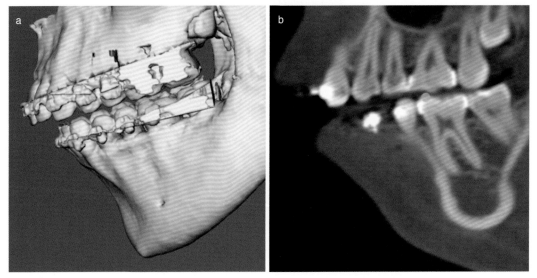

图2.118　左下颌磨牙近中颊尖点。经"面渲染"的三维虚拟头颅模型左侧面观（a）及矢状断层（b）（i-CAT, Imaging Sciences International Inc., Maxilim v. 2.3.0.3，患者 V.E.W.）

下颌磨牙近中颊尖点（LMcusp$_r$-LMcusp$_l$）

隐藏上颌三维模型将有助于我们在下颌咬合面上进一步确定下颌磨牙近中颊尖点的位置。

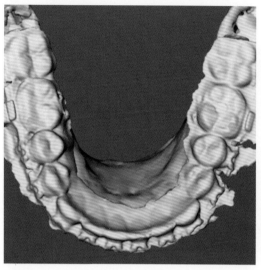

图 2.119 双侧下颌磨牙近中颊尖点。经"面渲染"的三维虚拟头颅模型下颌咬合面观（i-CAT, Imaging Sciences International Inc., Maxilim v. 2.3.0.3，患者 V.E.W.）

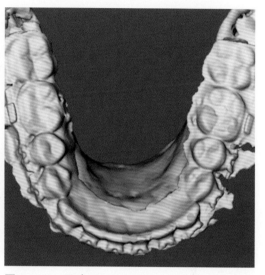

图 2.120 图中显示了双侧下颌第一磨牙近中颊尖点、下颌尖牙点及下颌切牙点。经"面渲染"的三维虚拟头颅模型下颌咬合面观（i-CAT, Imaging Sciences International Inc., Maxilim v. 2.3.0.3，患者 V.E.W.）

■ 颏下点（Men）

颏下点（Men）的定义

颏下点（Men）是指下颌正中联合在正中矢状面上的最下点（图 2.121）。

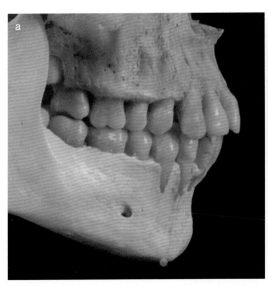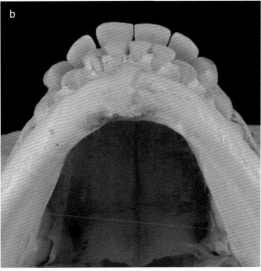

图 2.121　颏下点。右侧面观（a）及颅底位观（b）（干颅标本）

三维虚拟头颅模型上颏下点（Men）的定位

步骤 1：在右侧面观的三维虚拟头颅模型上定位 Men（图 2.122a）。

步骤 2：在颅底位观的三维虚拟头颅模型上修正 Men 的位置（图 2.122b）。注意

Men 位于骨性颏部的中线上，因此其位置可能会偏离面中线。

步骤 3：在左侧面（图 2.123）、右侧面观的三维虚拟头颅模型上修正并确定 Men 的最终位置。

颏下点（Men）

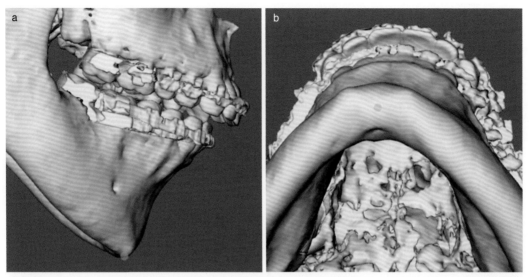

图 2.122 颏下点。经"面渲染"的三维虚拟头颅模型右侧面观（a）及颅底位观（b）（i-CAT, Imaging Sciences International Inc., Maxilim v. 2.3.0.3，患者 V.E.W.）

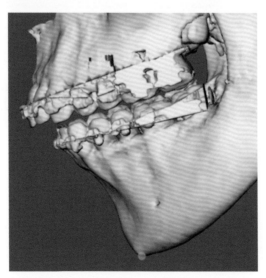

图 2.123 颏下点。经"面渲染"的三维虚拟头颅模型左侧面观（i-CAT, Imaging Sciences International Inc., Maxilim v. 2.3.0.3，患者 V.E.W.）

■ 下颌角点（Go_r–Go_l）

下颌角点（Go）的定义

分别做下颌升支后缘和下颌体下缘的切线，过两切线的交点向下颌角做垂线，垂足所在点即为下颌角点（Go）（图2.124）。

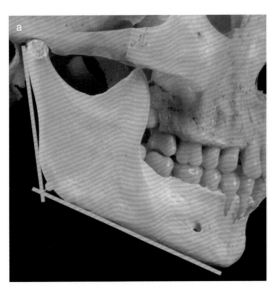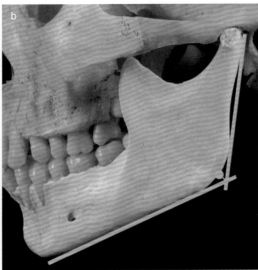

图2.124　右侧下颌角点（a）及左侧下颌角点（b），侧面观（干颅标本）

三维虚拟头颅模型上下颌角点（Go）的定位

步骤1：在右侧面观（图2.125a）及左侧面观（图2.125b）的三维虚拟头颅模型上定位 Go 点。

步骤2：在颅底位观（图2.126）的三维虚拟头颅模型上修正并确定 Go 点的最终位置。

下颌角点（Go$_r$–Go$_l$）

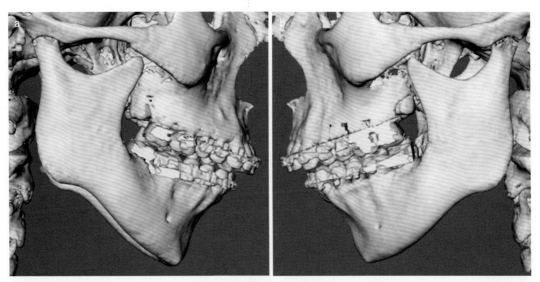

图2.125　右侧下颌角点（a）及左侧下颌角点（b）。经"面渲染"的三维虚拟头颅模型侧面观（i–CAT, Imaging Sciences International Inc., Maxilim v. 2.3.0.3，患者 V.E.W.）

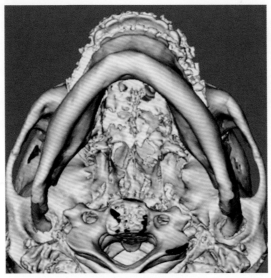

图2.126　左右侧颏下点。经"面渲染"的三维虚拟头颅模型颅底位观（i–CAT, Imaging Sciences International Inc., Maxilim v. 2.3.0.3，患者 V.E.W.）

■ 额颧点（Fz$_r$-Fz$_l$）

额颧点（Fz）的定义

额颧点（Fz）位于眶侧缘上，是颧额缝的近中最前点（图 2.127）。

三维虚拟头颅模型上额颧点（Fz）的定位

在正面观（图 2.128）的三维虚拟头颅模型上定位左右侧 Fz 点。

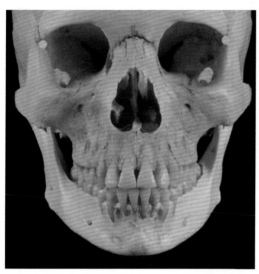

图 2.127　左右侧额颧点。正面观（干颅标本）

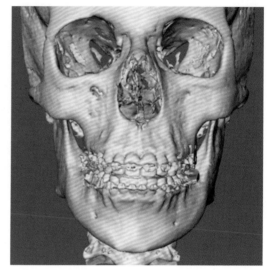

图 2.128　左右侧额颧点。经"面渲染"的三维虚拟头颅模型正面观（i-CAT, Imaging Sciences International Inc., Maxilim v. 2.3.0.3，患者 V.E.W.）

■ 颧弓点 Zy₁–Zy_r

颧弓点（Zy）的定义

颧弓点（Zy）为颧弓外侧的最凸点（图2.129）。

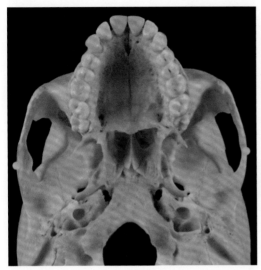

图2.129　左右侧颧弓点。颅底位观（干颅标本）

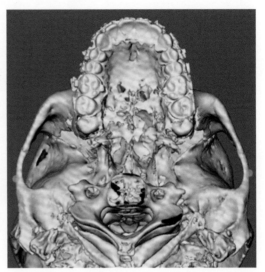

图2.130　左右侧颧弓点。经"面渲染"的三维虚拟头颅模型颅底位观（i-CAT, Imaging Sciences International Inc., Maxilim v. 2.3.0.3，患者 V.E.W.）

三维虚拟头颅模型上颧弓点（Zy）的定位

步骤1： 在颅底位观（图2.130）的三维虚拟头颅模型上定位左右侧 Zy 点。

步骤2： 在侧面观（图2.131）和正面观（图2.132）的三维虚拟头颅模型上修正并确定 Zy 点的最终位置。

颧弓点（Zy$_r$–Zy$_l$）

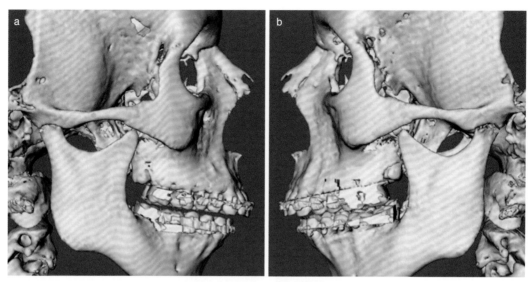

图 2.131　右侧颧弓点（a）及左侧颧弓点（b）。经"面渲染"的三维虚拟头颅模型侧面观（i-CAT, Imaging Sciences International Inc., Maxilim v. 2.3.0.3，患者 V.E.W.）

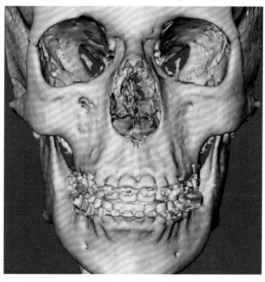

图 2.132　左右侧颧弓点。经"面渲染"的三维虚拟头颅模型正面观（i-CAT, Imaging Sciences International Inc., Maxilim v. 2.3.0.3，患者 V.E.W.）

■ 上牙槽座点（A）

上牙槽座点（A）的定义

上牙槽座点（A）是指正中矢状面上上牙槽嵴的最凹点（图 2.133）。

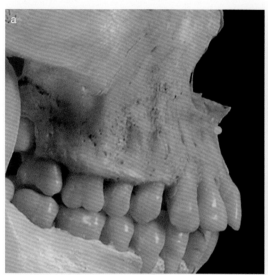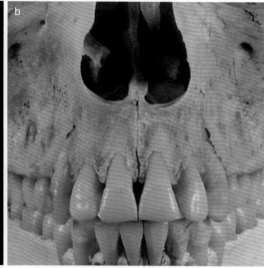

图 2.133 上牙槽座点。侧面观（a）及正面观（b）（干颅标本）

三维虚拟头颅模型上上牙槽座点（A）的定位

步骤 1：在右侧面观（图 2.134a）的三维虚拟头颅模型上定位 A 点，并在矢状断层上进行修正（图 2.134b）。

步骤 2：在正面观的三维虚拟头颅模型上修正 A 点的水平向位置，使其落在上颌骨中线上（图 2.134c）。

步骤 3：在右侧面观及左侧面观（图 2.134d）的三维虚拟头颅模型上进一步修正并确定 A 点的最终位置。

上牙槽座点（A）

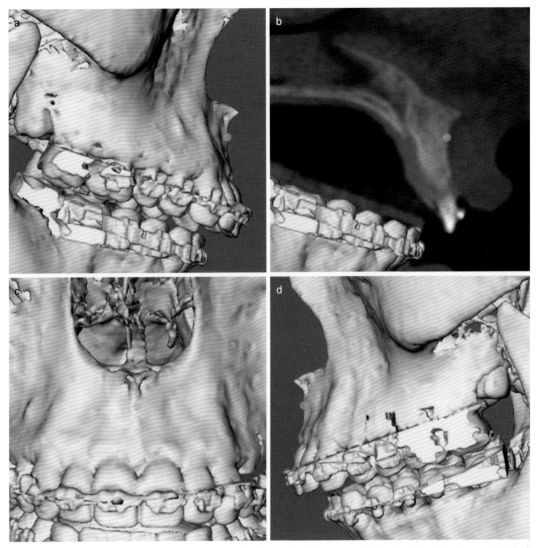

图 2.134　上牙槽座点。经"面渲染"的三维虚拟头颅模型右侧面观（a）、矢状断层（b）、正面观（c）及左侧面观（d）（i-CAT, Imaging Sciences International Inc., Maxilim v. 2.3.0.3，患者 V.E.W.）

■ 下牙槽座点（B）

下牙槽座点（B）的定义

下牙槽座点（B）是指正中矢状面上下牙槽嵴的最凹点（图2.135）。

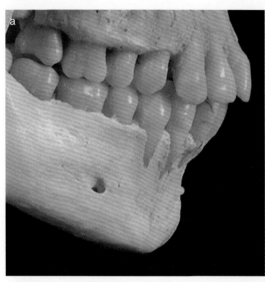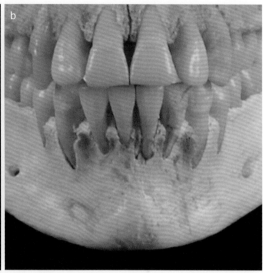

图2.135 下牙槽座点。侧面观（a）及正面观（b）（干颅标本）

三维虚拟头颅模型上下牙槽座点（B）的定位

步骤1：在右侧面观（图2.136a）的三维虚拟头颅模型上定位B点，并在矢状断层上进行修正（图2.136b）。

步骤2：在正面观的三维虚拟头颅模型上修正B点的水平向位置，使其落在下颌骨中线上（图2.136c）。

步骤3：在右侧面观及左侧面观（图2.136d）的三维虚拟头颅模型上进一步修正并确定A点的最终位置。

下牙槽座点（B）

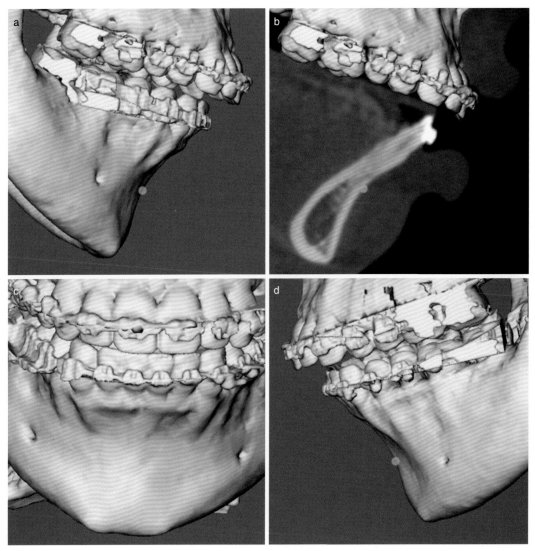

图 2.136　下牙槽座点。经"面渲染"的三维虚拟头颅模型右侧面观（a）、矢状断层（b）、正面观（c）及左侧面观（d）（i-CAT, Imaging Sciences International Inc., Maxilim v. 2.3.0.3，患者 V.E.W.）

■ 颏前点（Pog）

颏前点（Pog）的定义

颏前点（Pog）是指正中矢状面上下颌联合的最前点（图 2.137）。

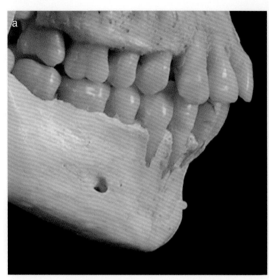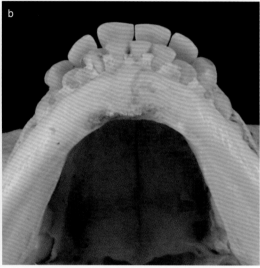

图 2.137　颏前点。右侧面观（a）及颅底位观（b）（干颅标本）

三维虚拟头颅模型上颏前点（Pog）的定位

步骤 1：在右侧面观（图 2.138a）的三维虚拟头颅模型上定位 Pog 点。

步骤 2：在颅底位观的三维虚拟头颅模型上修正 Pog 点的水平向位置，使其落在

下颌联合的中线上（图 2.138b）。注意 Pog 点是落在下颌联合的中线上的，因此可能会偏离面中线。

步骤 3：在右侧面观及左侧面观（图 2.139）的三维虚拟头颅模型上进一步修正并确定 Pog 点的最终位置。

颏前点（Pog）

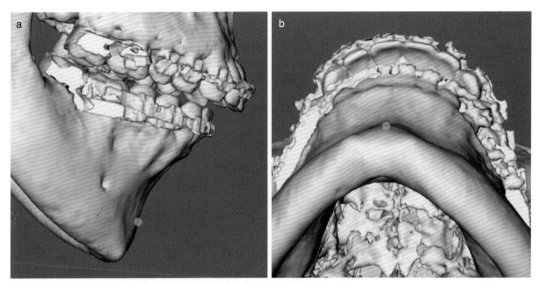

图 2.138　颏前点。经"面渲染"的三维虚拟头颅模型右侧面观（a）及颅底位观（b）（i-CAT, Imaging Sciences International Inc., Maxilim v. 2.3.0.3，患者 V.E.W.）

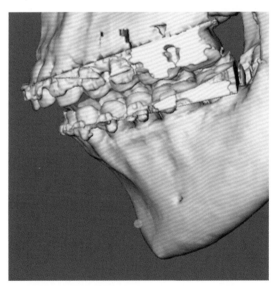

图 2.139　颏前点。经"面渲染"的三维虚拟头颅模型左侧面观（i-CAT, Imaging Sciences International Inc., Maxilim v. 2.3.0.3，患者 V.E.W.）

■ 颅底点（Ba）

颅底点（Ba）的定义

颅底点(Ba)是指枕骨大孔的最前点(图2.140)。

三维虚拟头颅模型上颅底点（Ba）的定位

在颅底面观（图2.141）的三维虚拟头颅模型上定位 Ba 点。

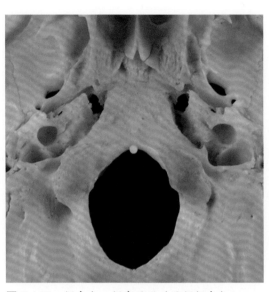

图 2.140　颅底点。颅底面观（干颅标本）

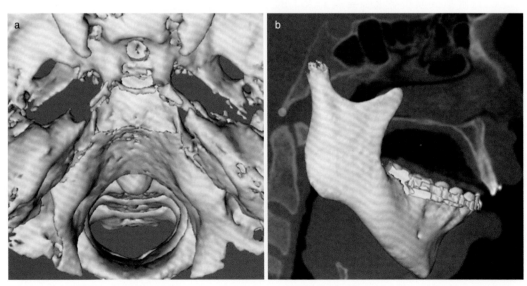

图 2.141　颅底点。经 "面渲染" 的三维虚拟头颅模型颅底面观（a）及矢状断层（b）（i-CAT, Imaging Sciences International Inc., Maxilim v. 2.3.0.3，患者 V.E.W.）

■ 髁突点（Co$_r$-Co$_l$）

髁突点（Co）的定义

髁突点（Co）是指下颌骨髁突在矢状面上的最后上点（图 2.142、2.145）。

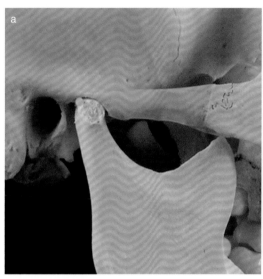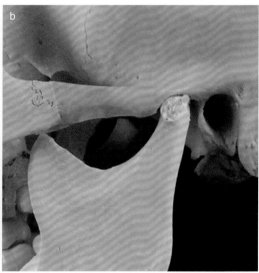

图 2.142　右侧髁突点（a）及左侧髁突点（b）。侧面观（干颅标本）

三维虚拟头颅模型上髁突点（Co）的定位

步骤 1：在右侧面观（图 2.143a）和左侧面观（图 2.144a）的三维虚拟头颅模型上定位左右侧 Co 点。

步骤 2：在矢状断层上修正并确定 Co 点的最终位置（图 2.143b、2.144b）。

髁突点（Co_r-Co_l）

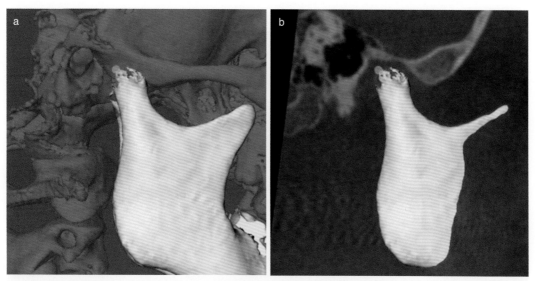

图 2.143　右侧髁突点。经"面渲染"的三维虚拟头颅模型右侧面观（a）及矢状断层与三维模型重叠图（b）（i-CAT, Imaging Sciences International Inc., Maxilim v. 2.3.0.3，患者 V.E.W.）

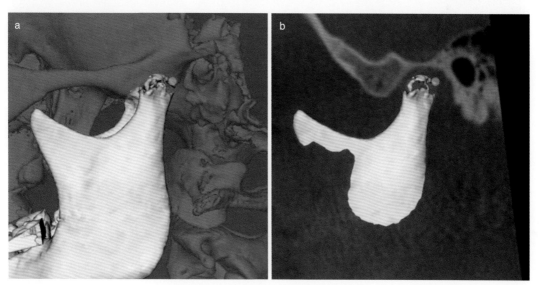

图 2.144　左侧髁突点。经"面渲染"的三维虚拟头颅模型左侧面观（a）及矢状断层与三维模型重叠图（b）（i-CAT, Imaging Sciences International Inc., Maxilim v. 2.3.0.3，患者 V.E.W.）

髁突点（Co_r–Co_l）

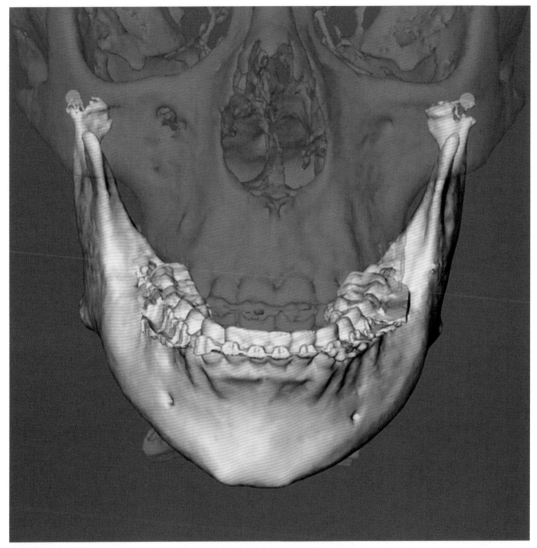

图 2.145 双侧髁突点。经"面渲染"的三维虚拟头颅模型正面观（i-CAT, Imaging Sciences International Inc., Maxilim v. 2.3.0.3，患者 V.E.W.）

■ 针对硬组织、牙列的三维头影测量标志点的定位

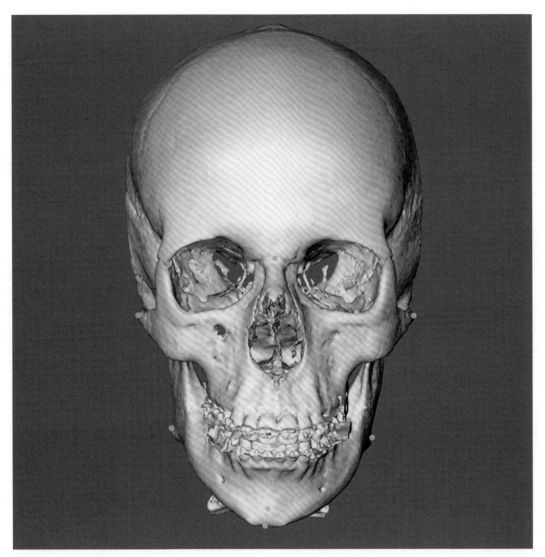

图 2.146　针对硬组织、牙列的三维头影测量标志点的定位。经 "面渲染" 的三维虚拟头颅模型正面观（i-CAT, Imaging Sciences International Inc., Maxilim v. 2.3.0.3，患者 V.E.W.）

针对硬组织、牙列的三维头影测量标志点的定位

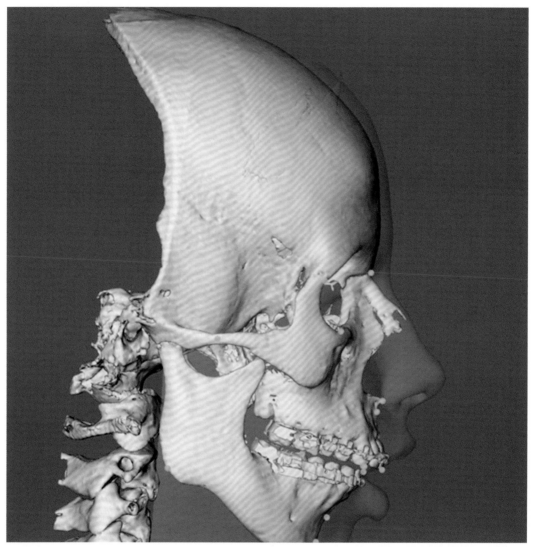

图 2.147 针对硬组织、牙列的三维头影测量标志点的定位。经"面渲染"的三维虚拟头颅模型右侧面观（i-CAT, Imaging Sciences International Inc., Maxilim v. 2.3.0.3，患者 V.E.W.）

针对硬组织、牙列的三维头影测量标志点的定位

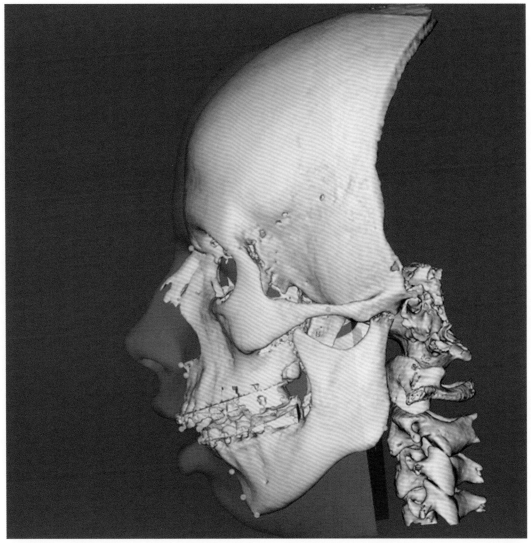

图 2.148　针对硬组织、牙列的三维头影测量标志点的定位。经 "面渲染" 的三维虚拟头颅模型左侧面观（i-CAT, Imaging Sciences International Inc., Maxilim v. 2.3.0.3，患者 V.E.W.）

针对硬组织、牙列的三维头影测量标志点的定位

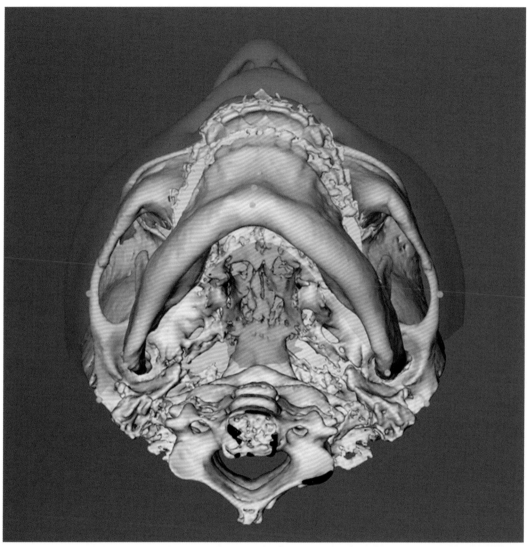

图 2.149　针对硬组织、牙列的三维头影测量标志点的定位。经 "面渲染" 的三维虚拟头颅模型颅底位（i-CAT, Imaging Sciences International Inc., Maxilim v. 2.3.0.3，患者 V.E.W.）

■ 其他三维头影测量硬组织标志点

以下列出的是一些传统二维头影测量中常用的硬组织解剖标志点，它们也可以被转移到三维头颅模型上进行三维头影测量分析。

- 角前切迹点（Ag）：下颌骨角前切迹的最凹点，代表下颌升支与下颌体部移行的部位。
- Bjork 关节点（Ar）：下颌骨升支后缘与颅底轮廓的交点。
- Bolton 关节点（Ar）：下颌骨髁突后缘与 Bolton 平面的交点（Bolton 平面是指头颅侧位片上 Bolton 点与 N 点的连线）。
- Bolton 点：在空间上代表枕骨大孔的中心点，在头颅侧位片上被定义为枕骨髁突后切迹的最高点。
- 前囟点（Br）：颅骨冠状缝和矢状缝的交点。
- 喙突点（Coronoid Process）：下颌骨喙突的最上点。
- 泪点（Dacryon）：位于眶内壁上，是额骨鼻突、上颌骨额突和泪道的交界点。
- 上颌骨 – 鼻 – 额缝（Frontomaxillary Nasal Suture）：额骨、上颌骨、鼻骨的交界点。

正如本章开始时作者所述，临床医生（正畸医生或外科医生）可以自行挑选惯用的二维头影测量标志点并将其转换到三维头颅模型上进行三维头影测量分析，甚至可以创建自己独特的三维头影测量分析法。

其他三维头影测量硬组织标志点

• 额颞点（Frontotemporale）：位于颅骨颞线最前端，靠近额骨颧突根的点。

• 额点（Gla）：矢状面上额骨的最凸点。

• 颏顶点（Gn）：矢状面上下颌联合外侧轮廓的最前下点。

• 下牙槽缘点（In）：矢状面上两下中切牙间唇侧牙槽骨的最前上点。

• 颧下点（Inferior Zygoma）：双侧颧骨的最低点。

• O 点：Sassouni 分析法中所有水平面的交汇处的中心点。

• 枕后点（Op）：正中矢状面上枕骨大孔后缘的最后点。

• 上牙槽缘点（Pr）：矢状面上两上中切牙间唇侧牙槽骨的最前下点。

• A.M. Schwarz 蝶鞍点（Sellion）：蝶鞍入口处的中点。

• 蝶筛联合（Sphenoethmoidal Suture）：蝶筛联合骨缝的最上点。

• 蝶枕联合（Spheno-Occipital Synchondrosis）：蝶骨与枕骨连接处的最上点。

• 悬雍垂点（Staphylion）：过硬腭后缘作切线，切点即为悬雍垂点，位于硬腭的正中矢状面上（腭中缝上）。

• 上牙槽缘点（Pr）：矢状面上两上中切牙间唇侧牙槽骨的最前下点。

• 眶上缘点（Supraorbitale）：眶上缘的最上点。

• 颞点（Temporale）：侧位片上筛骨影像与颞下窝前壁的交点。

• 颅顶点（Vertex）：颅顶的最上点。

■ 三维头影测量平面的确定

在确定了硬组织与牙列相关的三维头影测量标志点后，接下来我们将使用"三维虚拟场景技术"来设置不同类型的三维头影测量参考平面，包括硬组织平面、软组织平面及牙列相关的平面等（图 2.150~2.152）。

2005 年，Swennen 提出了一系列构建三维头影测量平面的方法，让计算机软基利用一个或多个软、硬组织或牙列相关解剖标志点来自动生成参考半面。

在"三维虚拟场景"中可以设置以下类型的三维头影测量平面：

• 由某一三维头影测量标志点确定的平面：该平面经过某一特定的解剖标志点，且与三维参考系的某一坐标轴平面平行，如真性铅垂面（TV-Pl），见第 3 章；

• 由两个三维头影测量标志点确定的平面：该平面经过某两个特定的解剖标志点，且与三维参考系的某一坐标轴平面垂直，如理想的上下唇侧貌平面（ITLP-Pl）；

• 由 3 个三维头影测量标志点确定的平面：该平面经过某 3 个特定的解剖标志点，如下颌平面（Md-Pl）；

• 由 4 个三维头影测量标志点确定的平面：该平面经过某两个特定的解剖标志点，且经过另两个解剖标志点连线的中点，如 Frankfort 水平面（FH-Pl）；

• 由 4 个以上的三维头影测量标志点确定的平面：该平面经过每两个成对的解剖标志点连线的中点，如上颌𬌗平面（Uoccl-Pl/Mx-Occ-Pl）。

在应用过程中，临床医生（正畸医生或外科医生）可以自行挑选惯用的二维头影测量平面并将其转换到三维头颅模型上进行三维头影测量分析，甚至可以创建自己独特的三维头影测量平面。

■ 三维头影测量平面的确定

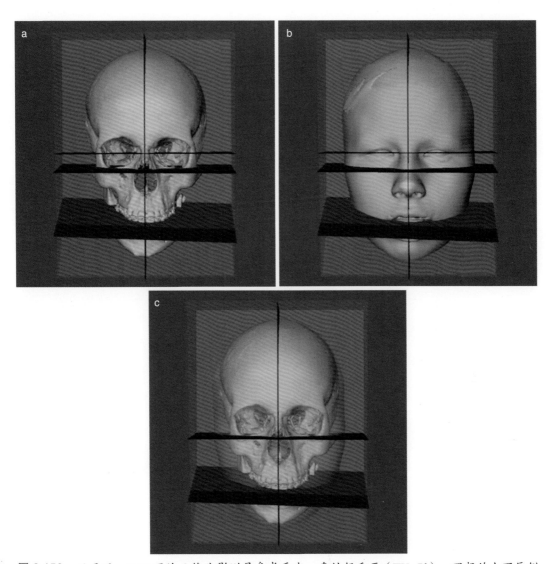

图 2.150 正面观。PHP 下的三维头影测量参考系内，真性铅垂面（TV-Pl）、理想的上下唇侧貌平面（ITLP-Pl）、下颌平面（Md-Pl）、Frankfort 水平面（FH-Pl）、上颌𬌗平面（Uoccl-Pl）。经"面渲染"的三维虚拟头颅硬组织模型（a）、软组织模型（b）、软组织半透明化的头颅模型（c）（i-CAT, Imaging Sciences International Inc., Maxilim v. 2.3.0.3，患者 V.E.W.）

三维头影测量平面的确定

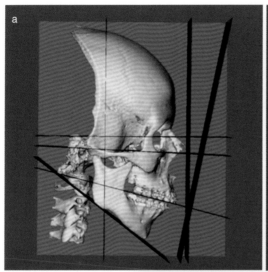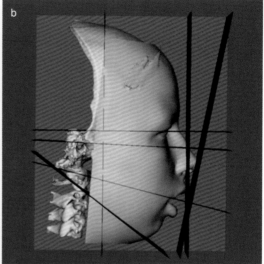

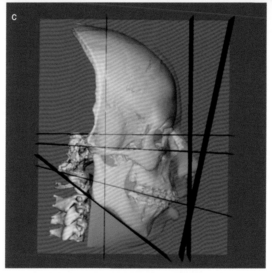

图 2.151　右侧面观。PHP 下的三维头影测量参考系内，真性铅垂面（TV-Pl）、理想的上下唇侧貌平面（ITLP-Pl）、下颌平面（Md-Pl）、Frankfort 水平面（FH-Pl）、上颌𬌗平面（Uoccl-Pl）。经"面渲染"的三维虚拟头颅硬组织模型（a）、软组织模型（b）、软组织半透明化的头颅模型（c）（i-CAT, Imaging Sciences International Inc., Maxilim v. 2.3.0.3，患者 V.E.W.）

三维头影测量平面的确定

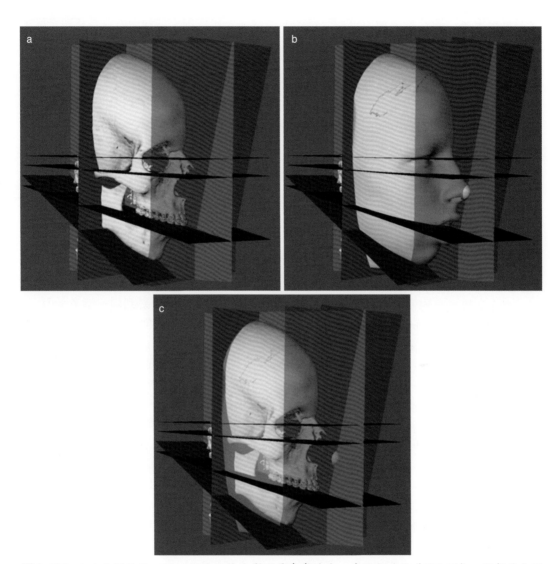

图 2.152　2/3 右侧面观。PHP 下的三维头影测量参考系内，真性铅垂面（TV-Pl）、理想的上下唇侧貌平面（ITLP-Pl）、下颌平面（Md- Pl）、Frankfort 水平面（FH- Pl）、上颌𬌗平面（Uoccl-Pl）。经"面渲染"的三维虚拟头颅硬组织模型（a）、软组织模型（b）、软组织半透明化的头颅模型（c）（i-CAT, Imaging Sciences International Inc., Maxilim v. 2.3.0.3，患者 V.E.W.）

■ 患者的三维头影测量分析

在调整了患者的头位、设置了三维头影测量参考系、在头颅模型上进行了定点和确定参考平面后，就可以在"三维虚拟场景"中进行软、硬组织及牙列相关的头影测量分析了。可供使用的分析测量项目如下：

•三维空间中线距的测量；

•三维空间中角度的测量；

•三维空间中正交的测量；

•三维空间中比例关系的测量。

（1）线距测量

△三维空间中的线性投影测量是指将两个标志点投射到同一参考平面上，并测量两个投射点间的线距，以毫米（mm）为单位表示：

宽度的线性投影测量：是指两个三维空间中的标志点间的水平距离，即将标志点以平行于冠状面（Z轴平面）和水平面（X轴平面）的方向投射到铅垂面（Y轴平面）时的距离差。

高度的线性投影测量：是指两个三维空间中的标志点间的垂直距离，即将标志点以平行于铅垂面（Y轴平面）和正中矢状面（Z轴平面）的方向投射到水平面（X轴平面）时的距离差。

深度的线性投影测量：是指两个三维空间中的标志点间的矢状向距离，即将标志点以平行于铅垂面（Y轴平面）和水平面（X轴平面）的方向投射到正中矢状面（Z轴平面）时的距离差。

△三维空间中的线距测量是指两个标志点在三维空间中的真实线距，以毫米（mm）为单位表示。

（2）角度测量

△三维空间中的角度投影测量（Ⅰ）是指将3个或4个标志点投射到同一参考平面上，并测量3个或4个投射点形成的两条连线间的角度，以度（°）为单位表示。

△三维空间中的角度投影测量（Ⅱ）是指将两个标志点和一个测量平面投射到同一参考平面上，并测量两个投射点形成的连线和一个投射平面间的角度，以度（°）为单位表示。

△三维空间中的角度投影测量（Ⅲ）是指将两个测量平面投射到同一参考平面上，并测量两个投射平面间的角度，以度（°）为单位表示。

（3）正交测量是指将标志点投射到每一个参考平面上，并测量每个平面上投射点间的线距，以毫米（mm）为单位表示。

（4）比例关系测量是指两项同类型的测量结果间的比例关系，以百分比（%）为单位表示。

在这一部分，我们以"Bruges Target Facial Mask"三维头影测量分析法为例，来说明传统的二维头影测量法是如何转换到三维空间中去的。

■ Bruges Target Facial Mask 三维头影测量分析法

Bruges Target Facial Mask 三维头影测量分析法的基础是"Bruges 目标侧貌"二维头影测量分析法，它在 Bruges（布鲁日）的颌面外科已有超过 25 年的临床应用史。

Bruges Target Facial Mask 三维头影测量分析法包括以下内容：

• 患者头颅虚拟模型"自然头位（NHP）"的校准（见第 3.1 章）；

• 构建"三维头影测量参考坐标系"（见第 2.2.1 章）；

• 在虚拟头颅模型上定位 11 个硬组织相关解剖标志点、9 个软组织相关标志点以及 12 个牙列相关标志点；

• 软件测量计算与软、硬组织相关的 6 项线距、10 项角度、2 项比例关系及 18 项正交三维头影测量项目。

一项前瞻性研究（n=350）（Swennen,

2014）结果揭示了 Bruges Target Facial Mask 三维头影测量分析法（3D-VPS$_1$）的高效性。

	均值 （min:s）	范围 （min:s）
BSSO（n=90）	7:28	6:52~8:10
BSSO 与 chin（n=18）	7:23	6:48~8:04
Le Fort I 与 BSSO（n=163）	7:33	6:58~8:22
Le Fort I, BSSO 与 chin（n=79）	7:37	6:59~8:31

■ 病例 1

患者 V.E.W. 使用 Bruges Target Facial Mask 三维头影测量分析法进行分析（图 2.153、2.154）。

Bruges Target Facial Mask 三维头影测量分析法

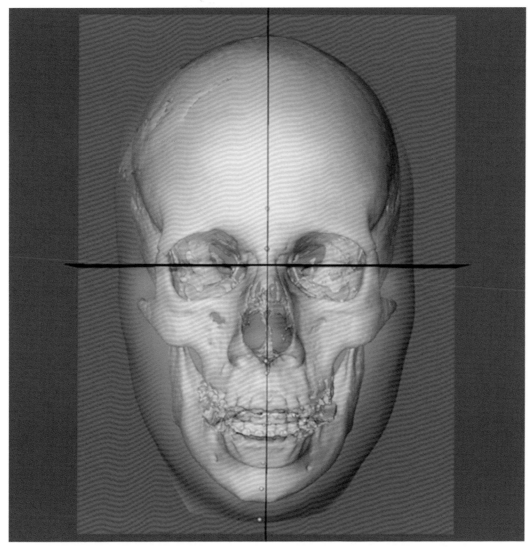

图 2.153　正面观。Bruges Target Facial Mask 三维头影测量分析法解剖标志点的定位。经"面渲染"、软组织半透明化的三维虚拟头颅模型(i-CAT, Imaging Sciences International Inc., Maxilim v. 2.3.0.3，患者 V.E.W.)

Bruges Target Facial Mask 三维头影测量分析法

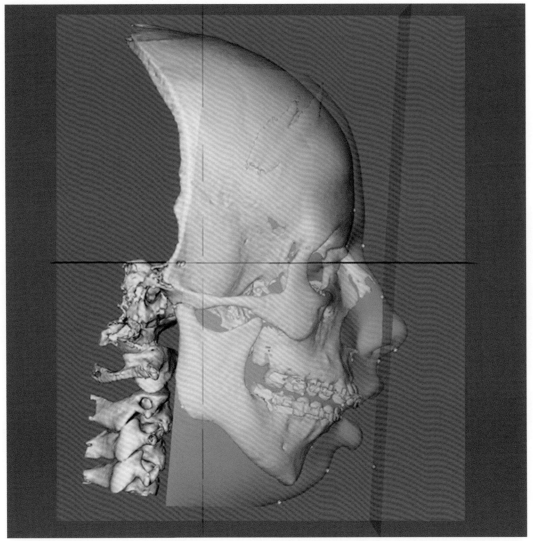

图2.154   右侧面观。Bruges Target Facial Mask 三维头影测量分析法解剖标志点的定位。经"面渲染"、软组织半透明化的三维虚拟头颅模型（i-CAT, Imaging Sciences International Inc., Maxilim v. 2.3.0.3，患者 V.E.W.）

Bruges Target Facial Mask 三维头影测量分析法

三维头影测量分析（3D-VPS₁）报告			
Bruges Target Facial Mask 三维头影测量分析			
患者：V.E.W			
医生：G.S.			
线距测量分析（mm）			
面部形态学高度（n-gn）	110.5		
面部高度（gl-gn）	127.9		
面中部形态学高度（n-sn）	53.7		
面中部高度（gl-sn）	71.1		
覆𬌗	7.3		
覆盖	0.8		
角度测量分析（deg）			
上切牙倾角（Mx-Pl/Ulapes-Ul）	119.3		
下切牙倾角（Md-Pl/Llapex-Ll）	102.4		
正面观上颌𬌗平面倾角（-x-Pl）	2.1		
正面观下颌𬌗平面倾角（-x-Pl）	2.3		
正面观下颌平面倾角（-x-Pl）	1.5		
侧面观上颌𬌗平面倾角（-x-Pl）	13.9		
侧面观下颌𬌗平面倾角（-x-Pl）	15.6		
侧面观下颌平面倾角（-x-Pl）	37.0		
Bruges 目标面部侧貌平面	88.0		
Bruges 目标下唇侧貌平面	–		
比例测量分析（%）			
面中部形态学高度 / 面部形态学高度（n-sn×100/n-gn）	48.6		
面中部高度（面部高度）（gl-sn×100/gl-gn）	55.6		
正交测量分析（mm）	x-Pl	y-Pl	z-Pl
UI$_r$	68.3	73.3	01.0
UI$_l$	68.0	73.3	−01.0
UC$_r$	65.9	66.1	16.8
UC$_l$	67.1	66.0	−17.3
UMcusp$_r$	60.5	46.6	24.6
UMcusp$_l$	61.8	44.6	−25.9
x-pl 水平面，*y-pl* 垂直平面，*z-pl* 正中矢状面			

见视频 2.1

2.2.3 针对软组织的三维头影测量分析（3D-VPS₂）

"针对软组织的三维头影测量分析（3D-VPS₂）"可以类比为传统手术设计过程中的直接人体测量法或间接照片测量法。

1994年，Farkas完善并推广了针对人类头面部的人体测量方法。2005年，Swennen在Farkas的工作基础上，使用"三维虚拟场景技术"将此测量方法扩展到了软组织三维头影测量中。

正如在硬组织及牙列的三维头影测量分析（3D-VPS₁）中提到的（见第2.2.2章），作者不希望简单地提供一个现成的软组织三维头影测量分析法（3D-VPS₂），而是旨在提供以下参考：

• 说明常用的软组织三维头影测量解剖标志点的定位方法（图2.211~2.213）；

• 以"Bruges Target Facial Mask软组织三维头影测量分析法"为例进行说明。

软组织三维头影测量中设定测量平面及测量项目的原则和方法与硬组织三维头影测量（3D-VPS₁）一样，详见第2.2.2章。

接下来将"逐步"介绍软组织三维头影测量解剖标志点的精确定位方法，并以病例1（患者V.E.W.）为例，使用Bruges Target Facial Mask三维头影测量分析法（3D-VPS₂）对其进行分析。该病例还将出现在第1、3、4、5、6章中。

■ 软组织额点（g）

软组织额点（g）的定义

软组织额点（g）是指在正中矢状面上眉弓软组织轮廓的最凸点。它在三维头影测量中是一个定义明确的点，与L.G. Farkas在人体测量学中提出的"硬组织额点（G）"不同，后者是指位于额骨上的硬组织标志点。

三维虚拟头颅模型上软组织额点（g）的定位

步骤1： 在右侧面观的三维虚拟头颅模型上定位g点（图2.155a），并在左侧面观的三维虚拟头颅模型上进行修正（图2.155b、2.156）。

步骤2： 在正面观的三维虚拟头颅模型上修正g点的水平向位置，使其落在额部中线上（图2.157）。

软组织额点（g）

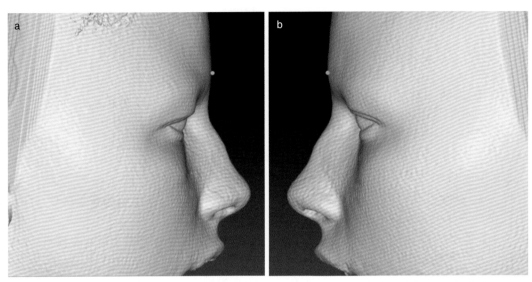

图 2.155　软组织额点。经"面渲染"的三维虚拟头颅模型右侧面观（a）及左侧面观（b）（i-CAT, Imaging Sciences International Inc., IPSCaseDesigner ALPHA version，患者 V.E.W.）

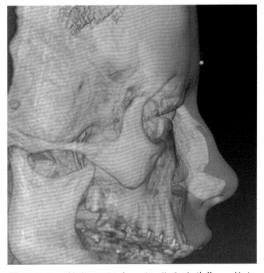

图 2.156　软组织额点。经"面渲染"、软组织半透明化后的三维虚拟头颅模型右侧面观（i-CAT, Imaging Sciences International Inc., IPS CaseDesigner ALPHA version，患者 V.E.W.）。注意软组织额点 g 是落在软组织轮廓上的，与硬组织额点 G 有区别

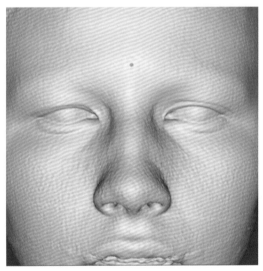

图 2.157　软组织额点。经"面渲染"、软组织半透明化后的三维虚拟头颅模型正面观（i-CAT, Imaging Sciences International Inc., IPSCaseDesigner ALPHA version，患者 V.E.W.）

■ 软组织鼻根点（n）

软组织鼻根点（n）的定义

软组织鼻根点（g）在正中矢状面上位于鼻根处的软组织轮廓上，与鼻额缝的位置相对应。它在三维头影测量中是一个定义明确的点，与L.G. Farkas在人体测量学中提出的"鼻根点（N）"不同，后者是指位于鼻额缝上的硬组织标志点。

三维虚拟头颅模型上软组织鼻根点（n）的定位

步骤1： 在右侧面观的三维虚拟头颅模型上定位n点（图2.158）。

步骤2： 在右侧面观（图2.159a）及左侧面观（图2.159b）的三维虚拟头颅模型上修正n点的位置。

步骤3： 在正面观的三维虚拟头颅模型上修正n点的水平向位置，使其落在鼻根部中线上（图2.160）。

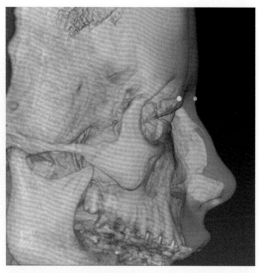

图2.158 软组织鼻根点。经"面渲染"、软组织半透明化后的三维虚拟头颅模型右侧面观（i-CAT, Imaging Sciences International Inc., IPS CaseDesigner ALPHA version，患者V.E.W.）。注意软组织鼻根点n是落在软组织轮廓上的，与硬组织鼻根点G（黄点所示）有区别

软组织鼻根点（n）

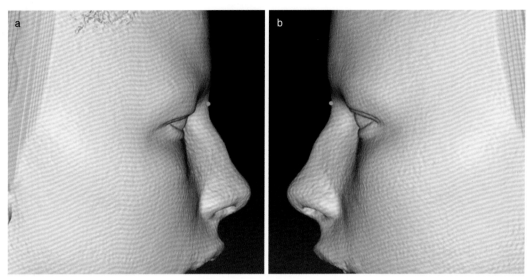

图 2.159　软组织鼻根点。经"面渲染"的三维虚拟头颅模型右侧面观（a）及左侧面观（b）（i-CAT, Imaging Sciences International Inc., IPSCaseDesigner ALPHA version，患者 V.E.W.）

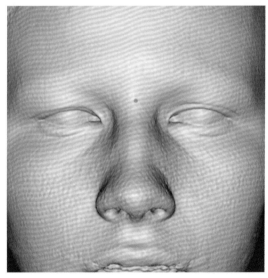

图 2.160　软组织鼻根点。经"面渲染"、软组织半透明化后的三维虚拟头颅模型正面观（i-CAT, Imaging Sciences International Inc., IPSCaseDesigner ALPHA version，患者 V.E.W.）

■ 鼻鞍点（se）

鼻鞍点（se）的定义

鼻鞍点（se）是指正中矢状面上额鼻部软组织轮廓的最凹处，与软组织鼻根点接近。

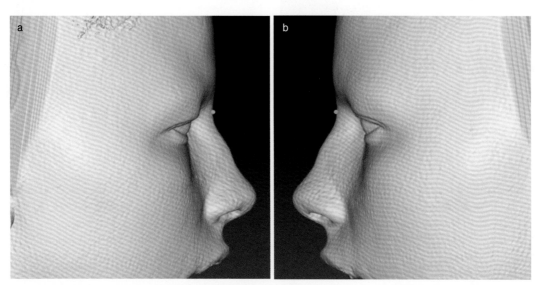

图 2.161　鼻鞍点。经"面渲染"的三维虚拟头颅模型右侧面观（a）及左侧面观（b）（i-CAT, Imaging Sciences International Inc., IPSCaseDesigner ALPHA version，患者 V.E.W.）

三维虚拟头颅模型上鼻鞍点（se）的定位

步骤 1：在右侧面观的三维虚拟头颅模型上定位 se 点（图 2.161a、2.162），并在左侧面观的虚拟头颅模型上进行修正（图 2.161b）。

步骤 2：在正面观的三维虚拟头颅模型上修正 se 点的水平向位置，使其落在鼻部中线上（图 2.163）。注意 se 点的位置通常在 n 点下方。

鼻鞍点（se）

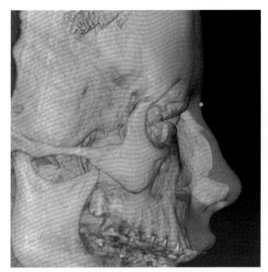 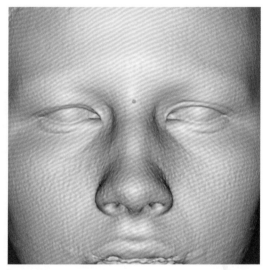

图 2.162　鼻鞍点。经"面渲染"、软组织半透明化的三维虚拟头颅模型右侧面观（i-CAT, Imaging Sciences International Inc., IPS CaseDesigner ALPHAversion，患者 V.E.W.）。注意 se 点的位置通常在 n 点下方

图 2.163　鼻鞍点。经"面渲染"的三维虚拟头颅模型正面观（i-CAT, Imaging Sciences International Inc., IPSCaseDesigner ALPHA version，患者 V.E.W.）

■ 内眦点（en$_r$-en$_l$）

内眦点（en）的定义

内眦点（en）是指眼裂内侧眼角处，上下眼睑结合的那一点。

三维虚拟头颅模型上内眦点（en）的定位

在正面观的三维虚拟头颅模型上定位双侧 en 点（图 2.164、2.165）。

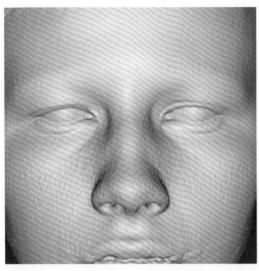

图 2.164　左右侧内眦点。经"面渲染"的三维虚拟头颅模型正面观（i-CAT, Imaging Sciences International Inc., IPSCaseDesigner ALPHA version，患者 V.E.W.）

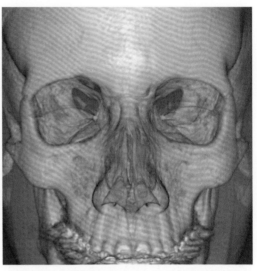

图 2.165　左右侧内眦点。经"面渲染"、软组织半透明化的三维虚拟头颅模型正面观（i-CAT, Imaging Sciences International Inc., IPS CaseDesigner ALPHAversion，患者 V.E.W.）。注意 en 点的位置通常在眶内壁的外侧

■ 外眦点（ex$_r$-ex$_l$）

外眦点（ex）的定义

外眦点（ex）是指眼裂外侧眼角处，上下眼睑结合的那一点。

三维虚拟头颅模型上外眦点（ex）的定位

在正面观的三维虚拟头颅模型上定位双侧 ex 点（图 2.166、2.167）。

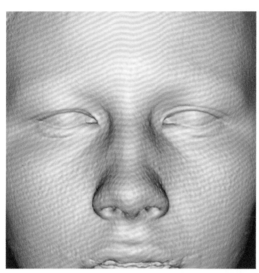

图 2.166　左右侧内眦点。经"面渲染"的三维虚拟头颅模型正面观（i-CAT, Imaging Sciences International Inc., IPSCaseDesigner ALPHA version，患者 V.E.W.）

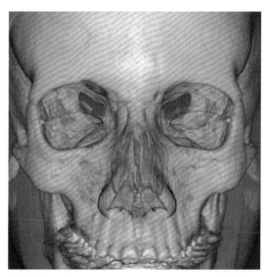

图 2.167　左右侧外眦点。经"面渲染"、软组织半透明化的三维虚拟头颅模型正面观（i-CAT, Imaging Sciences International Inc., IPS CaseDesigner ALPHAversion，患者 V.E.W.）。注意 ex 点的位置绝大多数情况下位于眶外侧壁的稍内侧，但偶尔会与眶外侧壁重合，当患者拍摄 CBCT 时处于闭眼状态时，这种情况尤为明显

■ 瞳孔点（p$_r$–p$_l$）

瞳孔点（p）的定义

瞳孔点（p）是指眼球表面软组织轮廓的中心点。

三维虚拟头颅模型上瞳孔点（p）的定位

在正面观的三维虚拟头颅模型上定位双侧 p 点（图 2.168、2.169）。

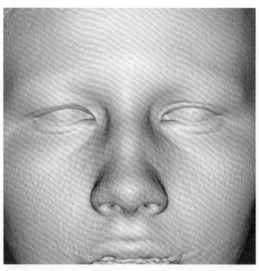

图 2.168 左右侧瞳孔点。经"面渲染"的三维虚拟头颅模型正面观（i-CAT, Imaging Sciences International Inc., IPSCaseDesigner ALPHA version，患者 V.E.W.）。在定位瞳孔点时，要确保扫描时患者的双眼是睁开的，否则，使用二维照片或三维面扫图像进行叠加后再定点是不准确的

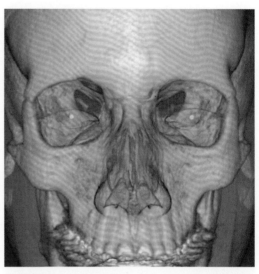

图 2.169 左右侧瞳孔点。经"面渲染"、软组织半透明化的三维虚拟头颅模型正面观（i-CAT, Imaging Sciences International Inc., IPS CaseDesigner ALPHA version，患者 V.E.W.）

■ 软组织眶下点（or$_r$–or$_l$）

软组织眶下点（or）的定义

软组织眶下点（or）是指双侧眼眶下壁的最低点，是硬组织眶下点在软组织上的投影。它在三维头影测量中是一个定义明确的点，与 L.G. Farkas 在人体测量学中提出的"眶下点（Or）"不同，后者是指位于眶下壁上的硬组织标志点。

三维虚拟头颅模型上软组织眶下点（or）的定位

步骤 1： 在正面观的三维虚拟头颅模型上定位左右侧 or 点（图 2.170）。

步骤 2： 使软组织模型半透明化，根据下方硬组织的结构修正并确定 or 点的最终位置（图 2.171）。

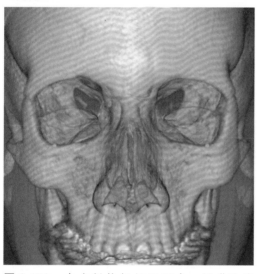

图 2.170　左右侧软组织眶下点。经"面渲染"、软组织半透明化的三维虚拟头颅模型正面观（i-CAT, Imaging Sciences International Inc., IPS CaseDesigner ALPHA version，患者 V.E.W.）。注意软组织半透明化后可清晰地显示出下方硬组织的形态结构，便于对软组织眶下点进行精确定位

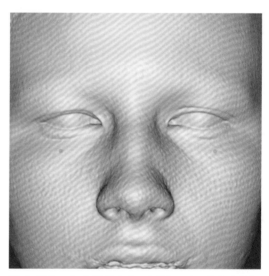

图 2.171　左右侧软组织眶下点。经"面渲染"的三维虚拟头颅模型正面观（i-CAT, Imaging Sciences International Inc., IPS CaseDesigner ALPHA version，患者 V.E.W.）

■ 软组织眶上点（os_r-os_l）

软组织眶上点（os）的定义

软组织眶上点（os）是指双侧眼眶上壁的最高点。它与L.G. Farkas在人体测量学中提出的"眶上点（Or）"位置接近，后者是指位于眉弓下缘最高点处的硬组织标志点。

三维虚拟头颅模型上软组织眶上点（os）的定位

步骤1： 在正面观的三维虚拟头颅模型上定位左右侧os点（图2.172）。

步骤2： 使软组织模型半透明化，根据下方硬组织的结构修正并确定os点的最终位置（图2.173）。

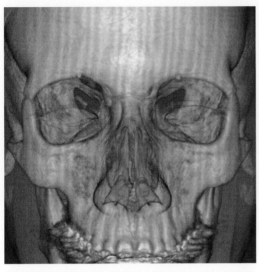

图2.172 左右侧软组织眶上点。经"面渲染"、软组织半透明化的三维虚拟头颅模型正面观（i-CAT, Imaging Sciences International Inc., IPS CaseDesigner ALPHA version，患者V.E.W.）。注意软组织半透明化后可清晰地显示出下方硬组织的形态结构，便于对软组织眶上点进行精确定位

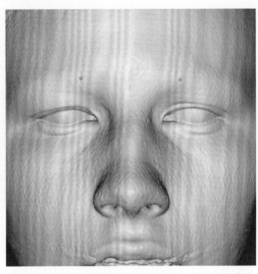

图2.173 左右侧软组织眶上点。经"面渲染"的三维虚拟头颅模型正面观（i-CAT, Imaging Sciences International Inc., IPS CaseDesigner ALPHA version，患者V.E.W.）

■ 软组织颧弓点（zy$_l$–zy$_r$）

软组织颧弓点（zy）的定义

软组织颧弓点（zy）是指双侧颧弓表面软组织的最凸点，与其下方的硬组织颧弓点相对应。它在三维头影测量中是一个定义明确的点，与 L.G. Farkas 在人体测量学中提出的"颧弓点（Zy）"不同，后者是指位于骨性颧弓最凸点处的硬组织标志点。

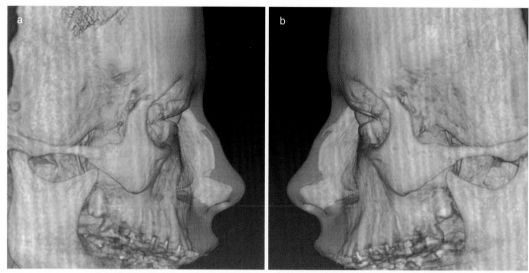

图 2.174　左右侧软组织颧弓点。经"面渲染"、软组织半透明化的三维虚拟头颅模型右侧面观（a）及左侧面观（b）（i-CAT, Imaging Sciences International Inc., IPS CaseDesigner ALPHA version，患者 V.E.W.）。注意软组织半透明化后可清晰地显示出下方硬组织的形态结构，便于对软组织颧弓点进行精确定位

三维虚拟头颅模型上软组织颧弓点（zy）的定位

步骤 1：在右侧面观（图 2.174a）及左侧面观（图 2.174b）的三维虚拟头颅模型上定位左右侧 zy 点。

步骤 2：在正面观的三维虚拟头颅模型上修正并确定双侧 zy 点的最终位置（图 2.175、2.176）。

软组织颧弓点（zy$_l$–zy$_r$）

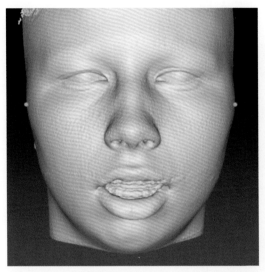

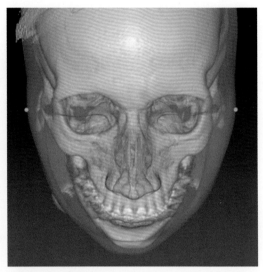

图2.175 左右侧软组织颧弓点。经"面渲染"的三维虚拟头颅模型正面观（i-CAT, Imaging Sciences International Inc., IPS CaseDesigner ALPHA version，患者 V.E.W.）

图2.176 左右侧软组织颧弓点。经"面渲染"、软组织半透明化的三维虚拟头颅模型正面观，头位稍向前下倾斜（i-CAT, Imaging Sciences International Inc., IPS CaseDesigner ALPHA version，患者 V.E.W.）

■ 鼻顶点（·prn）

鼻顶点（prn）的定义

鼻顶点（prn）是指正中矢状面上鼻部

软组织轮廓的最前点，即鼻尖处。对于有鼻裂畸形的患者，L.G. Farkas 建议选取两个鼻尖中较突出的一个作为鼻顶点。

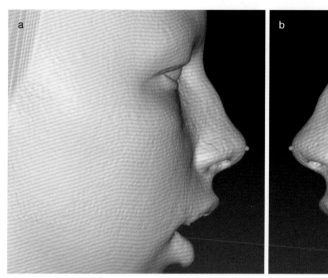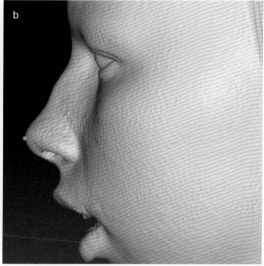

图 2.177　鼻顶点。经"面渲染"的三维虚拟头颅模型右侧面观（a）及左侧面观（b）（i-CAT，Imaging Sciences International Inc., IPS CaseDesigner ALPHA version，患者 V.E.W.）

三维虚拟头颅模型上鼻顶点（prn）的定位

步骤 1：在右侧面观（图 2.177a）的三维虚拟头颅模型上定位 prn 点，并在左侧面观（图 2.177b）的三维虚拟头颅模型上修

正其位置。

步骤 2：在颅底位观的三维虚拟头颅模型上修正并确定 prn 点的最终位置（图 2.178）。

鼻顶点（prn）

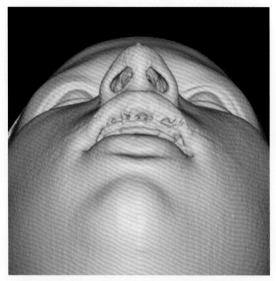

图 2.178　鼻顶点。经"面渲染"的三维虚拟头颅模型颅底位观（i-CAT, Imaging Sciences International Inc., IPS CaseDesigner ALPHA version，患者 V.E.W.）

■ 鼻下点（sn）

鼻下点（sn）的定义

鼻下点（sn）是指正中矢状面上鼻小柱和上唇的交界点。

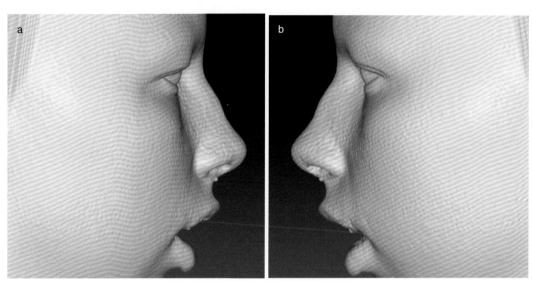

图 2.179　鼻下点。经"面渲染"的三维虚拟头颅模型右侧面观（a）及左侧面观（b）（i-CAT, Imaging Sciences International Inc., IPS CaseDesigner ALPHA version，患者 V.E.W.）

三维虚拟头颅模型上鼻下点（sn）的定位

步骤 1： 在右侧面观（图 2.179a）的三维虚拟头颅模型上定位 sn 点，并在左侧面观（图 2.179b）的三维虚拟头颅模型上修正其位置。

步骤 2： 在颅底位观的三维虚拟头颅模型上修正并确定 sn 点的最终位置（图 2.180）。

鼻下点（sn）

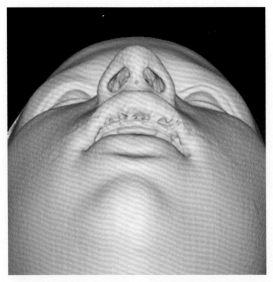

图 2.180　鼻下点。经"面渲染"的三维虚拟头颅模型颅底位观（i-CAT, Imaging Sciences International Inc., IPS CaseDesigner ALPHA version，患者 V.E.W.）

■ 鼻翼点（al$_r$-al$_l$）

鼻翼点（al）的定义

鼻翼点（al）是指双侧鼻翼的最外侧点。

三维虚拟头颅模型上鼻翼点（al）的定位

在颅底位观（图 2.181）的三维虚拟头颅模型上定位双侧 al 点。

■ 鼻翼基点（ac$_r$-ac$_l$）

鼻翼基点（ac）的定义

鼻翼基点（ac）是指双侧鼻翼基部与面部的交界点。

三维虚拟头颅模型上鼻翼基点（ac）的定位

在颅底位观（图 2.182）的三维虚拟头颅模型上定位双侧 ac 点。

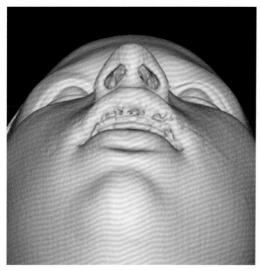

图 2.181　双侧鼻翼点。经"面渲染"的三维虚拟头颅模型颅底位观（i-CAT, Imaging Sciences International Inc., IPS CaseDesigner ALPHA version，患者 V.E.W.）

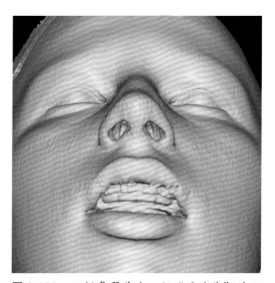

图 2.182　双侧鼻翼基点。经"面渲染"的三维虚拟头颅模型颅底位观（i-CAT, Imaging Sciences International Inc., IPS CaseDesigner ALPHA version，患者 V.E.W.）

■ 鼻孔顶点 (nt_r–nt_l)

鼻孔顶点 (nt) 的定义

鼻孔顶点 (nt) 是指颅底位观时双侧鼻孔的最高点或鼻孔长轴的最上点。

三维虚拟头颅模型上鼻孔顶点 (nt) 的定位

在颅底位观（图 2.183）的三维虚拟头颅模型上定位双侧 nt 点。

■ 鼻小柱点 (c″)

鼻小柱点 (c″) 的定义

鼻小柱点 (c″) 是指颅底位观时，双侧鼻孔最高点的连线与鼻小柱中轴线的交点。该点是一个人为定义的点，其意义是为了在三维虚拟场景中对鼻唇角的一条边进行定义。

三维虚拟头颅模型上鼻小柱点 (c″) 的定位

在颅底位观的三维虚拟头颅模型上定位鼻小柱点 c″ 点（图 2.184）。

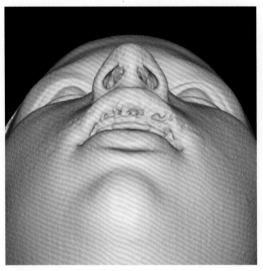

图 2.183　双侧鼻孔顶点。经"面渲染"的三维虚拟头颅模型颅底位观（i-CAT, Imaging Sciences International Inc., IPS CaseDesigner ALPHA version，患者 V.E.W. ）

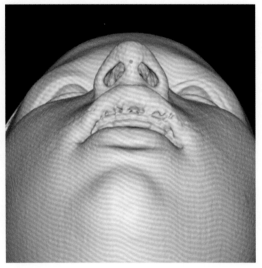

图 2.184　双侧鼻小柱点。经"面渲染"的三维虚拟头颅模型颅底位观（i-CAT, Imaging Sciences International Inc., IPS CaseDesigner ALPHA version，患者 V.E.W. ）

■ 鼻孔基点（nb_r–nb_l）

鼻孔基点（nb）的定义

鼻孔基点（nb）是指颅底位观时双侧鼻孔的最低点或鼻孔长轴的最下点。

三维虚拟头颅模型上鼻孔基点（nb）的定位

在颅底位观的三维虚拟头颅模型上定位双侧 nb 点（图 2.185）。

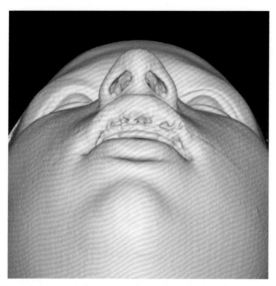

图 2.185　双侧鼻孔基点。经"面渲染"的三维虚拟头颅模型颅底位观（i-CAT, Imaging Sciences International Inc., IPS CaseDesigner ALPHA version，患者 V.E.W.）

■ 上唇凹点（ss）

上唇凹点（ss）的定义

上唇凹点（ss）是指正中矢状面上人中处软组织的最凹点。

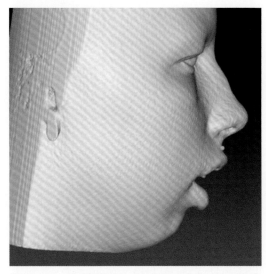

图 2.186　上唇凹点。经"面渲染"的三维虚拟头颅模型右侧面观（i-CAT, Imaging Sciences International Inc., IPS CaseDesigner ALPHA version，患者 V.E.W.）

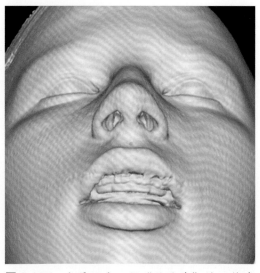

图 2.187　上唇凹点。经"面渲染"的三维虚拟头颅模型颅底位观（i-CAT, Imaging Sciences International Inc., IPS CaseDesigner ALPHA version，患者 V.E.W.）

三维虚拟头颅模型上上唇凹点（ss）的定位

步骤 1：在右侧面观或左侧面观的三维虚拟头颅模型上定位 ss 点（图 2.186）。

步骤 2：在颅底位观的三维虚拟头颅模型上修正 ss 点的水平向位置，使其落在上唇中线上（图 2.187）。此步骤后，由

于人中嵴的遮挡，在绝大多数三维模型的左右侧面观时都无法看到 ss 点的位置（图 2.188）。但是，当软组织被半透明化后，该点即可显现出来（图 2.189）。

步骤 3：在 2/3 右侧面观（图 2.190a）或 2/3 左侧面观（图 2.190b）的三维虚拟头颅模型上修正并确定 ss 点的最终位置。

上唇凹点（ss）

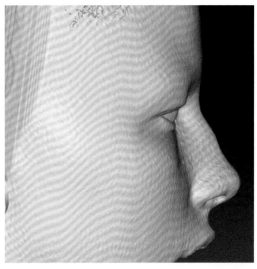

图 2.188　上唇凹点。经"面渲染"的三维虚拟头颅模型右侧面观（i-CAT, Imaging Sciences International Inc., IPS CaseDesigner ALPHA version，患者 V.E.W.）。注意该点落在上唇中线上后，由于人中嵴的遮挡，在侧面观时即不可见

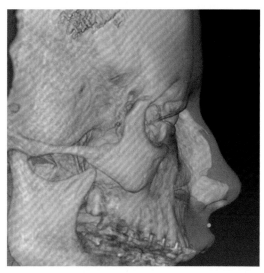

图 2.189　上唇凹点。经"面渲染"、软组织半透明化的三维虚拟头颅模型右侧面观（i-CAT, Imaging Sciences International Inc., IPS CaseDesigner ALPHA version，患者 V.E.W.）。注意软组织半透明化后，该点即可显现出来

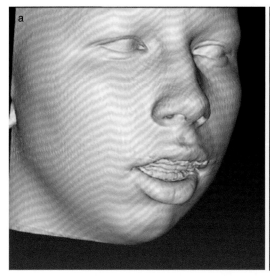

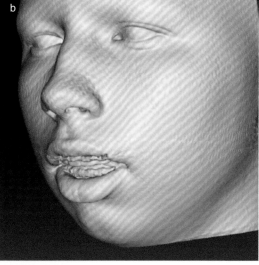

图 2.190　上唇凹点。经"面渲染"的三维虚拟头颅模型 2/3 右侧面观（a）及 2/3 左侧面观（b）（i-CAT, Imaging Sciences International Inc., IPS CaseDesigner ALPHA version，患者 V.E.W.）

■ 上唇缘点（ls）

上唇缘点（ls）的定义

上唇缘点（ls）是指上唇唇红缘的中点。

三维虚拟头颅模型上上唇缘点（ls）的定位

步骤1：在颅底位观的三维虚拟头颅模型上定位 ls 点（图2.191）。

步骤2：在2/3右侧面观（图2.192a）及2/3左侧面观（图2.192b）的三维虚拟头颅模型上修正并确定 ls 点的最终位置。

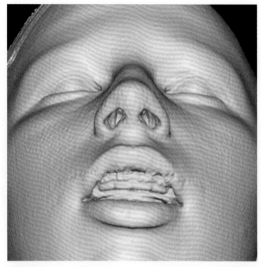

图2.191　上唇缘点。经"面渲染"的三维虚拟头颅模型颅底位观（i-CAT, Imaging Sciences International Inc., IPS CaseDesigner ALPHA version，患者 V.E.W.）

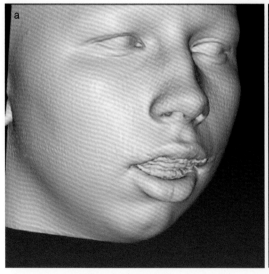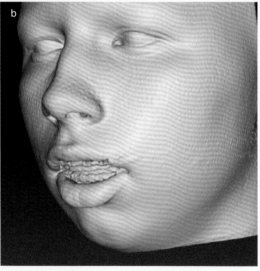

图2.192　上唇缘点。经"面渲染"的三维虚拟头颅模型2/3右侧面观（a）及2/3左侧面观（b）（i-CAT, Imaging Sciences International Inc., IPS CaseDesigner ALPHA version，患者 V.E.W.）

■ 上口点（st$_s$）

上口点（st$_s$）的定义

上口点（st$_s$）是指正中矢状面上上唇下缘的中点。

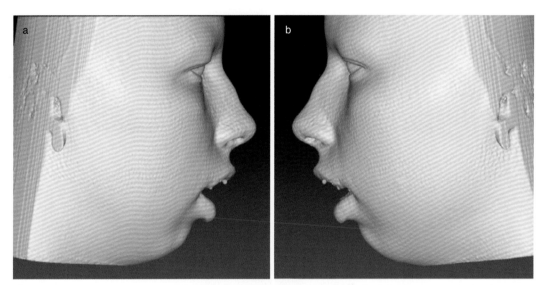

图 2.193　上口点。经"面渲染"的三维虚拟头颅模型右侧面观（a）及左侧面观（b）（i-CAT, Imaging Sciences International Inc., IPS CaseDesigner ALPHA version，患者 V.E.W.）

三维虚拟头颅模型上上口点（st$_s$）的定位

步骤 1：在右侧面观的三维虚拟头颅模型上定位 st$_s$ 点（图 2.193a），并在左侧面观的三维虚拟头颅模型上修正其位置（图 2.193b）。

步骤 2：在正面观的三维虚拟头颅模型上修正 st$_s$ 点的水平向位置，使其落在上唇中线上（图 2.194）。

上口点（st$_s$）

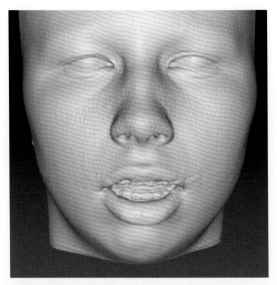

图 2.194　上口点。经"面渲染"的三维虚拟头颅模型正面观（i-CAT, Imaging Sciences International Inc., IPS CaseDesigner ALPHA version，患者 V.E.W.）

■ 下口点（st_i）

下口点（st_i）的定义

下口点（st_i）是指正中矢状面上下唇上缘的中点。

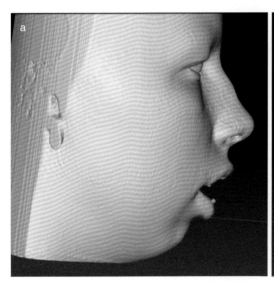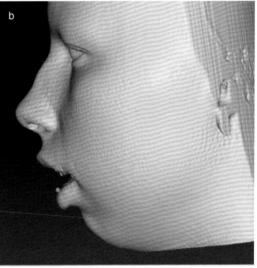

图 2.195　下口点。经"面渲染"的三维虚拟头颅模型右侧面观（a）及左侧面观（b）（i-CAT, Imaging Sciences International Inc., IPS CaseDesigner ALPHA version，患者 V.E.W.）

三维虚拟头颅模型上下口点（st_i）的定位

步骤 1：在右侧面观的三维虚拟头颅模型上定位 st_i 点（图 2.195a），并在左侧面观的三维虚拟头颅模型上修正其位置（图 2.195b）。

步骤 2：在正面观的三维虚拟头颅模型上修正 st_i 点的水平向位置，使其落在下唇中线上（图 2.196）。

下口点（st$_i$）

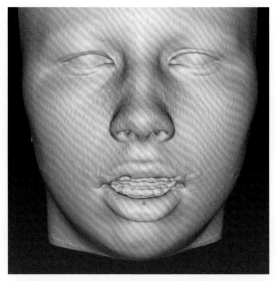

图 2.196　下口点。经"面渲染"的三维虚拟头颅模型正面观（i-CAT, Imaging Sciences International Inc., IPS CaseDesigner ALPHA version，患者 V.E.W.）

■ 口角点（ch$_r$–ch$_l$）

口角点（ch）的定义

口角点（ch）是指双侧上下唇的结合处。

三维虚拟头颅模型上口角点（ch）的定位

步骤 1：在正面观的三维虚拟头颅模型上定位双侧 ch 点（图 2.197）。

步骤 2：在 2/3 右侧面观（图 2.198a）及 2/3 左侧面观（图 2.198b）的三维虚拟头颅模型上修正并确定双侧 ch 点的最终位置。

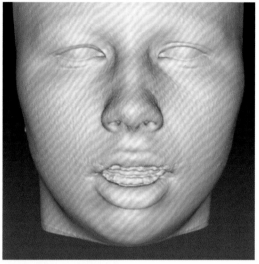

图 2.197　双侧口角点。经"面渲染"的三维虚拟头颅模型正面观（i-CAT, Imaging Sciences International Inc., IPS CaseDesigner ALPHA version，患者 V.E.W.）

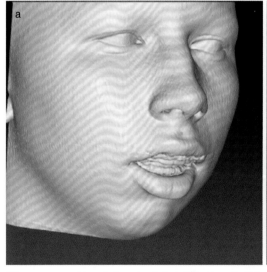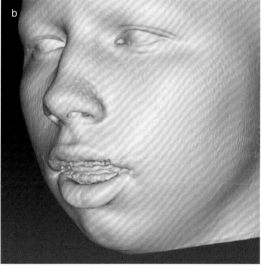

图 2.198　双侧口角点。经"面渲染"的三维虚拟头颅模型 2/3 右侧面观（a）及 2/3 左侧面观（b）（i-CAT, Imaging Sciences International Inc., IPS CaseDesigner ALPHA version，患者 V.E.W.）

■ 下唇缘点（li）

下唇缘点（li）的定义
下唇缘点（li）是指下唇唇红缘的中点。

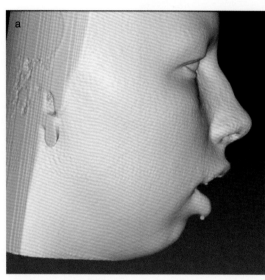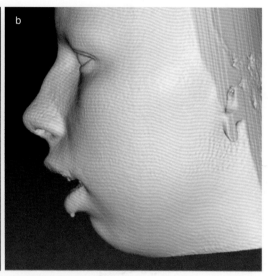

图 2.199　下唇缘点。经"面渲染"的三维虚拟头颅模型右侧面观（a）及左侧面观（b）（i-CAT, Imaging Sciences International Inc., IPS CaseDesigner ALPHA version，患者 V.E.W.）

三维虚拟头颅模型上上唇缘点（ls）的定位
步骤 1：在右侧面观的三维虚拟头颅模型上定位 li 点（图 2.199a），并在左侧面观的三维虚拟头颅模型上修正其位置（图 2.199b）。

步骤 2：在颏下位观的三维虚拟头颅模型上修正 li 的位置，使其落在下唇中线上（图 2.200）。

下唇缘点（li）

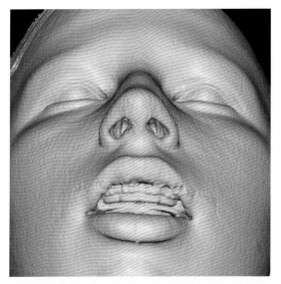

图 2.200 下唇缘点。经"面渲染"的三维虚拟头颅模型颏下位观（i-CAT, Imaging Sciences International Inc., IPS CaseDesigner ALPHA version，患者 V.E.W.）

■ 软组织下颌角点（go$_r$-go$_l$）

软组织下颌角点（go）的定义

软组织下颌角点（go）是指正面观时软组织下颌角轮廓的最外侧点，是硬组织下颌角点（Go）在软组织上的投影（见第2.2.2章）。

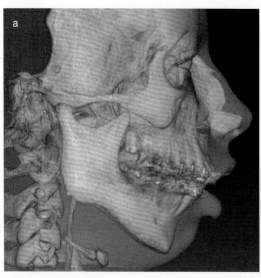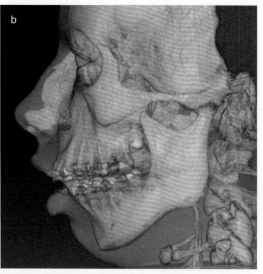

图 2.201　双侧软组织下颌角点。经"面渲染"、软组织半透明化的三维虚拟头颅模型右侧面观（a）及左侧面观（b）（i-CAT, Imaging Sciences International Inc., IPS CaseDesigner ALPHA version，患者 V.E.W.）

三维虚拟头颅模型上软组织下颌角点（go）的定位

步骤 1：在右侧面观（图 2.201a）及左侧面观（图 2.201b）的软组织半透明化的三维虚拟头颅模型上定位双侧 go 点。

步骤 2：在正面观的软组织半透明化的三维虚拟头颅模型上修正双侧 go 点的位置（图 2.202）。

步骤 3：在三维虚拟头颅模型的软组织表面上显示双侧 go 点的位置（图 2.203）。

软组织下颌角点（go_r-go_l）

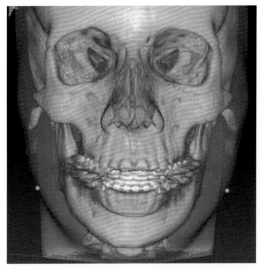

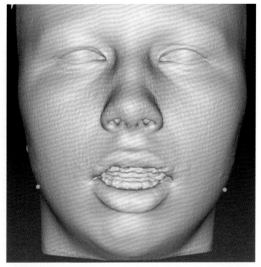

图 2.202　双侧软组织下颌角点。经"面渲染"、软组织半透明化的三维虚拟头颅模型正面观（i-CAT, Imaging Sciences International Inc., IPS CaseDesigner ALPHA version，患者 V.E.W.）。注意软组织半透明化后可显示出其下方的硬组织解剖形态，这有助于我们更准确地定位 go 点的位置

图 2.203　双侧软组织下颌角点。经"面渲染"的三维虚拟头颅模型正面观（i-CAT, Imaging Sciences International Inc., IPS CaseDesigner ALPHA version，患者 V.E.W.）

■ 下唇凹点（sl）

下唇凹点（sl）的定义

下唇凹点（sl）是指正中矢状面上颏唇沟处软组织的最凹点。

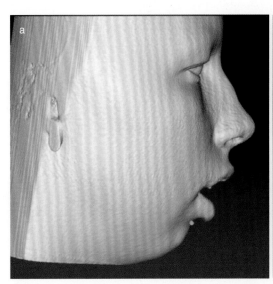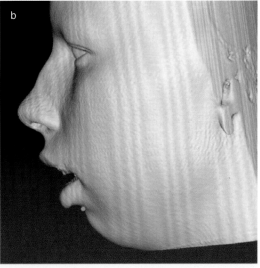

图 2.204　下唇凹点。经"面渲染"的三维虚拟头颅模型右侧面观（a）及左侧面观（b）（i-CAT, Imaging Sciences International Inc., IPS CaseDesigner ALPHA version，患者 V.E.W.）

三维虚拟头颅模型上下唇凹点（sl）的定位

步骤 1：在右侧面观的三维虚拟头颅模型上定位 sl 点（图 2.204a），并在左侧面观的三维虚拟头颅模型上修正其位置（图 2.204b）。

步骤 2：在颏下位观的三维虚拟头颅模型上修正 sl 点的水平向位置，使其落在下唇中线上（图 2.205）。

下唇凹点（sl）

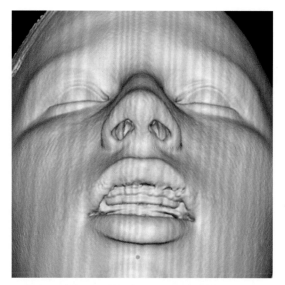

图 2.205　下唇凹点。经"面渲染"的三维虚拟头颅模型额下位观（i-CAT, Imaging Sciences International Inc., IPS CaseDesigner ALPHA version，患者 V.E.W.）

■ 软组织颏前点（pg）

软组织颏前点（pg）的定义

软组织颏前点（pg）是指正中矢状面上颏部软组织的最前凸点。

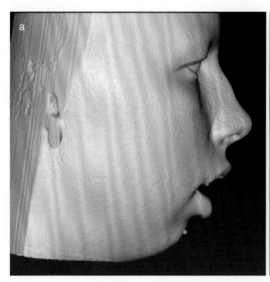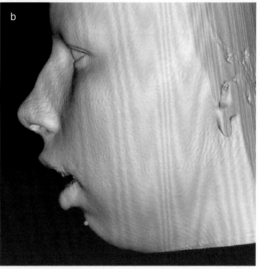

图 2.206　软组织颏前点。经"面渲染"的三维虚拟头颅模型右侧面观（a）及左侧面观（b）（i-CAT，Imaging Sciences International Inc., IPS CaseDesigner ALPHA version，患者 V.E.W.）

三维虚拟头颅模型上软组织颏前点（pg）的定位

步骤1：在右侧面观的三维虚拟头颅模型上定位 pg 点（图 2.206a、2.208），并在左侧面观的三维虚拟头颅模型上修正其位置（图 2.206b）。

步骤2：在颏下位观的三维虚拟头颅模型上修正 pg 点的水平向位置，使其落在颏部中线上（图 2.207）。

软组织颏前点（pg）

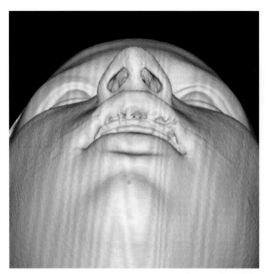 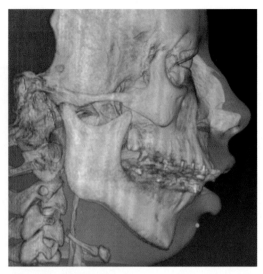

图 2.207 软组织颏前点。经"面渲染"的三维虚拟头颅模型颅底位观（i-CAT, Imaging Sciences International Inc., IPS CaseDesigner ALPHA version，患者 V.E.W.）

图 2.208 软组织颏前点。经"面渲染"、软组织半透明化的三维虚拟头颅模型右侧面观（i-CAT, Imaging Sciences International Inc., IPS CaseDesigner ALPHA version，患者 V.E.W.）。注意软组织颏前点的垂直向位置通常位于硬组织颏前点的稍上方

■ 软组织颏下点（gn）

软组织颏下点（gn）的定义

软组织颏下点（gn）是指在正中矢状面上颏部软组织轮廓的最下点。它在三维头影测量中是一个定义明确的点，与 L.G. Farkas 在人体测量学中提出的"硬组织颏下点（Gn）"不同，后者是指位于颏部的硬组织标志点。

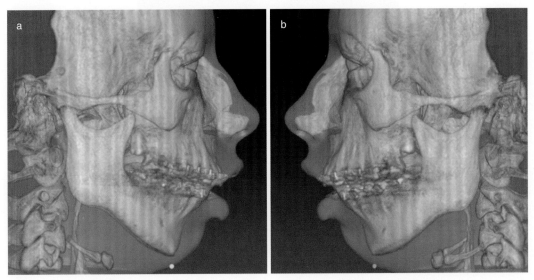

图 2.209 软组织颏下点。经"面渲染"、软组织半透明化的三维虚拟头颅模型右侧面观（a）及左侧面观（b）（i-CAT, Imaging Sciences International Inc., IPS CaseDesigner ALPHA version，患者 V.E.W.）

三维虚拟头颅模型上软组织颏下点（gn）的定位

步骤 1：在右侧面观的三维虚拟头颅模型上定位 gn 点（图 2.209a），并在左侧面观的三维虚拟头颅模型上修正其位置（图 2.209b）。

步骤 2：在颅底位观的三维虚拟头颅模型上修正 gn 点的水平向位置，使其落在颏部中线上（图 2.210）。

软组织颏下点（gn）

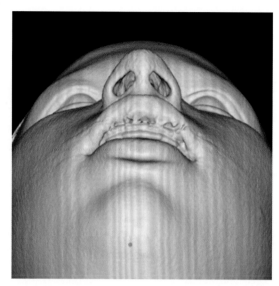

图 2.210 软组织颏下点。经"面渲染"的三维虚拟头颅模型颅底位观（i-CAT, Imaging Sciences International Inc., IPS CaseDesigner ALPHA version，患者 V.E.W.）。注意该解剖标志点在水平向上位于颏部正中，而并不一定落在面中线上

■ 针对软组织的三维头影测量解剖标志点的定位

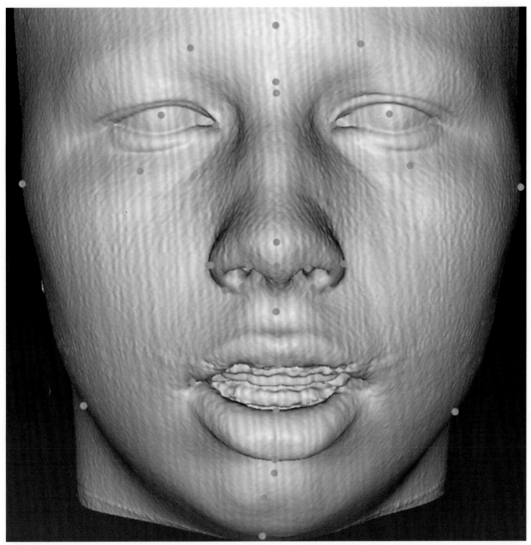

图 2.211　正面观。针对软组织的三维头影测量解剖标志点的定位。经"面渲染"的三维虚拟头颅模型（i-CAT, Imaging Sciences International Inc., IPS CaseDesigner ALPHA version，患者 V.E.W.）。注意中线上的解剖标志点在水平向上位于各自解剖区域的中央，而并不一定都落在面中线上

针对软组织的三维头影测量解剖标志点的定位

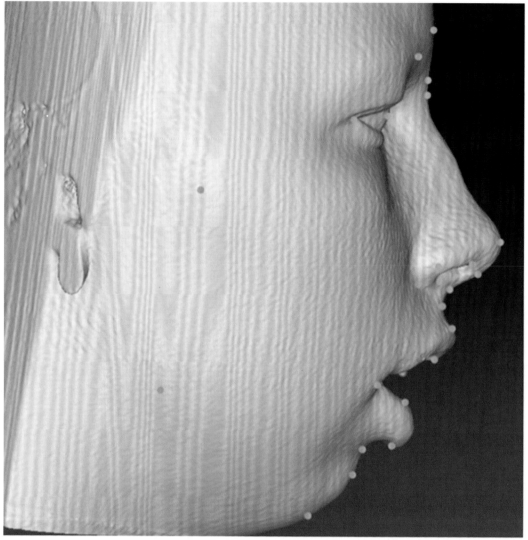

图 2.212　侧面观。针对软组织的三维头影测量解剖标志点的定位。经"面渲染"的三维虚拟头颅模型（i-CAT, Imaging Sciences International Inc., IPS CaseDesigner ALPHA version，患者 V.E.W.）

针对软组织的三维头影测量解剖标志点的定位

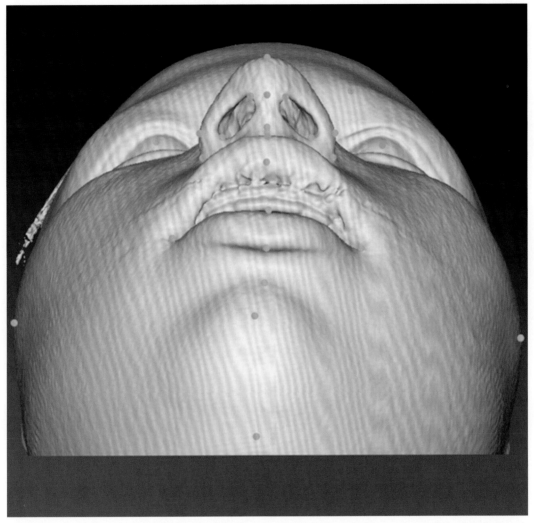

图 2.213 颅底位观。针对软组织的三维头影测量解剖标志点的定位。经 "面渲染" 的三维虚拟头颅模型 (i-CAT, Imaging Sciences International Inc., IPS CaseDesigner ALPHA version, 患者 V.E.W.)。注意,中线上的解剖标志点在水平向上位于各自解剖区域的中央,而并不一定都落在面中线上

■ 其他三维头影测量软组织标志点

以下列出的是 Farkas 于 1994 年提出的其他不常用的人体测量学解剖标志点，它们也可被用于软组织三维头影测量分析中。

在应用过程中，临床医生（正畸医生或外科医生）可以自行挑选合适的人体测量学解剖标志点，并将其转化到三维头颅模型上进行三维头影测量分析，甚至可以自行创建新的软组织标志点。

• 上颌额交界点（mf）：在内眦点（en）水平面上，位于双侧鼻根基部的软组织解剖标志点。

• 颞顶点（eu）：正面观时，位于颅骨颞部与顶部交界处的最外侧点。

• 软组织枕后点（op）：正中矢状面上枕部软组织轮廓的最后点，也是颅部软组织轮廓上距离软组织额点（g）最远的点。

• 耳廓基部下点（obi）：耳垂与颊部软组织接合处的最下点，标志着软组织耳廓基部的最下点。

• 耳廓基部上点（obs）：耳轮与颞部软组织接合处的最上点，标志着软组织耳廓基部的最上点。

• 软组织耳点（po）：软组织外耳道的最上点。

• 耳廓后点（pa）：耳廓游离缘的最后点。

• 耳廓前点（pra）：耳廓的最前点，位于耳轮脚附近。

• 耳廓下点（sba）：耳廓游离缘的最下点，位于耳垂处。

• 耳廓上点（sa）：耳廓游离缘的最上点。

• 耳屏点（t）：耳屏的最上点。

• 颅顶点（v）：当 FH 平面与水平面平行时，颅顶部软组织轮廓的最上点。

■ Bruges 软组织三维头影测量分析法

Bruges 软组织三维头影测量分析法是基于直接的人体测量学解剖标志点的分析法，它在 Bruges 的颌面外科已有 25 年以上的临床应用史（图 2.214~2.216）。

Bruges 软组织三维头影测量分析法包括以下内容：

• 患者头颅虚拟模型"自然头位（NHP）"的校准（见第 3.1 章）；

• 构建"三维头影测量参考坐标系"（见第 2.2.1 章）；

• 在虚拟头颅模型上定位 18 个软组织相关解剖标志点；

• 软件测量计算与软组织相关的 11 项线距、2 项角度及 5 项比例关系。

一项前瞻性研究（$n=350$）（Swennen, 2014）结果揭示了 Bruges 软组织三维头影测量分析法（3D-VPS$_2$）的高效性。

	均值（min:s）	范围（min:s）
BSSO（$n=90$）	2:41	2:31~2:45
BSSO 与 chin（$n=18$）	2:43	2:43~2:48
Le Fort I 与 BSSO（$n=163$）	2:38	2:27~2:41
Le Fort I, BSSO 与 chin（$n=79$）	2:40	2:33~2:47

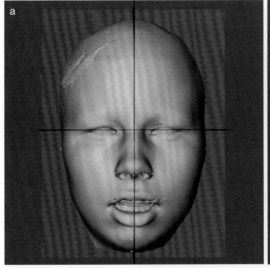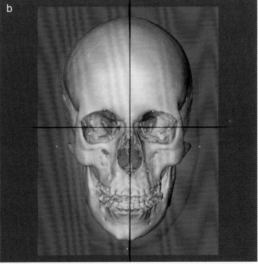

图 2.214　正面观。Bruges 软组织三维头影测量分析法中软组织解剖标志点的定位。经"面渲染"的三维虚拟头颅模型（a），以及软组织半透明化的三维虚拟头颅模型（b）（i-CAT, Imaging Sciences International Inc., Maxilim v. 2.3.0.3，患者 V.E.W.）

Bruges 软组织三维头影测量分析法

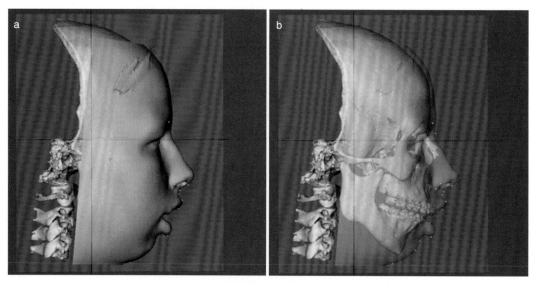

图 2.215　侧面观。Bruges 软组织三维头影测量分析法中软组织解剖标志点的定位。经"面渲染"的三维虚拟头颅模型（a），以及软组织半透明化的三维虚拟头颅模型（b）（i-CAT, Imaging Sciences International Inc., Maxilim v. 2.3.0.3，患者 V.E.W.）

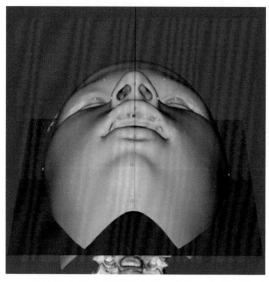

图 2.216　颅底位观。Bruges 软组织三维头影测量分析法中软组织解剖标志点的定位。经"面渲染"的三维虚拟头颅模型（i-CAT, Imaging Sciences International Inc., Maxilim v. 2.3.0.3，患者 V.E.W.）

Bruges 软组织三维头影测量分析法

头影测量分析（3D-VPS$_2$）报告	
Bruges 软组织三维头影测量分析法	
患者姓名：V.E.W.	
医生姓名：G.S.	
线距测量分析（*mm*）	
面下部高度（sn-gn）	65.7
da Vinci 面部高度（右）（os$_r$-gn）	127.8
da Vinci 面部高度（左）（os$_l$-gn）	126.3
上唇皮肤部分高度（人中高度）（sn-ls）	9.6
上唇高度（sn-sto$_u$）	16.7
上下唇间距（ILG，sto$_u$-sto$_i$）	12.3
下颌高度（sto$_i$-gn）	36.7
瞳孔间距（IPD，p$_r$-p$_l$）	59.7
内眦间距（en$_r$-en$_l$）	29.7
面上部宽度（zy$_r$-zy$_l$）	138.2
Farkas 鼻形态学宽度（al$_r$-al$_l$）	33.6
角度测量分析（°）	
鼻唇角（c″-sn/ss-ls）	116.8
颏唇角（li-sl-pg）	137.5
比例测量分析（%）	
面部宽高比（zy$_r$-zy$_l$）×100/（sn-gn）	116.2
Bruges 指数（右）（p$_r$-p$_l$）×100/（os$_r$-gn）	23.2
Bruges 指数（左）（p$_r$-p$_l$）×100/（os$_l$-gn）	23.5
下颌高度/面下部高度（sto$_i$-gn）×100/（sn-gn）	55.9
人中高度/上唇高度（sn-ls）×100/（sn-sto$_u$）	57.6

见视频 2.1

2.3　三维镜像和彩色距离图在辅助诊断中的应用潜力

在对患者进行了系统性的解剖学和病理学诊断（见 2.1 章），并做了三维头影测量分析（见 2.2 章）后，三维虚拟可视化技术（见 1.1.1 章）还为临床医生（正畸医生和外科医生）提供了以下有力的辅助诊断工具：

- 三维虚拟镜像；
- 彩色距离图。

■ 病例 1

这一部分将用患者 V.E.W. 的病例来说明三维虚拟镜像和彩色距离图的辅助诊断作用，其他特殊应用使用另外的临床病例进行展示和说明（见第 4、6 章）。

2.3.1　三维虚拟镜像

三维虚拟镜像技术可被用于评估患者全头颅的对称性或不对称性，在三维虚拟场景中，患者的软组织和硬组织模型都可被镜像重建。

在三维镜像模型重建的过程中，最关键的一步是确定"三维虚拟镜像平面"，它独立于任何颅面部参考平面，需要临床医生自行设置。

在评估患者全头颅的对称性或不对称性时，需要将患者三维头颅软组织虚拟模型的头位调整至 PHP 位（见第 3.1 章），然后再确定三维虚拟镜像平面。因此，该平面是以"三维 PHP 头影测量参考系"中的矢状轴平面（Z 轴平面）为基础进行设定的（图 2.217~2.227）（见第 2.2.1 章）。

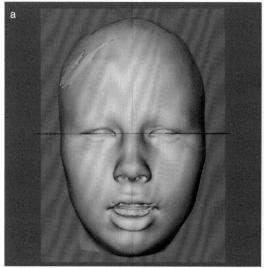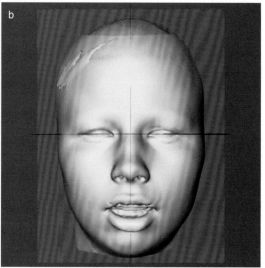

图 2.217　正面观。患者的三维头颅软组织虚拟模型已被调整至 PHP 位，并显示了三维 PHP 头影测量参考系的坐标平面（a）。在重建三维虚拟镜像模型前，需要先将头部模型进行"面渲染"，以蓝色显示（b）（i-CAT, Imaging Sciences International Inc., Maxilim v. 2.3.0.3, 患者 V.E.W.）

■ 患者头颅三维软组织虚拟镜像模型的建立

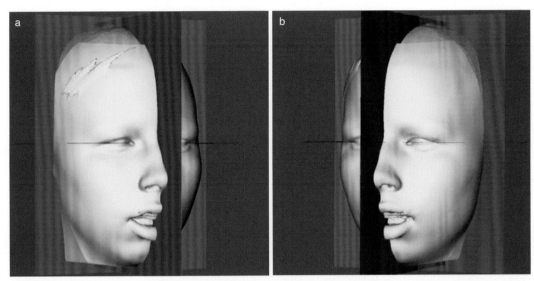

图2.218　2/3右侧面观（a）及2/3左侧面观（b）。患者的三维头颅软组织虚拟模型已被调整至PHP，并显示了三维PHP头影测量参考系的坐标平面及三维虚拟镜像平面（紫色）。经"面渲染"的三维虚拟头颅模型（i-CAT, Imaging Sciences International Inc., Maxilim v. 2.3.0.3，患者V.E.W.）

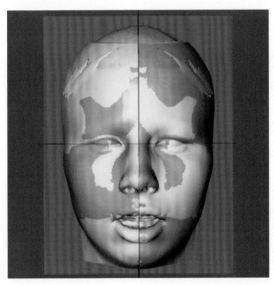

图2.219　正面观。在三维虚拟场景中，沿三维PHP头影测量参考系的矢状轴平面（z轴平面）方向进行三维虚拟镜像重建，所得到的患者头颅软组织镜像模型（i-CAT, Imaging Sciences International Inc., Maxilim v. 2.3.0.3，患者V.E.W.）

患者头颅三维软组织虚拟镜像模型的建立

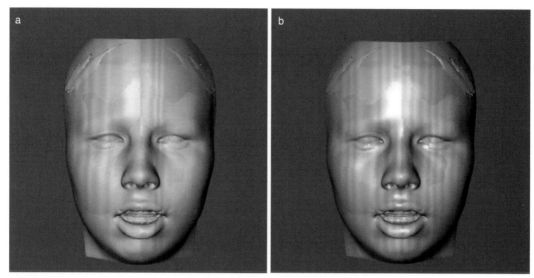

图 2.220　正面观。半透明化的三维虚拟镜像模型与实际头颅软组织模型的重叠图（a），以及未经半透明化的三维虚拟镜像模型与实际头颅软组织模型的重叠图（b）（i-CAT, Imaging Sciences International Inc., Maxilim v. 2.3.0.3，患者 V.E.W.）。注意三维虚拟镜像模型显示患者颜面部没有明显的不对称

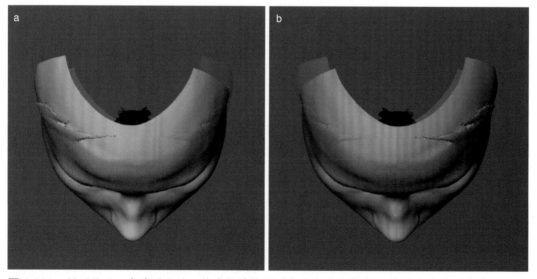

图 2.221　颅顶位观。半透明化的三维虚拟镜像模型与实际头颅软组织模型的重叠图（a），以及未经半透明化的三维虚拟镜像模型与实际头颅软组织模型的重叠图（b）（i-CAT, Imaging Sciences International Inc., Maxilim v. 2.3.0.3，患者 V.E.W.）。注意三维虚拟镜像模型显示患者颜面部没有明显的不对称

患者头颅三维软、硬组织虚拟镜像模型的建立

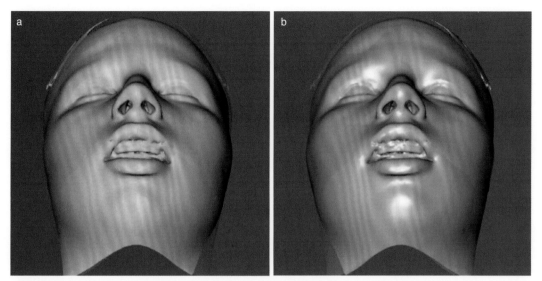

图2.222 颅底位观。半透明化的三维虚拟镜像模型与实际头颅软组织模型的重叠图（a），以及未经半透明化的三维虚拟镜像模型与实际头颅软组织模型的重叠图（b）（i-CAT, Imaging Sciences International Inc., Maxilim v. 2.3.0.3，患者 V.E.W.）。注意三维虚拟镜像模型显示患者颅面部没有明显的不对称

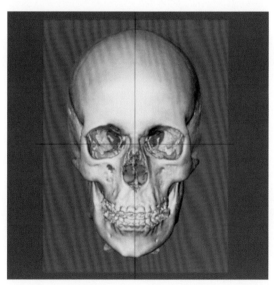

图2.223 正面观。患者的三维头颅软组织虚拟模型已被调整至PHP位，并显示了三维PHP头影测量参考系的坐标平面。蓝色所示为经"面渲染"的三维硬组织头颅模型（i-CAT, Imaging Sciences International Inc., Maxilim v. 2.3.0.3，患者 V.E.W.）

患者头颅三维硬组织虚拟镜像模型的建立

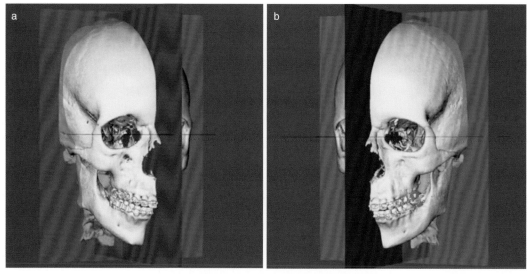

图 2.224　2/3 右侧面观（a）及 2/3 左侧面观（b）。患者的三维头颅硬组织虚拟模型已被调整至 PHP 位，并显示了三维 PHP 头影测量参考系的坐标平面及三维虚拟镜像平面（紫色）。经"面渲染"的三维虚拟硬组织头颅模型（i-CAT, Imaging Sciences International Inc., Maxilim v. 2.3.0.3，患者 V.E.W.）

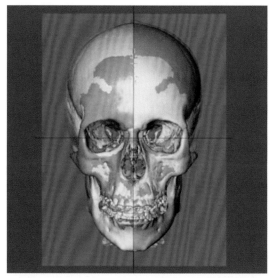

图 2.225　正面观。在三维虚拟场景中，沿三维 PHP 头影测量参考系的矢状轴平面（z 轴平面）方向进行三维虚拟镜像重建，所得到的患者头颅硬组织镜像模型（i-CAT, Imaging Sciences International Inc., Maxilim v. 2.3.0.3，患者 V.E.W.）

患者头颅三维硬组织虚拟镜像模型的建立

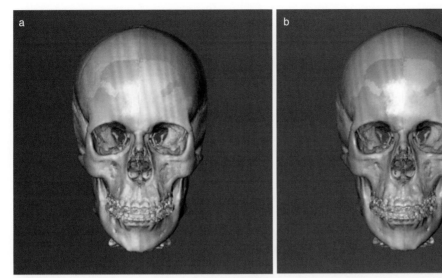

图2.226　正面观。半透明化的三维虚拟镜像模型与实际头颅硬组织模型的重叠图（a），以及未经半透明化的三维虚拟镜像模型与实际头颅硬组织模型的重叠图（b）（i-CAT, Imaging Sciences International Inc., Maxilim v. 2.3.0.3，患者V.E.W.）。注意三维虚拟镜像模型显示患者的下颌角及额部存在骨性不对称畸形

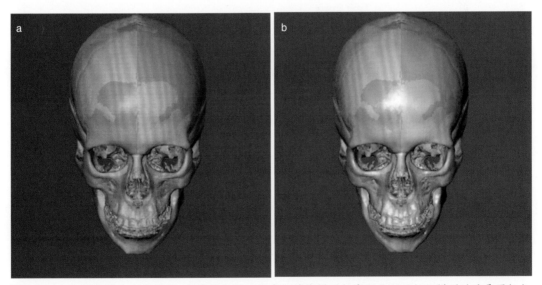

图2.227　头颅前倾时的正面观。半透明化的三维虚拟镜像模型与实际头颅硬组织模型的重叠图（a），以及未经半透明化的三维虚拟镜像模型与实际头颅硬组织模型的重叠图（b）（i-CAT, Imaging Sciences International Inc., Maxilim v. 2.3.0.3，患者V.E.W.）。注意三维虚拟镜像模型显示患者的下颌角及额部存在骨性不对称畸形

2.3.2 彩色距离图

在构建了三维虚拟镜像模型后，三维虚拟可视化技术还可以：①计算三维虚拟镜像模型与原始头颅模型间的距离差；②将这种距离差以彩色距离图的形式表现出来（图 2.228）。

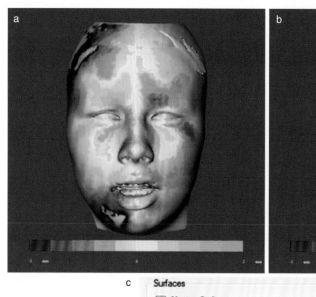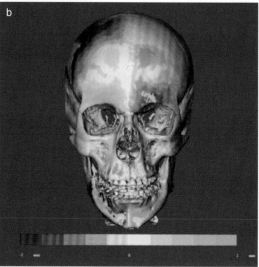

图 2.228 彩色距离图所显示的软组织（a）、硬组织（b）原始头颅模型与三维虚拟镜像模型间的距离差。(c)为三维虚拟镜像相关参数的设置（i-CAT, Imaging Sciences International Inc., Maxilim v. 2.3.0.3，患者 V.E.W.）

2.4 推荐读物

[1] Farkas LG. Anthropometry of the head and face. Raven, New York, 1994

[2] Gateno J, Xia JJ, Teichgraeber JF. New 3-dimensional cephalo-metric analysis for orthognathic surgery. J Oral Maxillofac Surg, 2011, 69:606–622

[3] Guijarro-Martínez R, Swennen GR. Cone-beam computerized tomography imaging and analysis of the upper airway: a systematic review of the literature. Int J Oral Maxillofac Surg, 2011, 40: 1227–1237

[4] Guijarro-Martínez R, Swennen GR. Three-dimensional cone beam computed tomography definition of the anatomical subregions of the upper airway: a validation study. Int J Oral Maxillofac Surg, 2013, 42: 1140–1149

[5] Olszewski R, Frison L, Wisniewski M. Reproducibility of three-dimensional cephalometric landmarks in cone-beam and low-dose computed tomography. Clin Oral Investig, 2013, 17:285–292

[6] Proffit WR, Phillips C, Dann C. Stability after surgical-orthodontic correction of skeletal class III malocclusion I mandibular setback. Int J Adult Orthodon Orthognath Surg, 1991, 6:7–18

[7] Swennen GRJ. 3-D cephalometric reference system//Swennen GRJ, Schutyser F, Hausamen JE. Three-dimensional cephalometry. Heidelberg: Springer, 2005a: 91–112

[8] Swennen GRJ. 3-D cephalometric hard tissue landmarks//Swennen GRJ, Schutyser F, Hausamen JE (eds). Three-dimensional cephalometry. Heidelberg: Springer, 2005b: 113–181

[9] Swennen GRJ. 3-D cephalometric soft tissue landmarks//Swennen GRJ, Schutyser F, Hausamen JE. Three-dimensional cephalometry. Heidelberg: Springer, 2005c: 183–226

[10] Swennen GRJ. 3-D cephalometric planes//Swennen GRJ, Schutyser F, Hausamen JE. Three-dimensional cephalometry. Heidelberg: Springer, 2005d: 227–240

[11] Swennen GRJ. 3-D cephalometric analysis//Swennen GRJ, Schutyser F, Hausamen JE. Three-dimensional cephalometry. Heidelberg: Springer, 2005e: 241–288

[12] Swennen GRJ. Timing of three-dimensional virtual treatment planning of orthognathic surgery: a prospective single-surgeon evaluation on 350 consecutive cases. Oral Maxillofac Surg Clin North Am, 2014, 26:475–485

[13] Swennen GRJ, Schutyser F. Three-dimen-sional cephalometry. Spiral multi-slice versus cone-beam CT. Am J Orthod Dentofac Orthop, 2006, 130:410–416

[14] Swennen GRJ, Schutyser F. Three-dimen-sional virtual approach to diagnosis and treatment planning of maxillo-facial deformity//Bell WH, Guerrero CA. Distraction osteogenesis of the facial skeleton. Decker Inc, Hamilton, 2007, 55–79

[15] Swennen GRJ, Schutyser F, Barth EL. A new method of 3-D cephalo-metry. Part I. The anatomic cartesian 3-D reference system. J Craniofac Surg, 2006, 17:314–325

[16] Xi T, van Loon B, Fudalej P, et al. Validation of a novel semi-automated method for three-dimensional surface rendering of condyles using cone beam computed tomography data. Int J Oral Maxillofac Surg, 2013, 42:1023–1029

第 3 章

正颌外科三维数字化治疗计划的制定

Gwen R. J. Swennen

Electronic supplementary material The online version of this chapter (doi:10.1007/ 978-3-662-47389-4_3) contains supplementary material, which is available to authorized user.

© Springer-Verlag Berlin Heidelberg 2017
G.R.J. Swennen (ed.), *3D Virtual Treatment Planning of Orthognathic Surgery*,
DOI 10.1007/978-3-662-47389-4_3

3.1 虚拟自然头位（v-NHP）和设计头位（PHP）

正颌外科和牙－颌－面畸形的外科治疗计划的制定，都必须基于个体化的自然头位（NHP）来进行，NHP独立于颅内各参考平面，且一般是由临床医生确定的。

大约在20世纪50年代，NHP的概念由正畸医师Downs（1956）、Bjerin（1957）、Moorrees和Kean（1958）等相继提出。1971年，Solow和Tallgren又提出了一种确定患者NHP的标准化技术，Cooke和他的同事们（1988,1990,1999）也不断证实了NHP在患者身上的可重复性。为了将NHP整合到头影测量学中，Lundström（1992，1995）将NHP定义为：当患者站立、身体放松、目视与双眼处于同一水平的远处位置时，临床医生根据一般经验观察到的此时患者的头部位置。最后，Arnett和McLaughlin（2004）进一步强调了NHP在牙－颌－面畸形治疗和正颌外科治疗计划确定过程中的重要性。

在制定牙－颌－面畸形的正颌外科3D数字化治疗计划时，还有"c-NHP、v-NHP、PHP"等新的概念，我们在本章会逐步介绍。

• "c-NHP"：要想对正颌外科手术和面部整形手术制定正确的3D数字化治疗计划，患者必须在"临床自然头位（c-NHP）"、咬合的正中关系位（CR），以及在面部软组织没有形变的状态下进行头部扫描（见第1章）。但不幸的是，根据作者经验，

患者在进行CBCT扫描时，其头部的位置和方向往往与c-NHP并不一致。Xia及其同事在2009年报道了一种在三维方向上定位头部位置的数字化装置，此装置包括了一个数字化传感器，通过面弓和咬合叉与患者的头部相连。但这种技术的缺陷在于咬合叉的存在不可避免地会影响患者嘴唇的形态和位置。此外，有学者（Damstra等，2010）报道了用激光来帮助记录患者的c-NHP。

• "v-NHP"：对扫描后的患者数字化头位进行修正，必须要根据临床医生确定的c-NHP来进行。经过修改后，扫描的得到的患者数字化头位最后会被生成"虚拟自然头位（v-NHP）"。

• "PHP"：v-NHP最后会与患者的个体化设计头位（PHP）相匹配。在进行正颌手术的3D数字化设计时，确定患者正确的个体化设计头位（PHP）至关重要，因为这一过程同时也会确定患者三维的PHP坐标参照系，此坐标系与以下数据相关：

△软硬组织和牙齿的3D头影测量数据；

△上下颌骨与颏部的横向旋转、纵向旋转与矢状向倾斜以及水平移动的量。

本书逐步地描述了如何使用数字化技术来调整患者的头位使其与c-NHP匹配，以及如何获得v-NHP和患者个体化PHP。

注意

应该由临床医生来决定如何调整并获得患者的v-NHP，这一点非常重要。

病例 1：Ⅱ 类 /1 分类长面畸形（患者 V.E.W.）：视频

为了"逐步"完整地说明正颌外科的

"个体化 3D 数字化治疗计划设计"，患者 V.E.W. 的资料在本书中被多次使用（第 1、2、4、5、6 章）（图 3.1、3.2）。

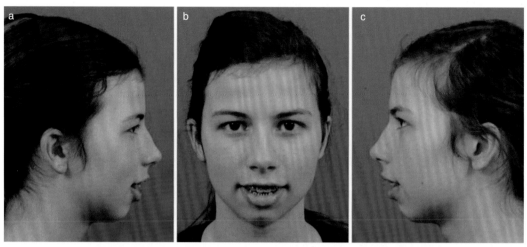

图 3.1 静止时患者的术前右侧面临床照片（a），正面照片（b）和左侧面照片（c）。该患者为 16 岁女孩，临床检查时发现她患有 Ⅱ 类 Ⅰ 分类错𬌗畸形、长面畸形（上颌骨垂直向发育过度）

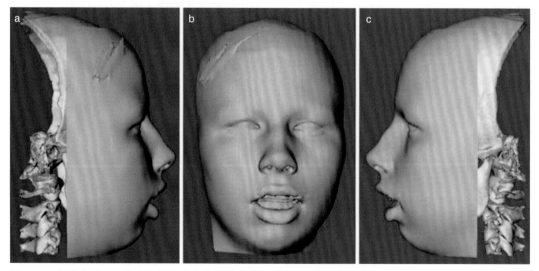

图 3.2 术前采用 3D "面渲染"方法产生的患者头部的软硬组织图像，由患者的 CBCT 数据生成。由左至右分别为患者右侧面观（a）、前面观（b）和左侧面观（c）的图像（患者为 V.E.M，所用软件为 Maxilim v.2.3.3.0.3）。注意，尽管在扫描患者时我们已经尽量让她保持其自然头位了，但与图 3.1 中显示的临床头位相比，患者数字化影像中的头部位置和方向均不正确

■ 如何将患者的头位在电脑中调整为个体化的"虚拟自然头位(v-NHP)"或者"设计头位(PHP)"

步骤 1：用成对的"非病理性"解剖结构（如额-颞-顶骨，骨性眼眶，上颌骨额突，颧弓，颧骨，乳突等），从正面对患者的头颅进行定位和定向（图3.3、3.4）。

这一步非常重要，因为患者虚拟自然头位（v-NHP）的设置只能依赖于患者的头部软组织三维影像（图3.5），所以在确定患者个体化的设计头位时，存在发生沿人体长轴向的左右偏转（Yaw）风险。在临床检查和拍摄标准化临床照片时，要调整患者姿势使其两侧耳朵在正面观上能达到正确和对称的位置，这样可以基本避免患者头部发生错位的偏转。但不幸的是，由于拍摄CBCT时视野范围有限，所以往往难以获得患者耳朵的三维数字化模型。

步骤 2：从正面定位患者的三维软组织面像以形成临床自然头位（c-NHP）（图3.5~3.7）。要完成这一"重要"步骤，必须对患者休息位时的临床正面标准化照片进行准确评估，同时还要参考患者在端坐和直立时的临床检查，而且最好在不同时间进行多次检查以提高可靠性。大多数患者的c-NHP的水平参考平面与两瞳孔连线平面一致。

• 临床医生应特别注意，有些患有面部不对称畸形的患者，由于要代偿面部的不对称，因此会出现习惯性的正面自主校正临床自然头位（modified c-NHP）。

• 特别是在面部不对称的患者中，c-NHP的水平参考平面可能会和瞳孔连线完全不同。在这种情况下，要通过另外观察颅内结构图像并再次沿筛骨的鸡冠和枕骨大孔来定位头颅位置（图3.8）。如果患者两侧眼球位置高低不一致、颅底结构不对称或者斜颈，以及有自我校正临床自然头位时，更需要通过进行上述颅骨内部结构的定位来确定患者的虚拟自然头位（v-NHP）或者设计头位（PHP）。

步骤 3：根据垂直c-NHP参考面来定位患者侧面的三维面部软组织像，而c-NHP垂直参考面是根据"绝对垂直平面（TVP）"来确定的（见第2章）。这一设计步骤的基础是对患者的临床标准侧位片进行仔细评估，以及对患者在直立和端坐体位进行的细致的临床检查（图3.9~3.13）。

注意

虚拟自然头位（v-NHP）应该与患者个体化的设计头位（PHP）相符合，而PHP对制定三维数字化治疗计划至关重要。

步骤 1：在计算机中将患者的头位调整为个体化的虚拟自然头位（v-NHP）或设计头位
（PHP）

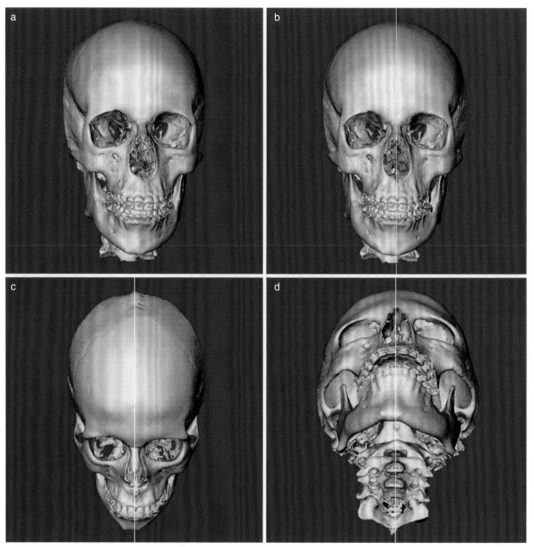

图 3.3　通过具有对称性的正常解剖结构来定位患者正面的头颅（a）位置：通过颞骨和眼眶骨定位
（b），通过颧弓定位（c），通过颧骨定位（d）（三维"面渲染"图像，患者 V.E.W., Maxilim v. 2.3.0.3）

步骤1：在计算机中将患者的头位调整为个体化的虚拟自然头位（v-NHP）或设计头位（PHP）

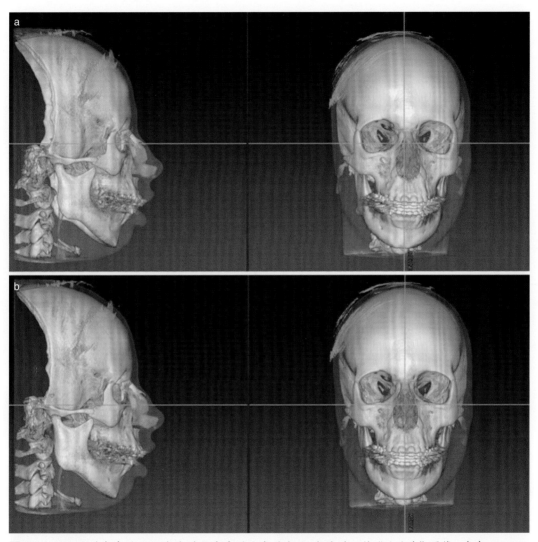

图3.4　从正面对患者的头颅（a）进行半自动方式的定位（b）（三维"面渲染"图像，患者 V.E.W.，IPS CaseDesigner ALPHA version）

步骤 2：在计算机中将患者的头位调整为个体化的虚拟自然头位（v-NHP）或设计头位（PHP）

将患者的三维面部软组织像在正面调整为其临床自然头位（c-NHP）。"步骤 2"非常重要，可以通过在冠状位左右旋转的方式（roll）调整患者头部（见第 3.4 章）。

注意

在传统正颌外科设计中，患者的临床自然头位（c-NHP）是由临床医生决定的。

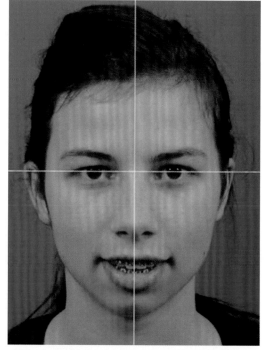

图 3.5　患者 V.E.M 术前记录的正面临床自然头位

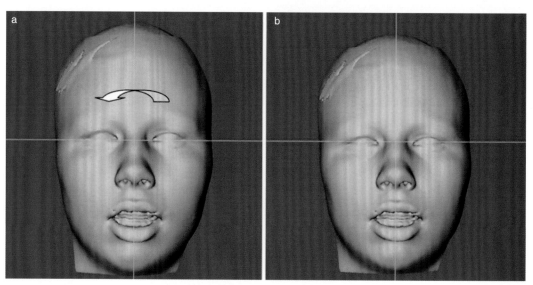

图 3.6　通过轻微左右旋转（roll）的动作来调整患者正面的三维面部软组织像（a），使其符合临床自然头位（b）（3D "面渲染"图像，患者 V.E.W., Maxilim v. 2.3.0.3）

步骤2：在计算机中将患者的头位调整为个体化的虚拟自然头位（v-NHP）或设计头位（PHP）

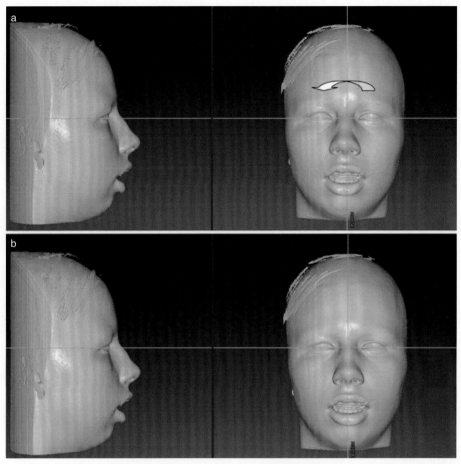

图3.7　通过半自动方式将患者的面部三维软组织像（a）进行轻微旋转（roll）移动，使其符合临床自然头位（c-NHP）（b）（三维"面渲染"图像，患者 V.E.W., IPS CaseDesigner ALPHA version）

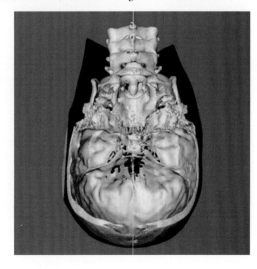

图3.8　旋转患者的头部至颅内像，可以观察到鸡冠和枕骨大孔。注意患者的颅底结构没有明显的不对称（三维"面渲染"图像，患者 V.E.W., Maxilim v. 2.3.0.3）

步骤 3：在计算机中将患者的头位调整为个体化的虚拟自然头位（v-NHP）或设计头位（PHP）

在侧面定位患者的三维面部软组织像，使其符合临床自然头位（c-NHP）。步骤 3 主要是通过在矢状面的旋转（pitch）来进行的（见第 3.4 章）。

注意

在传统正颌外科设计中的绝对垂线（TVL），在 3D 虚拟手术设计中变成了绝对垂直面（TVP）。

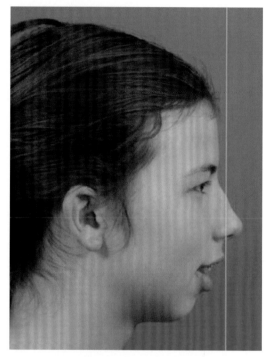

图 3.9　术前患者在静息临床自然头位时的右侧面像，可见绝对垂线（患者 V.E.W.）

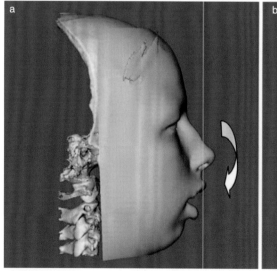
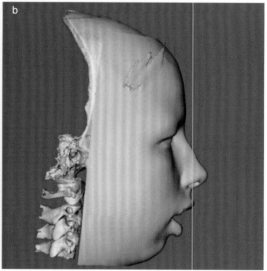

图 3.10　根据绝对垂直平面（TVP）（b），通过矢状面的旋转（Pitch）来定位患者右侧位面的三维面部软组织像（a）（三维"面渲染"图像，患者 V.E.W., Maxilim v. 2.3.0.3）

步骤3：在计算机中将患者的头位调整为个体化的虚拟自然头位（v-NHP）或设计头位（PHP）

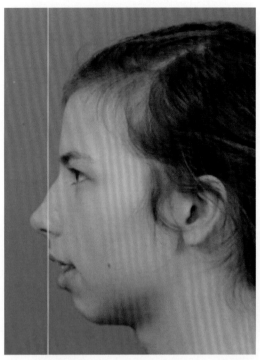

图 3.11　术前患者在临床自然头位（c-NHP）时的左侧面像，可见绝对垂线（TVL）

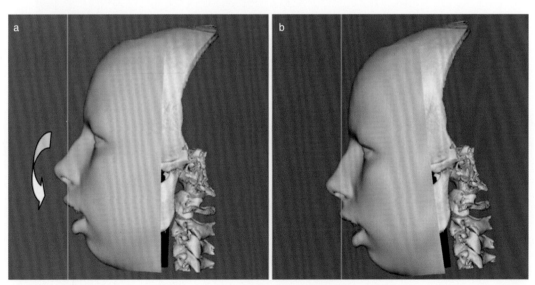

图 3.12　根据绝对垂直平面（TVP）（b），通过矢状面的旋转（Pitch）移动来确定患者左侧位（a）的三维面部软组织像（三维"面渲染"图像，患者 V.E.W., Maxilim v. 2.3.0.3）

步骤 3：在计算机中将患者的头位调整为个体化的虚拟自然头位（v-NHP）或设计头位
（PHP）

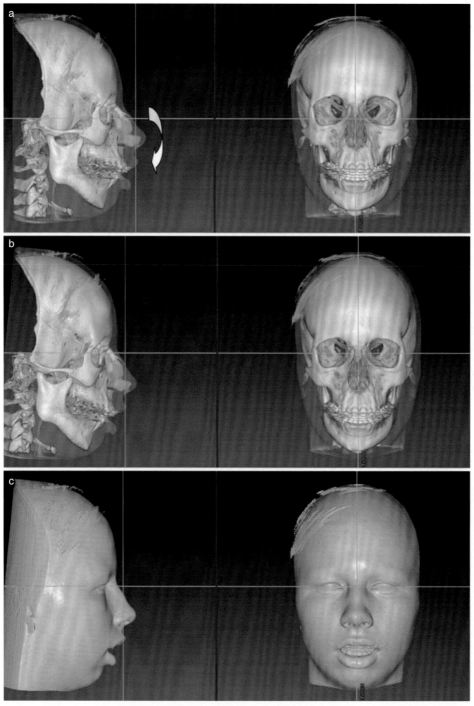

图 3.13　利用软件的半自动方式，依照绝对垂直平面（TVL）对患者的三维软组织面像（a）的
左右侧面进行矢状向的头位旋转（Pitch）移动（b，c），以定位患者的虚拟自然头位（三维"面
渲染"图像，患者 V.E.W., IPS CaseDesigner, ALPHA, version）

3.2 三维虚拟截骨术（3D-VPS₃）

相对于传统的治疗计划，用计算机进行三维虚拟手术有很多优势。虚拟手术可使医生能根据患者特异性的牙–颌–面畸形和咬合关系、解剖特点和病理情况，进行个体化的设计，确定三维虚拟截骨平面。一项前瞻性的研究（n=350）（Swennen，2014）显示三维虚拟截骨术（3D-VPS₃，包括 Le Fort Ⅰ 整体截骨术、双侧下颌骨矢状劈开和颏成形术）都可以在医生接受的时间内完成（平均用时 3min46s，用时范围 3min44s 至 3min48s）。

三维虚拟手术方式可实现对各种手术类型的个体化定制设计（见第 3.2.4 章）。而且在三维虚拟手术设计的全过程中，如果有必要，可以对患者任何一步的虚拟手术步骤进行修改，这一点也十分重要（图 3.14~3.26）。

3.2.1 Le Fort Ⅰ 截骨术：视频

注意

在虚拟手术的 10 个步骤中，每一步中的虚拟手术截骨平面都可以在电脑中进行修改，这一点很重要。

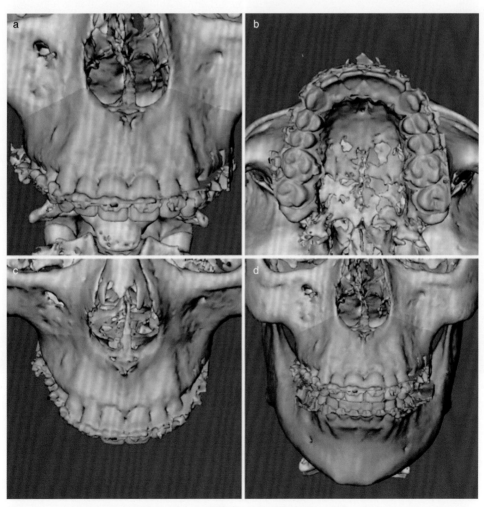

图 3.14　三维虚拟的上颌骨 Le Fort Ⅰ 截骨术（3D "体渲染" 图像，患者 V.E.W., Maxilim v. 2.3.0.3）。（a）正面观，（b）颅底面观，（c）2/3 前俯视位观，（d）带下颌骨的全面正位观

3.2.2　双侧下颌骨矢状劈开截骨术：视频

优点

　　计算机手术可以进行个体化定制的三维虚拟手术设计

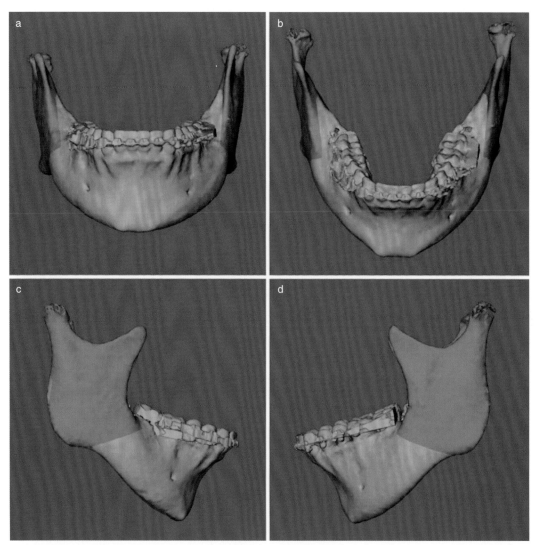

图 3.15　三维虚拟双侧下颌骨矢状劈开截骨术。注意颊侧的骨皮质切开线斜向角前切迹（三维"面渲染"图像，患者 V.E.W., Maxilim v. 2.3.0.3）。（a）正面观，（b）2/3 前俯视位观，（c）右侧面观，（d）左侧面观

3.2.3　颏部截骨术：视频

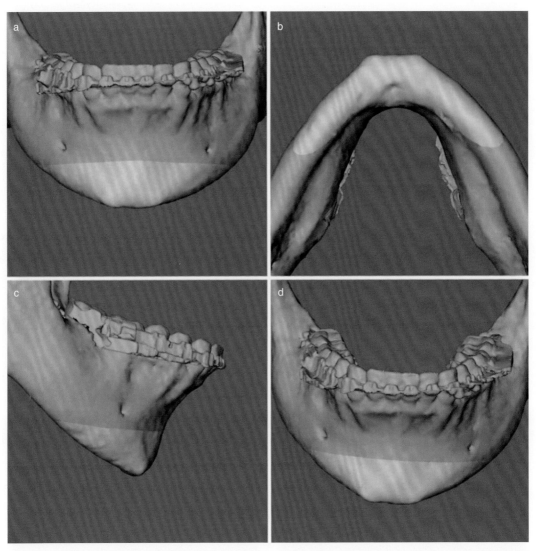

图 3.16　虚拟设计的三维颏部截骨术。注意两侧颏孔的位置不在相同的垂直平面上（三维"面渲染"图像，患者 V.E.W., Maxilim v. 2.3.0.3）。（a）正面观，（b）颅底位观，（c）右侧面观，（d）处于患者设计头位的正面观

3.2.4　其他面部截骨术

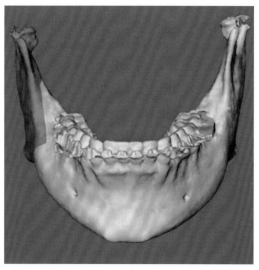

图 3.17　以虚拟的右侧单侧矢状劈开截骨术（USSO）为例来说明其他的截骨术，此术式并未在实际中应用于患者（三维"面渲染"图像，患者 V.E.W., Maxilim v. 2.3.0.3）

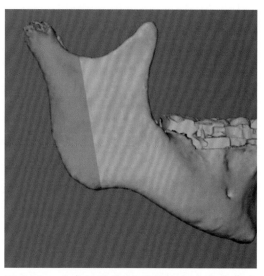

图 3.18　以虚拟的右侧下颌升支垂直截骨术（VRO）为例来说明其他的截骨术，此术式并未在实际中应用于患者（三维"面渲染"图像，患者 V.E.W., Maxilim v. 2.3.0.3）

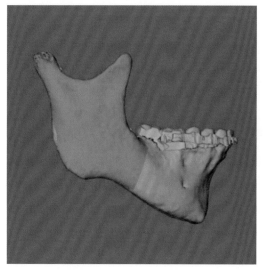

图 3.19　根据 Dal Pont 设计的虚拟右侧矢状劈开截骨术（SSO）的垂直骨皮质切开线，此术式并未在实际中应用于患者（三维"面渲染"图像，患者 V.E.W., Maxilim v. 2.3.0.3）

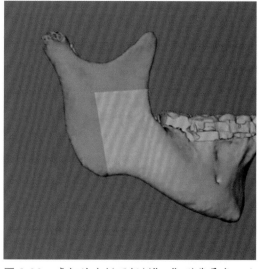

图 3.20　虚拟的右侧下颌倒"L"型截骨术，此术式并未在实际中应用于患者（三维"面渲染"图像，患者 V.E.W., Maxilim v. 2.3.0.3）

其他面部截骨术

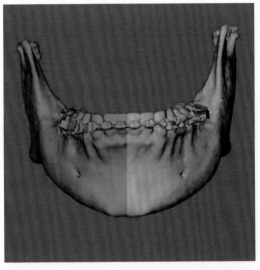

图 3.21 以虚拟的下颌骨中线两段式截骨术为例来说明其他截骨术，此术式并未在实际中应用于患者（三维"面渲染"图像，患者 V.E.W.，Maxilim v. 2.3.0.3）

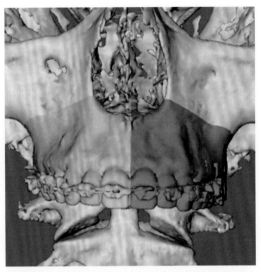

图 3.22 以虚拟的上颌骨中线两段式截骨术为例来说明其他截骨术，此术式并未在实际中应用于患者（三维"面渲染"图像，患者 V.E.W.，Maxilim v. 2.3.0.3）

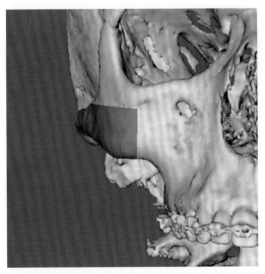

图 3.23 参考 M. Mommaerts 教授的方法设计的虚拟三维单侧"颧骨"截骨术，以此为例来说明其他虚拟面部截骨术，此术式并未在实际中应用于患者（三维"面渲染"图像，患者 V.E.W.，Maxilim v. 2.3.0.3）

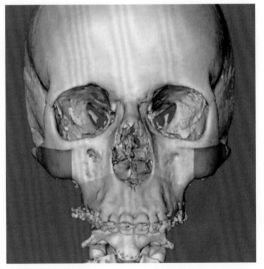

图 3.24 参考 M. Mommaerts 教授的方法设计的虚拟三维双侧"颧骨"截骨术，并联合上颌一段式 Lefort Ⅰ截骨术，以此为例来说明其他虚拟截骨术，此术式并未在实际中应用于患者（三维"面渲染"图像，患者 V.E.W.，Maxilim v. 2.3.0.3）。注意两侧眶下孔不在一个水平面上

其他面部截骨术

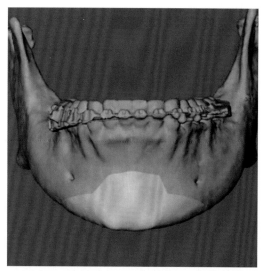 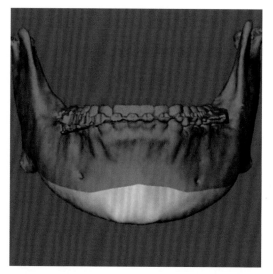

图 3.25　三维虚拟的颏部"盾型"颏成形术，以此为例来说明其他虚拟截骨术，此术式并未在实际中应用于患者（三维"面渲染"图像，患者 V.E.W., Maxilim v. 2.3.0.3）

图 3.26　根据 A. Triaca 教授设计的三维虚拟的颏部"翼型"颏成形术，以此为例来说明其他虚拟截骨术，此术式并未在实际中应用于患者（三维"面渲染"图像，患者 V.E.W., Maxilim v. 2.3.0.3）

3.3 三维虚拟咬合关系确定（3D-VPS₄）

与传统的治疗计划相比，"三维虚拟咬合关系确定"对应着在石膏牙模上进行传统的咬合关系确定的方法。

3.3.1 非分段式咬合关系确定

非分段咬合关系确定可以通过以下两种方法进行：①全虚拟法（不需要使用石膏模型），通过扫描上下颌牙齿模型，或进行口内扫描，从而获得上下牙列数据来进行虚拟咬合关系确定（见第1.2章）；②半虚拟法（仍使用牙齿石膏模型）。

■ "虚拟"法确定非分段牙列咬合关系：视频

用虚拟法确定非分段的咬合关系时不需要使用牙齿石膏模型，故有一些内在的优势：①与仍需要制作石膏模型的半虚拟式的咬合关系确定法相比，在临床使用中速度更快；②不需要额外的过程将石膏模型的扫描数据注册到现实咬合关系上，因此减少了计算机操作过程中的误差。但另一方面，在非分段病例中做虚拟咬合关系的确定对临床医生的要求非常高，主要是因为在这一过程中，医生无法依靠在传统方法中操作石膏模型时所产生的触感，而只能在电脑中移动虚拟的模型。为了在计算机中确定最终的咬合，可以综合使用"最优匹配"和"碰撞检测"的算法，以及对临床医生可视的彩色距离图（图3.27~3.30）来进行操作。

一项纳入350例非分段病例的前瞻性研究（Swennen，2014）显示，与传统治疗计划设计步骤相比，目前虚拟咬合关系确定的步骤（3D-VPS₄）仍是比较耗时的（整体平均用时8min36s，范围7min40s至9min13s）。

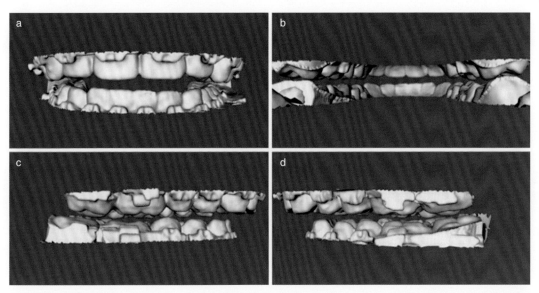

图3.27 在患者扫描CBCT时，同时获得了"正中关系（CR）"位的上下颌牙列模型（可见第1章）（3D"面渲染"图像，三次扫描法，患者 V.E.W., Maxilim v. 2.3.0.3）。（a）正面观，（b）后面观，（c）右侧面观，（d）左侧面观

"虚拟"法确定非分段牙列的咬合关系

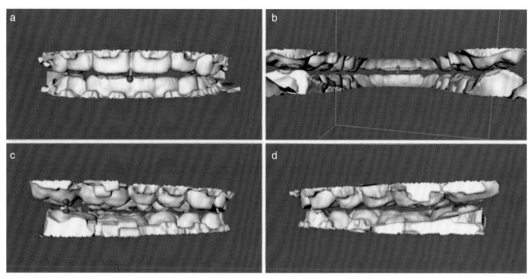

图 3.28　先进行手动校准，再采用虚拟弹簧模型和"最优匹配"以及"碰撞检测"方法，将虚拟的三维上、下颌牙列模型调整至最终虚拟咬合关系。为了获得理想的最终虚拟咬合关系，有时还必须要对虚拟的牙齿进行有选择的磨改（3D"面渲染"图像，三次扫描法，患者 V.E.W., Maxilim v. 2.3.0.3）。（a）正面观，（b）后面观，（c）右侧面观，（d）左侧面观

"虚拟"法确定非分段牙列的咬合关系

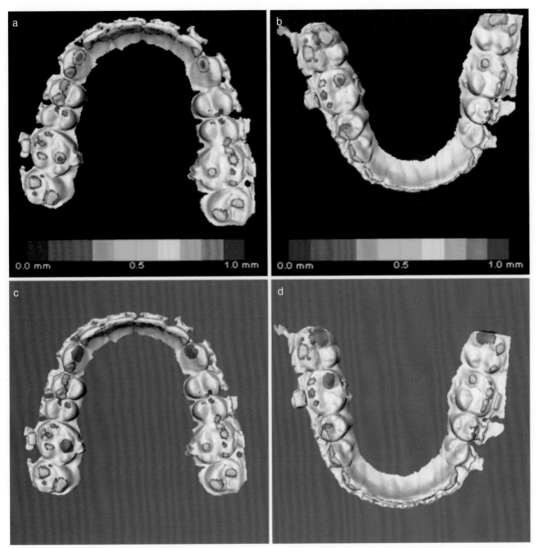

图 3.29　在临床医生确定了最终虚拟的咬合关系之后，使用咬合图工具让牙弓之间的牙齿接触点可视化。彩色距离图可以为咬合接触的程度提供更多的定量数据（a，b）。在某些病例中，为了获得理想的最终虚拟咬合关系，必须对虚拟的牙齿进行有选择的磨改（c，d）。注意此患者并未进行虚拟的和实际中的牙齿磨改（3D"面渲染"图像，三次扫描法，患者 V.E.W., Maxilim v. 2.3.0.3）

"虚拟"法确定非分段牙列的咬合关系

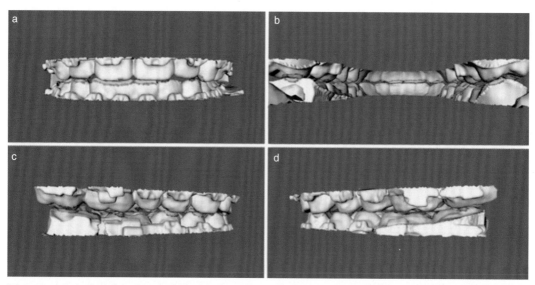

图 3.30　确定最终虚拟的咬合关系，尖牙和第一磨牙都达到了很好的安氏 I 类关系。注意此患者并未进行虚拟的和实际中的牙齿磨改（3D "面渲染"图像，三次扫描法，患者 V.E.W., Maxilim v. 2.3.0.3）。（a）正面观，（b）后面观，（c）右侧面观，（d）左侧面观

■ "半虚拟"法确定非分段牙列的咬合关系

进行半虚拟的非分段咬合关系确定需要获得牙齿石膏模型的影像数据，有以下两个步骤：

• "Dental model CBCT1"：通过 CBCT 扫描分离的上下颌牙模，从而获得上颌和下颌的牙齿石膏模型数据（图3.31）；

• "Dental model CBCT2"：通过手动方法将上下颌牙齿石膏模型摆放到最终咬合位置，再做 CBCT 获得数据（图3.32）。

根据"硬性匹配"的方法（见第1.2.1章），将 Dental model CBCT2 的数据和 Dental model CBCT1 的数据重叠（匹配）到一起。为了评估数据匹配的精度，要检查牙弓多个层面的数据，这一点对验证最终咬合关系的准确性非常重要（图3.32）。

与"全虚拟咬合关系确定"相比，"半虚拟咬合关系确定"法有以下几点不利之处：

①因为需要制作牙齿石膏模型，所以临床操作比较耗时；②必须进行额外的数据匹配操作。但另一方面，在进行3D虚拟操作时，这种半虚拟的方法对临床医生的技术要求较低。

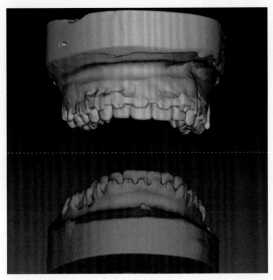

图3.31 通过牙弓一体式印模法制作上下牙弓石膏模型，然后采用 CBCT 扫描石膏模型从而获取上下牙的数字化3D模型（见第1.2.2章）。"Dental model CBCT1"的数据是通过扫描被海绵隔开的上下颌牙齿石膏模型而获取（3D"体渲染"图像，患者 V.E.W., IPS CaseDesigner ALPHA version）

"半虚拟"法确定非分段牙列的咬合关系

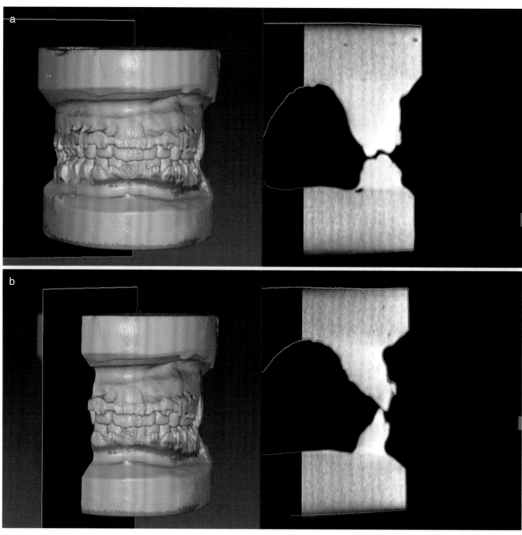

图 3.32　通过牙弓一体式印模法制作上下牙弓石膏模型，然后采用 CBCT 扫描石膏模型从而获得上下牙的数字化 3D 模型（见第 1 章），并确定了虚拟的最终咬合关系，方法如下：临床医生用手动方式将牙齿的石膏模型摆到最终咬合关系，然后一起做 CBCT 扫描（"Dental model CBCT2"）；将获得具有虚拟最终咬合关系的 3D 数字化上下颌模型数据与"Dental model CBCT1"的数据进行重叠（匹配）。采用沿牙弓进行多平面断层检查的方法对数据匹配的精度进行评估。在尖牙区进行多平面断层检查（b，c），在磨牙区进行多平面断层检查（a，d）（3D"体渲染"图像，患者 V.E.W.，IPS CaseDesigner ALPHA version）

"半虚拟"法确定非分段牙列的咬合关系

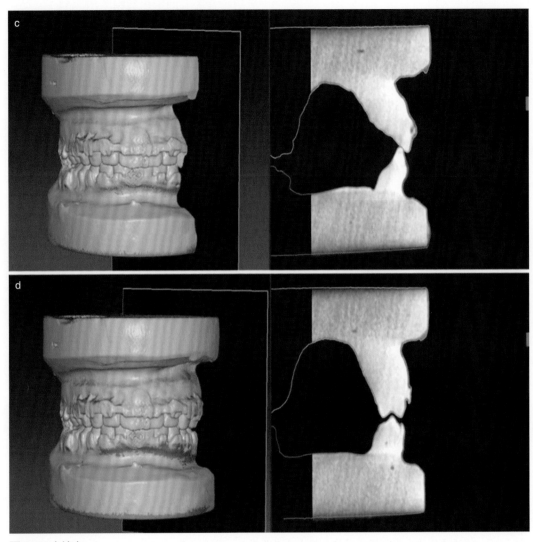

图 3.32（续）

3.3.2　分段式咬合关系确定

　　目前，分段式的咬合关系确定仍只能通过半虚拟的方法（即扫描牙齿石膏模型）来进行，因为在需要分段截骨的病例中，采用全虚拟法进行咬合关系确定容易出现误差，其具体步骤如下：

　　• "Dental Model CBCT1" 使用 CBCT 获得分离的上下颌牙齿石膏模型的影像数据（图 3.33）；

　　• "Dental Model CBCT2" 临床医生在石膏模型上进行手动分段截骨并确定咬合关系后，再进行 CBCT 扫描获得石膏模型的最后咬合关系的影像数据（图 3.34）。

　　基于"刚性配准"法（见第 1.2.1 章），将"Dental model CBCT2"的数据和"Dental model CBCT1"的数据重叠（配准）在一起，为了评估数据匹配的精度，要检查牙弓多个层面的数据，这一点对验证最终咬合关系的准确非常重要（图 3.34）。

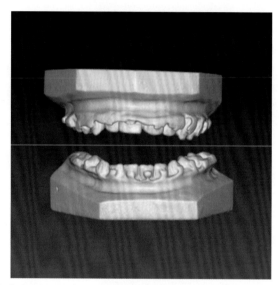

图 3.33　使用牙弓一体式印模法制作上下颌牙齿石膏模型，再进行 CBCT 扫描，获得上下牙列的 3D 数据模型（见第 1 章）。扫描获得"Dental model CBCT 1"的数据时，要通过用海绵垫在咬合面分离上下牙列石膏模型（3D"体渲染"图像，患者 L.A., IPS CaseDesigner ALPHA version）

"半虚拟"分段式咬合关系确定

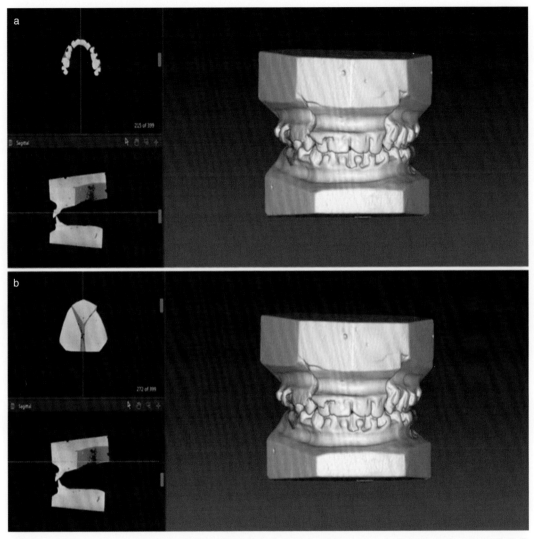

图 3.34　使用"all-in-one"印模法制作上下颌牙齿的石膏模型，临床医生采用手动方式对石膏模型进行分块截骨并摆好最终咬合，再进行 CBCT 扫描，获得上下牙列的 3D 数据模型（"Dental model CBCT2"）（见第 1 章）。然后将"Dental model CBCT2"步骤中获得的上下颌牙列 3D 数据与"Dental model CBCT1"中的数据重叠（匹配）在一起。采用沿牙弓进行多平面断层检查的方法对数据匹配的精度进行评估。在上颌牙中线区进行多平面断层检查（a，b），在尖牙区进行多平面断层检查（c，d）（3D"体渲染"图像，患者 L.A., IPS CaseDesigner ALPHA version）

"半虚拟"分段式咬合关系确定

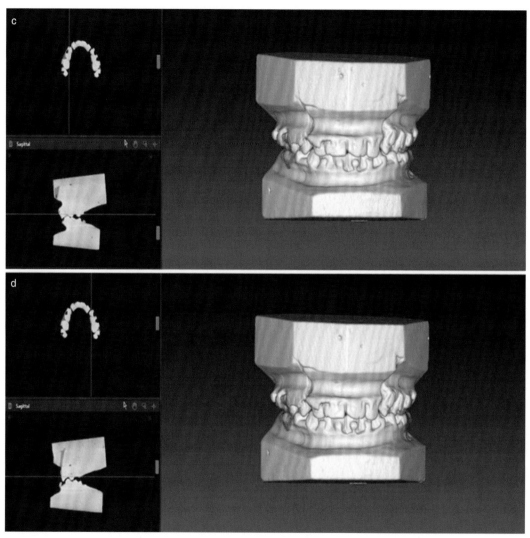

图 3.34（续）

3.4 三维数字化设计中"Roll""Yaw"和"Pitch"的定义与原则

众所周知，在传统的正颌外科手术计划设计时，"旋转上、下颌骨复合体"这一动作，无论在功能性还是美容性方面，都是治疗牙-颌-面畸形的非常有效的工具。

在计算机 3D 图像中，医生可以在任意三维平面进行各种旋转动作（"Roll""Yaw"和"Pitch"），可以进行顺时针（CW）旋转，或者逆时针（CCW）旋转，可以进行简单的向左或向右旋转（图 3.35~3.51）。

• "Roll"：沿 Z 轴的旋转动作，从正面观可进行顺时针或逆时针的旋转。

• "Yaw"：沿 Y 轴的旋转动作，从颅底面观或头顶面观，可进行顺时针或逆时针旋转，但多数情况下都是简单的描述为从正面观的左旋或右旋动作。

• "Pitch"：沿 X 轴的旋转动作，可描述为从侧面观，进行顺时针或逆时针的旋转。

"Roll""Yaw"和"Pitch"的旋转运动被广泛用于设计 3D 数字化治疗计划的操作中，其目的在于：

• 根据患者的临床自然头位（c-NHP）调整扫描的患者头颅位置，形成调整后虚拟自然头位（v-NHP）或者个体化的患者设计头位（PHP）（见第 3.1 章）。

• 在虚拟手术时，对上颌骨、下颌骨、颏部以及下颌骨远心骨段或具有最终咬合关系的上下颌骨复合体进行旋转（见第 3.5 章）。

■ 通过"Roll""Yaw"和"Pitch"旋转移动的方法在计算机中调整患者头位

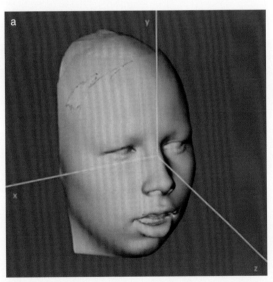

图 3.35 设置好虚拟自然头位后，产生了新的 3D 坐标参考系，这是制定患者个体化的设计自然头位的基础（a）。3D 头影测量分析和虚拟手术移动上颌骨、下颌骨、颏部都与这一 3D 设计头位的坐标参考系相关。"Roll"是沿 Z 轴运动、"Pitch"是沿 X 轴运动、"Yaw"是沿 Y 轴运动（b, c）（3D "面渲染"图像，患者 V.E.W., Maxilim v. 2.3.0.3）

通过"Roll""Yaw"和"Pitch"旋转移动的方法在计算机中调整患者头位

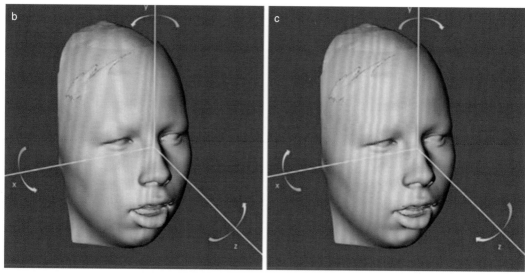

图 3.35（续）

■ 通过"Roll""Yaw"和"Pitch"旋转移动的方法进行虚拟手术

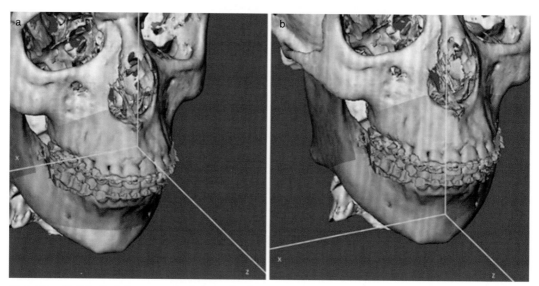

图 3.36　在虚拟手术中，可以采用"Roll""Yaw"和"Pitch"的原则对上颌骨（a）、下颌骨远心骨段（b）、额部（c），下颌骨近心骨段（d）和上下颌骨复合体（e）进行移动（3D"面渲染"图像，患者 V.E.W., Maxilim v. 2.3.0.3）

通过"Roll""Yaw"和"Pitch"旋转移动的方法进行虚拟手术

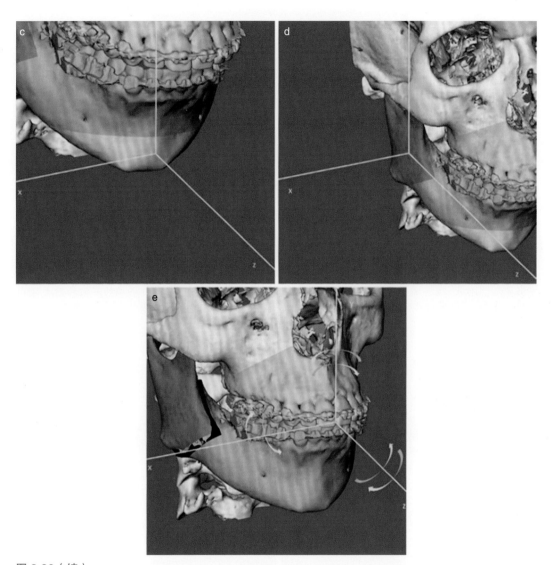

图 3.36（续）

■ "Roll"：正面观沿 Z 轴进行旋转移动（CW 或 CCW）

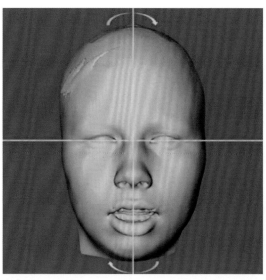

图 3.37　"Roll"意味着沿正面 Z 轴进行旋转移动。从正面观，可以用时针运动的方向来描述 Roll 的运动方向。CW 方向意味着向右的旋转，CCW 意味着向左的旋转（3D"面渲染"图像，患者 V.E.W., Maxilim v. 2.3.0.3）

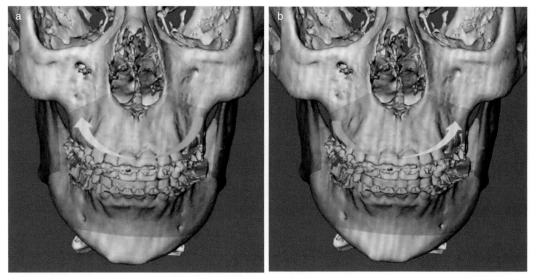

图 3.38　上颌骨手术时，"Roll"的移动可用于校正咬合平面偏斜（"Cant"），将上颌骨进行 CW 或者 CCW 旋转移动（3D"面渲染"图像，患者 V.E.W., Maxilim v. 2.3.0.3）。（a）CW，（b）CCW

"Roll"：正面观沿Z轴进行旋转移动（CW或CCW）

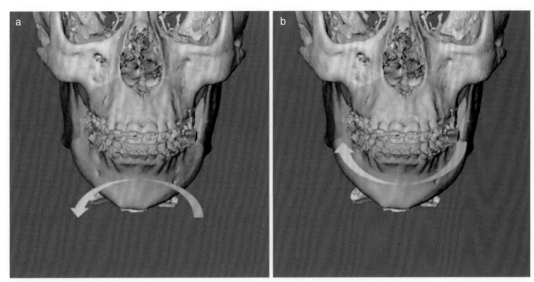

图3.39　在下颌手术时，"Roll"的移动可以用于校正咬合平面的偏斜（Cant），可将截骨后的下颌远心骨段进行CW或CCW旋转移动。虽然医生可以在电脑中单独对下颌平面的"Cant"进行评估，但大多数情况下，医生是在确定最终虚拟咬合关系后，再评估下颌平面是否存在偏斜的（3D"面渲染"图像，患者V.E.W., Maxilim v. 2.3.0.3）。（a）逆时针，（b）顺时针

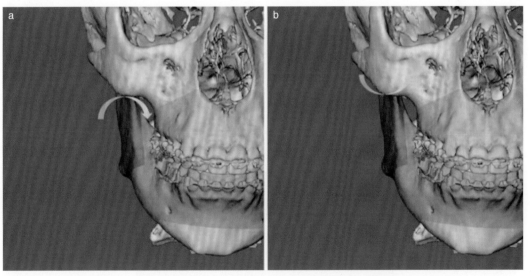

图3.40　下颌骨手术中，"Roll"也可以在下颌单侧矢状劈开或双侧矢状劈开时用于旋转近心骨段。髁突和升支部分可向外侧旋转（a）或向内侧旋转（b），其旋转中心是髁突头。在移动近心骨端时，应注意尽量减少移动幅度，以避免对髁突的不良影响（3D"面渲染"图像，患者V.E.W., Maxilim v. 2.3.0.3）

"Roll"：正面观沿 Z 轴进行旋转移动（CW 或 CCW）

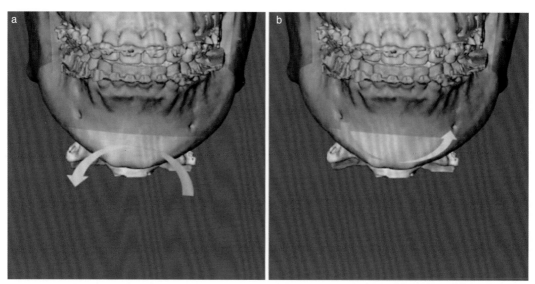

图 3.41　在颏成形手术时，"Roll"可以纠正颏部的偏斜（Cant），下颌正中联合部可以顺时针（CW）或者逆时针（CCW）方向旋转（3D"面渲染"图像，患者 V.E.W., Maxilim v. 2.3.0.3）。（a）逆时针旋转使右侧下降纠正颏部偏斜，（b）逆时针旋转使左侧上抬纠正颏部偏斜

■ "Yaw"：自颅底面或头顶面沿 Y 轴进行旋转移动

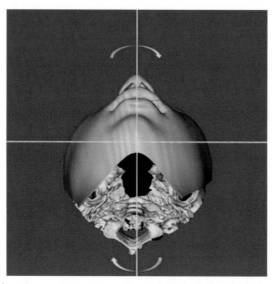

图 3.42　"Yaw"意味着颅骨沿 Y 轴进行旋转移动。从颅底面观，可以用时针运动方向来描述 Yaw 的运动方向。CW 方向意味着向左的旋转，CCW 意味着向右的旋转（3D"面渲染"图像，患者 V.E.W., Maxilim v. 2.3.0.3）

"Yaw"：自颅底面或头顶面沿 Y 轴进行旋转移动

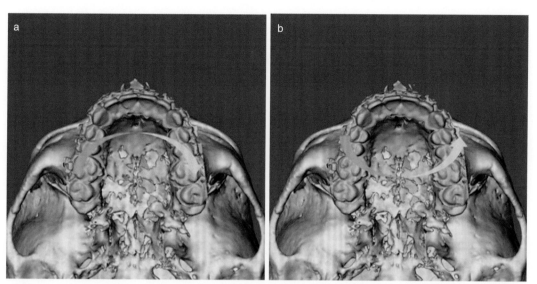

图 3.43　"Yaw"代表沿 Y 轴的旋转移动。在上颌手术中，根据临床需要，上颌骨可以近心顺时针或逆时针方向旋转移动（3D"面渲染"图像，患者 V.E.W., Maxilim v. 2.3.0.3）。（a）CW，（b）CCW

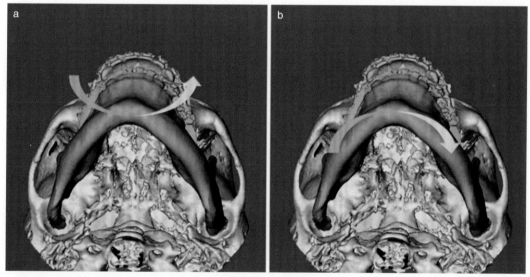

图 3.44　在下颌骨手术中，可以通过下颌"Yaw"的移动来校正不对称畸形，也可以通过调整下颌近心骨段和远心骨段间的形态适应性，使两骨段间更为贴合。如在 BSSO 后，可以根据临床需要调整远心骨段顺时针或逆时针旋转移动（3D"面渲染"图像，患者 V.E.W., Maxilim v. 2.3.0.3）。（a）CCW，（b）CW

"Yaw"：自颅底面或头顶面沿 Y 轴进行旋转移动

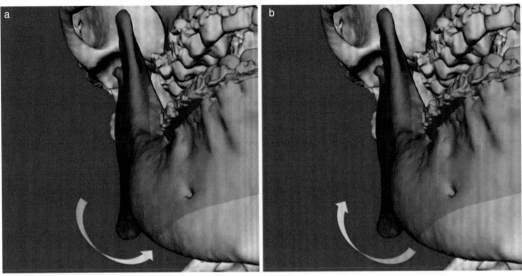

图 3.45　在下颌骨手术中，"Yaw"也可以用于调整 BSSO 截骨后的下颌骨近心骨段。髁突和升支可以沿颅底平面向左或向右旋转移动。但术中应注意近心骨段移动的幅度，以免对髁突造成不良影响（3D "面渲染"图像，患者 V.E.W., Maxilim v. 2.3.0.3）。（a）CCW（左侧），（b）CW（右侧）

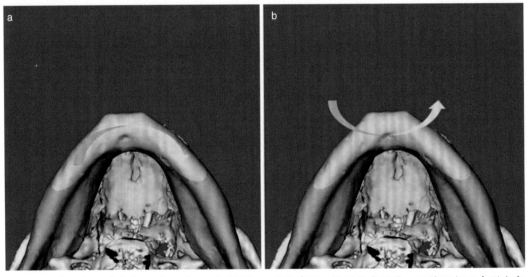

图 3.46　在颏成形手术中，"Yaw"可用于颏部不对称畸形。根据临床需要，可将下颌正中联合部分做顺时针或逆时针方向旋转移动（3D "面渲染"图像，患者 V.E.W., Maxilim v. 2.3.0.3）。（a）CW，（b）CCW

■ "Pitch"：侧面观沿 X 轴进行旋转移动（CW 或 CCW）

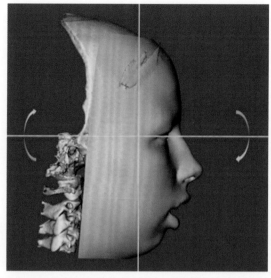

图 3.47 "Pitch"代表着沿 X 轴进行旋转移动，在侧面可以用时针的运动方向来描述"Pitch"的运动。CW（顺时针）代表向右侧的旋转移动，CCW（逆时针）代表向左侧的旋转移动（3D "面渲染"图像，患者 V.E.W., Maxilim v. 2.3.0.3）

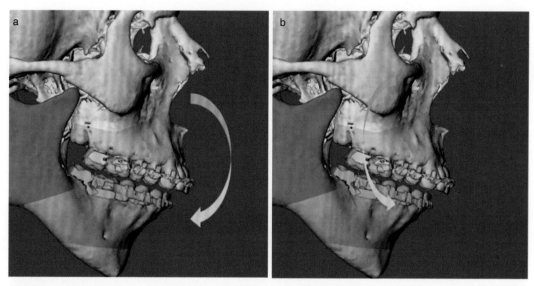

图 3.48 正颌外科中，"Pitch"往往被用来纠正咬合平面的角度。上颌手术时，截开的上颌骨可以根据临床进行顺时针或逆时针移动（3D "面渲染"图像，患者 V.E.W., Maxilim v. 2.3.0.3）。（a）CW，（b）CCW

"Pitch"：侧面观沿 X 轴进行旋转移动（CW 或 CCW）

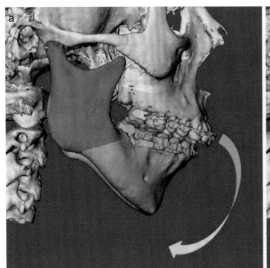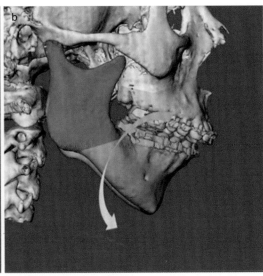

图 3.49　在使用"Pitch"调整咬合平面角度时，可以将下颌骨单独进行评估和移动。但大多数情况下，下颌骨是作为上下颌复合体的一部分进行移动的，即确定最终虚拟咬合关系后，下颌骨再进行顺时针或逆时针的旋转移动（3D"面渲染"图像，患者 V.E.W., Maxilim v. 2.3.0.3）。（a）CW，（b）CCW

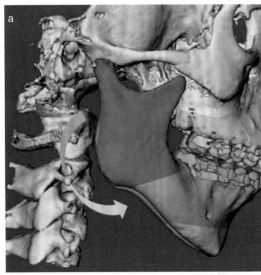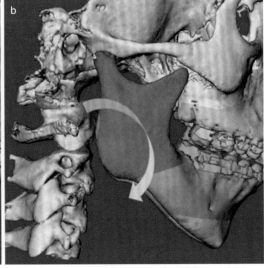

图 3.50　在下颌骨手术时，"Pitch"可以用在 USSO 或 BSSO 截骨后调整近心骨段，将髁突－升支一起进行顺时针或逆时针的旋转移动。但应注意近心骨段移动的幅度，以免对髁突造成不良影响（3D"面渲染"图像，患者 V.E.W., Maxilim v. 2.3.0.3）。（a）CCW，（b）CW

"Pitch"：侧面观沿 X 轴进行旋转移动（CW 或 CCW）

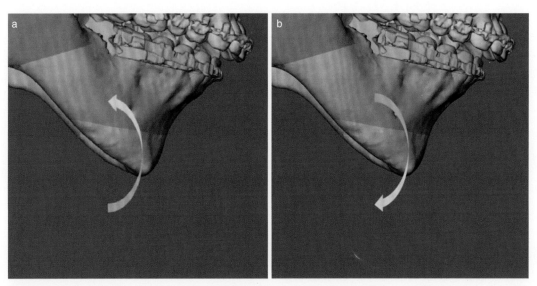

图 3.51　颏成形术时，"Pitch"被用于调整颏部突度和下颌骨边缘外形，术中根据临床需要，下颌联合可进行顺时针或逆时针旋转（3D"面渲染"图像，患者 V.E.W., Maxilim v. 2.3.0.3）。（a）CCW，（b）CW

3.5 "逐步"制定个体化三维数字化治疗计划（3D-VPS₅）

本章将阐述进行个体化数字化治疗计划设计的 10 个步骤，目的是为日常临床工作中进行正颌外科设计提供一种标准的系统化方法。

这种方法的核心就是"个体化的治疗计划"，其优点在于：

• 能够根据每一位患者的具体需求，包括功能、美容方面的考虑等，参考其他综合因素，为患者提供"个体化的治疗计划"；

• 可以给临床医生（包括正颌外科医生、正畸医生、正畸–正颌团队的医生）提供一种制定个体化治疗计划的方法，医生们可以根据自己的教育背景（例如头影测量分析等技术）和各自的治疗理念（例如上颌优先/下颌优先/手术优先，顺时针旋转/逆时针旋转，整体截骨/分段截骨，同期手术/分期手术，等）来进行术前方案制定。

虽然在进行"逐步"的数字化治疗计划设计时需要对一些头影测量标志点进行数字化定点（可见于第 2 章），但这种方法并不基于目前文献上已发表的任何头影测量分析技术。这种虚拟设计方法是基于"临床决策"而定的，首先就是要确定患者个体化设计头位（PHP）（见第 3.1 章）。

不过，在这 10 个虚拟设计步骤中，临床医生也要根据需要采用一些特定的 2D 或 3D 的头影测量方法，才能制定出个体化的治疗计划。

一项前瞻性的研究（n=350）证实，在非分段的手术设计中，与传统设计方法相比，采用 10 步法（3D-VPS₅）所花费的时间完全可以被临床医生接受（Swennen，2014）。

在本书的第 6 章中，我们会利用多个具有不同牙–颌–面畸形情况的临床病例，进一步解释如何用 10 步法（3D-VPS₅）确定个体化的数字化治疗计划设计。

步骤 1—上颌咬合平面倾斜度的评估/修正（"Roll"）

步骤 2—上颌牙列中线的评估/修正

步骤 3—确定虚拟咬合关系后对面部不对称性做整体评估

步骤 4—颌骨外展的评估/修正（"Yaw"）

步骤 5—上颌切牙垂直位置的评估/修正

步骤 6—上颌切牙矢状向位置的评估/修正

步骤 7—面部侧貌评估/咬合平面修正（"Pitch"）

步骤 8—三维颏部位置的评估/修正（"Pitch""Yaw"和"Roll"）

步骤 9—与患者沟通个体化治疗计划

步骤 10—三维数字化治疗计划的最终调整

	均值（分：秒）	范围（分：秒）
BSSO（n=90）	7:45	6:32~8:12
BSSO 与 Chin	8:05	7:48~10:03
Lefort Ⅰ 与 BSSO（n=163）	16:23	11:12~19:43
Lefort Ⅰ，BSSO 与 Chin（n=79）	17:59	12:58~21:24

注意

采用 3D-VPS₅ 的方法设计治疗计划时，应首先根据临床医生的设计调整患者的虚拟自然头位（v–NHP），形成最终的设计头位（PHP）（见第 3.1 章）。

■ 病例 1：Ⅱ 类 /1 分类长面畸形（患者 V.E.W.）：视频

3.5.1 "步骤 1"：上颌咬合平面倾斜度的评估 / 修正（"Roll"）

与传统方式一样，术前要从正面对患者上颌的咬合平面情况进行评估，应在患者静息状态和微笑时进行评估，同时也要对患者的临床照片（最好将颊部拉开时拍照）进行观察（见第 1 章）（图 3.52）。

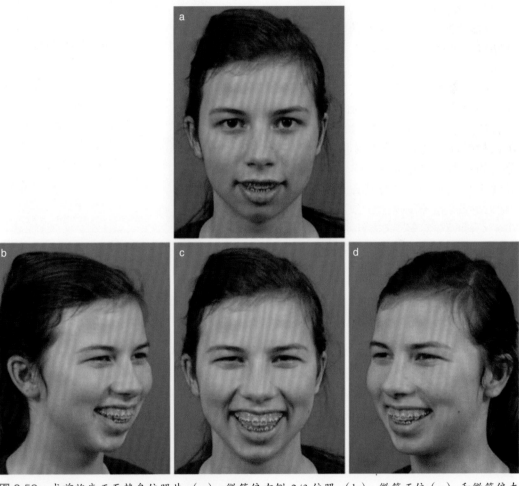

图 3.52　术前临床正面静息位照片（a），微笑偏右侧 2/3 位照（b），微笑正位（c）和微笑偏左侧 2/3 位照（d）。注意从临床检查上看，此患者的上下颌都没有明显的偏斜（患者 V.E.W.）

"步骤 1"：上颌咬合平面倾斜度的评估 / 修正（"Roll"）

当采用 3D 虚拟的方法时，"步骤 1"就是要将患者的头位放到由临床医生确定的个体化设计头位（PHP）的位置上，再从

正面评估患者是否存在潜在的上颌咬合平面偏斜（见第 3.1 章）（图 3.53）。

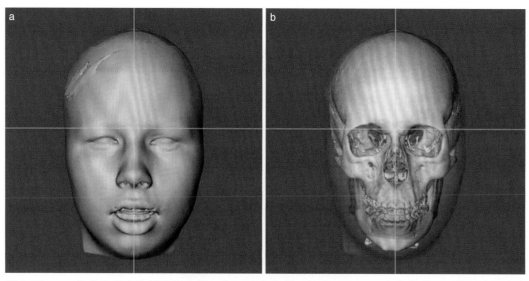

图 3.53　3D 数字化治疗计划设计的第一步，观察患者正面的 PHP。注意患者的 3D 模型并不能清晰地反映上颌骨咬合偏斜的情况。另一方面，与临床照片相比，可以看出患者有明显的下颌平面偏斜，颏向右偏斜（3D "面渲染" 图像，患者 V.E.W., Maxilim v. 2.3.0.3）。（a）正面观，（b）软组织透明化正面观

将上颌咬合平面（Mx-Occ-Pl）可视化并进行评估。第 2 章已描述过，Mx-Occ-Pl理论上应该连接：上颌左右切牙的切缘、上颌左右磨牙的颊尖等这些 3D 头影测量的牙齿标志点（图 3.54）。

缺点

要确定正确的上颌咬合平面（Mx-Occ-Pl），一定要检查这些 3D 头影测量的牙齿标志点是否正确。

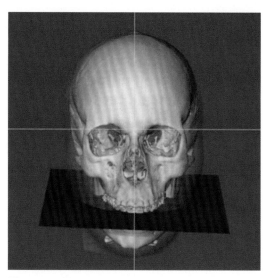

图 3.54　将 Mx-Occ-Pl 可视化后可见上颌存在偏斜，而临床上看并不明显（3D "面渲染" 图像，患者 V.E.W., Maxilim v. 2.3.0.3）

"步骤1"：上颌咬合平面倾斜度的评估/修正（"Roll"）

对于术前经过良好正畸治疗、牙弓被排齐并整平、计划进行非分段截骨的患者，通过前述的3D头影测量点来定义上颌咬合平面是比较准确的。但是在日常工作中，我们并不是总能遇到这样的病例，这时，临床医生需要验证前述的3D头影测量牙齿标志点是否真的能够正确确定"上颌咬合平面"，以及是否需要进行相应的调整。在那些计划进行分段截骨的病例中（例如上颌两段式或三段式Lefort Ⅰ截骨，同时术前进行分步校正的病例），临床医生至少需要4个头影测量牙齿标志点才能确定"上颌咬合平面"。

当"上颌咬合平面"出现偏斜（cant）时，可以根据3D设计头位（PHP）的水平参考面，对咬合平面进行"Roll"（顺时针或逆时针）来调整纠正偏斜（图3.55、3.56）。

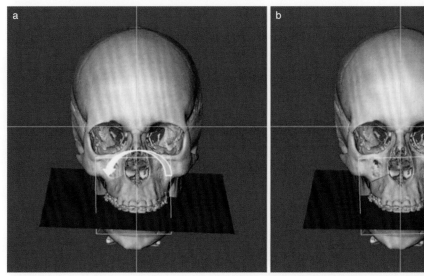
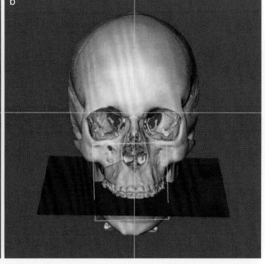

图3.55 通过沿着3D PHP的水平参考面逆时针旋转上颌骨（CCW "Roll"）来纠正上颌平面的偏斜（3D"面渲染"图像，患者V.E.W., Maxilim v. 2.3.0.3）。（a）纠正前，（b）纠正后

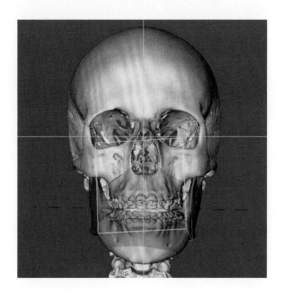

图3.56 在计算机中向后轻度旋转患者的颅骨，可清晰地显示上颌平面的偏斜已被纠正，与3D PHP的水平参考面平行（3D"面渲染"图像，患者V.E.W., Maxilim v. 2.3.0.3）

3.5.2 "步骤2"：上颌牙列中线的评估/修正

评估上颌牙中线，可以按照传统的方法，在患者头部静息位时，根据人中嵴中线和面中线的位置，从患者正面进行临床检查评估，也可以根据患者的临床标准照片评估（图 3.57）。

临床工作中，经常会遇到上颌牙中线和人中嵴中线或面中线不符合的情况。这可能是局部肌功能不良造成的，但更多是由于鼻唇美容单元的位置不佳造成的，常见的原因包括：① 鼻中隔偏斜；②前鼻嵴（ANS）偏斜；③鼻翼基部不对称；④上颌骨不对称；⑤鼻整体不对称；⑥下颌骨不对称；⑦综合因素。对患者颅面部的解剖特点和畸形特征做数字化的系统性分析（见第 2 章），有助于医生明确导致畸形的内在原因。采用 3D 虚拟手术设计方法时，"步骤 2"就要根据 3D 设计头位（PHP）的垂直参考面来评估上颌牙中线是否正常（见第 3.1 章）。

> **注意**
>
> 临床上，上颌牙中线经常会和人中嵴中线及面部中线不一致。
>
> 对患者的面部的解剖特点和畸形特征做数字化的系统性分析（见第 2.1.2 章），有助于医生明确畸形的内在原因。

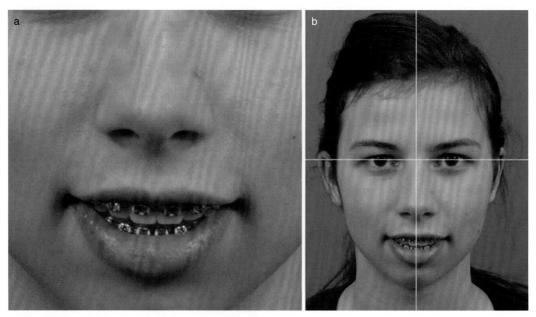

图 3.57　患者术前正面静息位观，可观察到鼻唇美容单元的细节（a）和临床自然头位（c-NHP）的正面全景（b）。注意，从临床检查看，上颌牙中线和人中线之间没有明显偏差，但如果与面中线相比，患者的牙中线存在轻微但仍然明显的向左偏移（患者 V.E.W.）

"步骤2"：上颌牙列中线的评估/修正

在计算机中可以对上颌牙中线偏斜进行校正，方法有：①水平向左或右方移动；②沿颅底面进行旋转（"Yaw"）；③同时进行旋转和平移；④纠正上颌平面偏斜的移动（"Roll"）；⑤综合以上的动作。

因为在"步骤1"中，上颌平面的偏斜已经通过"Roll"移动上颌骨纠正了，所以在"步骤2"中，牙中线的调整只需要进行

水平移动，沿颅底面的旋转（Yaw），或者两者联合进行（图3.58）。

优点

3D虚拟技术有助于临床医生对上颌牙中线进行评估。

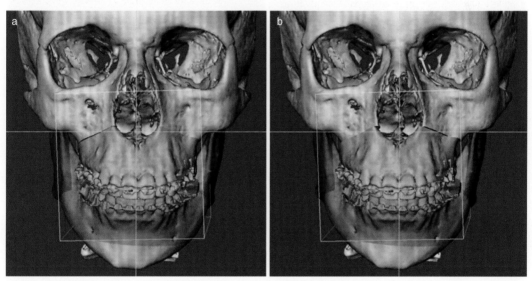

图3.58　患者的上颌牙列中线偏向左侧（a），根据面部中线的三维设计头位（PHP）的参考平面，通过单纯的向右侧平移，纠正了牙列中线的左偏（b）（患者V.E.M的3D"面渲染"图像，Maxilim v2.3.0.3）

"步骤 2"：上颌牙列中线的评估 / 修正

在"步骤 2"的操作中，非常重要也很有临床意义的一点是要把下颌骨隐藏起来，这样可以更准确地从颅底位来观察上颌牙弓和面中部的位置关系（例如，颧骨突度和颧弓）（图 3.59）。

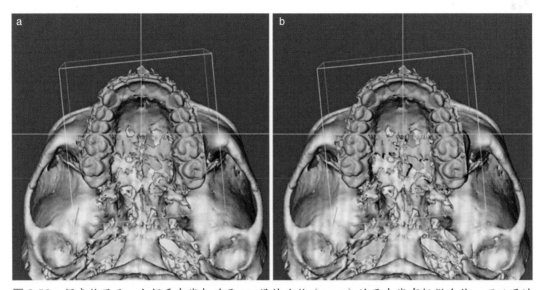

图 3.59　颅底位显示，上颌牙中线相对于 3D 设计头位（PHP）的面中线有轻微左偏，可以通过向右平移上颌来进行纠正（3D "面渲染"图像，患者 V.E.W., Maxilim v. 2.3.0.3）。（a）纠正前，（b）纠正后

3.5.3 "步骤3"：确定虚拟咬合关系后对面部不对称性做整体评估

"步骤3"中，在确定虚拟咬合关系后（见第3.3章），要从骨性水平和软组织水平对面部的对称性进行整体评估。医生要根据3D设计头位（PHP）的水平面和中线对颏部的位置、下颌角、下颌骨下缘和升支部分的位置进行评估（图3.60）。

有时候，为了精确调整面部对称性，有必要重新定义"虚拟咬合关系"。这可以通过在计算机中进行多次虚拟咬合磨改或在特定的水平打开部分咬合来实现。

很重要的一点是要明白，在"虚拟咬合关系"确定以后，上颌骨和下颌骨的远心骨段融合在了一起，形成了"最终虚拟咬合关系位上的上下颌复合体"。因此，从这一步（步骤3）开始，在后面的数字化治疗计划设计操作步骤（步骤4~10）中，任何对上颌骨位置的3D虚拟操作，也都会自动引起下颌骨的位置变化。

缺点和风险

因为目前还没有充分的证据来证明面部软组织3D模拟的准确性，所以临床医生在评估患者时，不应该太过依赖软组织的模拟结果。

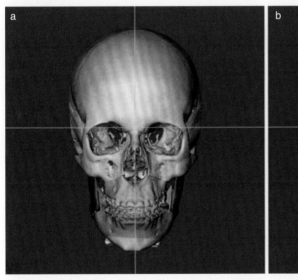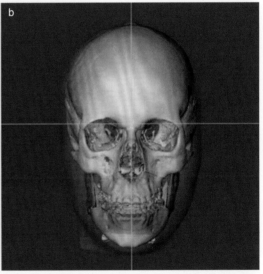

图3.60 虚拟咬合关系确定后，根据3D PHP的水平面和中线，从正面对患者面部骨骼和软组织的对称性做全面评估。注意颏点在骨和软组织水平都明显右偏（3D "面渲染"图像，患者 V.E.W., Maxilim v. 2.3.0.3）。（a）正面观，（b）软组织透明化正面观

"步骤 3"：确定虚拟咬合关系后对面部不对称性做整体评估

在计算机中可以利用颧骨颧弓的形态轮廓来评估下颌骨下缘轮廓，这样也有助于对面部外形的对称性和面部结构的平衡性做整体评估（图 3.61）。

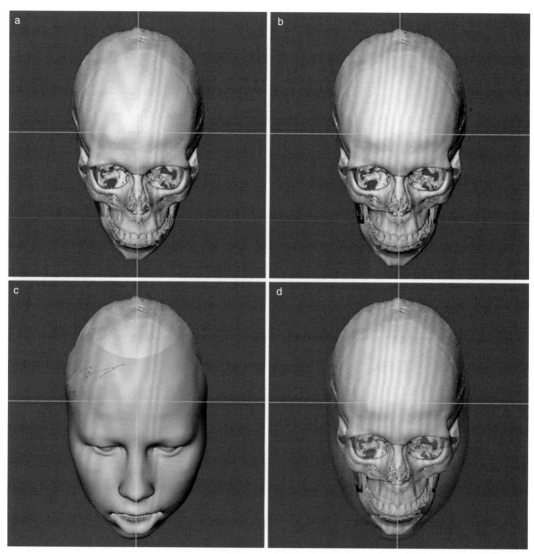

图 3.61 "虚拟咬合关系"确定后，为了评估面部整体的对称性，可以根据颧骨颧弓的外形对下颌的虚拟轮廓进行评估（3D "面渲染"图像，患者 V.E.W., Maxilim v. 2.3.0.3）。（a）2/3 俯视位观察，未实施虚拟设计操作，（b）做完步骤 1~3 后，再对设计结果进行 2/3 俯视位的骨形态观察，（c）做完步骤 1~3 后，对设计结果进行 2/3 俯视位观察软组织形态，（d）做完步骤 1~3 后，对设计结果进行 2/3 俯视位观察，同时观察骨和软组织形态（软组织做了透明化）

3.5.4 "步骤4"：颌骨外展的评估 / 修正（"Yaw"）

与在颌架上进行模型外科的传统方法相比，在"步骤4"中，采用3D虚拟方法会给临床医生提供更多更有用的虚拟颌骨手术信息，例如：①上颌或下颌截骨后骨段间的距离大小；②移动骨块后，下颌角区和鼻旁出现的骨台阶的情况。因此，3D虚拟正颌外科手术设计，不管在保存牙颌功能方面还是改善美容方面，都具有巨大的优势。

•从功能角度看，虚拟手术对于下颌骨具有更明显的临床意义，因为下颌骨远心骨段的外展会引起同侧下颌近心骨段的扭转，同时也引起了髁突的扭转，最终会造成髁突的压迫吸收。而且，远心骨段的外展还会导致双侧下牙槽神经（IAN）血管束受到更多的压迫。

•从美容角度看，虚拟手术对上下颌截骨效果也很有临床帮助。在下颌，近心骨段的外展可能会导致下颌角的不对称，也可能引起下面部宽度（Go-Go）变大。在面中部，上颌的外展可能会导致鼻旁组织不对称。

在双颌手术时，下颌骨的外展可以通过沿颅底平面的旋转（"Yaw"）进行纠正，同时要保持牙中线与面中线一致。而且，在虚拟手术中，还可以看到截骨移动后是否存在骨块间的冲突，以便在实际手术中对相应部位的骨质进行磨改。在大多数病例中，可以在计算机中用"Yaw"来纠正近心骨段的外展，从而避免了对下颌远心骨段的近心部分骨质进行额外的截断（图3.62~3.64）。

在上颌单颌手术中，3D虚拟手术可以让临床医生明白术中是否存在骨块外展的风险。而且，虚拟手术还可以让医生明白骨块移动的具体位置，或者是否还需要进行额外的近心骨段或远心骨段的截骨，以降低骨块外展的风险，保证手术效果。

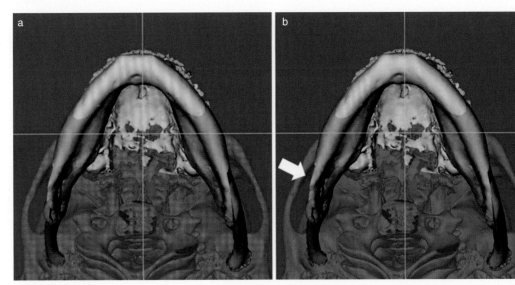

图3.62 颅底位观，显示 BSSO 后，下颌骨右侧近心骨段外展（3D "面渲染"图像，患者 V.E.W., Maxilim v. 2.3.0.3）。颅底位（a）显示下颌远心骨段向右侧外展，（b）箭头强调

"步骤 4"：颌骨外展的评估 / 修正（"Yaw"）

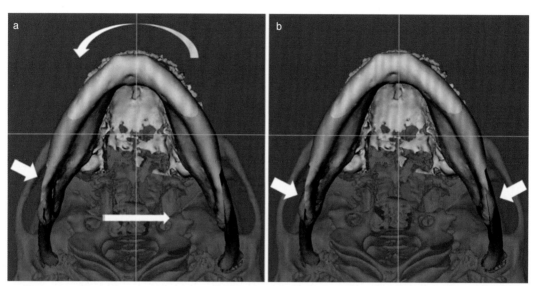

图 3.63　采用逆时针旋转"Yaw"的方法，在计算机中对下颌骨的向右外展进行虚拟校正。注意下颌骨远心骨段的移动同时影响了两侧近心骨段。而且 3D 虚拟操作可以显示近远心骨块间潜在的接触部位，这些部位在实际手术中可能需要进行磨改调整。但是，在进行虚拟手术设计时，也要考虑实际骨截开线的厚度因素（3D"面渲染"图像，患者 V.E.W., Maxilim v. 2.3.0.3）。（a）纠正前，（b）纠正后

　　在虚拟手术中，对近远中骨段进行位置调整操作时，外科医生必须考虑实际截骨线的厚度。
　　目前在任何一种软件的 3D 虚拟截骨和方案设计中，都还不能将截骨线厚度这一实际手术中的重要因素反映到虚拟操作中来。

"步骤 4"：颌骨外展的评估 / 修正（"Yaw"）

在某些临床病例中，医生会有意使截骨骨块产生一定程度的外展：如使一侧近心骨块外展以纠正下颌角处的不对称，或者双侧都外展，通过增大两侧下颌角间距来增加面下部的宽度。而对近、远心骨段的接触点进行磨改，或者在下颌靠后的位置做矢状劈开，可以缩小单侧或双侧的面下部宽度。但是，一定注意，术中要尽量减少近心骨段的移动幅度，以免对髁突造成不良影响。

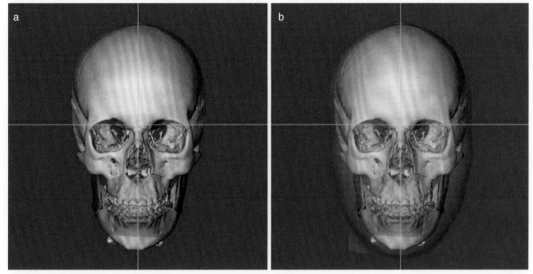

图 3.64　通过将上下颌骨复合体向左做"Yaw"的运动，纠正了下颌近心骨段向右的外展，再对面部轮廓进行全面评估（3D"面渲染"图像，患者 V.E.W., Maxilim v. 2.3.0.3）。（a）正面观，（b）软组织透明化正面观

3.5.5 "步骤5"：上颌切牙垂直位置的评估/修正

在"步骤5"中，上颌切牙垂直位置的评估方法与传统方法（非虚拟法）一致，即从正面检查患者静息状态时的上颌切牙位置、牙龈暴露情况（图3.1b），以及患者自然微笑时切牙与牙龈的情况（图3.52c），而且最好要在不同时间点进行多次检查。

进行双颌手术设计时，如果需要，可以在计算机中对上颌切牙的垂直位置进行纠正，可以通过在上切牙水平单纯垂直向移动"具有最终咬合关系的上下颌复合体"的方法进行校正（见本章第1个病例）（图3.65）。

在单独进行上颌LeFort I截骨术的虚拟手术设计时，改变上切牙垂直向的位置可以通过在切牙处垂直方向上移动上颌骨来实现，也可以通过顺时针或逆时针旋转上颌骨来实现（见第6章病例7）。

向上或向下虚拟移动上颌切牙垂直向位置的量（mm），则完全依赖于临床检查和医生的临床判断与决定。

缺点

目前唇部的3D软组织虚拟还不准确。

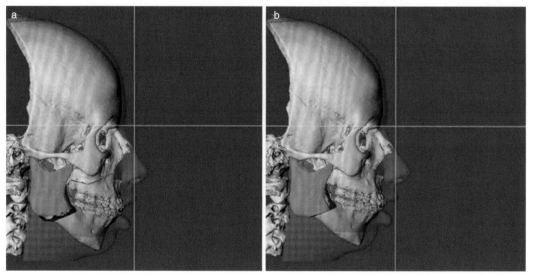

图3.65　因为患者在静息位时上切牙外露8mm，牙龈外露4mm，所以医生决定在这一步设计中，在上切牙水平虚拟上抬上颌骨4mm。注意3D软组织模拟的不足：尽管上颌切牙上抬了4mm，但上唇形态并无改变，唇齿距离也无变化（3D"面渲染"图像，患者V.E.W., Maxilim v. 2.3.0.3）。（a）纠正前，（b）纠正后

3.5.6 "步骤6"：上颌切牙矢状向位置的评估/修正

在"步骤6"中，需要对上颌切牙的矢状位置进行评估，并进行相应的纠正（多数是做矢状向前移，很少做后退移动）。其评估方法与传统设计手术的方法基本一致，也是依靠正面检查患者静息状态（图3.1、3.9 和 3.11）和自然微笑时（图3.52 b~d）的上颌切牙位置来决定。

如果需要，要在电脑中虚拟调整上颌切牙矢状面的水平位置，一般是通过以上颌切牙水平位置为标准，单纯前后向虚拟移动"具有最终咬合关系的上下颌骨复合体"来实现（图3.66）。

水平虚拟移动骨块的量（mm）和方向（向前或向后）完全是根据临床检查来确定的。

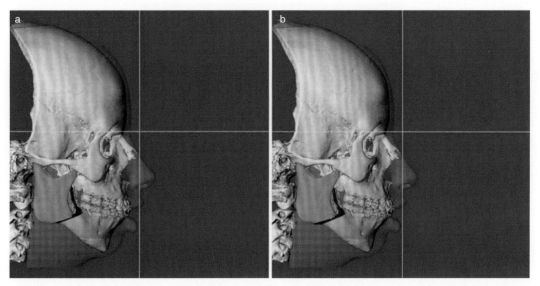

图3.66 主要根据临床检查，同时也根据3D头影测量分析，最终决定在上切牙水平虚拟前移"具有最终咬合关系的上下颌骨复合体"2mm（3D"面渲染"图像，患者V.E.W., Maxilim v. 2.3.0.3）。（a）纠正前，（b）纠正后

3.5.7 "步骤7"：面部侧貌评估/咬合平面修正（"Pitch"）

在"步骤7"中，需要在电脑中对患者的侧貌进行评估，其方法与传统设计手术的方法基本一致，即根据绝对垂线（TVL）对患者左侧（图3.9）、右侧（图3.11）的侧貌进行临床评估。

在3D数字化治疗计划设计时，可依据垂直于3D PHP的参考面或绝对垂直面，采用"Pitch"的运动方式，对"具有最终咬合关系的上下颌骨复合体"进行顺时针或逆时针旋转，从而调整患者的侧面形态。这种旋转式的"Pitch"运动一般会引起咬合平面的顺时针或逆时针旋转，颏部突度与上唇角度的增加或减少，并会提升整体微笑的美观效果（改变了正面观和2/3侧面观时的露牙程度）（图3.67）。

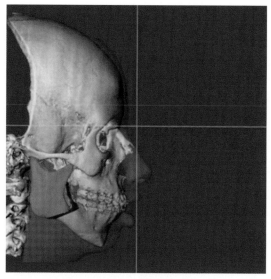

图3.67　此步骤（步骤7）中，通过临床检查，医生决定不改变患者的咬合平面，因此没有采取"Pitch"方式移动颌骨骨块（3D"面渲染"图像，患者 V.E.W., Maxilim v. 2.3.0.3）

3.5.8 "步骤8"：三维颏部位置的评估／修正

在"步骤8"中，要根据患者的3D

PHP 参考面，从正面、侧面和颅底位对患者 3D 颏部的最终位置进行评估（图 3.68、3.69）。

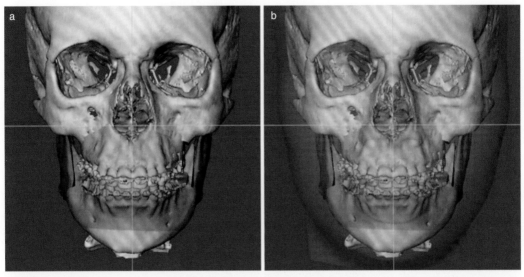

图 3.68 从正面对患者颏部的位置进行评估。(a)骨性评估，(b)带 3D 面部软组织的评估（3D "面渲染"图像，患者 V.E.W., Maxilim v. 2.3.0.3）。注意，下颌正中联合处的偏斜和颏点右偏

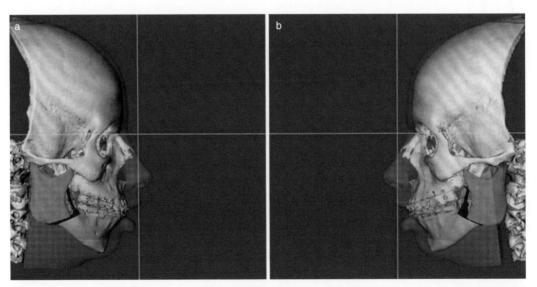

图 3.69 分别从右侧面（a）和左侧面（b）对患者颏部的矢状向位置进行个体化的评估（3D "面渲染"图像，患者 V.E.W., Maxilim v. 2.3.0.3）。注意，患者有明显的颏后缩，颏唇沟的形态不佳

"步骤 8"：三维颏部位置的评估 / 修正

颏部的位置可以通过以下方式进行调整：①"Roll"；②"Yaw"；③"Pitch"；④向前移动（很少后退）；⑤左或右平移；⑥上抬或下降；⑦前述方式的联合移动。

重要的是，不但要从正面、侧面评估颏部，还要从颅底位、2/3 正面俯视位和 2/3 正面仰视位对颏部位置进行评估（图 3.70、3.71）。

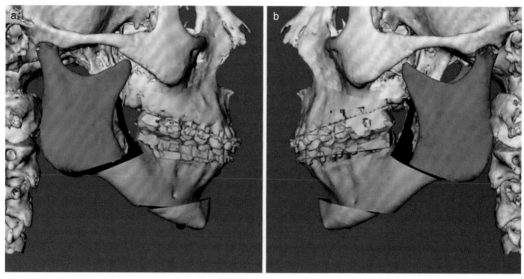

图 3.70　侧面观，数字化治疗计划为颏部前移 6mm，前部上抬 2mm，逆时针 "Pitch" 旋转，这样可以调整改善下颌骨下缘的骨块外形（3D "面渲染" 图像，患者 V.E.W., Maxilim v. 2.3.0.3）。（a）右侧面观，（b）左侧面观

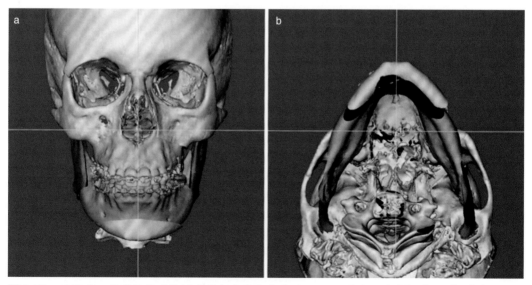

图 3.71　正面观，数字化治疗计划为颏部中线向右移动 2mm，同时做逆时针 "Roll" 移动，以纠正下颌正中联合处的偏斜。另外，从颅底面做颏部骨块顺时针方向的 "Yaw"（3D "面渲染" 图像，患者 V.E.W., Maxilim v. 2.3.0.3）。（a）正面观，（b）颅底面观

3.5.9 "步骤9"：与患者沟通个体化治疗计划

在"步骤9"中，外科医生要与患者一起讨论综合性的"个体化3D数字化治疗计划"，同时，根据患者的某些要求，正畸–正颌医生还要对制定的个体化治疗计划做相应的调整。医生还要特别注意面部3D软组织模拟的局限性（特别是在鼻唇美容单元区），应该给患者做详细的解释工作，以免出现沟通上的偏差，影响患者的治疗预期和满意度。

此外，从医学教学方面考虑，制定的"个体化数字化治疗计划"也可以被拿来和住院医生、轮转医生和其他工作人员讨论，以起到临床教学的效果（图3.72、3.73）。

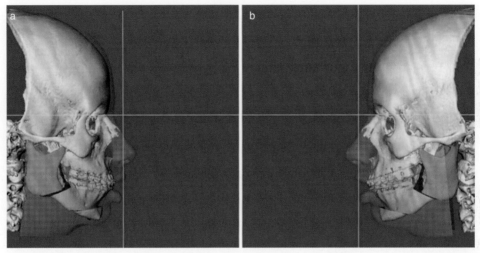

图3.72　术前要将"个体化的数字化治疗计划"呈现给患者一同讨论。在讨论时，仍有可能根据患者的要求，对治疗计划进行一定程度的修改（3D"面渲染"图像，患者V.E.W., Maxilim v. 2.3.0.3）. 注意鼻唇区软组织3D模拟得并不理想。（a）右侧面观，（b）左侧面观

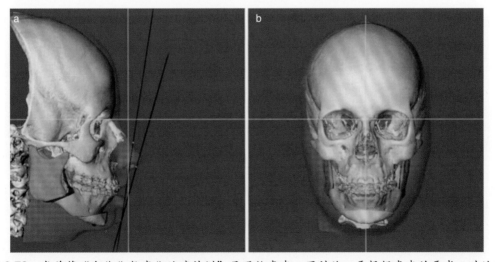

图3.73　术前将"个体化数字化治疗计划"呈现给患者一同讨论，要根据患者的要求，对治疗计划做进一步修改。除了标准垂面和PHP水平参考面外，也要根据Bruges三维面部计算机分析法观察患者的侧面和鼻唇面形态是否理想（见第2.2章）（3D"面渲染"图像，患者V.E.W., Maxilim v. 2.3.0.3）。注意鼻唇区软组织3D模拟的局限性。（a）右侧面观，（b）正面观

3.5.10 "步骤10"：三维数字化治疗计划的最终调整

在完成"步骤9"，即正畸 – 正颌外科治疗组的医生与患者一起讨论综合性的"个体化 3D 数字化治疗计划"之后，外科医生应再对治疗计划做出最后的调整，以根据患者的治疗期望制定出最佳的手术计划，获得更好的治疗效果。

同时，必须再次强调在虚拟手术设计中，3D 软组织模拟目前仍有明显的缺陷，尤其是在上唇较短、下唇松弛的病例中，唇部软组织模拟的准确度更差。虽然医生可以通过手术模式在电脑中对唇部形态进行修正，但也带有明显的主观性，并不准确（图 3.74~3.79）。

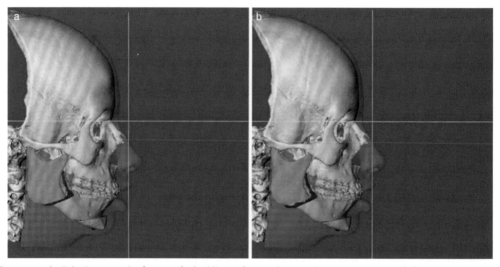

图 3.74　对"个体化 3D 数字化治疗计划"做最后调整。医生决定对上下颌骨复合体做更多的逆时针"Pitch"旋转移动，以使额部突度变得更佳（3D"面渲染"图像，患者 V.E.W., Maxilim v. 2.3.0.3）。注意鼻唇区软组织 3D 模拟的局限性。（a）纠正前，（b）纠正后

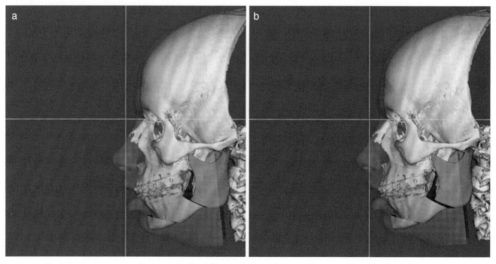

图 3.75　对"个体化 3D 数字化治疗计划"做最后调整。医生决定对上下颌骨复合体做更多的逆时针"Pitch"旋转移动，以使额部突度变得更佳（3D"面渲染"图像，患者 V.E.W., Maxilim v. 2.3.0.3）。注意鼻唇区软组织 3D 模拟的局限性。（a）纠正前，（b）纠正后

■ 最终的整合"个体化三维数字化治疗计划"（患者 V.E.W.）

对如何将病例 1（患者 V.E.M）的个体化 3D 数字化治疗计划转移到实际手术中，以及如何对虚拟手术效果进行评估将分别在第 4 章和第 5 章进行详细阐述。

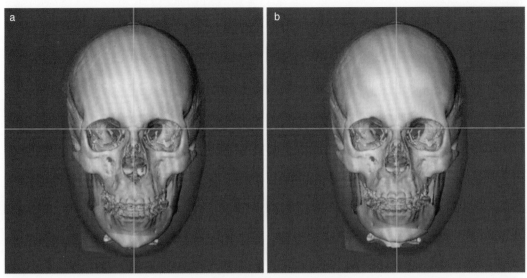

图 3.76　从右侧面观察患者治疗前的面部初始情况（a）和最终的"3D 个体化数字化治疗计划"（b）（3D"面渲染"图像，患者 V.E.W., Maxilim v. 2.3.0.3）

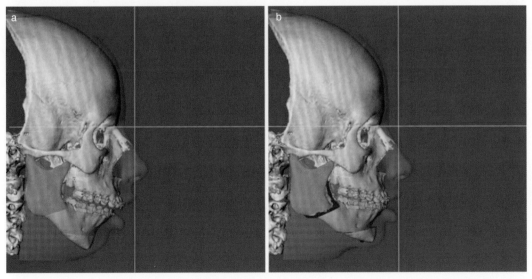

图 3.77　正面观，数字化治疗计划为额部中线向右移动 2mm，同时做逆时针"Roll"移动，以纠正下颌正中联合处的偏斜。另外，从颅底面做额部骨块顺时针方向的"Yaw"（3D"面渲染"图像，患者 V.E.W., Maxilim v. 2.3.0.3）。（a）正面观，（b）颅底面观

最终的整合"个体化三维数字化治疗计划"（患者 V.E.W.）

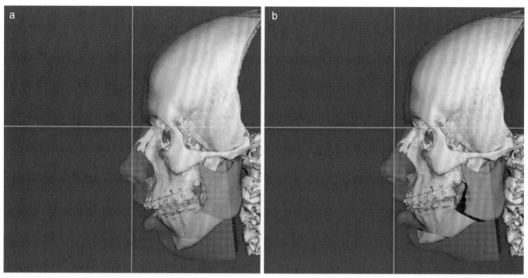

图 3.78　从左侧面观察患者治疗前的面部初始情况（a）和最终的"3D 个体化数字化治疗计划"（b）（3D"面渲染"图像，患者 V.E.W., Maxilim v. 2.3.0.3）

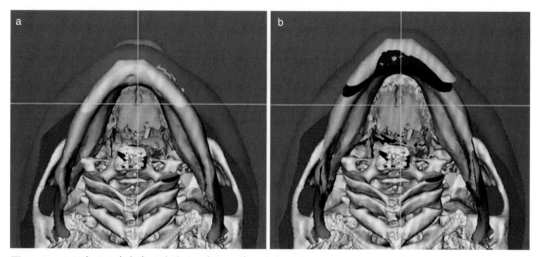

图 3.79　从颅底面观察患者治疗前的面部初始情况（a）和最终的"3D 个体化数字化治疗计划"（b）（3D"面渲染"图像，患者 V.E.W., Maxilim v. 2.3.0.3）

3.6 推荐读物

[1] Aboul-Hosn Centenero S, Hernández-Alfaro F. 3D planning in orthognathic surgery: CAD/CAM surgical splints and prediction of the soft and hard tissues results—our experience in 16 cases. J Craniomaxillofac Surg, 2012,40:162–168

[2] Ackerman JL, Proffit WR, Sarver DM, et al. Pitch, roll, and yaw: describing the spatial orientation of dentofacial traits. Am J Orthod Dentofac, 2007, 131:305–310

[3] Arnett GW, McLaughlin RP. Facial and dental planning for orthodontists and oral surgeons. Philadelphia:Mosby, Elsevier Limited., 2004

[4] Arnett GW, Gunson MJ. Facial planning for orthodontists and oral surgeons. Am J Orthod Dentofac, 2004,126:290–295

[5] Bjerin R. A comparison between the Frankfort horizontal and the Sella turcica-nasion as reference planes in cephalometric analysis. Acta Odontologica Scandinavia, 1957,15:1–12

[6] Bobek S, Farrell B, Choi C, et al.Virtual surgical planning for orthognathic surgery using digital data transfer and an intraoral fiducial marker: the charlotte method. J Oral Maxillofac Surg, 2015,73:1143–1158

[7] Cevidanes L, Oliveira AEF, Motta A, et al. Head orientation in CBCT-generated cephalograms. Angle Orthod, 2009,79:971–977

[8] Cooke MS. Five-year reproducibility of natural head posture: a longitudinal study. Am J Orthod Dentofac Orthop Off Publ Am Assoc Orthod, 1990,97:489–494

[9] Cooke MS, Wei SH. The reproducibility of natural head posture: a methodological study. Am J Orthod Dentofac Orthop, 1988,93:280–288

[10] Damstra J, Fourie Z, Ren Y. Simple technique to achieve a natural position of the head for cone beam computed tomography. Br J Oral Maxillofac Surg, 2010,48:236–238

[11] De Paula LK, Ackerman JL, Carvalho FdeAR, et al. Digital live-tracking 3-dimensional minisensors for recording head orientation during image acquisition. Am J Orthod Dentofac Orthop, 2012,141:116–123

[12] Downs WB. Analysis of the dento-facial profile. Angle Orthod, 1956, 4:191–212

[13] Farrell BB, Franco PB, Tucker MR. Virtual surgical planning in orthognathic surgery. Oral Maxillofac Surg Clin N Am, 2014 ,26:459–473

[14] Gateno J, Xia JJ, Teichgraeber JF. New methods to evaluate craniofacial deformity and to plan surgical correction. Semin Orthod, 2011,17:225–234

[15] Lundström A, Lundström F, Lebret LM. Natural head position and natural head orientation: basic considerations in cephalometric analysis and research. Eur J Orthod, 1995,17:111–120

[16] Lundström F, Lundström A. Natural head position as a basis for cephalometric analysis. Am J Orthod Dentofac Orthop,1992, 101:244–247

[17] Marchetti C, Bianchi A, Bassi M. Mathematical modeling and numerical simulation in maxillo-facial virtual surgery (VISU). J Craniofac Surg, 2007, 18:826–832

[18] Marchetti C, Bianchi A, Muyldermans L, et al. Validation of new soft tissue software in orthognathic surgery planning. Int J Oral Maxillofac Surg, 2011, 40:26–32

[19] Mollemans W, Schutyser F, Nadjmi N, et al. Predicting soft tissue deformations for a maxillofacial surgery planning system: from computational strategies to a complete clinical validation. Med Image Anal, 2007,11:282–291

[20] Moorrees CFA, Kean MR. Natural head position, a basic consideration in the interpretation of cephalometric radiographs. Am J Phys Anthropol, 1958, 16:213–234

[21] Nadjmi N, Defrancq E, Mollemans W, et al. Quantitative validation of a computer-aided maxillofacial planning system, focusing on soft tissue deformations. Ann Maxillofac Surg, 2014, 4: 171–175

[22] Nadjmi N, Mollemans W, Daelemans A, et al. Virtual occlusion in planning orthognathic surgical procedures. Int J Oral Maxillofac Surg, 2010, 39:457–462

[23] Peng L, Cooke MS. Fifteen-year reproducibility of natural head posture: a longitudinal study. Am J Orthod Dentofac Orthop, 1999,116:82–85

[24] Quevedo LA, Ruiz JV, Quevedo CA. Using a clinical protocol for orthognathic surgery and assessing a 3-dimensional virtual approach: current therapy. J Oral Maxillofac Surg, 2011,69:623–637

[25] Solow B, Tallgren A. Natural head position in standing subjects. Acta Odontol Scand, 1971,29:591–607

[26] Swennen GRJ, Schutyser F. Three-dimensional virtual approach to diagnosis and treatment planning of maxillo-facial deformity//Bell WH, Guerrero CA. Distraction osteogenesis of the facial skeleton. Hamilton: BC Decker Inc., 2007: 6

[27] Swennen GRJ, Mommaerts MY, Abeloos J, et al. A cone-beam CT based technique to augment the 3D virtual skull model with a detailed dental surface.

Int J Oral Maxillofac Surg, 2009a, 38:48–57

[28] Swennen GRJ, Mollemans W, Schutyser F. Three dimensional treatment planning of orthognathic surgery in the era of virtual imaging. J Oral Maxillofac Surg, 2009b, 67:2080–2092

[29] Swennen GRJ. Timing of three-dimensional virtual treatment planning of orthognathic surgery: a prospective single-surgeon evaluation on 350 consecutive cases. Oral Maxillofac Surg Clin N Am, 2014,26:475–485

[30] Xia JJ, Gateno J, Teichgraeber JF. New clinical protocol to evaluate craniomaxillofacial deformity and plan surgical correction. J Oral Maxillofac Surg, 2009,67: 2093–2106

[31] Xia JJ, McGrory JK, Gateno J, et al. A new method to orient 3-dimensional computed tomography models to the natural head position: a clinical feasibility study. J Oral Maxillofac Surg, 2011,69:584–591

三维数字化治疗计划转移为现实手术

Gwen R.J. Swennen, Martin Gaboury

© Springer-Verlag Berlin Heidelberg 2017

G.R.J. Swennen (ed.), *3D Virtual Treatment Planning of Orthognathic Surgery*,
DOI 10.1007/978-3-662-47389-4_4

4.1 三维数字化治疗计划向现实手术的转移

"传统正颌治疗计划"设计中，无论是做石膏模型外科模拟手术中颌骨的移动，还是制作中间颌板来确定颌骨的移动位置，虽然已被临床医生广泛认可应用于日常临床工作中，但都可能存在误差（Ellis，1990）。此外，在二维图像和传统的手术设计的时代，大多数正颌手术中颌骨的运动仅限于单纯直线性移动，包括前后向、近远中向及垂直向的移动，因此在𬴂架上进行模型外科尚能胜任手术设计的要求。

"正颌外科的3D虚拟方案设计"真正开启了正颌手术设计的"范式转移"。获得准确的3D数字化治疗计划的先决条件是：获取正确的图像信息（见第1.1章）；将获取的图像信息准确地重建为患者3D虚拟头颅增强模型（见第1.2章）。与"传统正颌治疗计划设计"相比，"3D虚拟正颌外科治疗计划设计"可以在"3D虚拟场景"中模拟三维空间上复杂的"Pitch""Roll"和"Cant"等各种运动来校正颌骨畸形（见第3.4章）。当正颌手术设计需要进行三维空间上的复杂移动时，如果仍采用传统的模型外科技术，就不得不进行大量的操作步骤才能实现这一目的，这就不可避免地会产生一系列误差，因此传统模型外科技术就不应该再被认为是准确有效的了。

在"逐步制定个体化三维数字化治疗计划（3D-VPS$_5$）"完成后（见第3.5章），还需要在手术中精确地将设计方案实施到患者身上。为达到这个目的，需要将传统正颌外科方案设计和虚拟正颌外科设计有效结合起来，采用的方法包括：

• 3D咬合导板和手术导板（见第4.1.1章）；

• 使用体内/体外的参考标志做垂直向定位（见第4.1.2章）。

与传统设计方法相比，"3D虚拟可视化模式"具有更大的优越性，在双颌手术中，临床医生可以根据患者的临床特征和自身的治疗理念，决定采取何种方法和顺序，将"最终的个体化3D数字化治疗计划"转移到实际手术中：

• 通过"上颌优先"次序（图4.1~4.4）；

• 或通过"下颌优先"次序（图4.5~4.8）。

术中"3D数字化治疗计划"的转移实施可以通过牙支持式的3D手术导板来实现，但是这一方法仍然依赖于垂直距离的正确测量、良好髁突位置的保持以及下颌骨的自身旋转，而这些主要取决于外科医生的经验，理论上讲仍容易存在误差。

当前，为了减少术中髁突位置变化和下颌骨自身旋转导致的潜在误差，提出了"无导板的正颌外科手术"新概念，也产生了一系列的相关新技术，譬如个体化植入物（PSI）（见第4.1.3章）、导航外科技术（见第4.2.1章）以及增强虚拟现实技术（AR）（见第4.2.2章）等。

4.1.1 三维手术导板/咬合导板的制作

"逐步制定个体化三维数字化治疗计划（3D-VPS$_5$）"（见第3.5章）后，需要使用牙支持式的手术导板，包括中间咬合导板和最终咬合导板来确定手术中上、下颌骨的位置。

"3D虚拟导板"需要在计算机上设计并最终通过计算机辅助设计/计算机辅助制造（CAD/CAM）技术制作出"3D手术导板"。对于"上颌骨手术优先"的病例，设计的"3D虚拟中间咬合导板"（图4.2a）首先用来重新定位上颌骨移动的位置（图4.1a），而对于"下颌骨手术优先"的病例，"3D虚拟中间咬合导板"（图4.6a）首先用来定位下颌骨移动的位置（图4.5a）。无论"上颌骨手术优先"（图4.2b）还是"下颌骨手术优先"的病例（图4.6b），都需要设计"3D虚拟的最终咬合导板"来完成上下颌骨手术后的颌骨定位。

CAD/CAM 技术既可用于生产高精度的牙支持式"3D 咬合导板"（图4.9、4.10），也可用来生产术中定位其他部位的"3D 导板"，例如术中应用 CAD/CAM 颏部定位导板来确定颏成形术后截骨块的位置（图4.13~4.15）。制作 CAD/CAM 的"3D 手术导板"既可以通过减材制造（譬如切削），也可以通过增材制造（AM，譬如激光烧结、3D 打印等）。这两种快速原型技术（RPT）在数字化治疗计划的转移准确度和导板的制作精准度上并无明显差异。手术前，临床医生还需要检查各种导板的质量，特别是要保证"3D 手术导板"的就位不受正畸托槽的影响，以免术中造成颌骨就位时的误差（图4.11、4.12）。实际上，目前 3D 设计主要还是在诊室以外完成，"3D 手术导板和咬合导板"的加工制作也主要依靠打印工程师负责，对临床医生而言，无论是效率还是花费，都还有缺陷。将来，快速成型技术的发展有望使 3D 导板的"诊室内"设计与制作成为现实，就可以解决医生的这一难题。

为了阐述"3D 手术导板和咬合导板"的概念，我们通过病例1——患者 V.E.W. 的病例来进行展示（见第1、2、3、5、6章）。

■ 3D 虚拟导板："上颌优先"次序

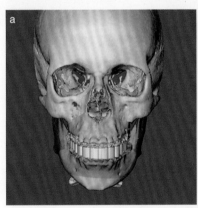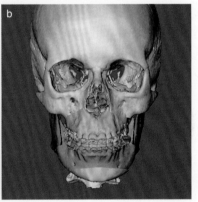

图4.1 选择"上颌优先"次序方案制作的 3D 虚拟中间咬合导板（a）及最终咬合导板（b）的正面观（3D"面渲染"图像，患者 V.E.W.，Maxilim v.2.3.0.3）。注意，"上颌优先"与"下颌优先"所应用的最终咬合导板是相同的

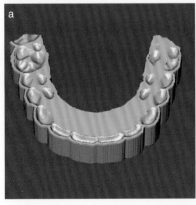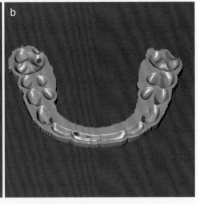

图4.2 选择"上颌优先"次序方案制作的中间咬合导板（a）及最终咬合导板（b）（患者 V.E.W. 的 3D"面渲染"图像，Maxilim v.2.3.0.3）。注意，"上颌优先"与"下颌优先"所应用的最终导板是相同的

3D 虚拟导板："上颌优先"次序

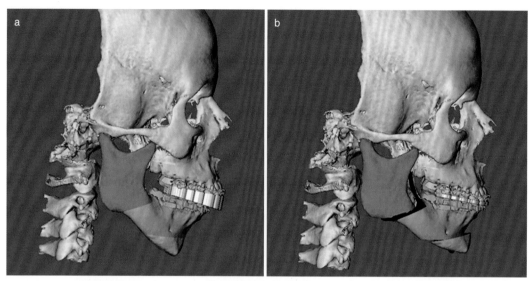

图4.3　3D虚拟的中间咬合导板（a）及最终咬合导板（b）的右侧面观，选择"上颌优先"方案制作（患者 V.E.W. 的 3D "面渲染"图像，Maxilim v.2.3.0.3）

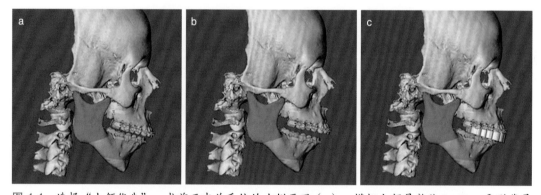

图4.4　选择"上颌优先"，术前正中关系位的右侧面观（a），模拟上颌骨整体Le Fort I型截骨并移动后的右侧面观（b）以及佩戴虚拟中间咬合导板重新定位上颌骨后的右侧面观（c）（患者 V.E.W. 的 3D "面渲染"图像，Maxilim v.2.3.0.3）。注意，由于下颌骨解剖结构上的个体差异性，以及3D虚拟Le Fort I型截骨后的上颌骨移动（尤其是垂直上抬）会对下颌骨的虚拟移动造成影响，因此在制作3D虚拟中间咬合导板时应尽量避免下颌骨的自动旋转以减少误差。但在某些情况下（如虚拟上颌下降造成上下颌咬合面重叠明显时，译者注），也可能需要进行虚拟的顺时针或逆时针自动旋转下颌骨（见第1.3章），才能为设计虚拟的3D中间咬合导板提供空间

■ 3D 虚拟导板："下颌优先"次序

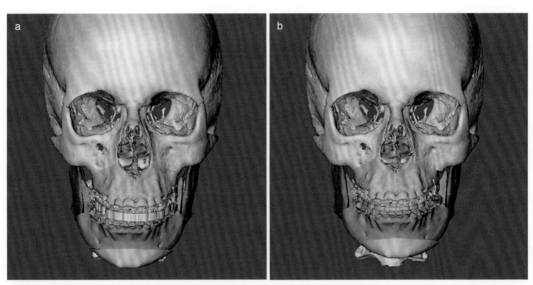

图 4.5　选择"下颌优先"次序方案制作的中间咬合导板（a）及最终咬合导板（b）的正面观（患者 V.E.W. 的 3D"面渲染"图像，Maxilim v.2.3.0.3）。注意，"上颌优先"（图 4.1b）与"下颌优先"所应用的最终咬合导板是相同的

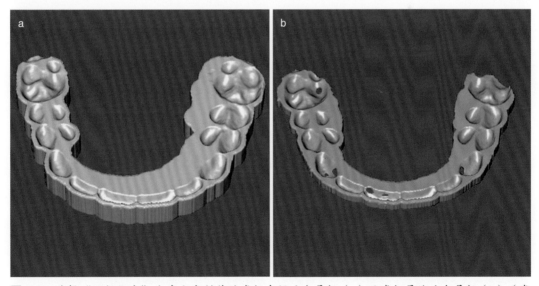

图 4.6　选择"下颌优先"次序方案制作的虚拟中间咬合导板（a）及虚拟最终咬合导板（b）（患者 V.E.W. 的 3D"面渲染"图像，Maxilim v.2.3.0.3）。注意，"下颌优先"与"上颌优先"（图 4.2b）次序所应用的最终导板是相同的

3D 虚拟导板："下颌优先"次序

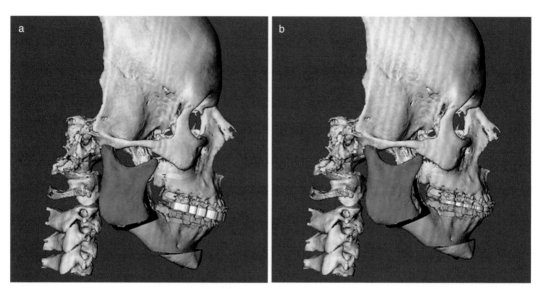

图 4.7 选择"下颌优先"次序方案制作的 3D 虚拟中间咬合导板（a）及最终咬合导板（b）的右侧面观（患者 V.E.W. 的 3D "面渲染"图像，Maxilim v.2.3.0.3）。注意，与"上颌优先"时中间导板的制作相比，在此"下颌优先"病例中，需要对下颌骨做顺时针自动旋转才能制作有足够厚度的中间咬合导板（a）（图 4.3a）

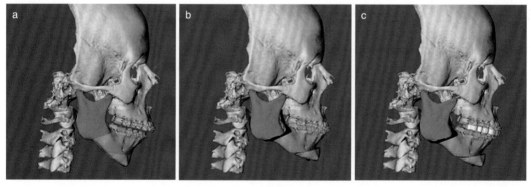

图 4.8 选择"下颌优先"次序，术前正中关系位的右侧面观（a），进行虚拟下颌骨矢状劈开术（BSSO）（b），以及佩戴中间咬合导板定位下颌骨的右侧面观（c）（患者 V.E.W. 的 3D "面渲染"图像，Maxilim v.2.3.0.3）。注意，在下颌骨 BSSO 重新定位后，由于下颌在矢状向的逆时针旋转（"Pitch"），以及上颌垂直向的上抬，可以观察到虚拟的上下颌牙弓咬合面出现了重叠（b）。为了给制作中间咬合导板创造足够的空间，下颌骨必须做顺时针方向的旋转（c），因此会出现误差

■ CAD/CAM 技术制作 3D 手术导板

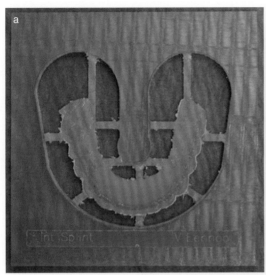 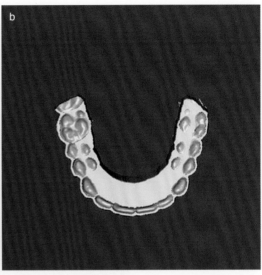

图 4.9　选择"上颌优先"次序时，通过"减材技术"切削工艺制作的 3D CAD/CAM 中间导板（a），以及 3D 导板的"面渲染"图像（b）（患者 V.E.W., Medicim，比利时，Maxilim v.2.3.0.3）。注意手术前要修剪掉导板多余的部分

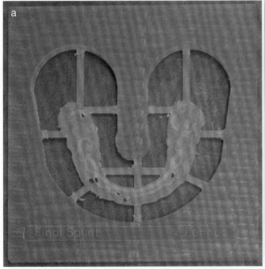 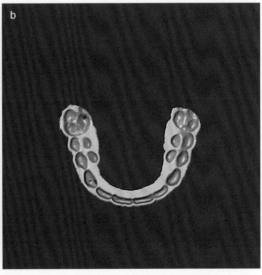

图 4.10　选择"上颌优先"次序时，通过"减材技术"切削工艺制作的 3D CAD/CAM 最终咬合导板（a），以及 3D 导板的"面渲染"图像（b）（患者 V.E.W., Medicim，比利时，Maxilim v.2.3.0.3）。手术前要修剪掉导板多余的部分。注意无论"上颌优先"还是"下颌优先"，所应用的最终导板是相同的

CAD/CAM 技术制作 3D 手术导板

CAD/CAM 手术导板既可以通过减材技术(如切削)也可以通过增材技术(如激光烧结，3D 打印) 制作。

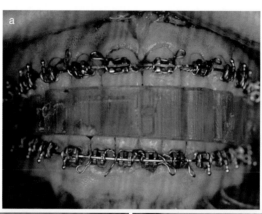

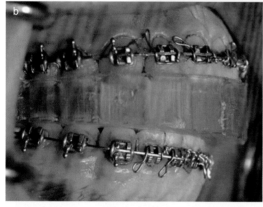
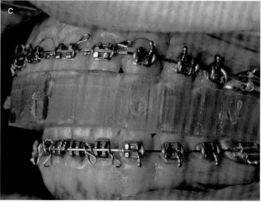

图 4.11　选择 "上颌优先" 次序（患者 V.E.W.,Medicim, 比利时），佩戴 3D CAD/CAM 制作的中间咬合导板就位后的口内正面观（a）、右侧面观（b）及左侧面观（c）。注意，切削工艺制作的透明度较高的外科模板有利于检查中间模板在牙弓上的就位情况。并且导板上的凹槽要足够深以保证牙列精准合适就位。正畸托槽不能干扰导板就位这一点是极为重要的，否则就会影响上颌骨的术中定位。还应注意导板的多余部分需去除（图 4.9a），以免引起患者佩戴不适

CAD/CAM 技术制作 3D 手术导板

注意

　　一定要保证正畸托槽不能接触咬合导板，与干扰导板的就位，否则在术中会造成颌骨位置移动的误差。

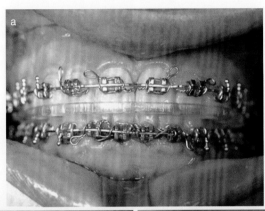

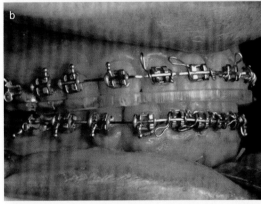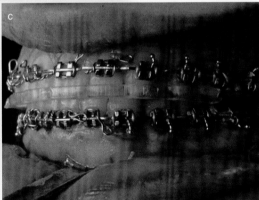

图 4.12　选择"上颌优先"次序，佩戴 3D CAD/CAM 制作的最终咬合导板就位的口内正面观（a）、右侧面观（b）及左侧面观（c）。不过，无论是设计"上颌优先"还是"下颌优先"，所应用的 3D CAD/CAM 最终导板都是相同的（患者 V.E.W., Medicim，比利时）。注意，切削工艺制作的透明度较高的外科模板有利于检查中间模板在牙弓上的就位情况。并且导板上的凹槽要足够深以保证牙列精准合适的就位。正畸托槽不能干扰导板就位这一点也是极为重要的，因为它会影响上颌骨的重新定位。还应注明导板的多余部分需去除（图 4.10a），以免引起患者佩戴不适

■ 3D 虚拟导板："颏部截骨和固定导板"

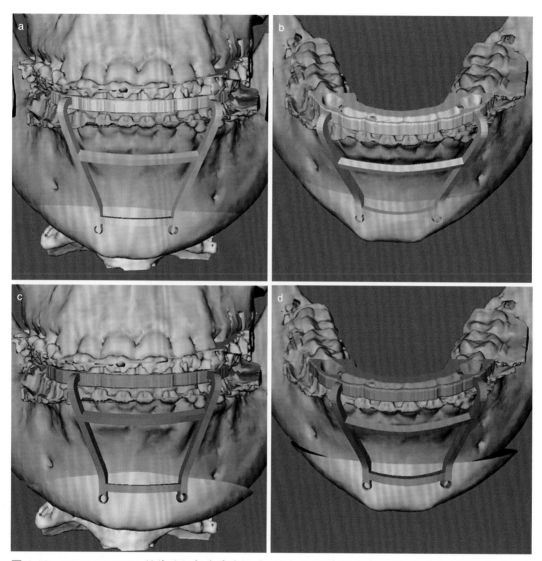

图 4.13　3D CAD/CAM 制作的颏部截骨导板（a，b）和定位导板（c，d）的正面与俯视位观。这些导板均为牙支持式，临时的颌间固定有利于增加这些导板的准确率和稳定性。颏部截骨导板的两个固定孔与颏部最终定位导板的两个固定孔体表位置相同，这样才能精确确定颏部截骨块的位移。颏成形截骨线的位置是由截骨导板确定的，截骨导板要和颏部骨面有良好的接触。还可以设计和制作很多其他不同形式的颏部截骨定位导板，比如有侧翼的，但这将增加导板的体积（患者 V.E.W. 的3D "面渲染" 图像，Maxilim v.2.3.0.3）

3D 虚拟导板："颏部截骨和固定导板"

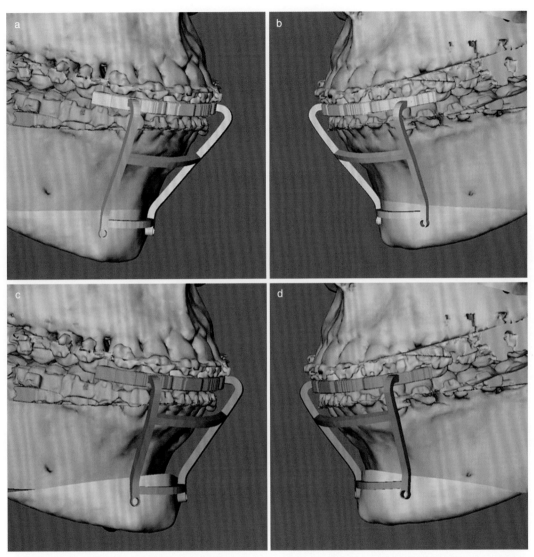

图 4.14　3D CAD/CAM 制作的颏部截骨导板（a，b）和定位导板（c，d）的左侧和右侧 2/3 侧位观。这些导板均为牙支持式，临时的颌间固定有利于增加这些导板的准确率和稳定性。颏部截骨导板的两个固定孔与颏部最终定位导板的两个固定孔体表位置相同，这样才能精确确定颏部截骨块的位移。颏成形截骨线的位置是由截骨导板确定的，截骨导板要和颏部骨面有良好的接触。还可以设计和制作很多其他不同形式的颏部截骨定位导板，比如有侧翼的，但这将增加导板的体积（患者 V.E.W. 的 3D "面渲染" 图像，Maxilim v.2.3.0.3）

■ CAD/CAM 制作的 3D 导板

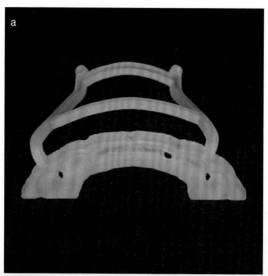

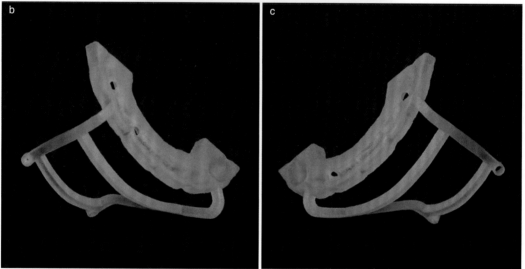

图 4.15　3D 打印制作的颏成形截骨导板的正面俯视位观（a），3D 打印制作的颏成形固定导板的左 2/3 侧位观（b）和右 2/3 侧位观（c）（患者 V.E.W., Medicim, 比利时）

4.1.2 用于垂直方向定位的体内／体外参考标志点

要使"个体化三维数字化治疗计划"（第3.5章）能够精确地应用在手术室真实的患者中，需要通过使用3D CAD/CAM咬合导板（见第4.1.1章）以及体内或体外的解剖参考标志点来实现对颌骨的精确定位，主要包括：

- 上颌骨Le Fort Ⅰ截骨后的骨块定位；
- 下颌骨截骨后的骨块定位；
- 颏部截骨术后的定位。

本书作者在临床工作中一般不使用体外参考点，因此在本章中，我们主要以病例1（患者V.E.W.）为例，来阐述如何联合使用3D牙支持式手术导板和体内的骨性参考标志点来实现"个体化3D数字化治疗计划"向现实中手术的转移，病例1在本书中也多次被引用来阐述其他方面的操作。（见第1、2、3、5、6章）。

当然，临床医生也可以根据个人的治疗理念，选择体外的参考标志点或联合体内的牙或骨的参考标志点来转移"个体化3D数字化治疗计划"。

■ 3D数字化治疗计划的术中转移：上颌Le Fort Ⅰ型截骨和骨块定位

患者术中的"3D虚拟上颌骨Le Fort Ⅰ截骨和定位"是由具体手术类型与手术顺序共同决定的：

- "上颌优先"的双颌手术；
- "下颌优先"的双颌手术；
- 单颌上颌Le Fort Ⅰ型截骨手术。

对于"下颌优先"的双颌手术以及单颌上颌Le Fort Ⅰ截骨术，"上颌Le Fort Ⅰ型截骨后的定位"（包括上颌分块截骨和不分块截骨）是由术前确定的最终咬合关系和术中下颌骨顺时针或逆时针的自动旋转来共同决定的。

对于"上颌优先"的双颌手术，在定位"上颌Le Fort Ⅰ型截骨"后的上颌骨块时，

要依赖于3D中间咬合导板来引导所有上颌骨的虚拟移动，包括垂直方向上的移动。这些运动包括（图4.16~4.18）：

- 纠正上颌咬合平面水平向的偏斜（"Roll"）；
- 纠正上颌牙中线的偏斜；
- 纠正颌骨的外展（"Yaw"）；
- 纠正上颌切牙矢状向的位置；
- 纠正咬合平面矢状向的倾角（"Pitch"）。

此外，在定位"上颌Le Fort Ⅰ截骨术"后骨块的垂直向位置时，可能会单独或同时出现以下3种类型的截骨块垂直向的移动（图4.16）：

- 纠正上颌切牙垂直向位置；
- 纠正上颌咬合平面的倾斜（"Roll"）；
- 纠正咬合平面矢状向的倾角（"Pitch"）。

理论上讲，通过3D牙支持式中间导板进行"3D虚拟上颌Le Fort Ⅰ截骨（不下降上颌时）术后定位"时，必须进行至少一个参考点的验证，才能定位好截骨块的垂直向位置。而且必须满足以下情形，才可以通过口内或口外的参考标志点进行验证：

- 3D中间咬合导板佩戴得非常精确，并进行了颌间固定（见第4.1.1章）；
- 双侧髁突位于关节窝内正确的位置，且无旋转；
- 精确测量垂直距离。

本书作者提倡使用4个垂直距离测量点，包括两侧的上颌尖牙和第一磨牙近颊尖，这样可以进一步控制髁突处于正确的位置且无旋转（图4.19）。在完成"逐步制定个体化三维数字化治疗计划（3D-VPS₅）"（见第3.5章）之后，继而进行骨组织和牙齿的"三维头影测量（3D-VPS₂）"（见第2.2.2章），并获得垂直距离测量的数据。在术中，可以通过卡尺测量口内骨性标志点的办法，将这些数据转移到患者身上以定位骨块位置（图4.20~4.24）。基于这种方法，Swennen等（2010）报道了40例连续的、非分段、非前移的进行"上颌优先"

手术的病例，发现上颌骨定位的精度很高：X–轴（矢状向）的误差位 0.48mm ± 1.00mm，Z–轴（水平向）的误差是 0.52mm ± 0.98mm，Y–轴（垂直向）的误差是 1.02mm ± 1.94mm。

对于"上颌优先"中的"上颌 Le Fort Ⅰ截骨（下降上颌时）术后定位"的病例，移动上颌后，由于佩戴中间咬合导板后可能会出现下颌骨的少量顺时针旋转，因此容易出现误差，可能会导致上颌骨定位不太准确。

3D 数字化治疗计划的术中转移：上颌 Le Fort Ⅰ型截骨和骨块定位

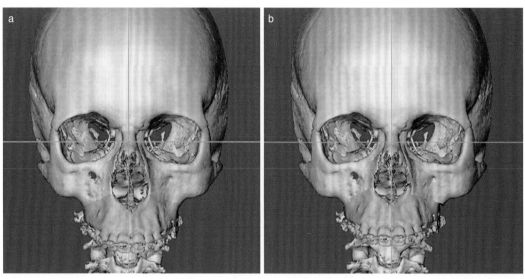

图 4.16　虚拟头颅模型的术前正面观（a）以及"3D 虚拟上颌 Le Fort Ⅰ型截骨及移位后"的颅骨正面观（b）（3D "面渲染"图像，患者 V.E.W., Maxilim v.2.3.0.3）。注意，通过"Roll"运动，纠正了上颌骨咬合平面的偏斜、上颌牙列中线以及上颌切牙垂直位置

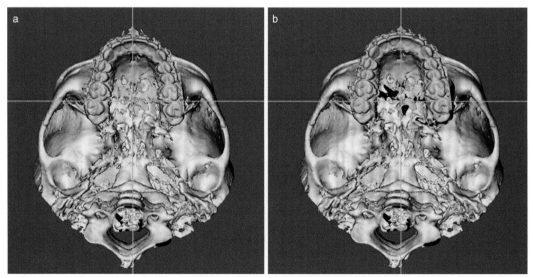

图 4.17　术前虚拟头颅模型的颅底位观（a）以及"3D 虚拟上颌 Le Fort Ⅰ型截骨及移位"后颅底位观（b）（3D "面渲染"图像，患者 V.E.W., Maxilim v.2.3.0.3）。注意，通过"Yaw"运动，纠正了上颌牙列中线位置，也纠正了上颌牙弓的对称性

3D 数字化治疗计划的术中转移：上颌 Le Fort Ⅰ型截骨和骨块定位

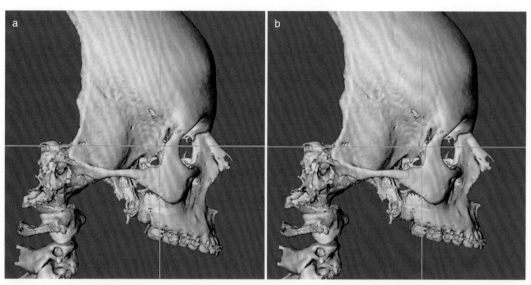

图 4.18　虚拟头颅模型的术前右侧面观（a）以及"3D 虚拟上颌 Le Fort Ⅰ型截骨及移位"后右侧面观（b）（3D"面渲染"图像，患者 V.E.W., Maxilim v.2.3.0.3）。注意，通过"Pitch"逆时针旋转移动，纠正了上颌骨垂直高度、矢状向的上前牙切端位置和上颌骨的咬合平面的角度

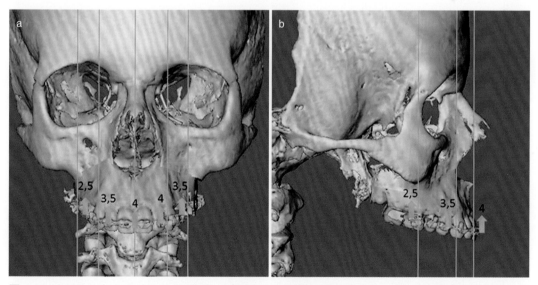

图 4.19　正面观（a）和右侧面观（b）。在进行"3D 虚拟上颌骨 Le Fort Ⅰ型截骨与移位"时，有三种垂直方向上的移动方式，可以联合进行使用：上颌切端垂直向移动，上颌咬合平面偏斜的纠正（"Roll"），以及咬合平面的旋转（"Pitch"）。在完成"逐步制定个体化三维数字化治疗计划"后（见第 3.5 章），最终垂直向的移动数据要根据"头颅三维头影测量（3D-VPS$_1$）"（见第 2.2.2 章）所获得的患者两侧上颌尖牙及第一磨牙近颊尖的数据来确定。这些数据可以采用卡尺和角规测量体内的骨性标志点的方法，精确转移到实际手术中去（3D"面渲染"图像，患者 V.E.W., Maxilim v.2.3.0.3）

3D 数字化治疗计划的术中转移：上颌 Le Fort Ⅰ型截骨和骨块定位

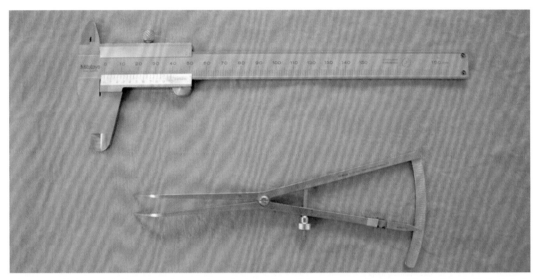

图 4.20　在实际手术中，使用卡尺和角规来进行"3D 虚拟 Le Fort Ⅰ型截骨与移动"中骨块垂直向的距离测量。应用十分之一毫米级别的游标卡尺（图中上方）以保证测量精度。注意，用角规（图中下方）可以在术中方便测量，也可以使术者坐于患者头上方时能够平行测量面中线

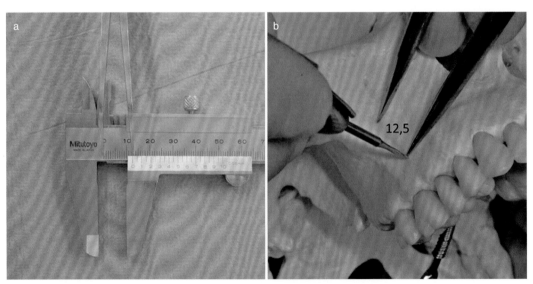

图 4.21　本病例中（患者 V.E.W.），计划在右侧上颌第一磨牙近颊尖处上抬 2.5mm。在游标卡尺上移动 12.5mm 的距离并设置到角规上（a），用头颅模型来展示如何在实际手术中将 12.5mm 的数据转移到颌骨上（b）。在右侧上颌第一磨牙近颊尖水平的上颌骨上，用小的裂隙钻标注垂直间距 12.5mm 的两个垂直向骨性标志点。这两个骨性标志点的连线要严格平行于面中线，以保证上颌完全的垂直向移动

3D 数字化治疗计划的术中转移：上颌 Le Fort Ⅰ 型截骨和骨块定位

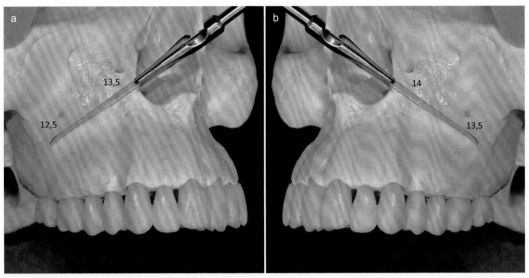

图 4.22　患者 V.E.W. 头颅模型的右 2/3 侧位观（a）及左 2/3 侧位观（b），展示了垂直向的标志点和测量值。在完成"个体化三维数字化治疗计划（3D-VPS$_5$）"后（见 3.5 章），根据患者"3D 头影测量（3D-VPS$_1$）"（见第 2.2.2 章）的方法，精确定位颌骨上的垂直骨标志点（分别在两侧上颌尖牙和第一磨牙近颊尖处）。注意，每个位置的两个标志点应标记清楚，并应分别位于 Le Fort Ⅰ 截骨线的上下

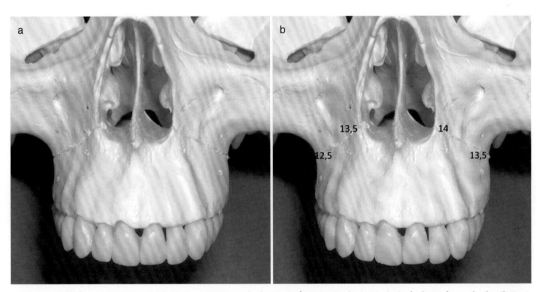

图 4.23　患者 V.E.W. 头颅模型的正面观，（a）图没有显示标志点间的垂直向距离，（b）图显示了标志点间垂直向的距离。在此病例中，计划在右侧上颌磨牙处上抬 2.5mm，左侧上颌磨牙处上抬 3.5mm，右侧上颌尖牙上抬 3.5mm，左侧上颌尖牙上抬 4mm（b）。注意，在骨标志点应在上颌骨截开之前清楚地标记于 Le Fort Ⅰ 截骨线的上下方，并要保证每对骨性标志点间连线应平行与面中线，这样才能保证上颌完全的垂直移动

3D 数字化治疗计划的术中转移：上颌 Le Fort Ⅰ型截骨和骨块定位

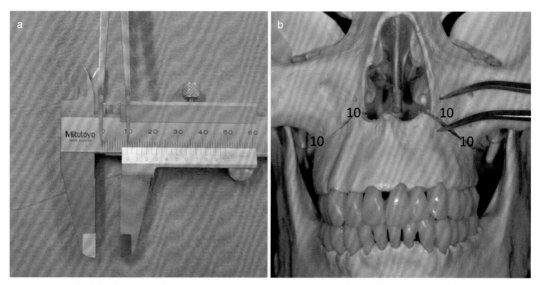

图 4.24　术中为了准确实现"3D 虚拟上颌骨 Le Fort Ⅰ截骨后的位置移动"，必须应用 3D 外科中间导板（配合颌间结扎固定）定位上颌截骨块，同时联合使用确定好的体内骨表面标志点（图 4.11）来辅助定位。术中在游标卡尺上确定 10mm 的距离并设置到角规上（a），以确保移动骨块达到充分骨接触后在 4 个标志点位置的距离均调整为 10mm（b）。为了准确地在垂直方向移动上颌骨，术者应位于患者头侧，确保所有的骨标志点间的测量连线均与面中线平行。术中角规（a）可以非常有效地测量距离。一旦上颌骨在垂直向上达到了精确就位，就可以按常规使用钛板钛钉固定上颌骨。头颅模型展示了患者 V.E.W. 的手术中测量（b）

注意

　　尽管从理论上讲，验证 3D 中间导板确定的上颌骨垂直向距离只需要一个点就可以了（常用的是测量眉间点至中切牙切端的距离。——译者注），不过在实际术中，还是提倡进行 4 个点的垂直距离测量，这样更有助于控制髁突保持正确的位置，并防止其旋转。

■ 3D 数字化治疗计划的术中转移：下颌骨截骨与骨块定位

与"3D 虚拟上颌骨 Le Fort Ⅰ截骨与骨块定位"相同，将"3D 虚拟下颌骨截骨与骨块定位"转移到实际手术中的方式也是由手术类型和手术顺序共同决定，包括：

- "上颌优先"的双颌手术；
- "下颌优先"的双颌手术；
- 单颌的下颌双侧或单侧手术。

对于"下颌单颌手术"和"上颌优先的双颌手术"，在进行了下颌截骨术后（包括单侧或双侧矢状劈开，或者升支垂直截骨），保证髁突位置和术前一致的情况下，下颌骨远心骨段的位置仅需要最终咬合导板来决定。

而对于"下颌手术优先的双颌手术"，当完成双侧或单侧的矢状劈开，或升支垂直截骨后，下颌骨远心骨段的虚拟移动位置是由 3D 中间咬合导板确定的，根据具体设计可以包括以下情形：

- 纠正下颌咬合面的偏斜（"Roll"）；
- 纠正下颌牙列中线歪斜；
- 纠正下颌骨的外倾（"Yaw"）；
- 纠正下颌切牙矢状向位置；
- 纠正咬合平面角（"Pitch"）。

为了正确制作 3D CAD/CAM 中间咬合导板，在某些病例中，对于"下颌优先"的正颌手术，必须要额外进行一些下颌骨顺时针或逆时针的虚拟旋转移动（以免因上下颌骨虚拟模型的牙面交错重叠而无法设计咬合导板。——译者注）（图 4.8），这种操作容易出现颌骨定位的一些误差。

在有些病例中，除了要进行下颌骨的虚拟截骨，3D 数字化治疗计划设计还包含对下颌骨单侧或双侧的近心骨段进行"Pitch""Roll"或"Yaw"的移动（见第3.4章）（例如，下颌中线劈开缩窄下颌骨的病例、下颌中线劈开增宽下颌骨的病例、单侧或双侧修整下颌角的病例等）。临床

医师一定要意识到这样的虚拟设计方案一定会改变单侧或双侧髁突的位置。

缺点

虽然"3D 虚拟场景方法"有助于确定下颌近心骨段的位置……，但实际手术中，要想让下颌近心骨段和远心骨段相互贴合，仍需依赖术者的经验、临床感觉和外科技术。

正畸和外科医师团队要根据患者的具体情况以及自身的治疗理念来选择手术方式，但无论是选择"上颌优先"还是"下颌优先"，在术中对下颌骨近、远心骨段间的固定，都是非常重要、技术要求很高的外科操作，即使对于经验丰富的医生而言，有时也是一种挑战。下颌骨近、远心骨段间的良好匹配和固定对于减少术后下颌近心骨段的异常移动非常重要，同时也会降低髁突术后病变的风险。

与"传统治疗计划设计"相比，"3D 数字化治疗计划"能为术者提供更有价值的信息来进行"下颌骨手术后的定位"，尤其是对确定下颌近心骨端位置方面作用更为突出。作者建议的操作步骤如下：

步骤 1：根据下颌骨的移动距离、移动方式、患者的解剖特点和外科医生的治疗理念，个体化地设计下颌矢状劈开术中颊侧骨皮质劈开的位置（图 4.25a、4.26a）；

步骤 2：在实际手术中，术者要严格按照矢状劈开中设计的颊侧骨皮质切开线的角度和位置进行截骨（图 4.25b、4.26b）；

步骤 3：在术中，术者要根据虚拟设计和术中实际情况，适当调整近、远心骨段的位置（图 4.27、4.28）。尽管术中调整下颌近远心骨段位置和贴合度主要取决于外科医生的经验操作和感觉（可能会存在误差），但这一操作仍会减少术后近心骨段异常移动的可能性。外科医生要特别注意，

在临床实际中进行截骨，并调整术中下颌近远心骨段贴合度和位置关系时，骨皮质是有厚度的。这一点非常重要，因为目前的计算机辅助外科软件都还不能将截骨后的骨厚度间隙体现出来，因此，在临床中，可以看到实际骨截开后的间隙往往比"个体化虚拟 3D 治疗计划"中出现的截骨间隙更为明显（见第 3.5 章）。

注意

　　外科医生在计算机中进行虚拟截骨、调整下颌骨近、远心骨断端位置时，需要考虑实际截骨线的厚度。而在目前很多 3D 虚拟截骨设计以及 3D 虚拟计划中，这个临床的变量经常是被忽略的。

3D 数字化治疗计划的术中转移：下颌骨矢状劈开与骨块定位

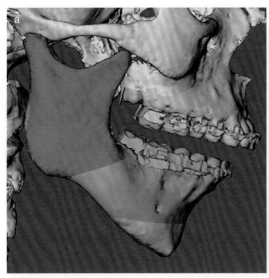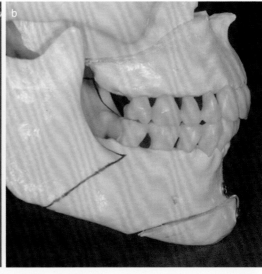

图 4.25　矢状劈开截骨术的"步骤 1"是设计个体化的矢状骨劈开术，尤其是颊侧骨板的劈开位置。在患者 V.E.W. 的病例中，设计了右侧颊部从角前切迹至第二磨牙中点的斜形截骨线（3D"面渲染"图像，患者 V.E.W., Maxilim v. 2.3.0.3.）（a）。"步骤 2"，按照虚拟矢状劈开设计的截骨角度和位置进行实际手术截骨，在此处用头颅模型演示（b）

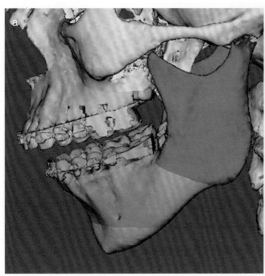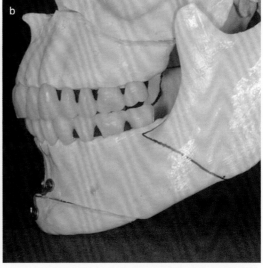

图 4.26　矢状劈开截骨术的"步骤 1"是设计个体化的矢状骨劈开术，尤其是颊侧骨板的劈开位置。在患者 V.E.W. 的病例中，设计了左侧颊部从角前切迹至第二磨牙中点的斜形截骨线（3D"面渲染"图像，患者 V.E.W., Maxilim v. 2.3.0.3.）（a）。"步骤 2"，按照虚拟矢状劈开设计的截骨角度和位置进行实际手术截骨，在此处用头颅模型演示（b）

3D 数字化治疗计划的术中转移：下颌骨矢状劈开与骨块定位

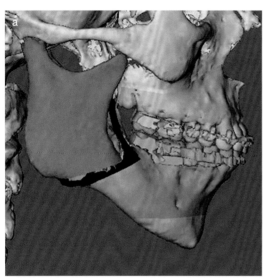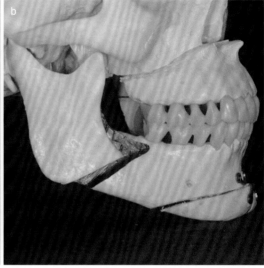

图 4.27 "步骤 3"，术者在实际手术时，根据虚拟设计中的下颌骨近、远心骨段的位置和匹配情况（3D"面渲染"图像，患者 V.E.W., Maxilim v. 2.3.0.3.），适当调整实际中的右侧近、远心骨段（a）。此处在患者 V.E.W. 的打印头颅模型上演示实际操作（b）。尤其应注意，下颌骨远心骨段逆时针旋转后，右侧下颌骨下缘处和磨牙后区出现的间隙（实际的要比虚拟的更明显）

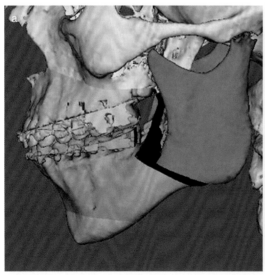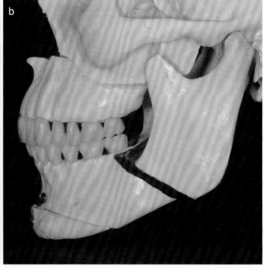

图 4.28 "步骤 3"，术者在实际手术时，根据虚拟设计中的下颌骨近远心骨段的位置和匹配情况（3D"面渲染"图像，患者 V.E.W., Maxilim v. 2.3.0.3.），适当调整实际中的右侧近、远心骨段（a）。此处在患者 V.E.W. 的打印头颅模型上演示实际操作（b）。尤其应注意，由于同时做了上颌平面的旋转（"Roll"）来纠正咬合面的偏斜，所以下颌骨远心骨段逆时针旋转后，虽然也出现了左侧下颌骨下缘处和磨牙后区的间隙和台阶，但比右侧小（见第 3.5 章）

■ 3D 数字化治疗计划的转移：颏部截骨与定位

"3D 虚拟正颌外科治疗计划"不仅仅可用于上下颌骨手术的精确设计和进行三维空间的复杂的"Pitch""Roll""Cant"旋转移动，还可用于颏部手术，可以准确且可靠地对颏部畸形进行分析、虚拟设计颏部截骨线和进行颏部各维度的移动（图 4.29~4.31）。

制定颏部截骨的"个体化 3D 数字化治疗计划（见第 3.5 章）"时，一般包括以下这些虚拟操作：

- 前移（或后退，较罕见）；
- 纠正颏部中线偏移；
- 上抬或下降；
- 纠正偏斜（"Roll"）；
- 颏部侧貌的纠正（"Pitch"）；
- 颏部外倾的纠正（"Yaw"）；
- 以上数项联合操作。

要将"颏部的 3D 虚拟截骨与定位"转移到实际手术中，可采取以下方式操作：

（1）"使用预弯的小型钛板，并结合体内骨性标志点的测量"

如果"虚拟颏部移动"仅包括一些简单移动如矢状向的前移（或后退，比较少见）、垂直上抬或下降或者小范围的纠正中线偏移等，此时可以使用预弯的小型钛板并结合体内骨性标志点的测量来精确完成手术。该方法也适用于进行颏部轻度旋转来纠正颏部的偏斜（图 4.32~4.34）。

（2）"3D 导板的应用—颏部截骨导板和定位导板"（见第 4.1.1 章）

若"虚拟颏部截骨定位"的方案，包括比较复杂的"Roll""Yaw"移动（图 4.35）或要纠正严重的颏部不对称畸形，应该考虑使用 3D CAD/CAM 制作的颏部截骨导板和定位导板来精确实现数字化治疗计划。此外，对于某些病例，也可以考虑使用个体化植入物来实现数字化治疗计划（见第 4.1.3 章）。

近来，随着数字化影像学的发展，以及低放射剂量的术中 CBCT（见第 4.2.2 章）的使用，医师可以在术中拍片验证"数字化治疗计划"的转移情况，如有必要，还可以在关闭伤口之前再次根据治疗计划调整颏部位置。

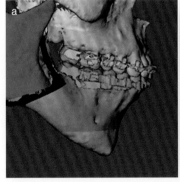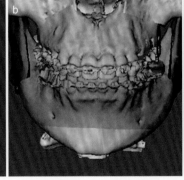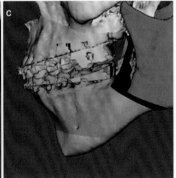

图 4.29　"3D-VPS₅制定个体化三维数字化治疗计划的步骤 7"（见第 3.5 章）之后的右侧面观（a）正面观（b）和左侧面观（c），接下来是"步骤 8：三维颏部位置的评估 / 修正"（3D"面渲染"图像，患者 V.E.W., Maxilim v. 2.3.0.3.）

3D 数字化治疗计划的转移：颌部截骨与定位

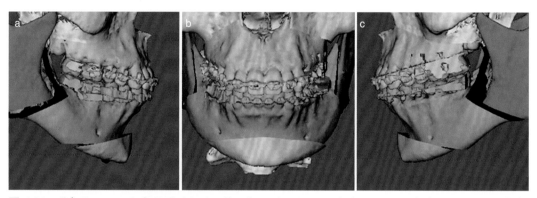

图 4.30　"步骤 8：3D 颏部位置的评估 / 修正"后的右侧面观（a）、正面观（b）及左侧面观（c）（3D"面渲染"图像，患者 V.E.W., Maxilim v. 2.3.0.3.）

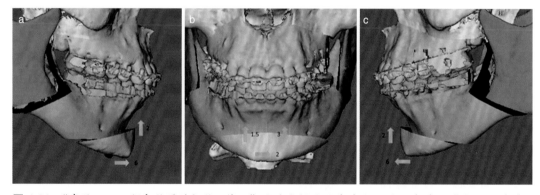

图 4.31　"步骤 8：3D 颏部位置的评估 / 修正"后的右侧面观（a）、正面观（b）及左侧面观（c），"3D 虚拟颏部移动"包括垂直和水平方向上的移动：矢状前移 6mm，前部中线上抬 2mm；纠正颏部水平向偏斜（"Roll"），右下尖牙对应处上抬 1.5mm，左下尖牙对应处上抬 3mm；中线向左平移 2mm；矢状向逆时针旋转（"Pitch"）（3D"面渲染"图像，患者 V.E.W., Maxilim v. 2.3.0.3.）

3D 数字化治疗计划的转移：颏部截骨与定位

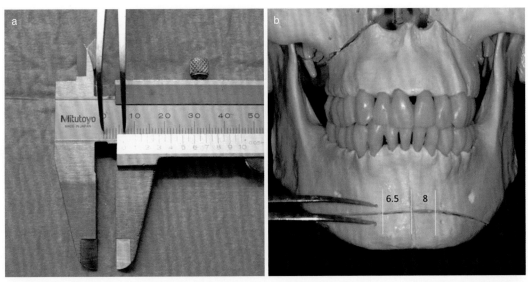

图 4.32　在患者 V.E.W. 病例中，计划颏前部中线处上抬 2mm，同时做 "cant" 旋转纠正颏部偏斜。通过卡尺测得距离 6.5mm，并设置在角规上（a）。术中在右侧尖牙水平设定 6.5mm 的两个骨标志点，在左侧尖牙水平设定 8mm 的两个骨标志点，这样就可以将颏部上抬 2mm，同时 "cant" 旋转纠正颏部偏斜的设计转移到患者身上，在此处以头颅模型演示（b）。在颏成形截骨线的两侧使用小裂钻标记上述垂直向骨标志点。这些位点在标注的时候要严格平行于面中线，以保证颏部能严格按要求移动

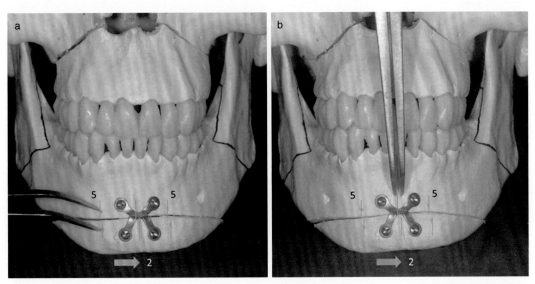

图 4.33　为精确转移 "3D 颏部虚拟方案"，在充分调整骨接触面之后，可以应用颏部预弯的小型钛板（Arnett 颏部板，KLS Martin, 德国）联合测量骨表面标志点来定位颏部骨块。将角规距离设定为 5mm，以此为标准分别测量截骨术后两侧尖牙水平的骨标志点间距，确保颏部精确的上抬和旋转（a）。再将角规尺设定为 2mm，以保证颏部中线按照虚拟设计精确地向左平移 2mm。注意，术中要用裂钻标记一条中线的垂直线，以协助纠正中线。颏部前移的 6mm 距离是通过应用术前预弯的钛板来确定的。我们使用头颅模型来演示 V.E.W. 病例的实际手术操作（b）

3D 数字化治疗计划的转移：颏部截骨与定位

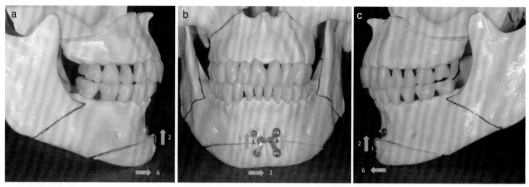

图 4.34　使用预弯的钛板（Arnett 颏部板，KLS Martin, 德国）并联合体内骨标志点测量来定位并固定颏部后（"步骤 8"）的右侧面观（a）、正面观（b）和左侧面观（c）。注意矢状向颏部前移 6mm（利用预成型颏部板转移数字化治疗计划），前部中线处上抬 2mm 并纠正颏部偏斜（"Roll"，右侧尖牙处上抬 1.5mm，左侧尖牙处上抬 3mm），中线向左平移 2mm，并在矢状面做逆时针旋转。使用头颅模型来模拟演示患者 V.E.W. 的实际手术操作

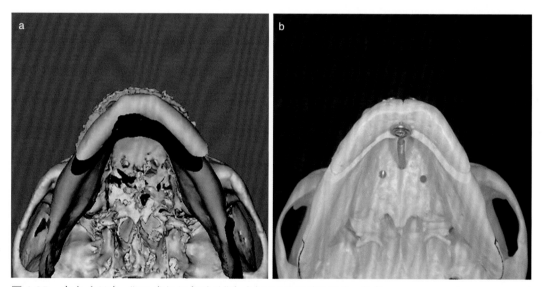

图 4.35　在本病例中，"3D 虚拟颏部移动"（a）（3D"面渲染"图像，患者 V.E.W., Maxilim v. 2.3.0.3.）包括了"Yaw"旋转来校正颏部不对称，但这个特殊的虚拟移动很难在术中被精确转移，在此我们使用头颅模型来模拟实际手术（b），可以看到和虚拟设计还有一些差距

4.1.3 使用患者个体化植入物（PSI）代替导板转移数字化治疗计划的可能性

近年来，随着计算机辅助加工可植入性接骨材料（如钛金属）技术的发展，正颌外科能够脱离手术导板（见第4.2.2章），使用个体化植入物正在成为可能。

使用个体化植入物进行正颌外科时，"3D影像工作流程"（见第1章）和"3D数字化治疗计划设计"（见第3.5章）是一样的，但术中应用个体化植入物代替"3D手术导板和咬合导板"（见第4.1.1章）来精确转移实现"个体化3D虚拟正颌治疗计划"：

- PSI–"颌骨截骨和固定"转移导板（图4.36、4.37）；
- PSI–3D个体化接骨导板（图4.38、4.39）。

使用个体化植入物时，不再需要咬合导板和颌间接扎固定，也不需要根据体内或体外的参考标志点来确定颌骨垂直向位置。而且，颌骨的术中定位也不用再考虑髁突的位置是否正确和下颌骨的自主旋转情况（见第1.3章），事实上这两点也是很难通过计算机来模拟的。应用个体化植入物后，"上颌骨Le Fort I截骨后的定位"就和髁突位置完全无关了。而在"3D下颌截骨后定位"中，近心骨段的定位和髁突的合适位置也都由个体化植入物来决定。最后，个体化植入物的另一大优势是无须术中弯制接骨板，因为个体化植入物是根据颌骨的最终3D虚拟位置关系和形态来制作的，与颌骨完全贴合并可实现颌骨的坚固固定。

不过，虽然应用个体化植入物来转移

虚拟手术计划这一理念极具发展前景，但在现实中仍存在许多不足和短板需要继续改进：

- 采用患者个体化植入物时，虽然在"逐步制定个体化三维数字化治疗计划（3D-VPS$_5$）"部分（见第3.5章）耗时相同，但个体化植入物的设计和加工制作耗时，而且这个过程是无法由临床医生完成的，这会降低临床工作效率、增加成本；
- 个体化植入物的尺寸通常较大，特别是颌骨"截骨和定位"导板，无法通过"微创小切口入路"将其放入伤口内，因此不可避免地增加了手术时间，对于"拆钛板"和"二次正颌手术"的病例，这一缺点尤其需要重点考虑（较大的个体化植入物会造成拆钛板时的切口也更大，而二次正颌手术时使用个体化植入物，也存在时间较长、创伤较大的不良因素，会给患者带来更大创伤。——译者注）；
- 如果因骨量不足或不佳，无法在术前设计的导板钻孔内植入螺钉固定（尤其在上颌骨Le Fort I型截骨后的骨块固定时），这种情况下，外科医师在术中是难以根据数字化治疗计划来调整骨块位置和形态的，这会造成数字化治疗计划无法精确地转移到患者身上，引起严重的临床后果；
- 对于"下颌截骨手术"，使用个体化植入物使得术者只能根据植入物所定的唯一位置来确定下颌骨近心骨段和远心骨段的位置，而无法根据临床情况或术者经验进行调整；
- 最后，尽管在术中应用了颌间固定，但个体化植入物手术的最终咬合精度和准确度、3D虚拟方案转移的精度、髁突的位置、最终手术效果等还需要进一步进行研究。

■ PSI:"3D 截骨和定位"的转移导板

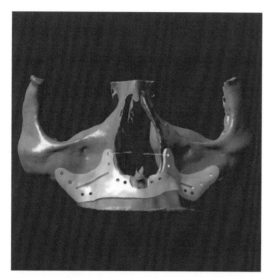 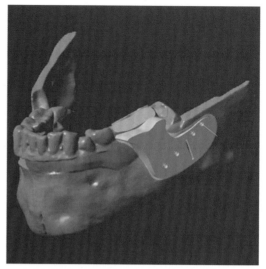

图 4.36　虚拟上颌骨 Le Fort I 型"3D 截骨和定位"个体化导板（3D"面渲染"图像，iPlan v. 3.0.5., Brainlab Catia V5/Dassault Systèmes）（感谢 Harald Essig）。注意，此病例将不使用咬合导板，采用"上颌优先"的顺序，使用"个体化接骨钛板"来转移数字化治疗计划，并精确定位上颌骨位置，导板的虚拟钻孔位置与个体化接骨板上的钉孔位置是匹配的（图 4.38）

图 4.37　左侧下颌骨虚拟矢状劈开"3D 截骨和定位"的个体化导板（3D"面渲染"图像，iPlan v. 3.0.5., Brainlab Catia V5/Dassault Systèmes）（致谢 Harald Essig）。注意，此病例将不使用咬合导板，而使用"个体化接骨钛板"来转移数字化治疗计划，并精确定位下颌骨近、远心骨段位置，截骨导板的虚拟钻孔位置与个体化接骨板上的钉孔位置是匹配的（图 4.39）

■ PSI：使用"3D 个体化接骨钛板"确定"上颌骨 Le Fort I 截骨"术后骨块的位置

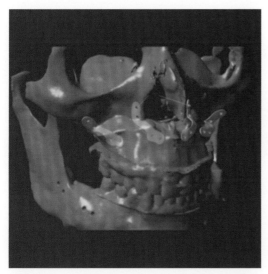

图 4.38　"上颌优先手术"，不使用咬合导板，而使用包含了上颌移动的所有信息的"3D 个体化接骨钛板"来虚拟定位上颌骨最终位置。（3D "面渲染" 图像，iPlan v. 3.0.5., Brainlab Catia V5/Dassault Systèmes）（感谢 Harald Essig）。注意，无须使用任何垂直向参考标志，也无须颌间固定（IMF）

风险

　　虽然将"PSI"应用于"Le Fort I 截骨与定位"有很大的优势与潜力……，但是也存在不足。主要的缺点是，一旦在术前设计的钻孔和螺钉植入处存在骨质量问题而无法固定时，术者在术中是无法进行调整的，这会导致数字化治疗计划转移不准确而影响手术精度和效果。

■ PSI: 用于"下颌骨"最终定位的"3D 个体化接骨钛板"

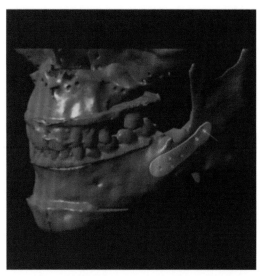

图 4.39　不使用咬合导板,依靠包含了所有下颌骨手术移动信息的"3D 个体化接骨钛板"虚拟定位下颌骨的位置,而不需要颌间结扎固定(IMF)(3D"面渲染"图像,iPlan v. 3.0.5., Brainlab Catia V5/Dassault Systèmes)(感谢 Harald Essig)。注意,十字显示了截骨前远心骨段两个钻孔原来的位置

风险

　　虽然将"PSI"应用于"下颌骨截骨手术"对于术中定位下颌骨近心骨段很有优势和应用潜力……,但是调整近、远心骨段使其达到良好的贴合和固定仍需要外科医生的丰富经验。

4.2　数字化治疗计划转移的术中控制

除了"3D 虚拟成像（见第 1 章），3D 虚拟诊断（见第 2 章）以及 3D 数字化治疗计划制定（见第 3 章）"等，新科技还在不断涌现，促进着正颌外科治疗领域的持续范式转移。

与传统方式相比，虽然精确的虚拟手术治疗计划转移（见第 4.1 章）和术后治疗效果的精确评估（见第 5 章）都使当前正颌外科治疗的标准大为提高，但对于术中控制"个体化 3D 数字化治疗计划"以保证其能够精确实施的需求也日益明显。

为了实现即刻的术中评估并及时纠正骨块移动的偏差，还需要多领域的研究团队不断研发以下方面的新技术，以避免不必要的额外手术，并进一步优化手术疗效：

- 术中低剂量 CBCT（IO-CBCT）影像（见第 4.2.1 章）；
- 导航手术（见第 4.2.2 章）；
- 增强虚拟现实技术（见第 4.2.2 章）。

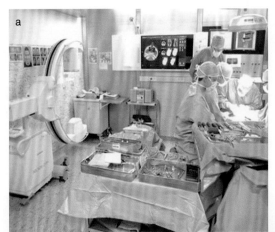

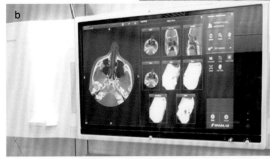
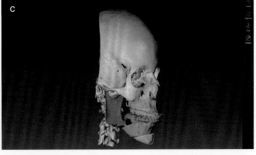

图 4.40　比利时国家布鲁日 GH St.John 医院手术室现有的设备。上图显示在手术室左侧的术中 C 形臂 CBCT（Arcadis® Orbic 3D C-arm, Siemens Healthcare GmbH）（a），手术室中间为多通道模式触摸屏（Buzz® Digital O.R., Brainlab）（b），术中多个屏幕可以显示患者"个体化 3D 数字化治疗计划（见第 3.5 章），IPS CaseDesigner（c）"

4.2.1　术中锥形束计算机断层扫描（IO-CBCT）的应用

术中成像技术，由最开始的二维 C 形臂荧光成像，逐渐发展成为多层 CT（MSCT）和锥束状 CT，特别是 CBCT，可以让医生在术中获得低辐射量的图像，清楚地显示术中面部骨骼结构（图 4.47~4.60）。与传统的术中多层 CT（MSCT）的设备和照射技术相比，术中低剂量 CBCT（IO-CBCT）有以下优点：

- 成像质量相似；
- 辐射更少；
- 获取图像更快更便捷；
- 正畸托槽或金属接骨板的伪影较小；
- 设备小、操作简单（C 形臂对比 O 形臂）；
- 成本低。

然而，目前 IO-CBCT 与 IO-MSCT 相比，其主要缺点是投照视野（FOV）的不足（图 4.46）。

传统手术室在安装 IO-CBCT 成像系统时，需要做如下改变：

- 需要为 IO-CBCT 的 C 形臂和多功能移动工作站提供足够的空间（图 4.40、4.41）；
- 为避免传统头架的金属伪影和获得良好的 IO-CBCT 图像，必须安装"透射的碳纤维头架"（图 4.42a）；
- 常规手术床要进行改装，向头侧延伸以配合调节"碳纤维头架"，并可以支撑患者的肩膀和后背（图 4.42b）；
- 术前应小心检查，以避免安装好的 IO-CBCT 的 C 形臂与手术床上的"透射的碳纤维头架"发生碰撞。

IO-CBCT 成像系统的主要优点是在正颌外科手术中能够帮助术者随时评估数字化治疗计划的转移实施情况，并实时改进骨块的移动位置。IO-CBCT 影像获取过程中，关键是要保证术区无菌并尽可能节省操作时间。基于作者个人经验，建议按照如下步骤操作：

- IO-CBCT 图像获取前应暂时行颌间结扎固定；
- 无菌术野上方覆盖无菌外科单（图 4.43a），并用胶带固定（图 4.43b、c）；
- 在无菌单上标记要扫描的感兴趣区域（VOI，例如颏部）（图 4.43c）；
- 在激光定位器辅助下手动定位 IO-CBCT C 形臂侧面（图 4.43d）和正面的平面位置（图 4.43e）；
- 在这两个平面做一次定位扫描，要保证感兴趣区域位于在 IO-CBCT 的观察视野之内（图 4.44）。

根据个人的经验（Kurihara et al., 2015），使用 Arcadis® Orbic 3D C 形臂（Siemens Healthcare GmbH）时，定位扫描视野的观察窗应该将观察的焦点定位在下颌第一磨牙的牙冠上（图 4.45）。

■ 术中锥形束CT（IO-CBCT）

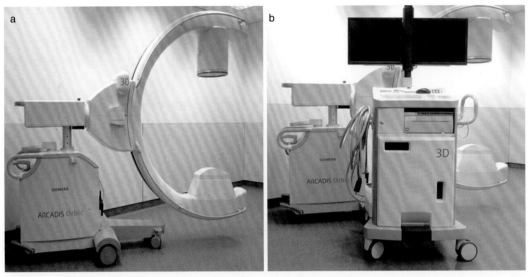

图4.41　术中CBCT装置：C形臂（a），多功能移动工作站和C形臂（b）（Arcadis® Orbic 3D C-arm, Siemens Healthcare GmbH）

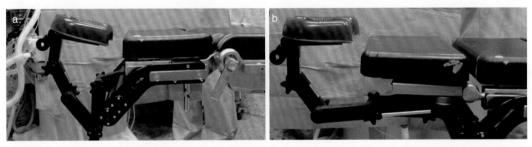

图4.42　为术中获取正确图像信息，利用"透射性碳头架（a）"可以有效去除金属伪影。当CBCT工作获取患者信息时，头枕可以水平移动（b），以预防和C形臂碰撞导致配件移动而产生图像伪影。注意，当头架移动时，手术床的头侧延伸部位要能够为肩背部提供足够的支持力

术中锥形束 CT（IO-CBCT）

提倡在 IO-CBCT 扫描前临时行颌间结扎固定，然后再对临床医师确定的"VOI"做有效扫描。

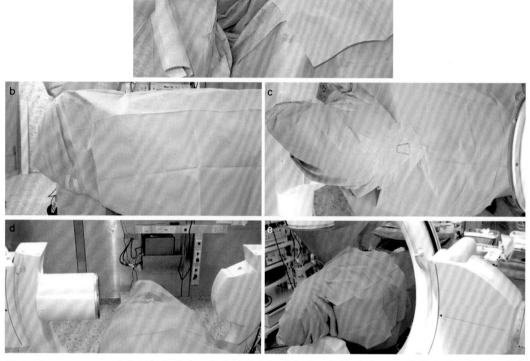

图 4.43　IO-CBCT 术中扫描操作中，最关键的是保持术区不污染（a）。无菌单需罩住术区，并采用非无菌胶带固定（b）。在无菌单上标记拟感兴趣扫描区（例如颏部）（c）。随后用激光定位灯辅助，手动将 IO-CBCT C 形臂移动到侧面（d）和正面（e）的平面。在不启动照射的情况下手动测试一下拍摄过程，再次确认术中 CBCT 的 C 形臂在工作过程中不会和安装在手术床上的"透射性碳头架"发生碰撞。在该病例中，C 型臂与"透射性碳头架"的前端发生了碰撞（e），于是将外科手术床向上进行了挪动（Arcadis® Orbic 3D C-arm, Siemens Healthcare GmbH）

术中锥形束 CT（IO-CBCT）

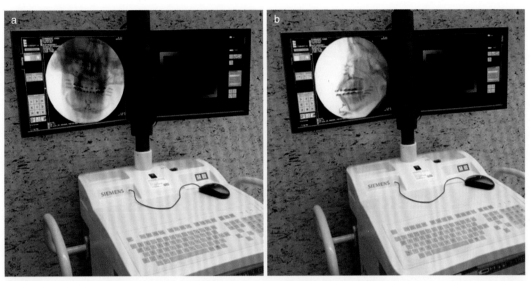

图 4.44　由于 IO-CBCT（Arcadis® Orbic 3D C-arm, Siemens Healthcare GmbH）的照射视野有限，在正式获取 CBCT 数据前，应在多功能工作站上先进行定位扫描，显示的正位片（a）和侧位片（b）

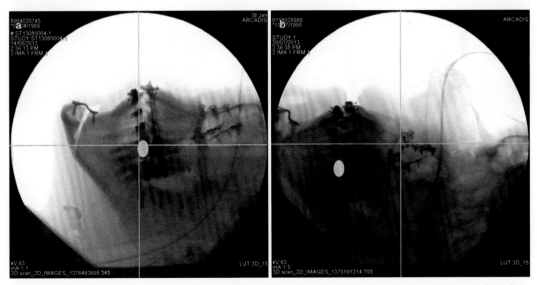

图 4.45　图示 2 例患者 IO-CBCT（Arcadis® Orbic 3D C-arm, Siemens Healthcare GmbH）正式扫描前做定位扫描的侧位片。根据作者应用 Arcadis® Orbic 3D IO-CBCT 的经验，在做正颌外科术中扫描时，考虑到目前 CBCT 照射视野的局限性，侧位片照射视野的中心应该聚焦在下颌第一磨牙的牙冠上（a）。另一位患者的定位扫描图像，显示做术中 SBCT 扫描时，C 形臂的位置不合适（b），造成获取的图像质量不佳。注意，用圆圈标识理想的侧位照射视野中心应该聚焦在下颌第一磨牙的牙冠上

术中锥形束 CT（IO-CBCT）

　　在作者单位进行了一项尚未发表的内部研究，研究包括 15 例术中使用 CBCT 辅助定位和评估的正颌患者，统计数据显示：从开始给患者术区铺盖无菌单到手术可以重新进行，这期间 IO-CBCT 拍摄与图像处理平均仅耗时 6min。

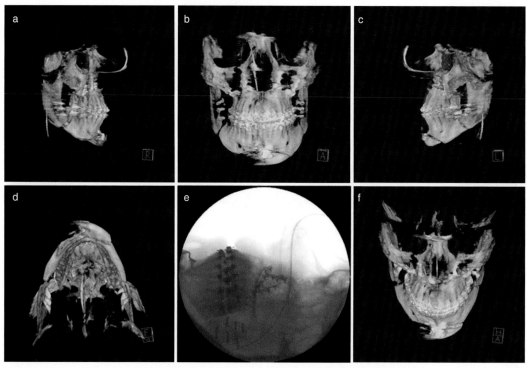

图 4.46　进行了上颌、下颌与颏部截骨与固定后，拍摄 IO-CBCT 获取影像，右侧位片（a），正位片（b），左侧位片（c），仰视位片（d），定位扫描片（e）和前俯视位片（f）。此病例显示 VOI 超出了 IO-CBCT 扫描视野的范围（3D "体渲染" 图像，Arcadis® Orbic 3D C-arm, Siemens Healthcare GmbH）。注意，定位扫描（e）显示扫描视野没有聚焦到下颌第一磨牙牙冠，结果导致颏部超出了范围

■ 术中锥形束 CT（IO-CBCT）：颏部截骨定位的术中转移控制，患者 C.C.

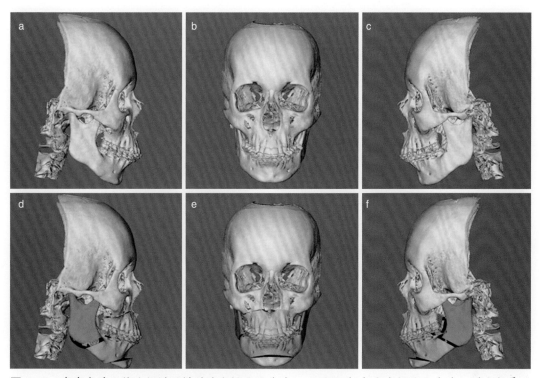

图 4.47　患者术前三维头颅增强模型的右侧面观（a）、正面观（b）和左侧面观（c）。对上颌骨、下颌骨和颏部进行虚拟截骨移动后的右侧面观（d）、正面观（e）和左侧面观（f）。此病例中"颏部虚拟移动"包括了前移 6mm，颏前部下降 4mm 做顺时针旋转（"Pitch"），以增加面下 1/3 的垂直高度（3D"面渲染"图像，患者 C.C., Maxilim v. 2.3.0.3.）

术中锥形束 CT（IO-CBCT）：颏部截骨定位的术中转移控制，患者 C.C.

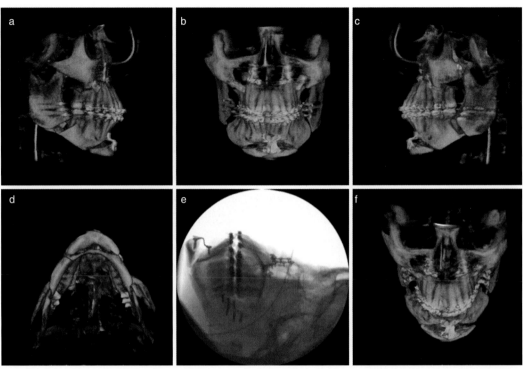

图 4.48　上颌骨、下颌骨、颏部完成截骨、移动和固定后，术中 IO-CBCT 拍摄的右侧面片（a）、正面片（b）、左侧面片（c）、颅底位片（d）、定位扫描片（e）和前俯视位片（f）（3D "体渲染"图像，患者 C.C., Arcadis® Orbic 3D C-arm, Siemens Healthcare GmbH）。注意，在颏部前移和旋转下降的过程中，要避免中线的任何偏转移动

术中锥形束 CT（IO-CBCT）：颏部截骨定位的术中转移控制，患者 C.C.

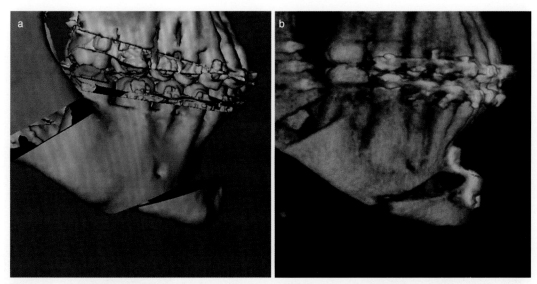

图 4.49 "3D 虚拟颏部移动"后的右侧面观（3D "面渲染"图像，患者 C.C.,Maxilim, v. 2.3.0.3.）（a）以及"颏部截骨移动"后拍摄 IO-CBCT 的成像图（3D "体渲染"图像，患者 C.C., Arcadis® Orbic 3D C-arm, Siemens Healthcare GmbH）（b）。注意，可以在 IO-CBCT 图像中看见阻射的移植骨块。同时注意，右侧颊侧骨切开线的角度和虚拟设计是一样的，但由于切开颊侧皮质骨时使用了 Lindemann 钻，导致的右侧近、远心骨段间的骨间隙较虚拟手术中的间隙略大

术中锥形束 CT（IO-CBCT）：颏部截骨定位的术中转移控制，患者 C.C.

注意

　　通过 IO-CBCT 获得图像、处理图像后，如有必要，在关闭创口前还可以调整骨块固定位置。

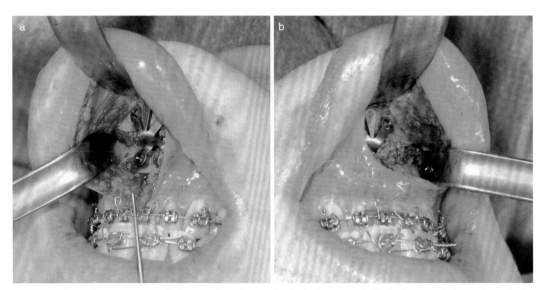

图 4.50　根据个体化 3D 治疗计划设计，进行颏部截骨移位后，拍摄术中右侧（a）及左侧（b）的口内像，颏部移动包括前部上抬 4mm，前移 6mm（患者 C.C.），然后再进行术中 CBCT 检查。注意，截骨缝处进行了骨移植以加速骨愈合

■ 术中锥形束 CT（IO-CBCT）：颏部截骨定位的术中转移控制，患者 V.T.H.

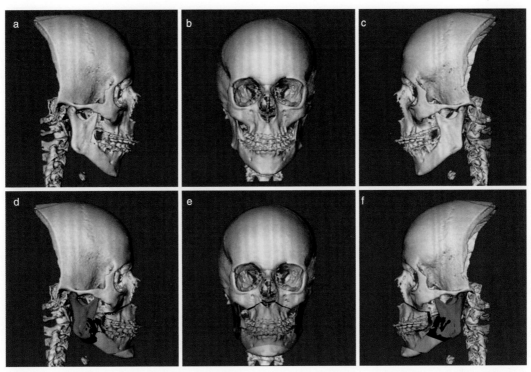

图 4.51　患者在进行虚拟设计前的头颅增强三维模型的右侧面观（a）、正面观（b）和左侧面观（c）。虚拟上颌骨、下颌骨、颏部截骨移动术后的右侧面观（d）、正面观（e）和左侧面观（f）。该病例"颏部虚拟移动"包括颏部前移 6mm，逆时针旋转（"Pitch"）使颏前部上抬 4mm，这样颏部突度更佳，且下颌骨下缘骨性台阶变小（3D"面渲染"图像，患者 V.T.H.，Maxilim v.2.3.0.3.）

■ 术中锥形束 CT（IO-CBCT）：颏部截骨定位的术中转移控制，患者 V.T.H.

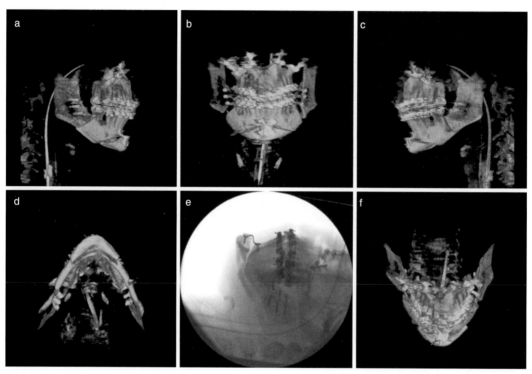

图 4.52　上颌骨、下颌骨、颏部完成移动固定后，术中IO-CBCT拍摄的右侧面观（a）、正面观（b）、左侧面观（c）、颅底位片（d）、定位扫描片（e）和前俯视位片（f）（3D"体渲染"图像，患者 V.T.H.，Arcadis® Orbic 3D C-arm, Siemens Healthcare GmbH）。注意，在进行颏部前移和前部上抬时，要避免中线出现不对称和颏部骨块的"Yaw"旋转

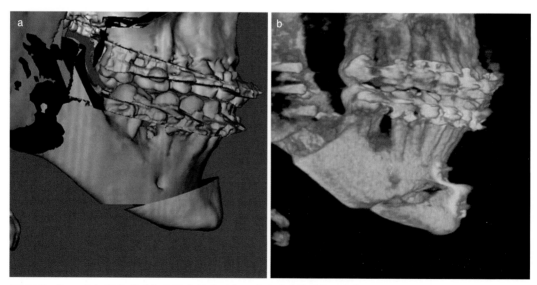

图 4.53　"3D 虚拟颏部移动"后的右侧面观（3D"面渲染"图像，患者 C.C., Maxilim v. 2.3.0.3.）（a），"颏部手术移动"后拍摄的IO-CBCT影像（3D"体渲染"图像，患者 C.C., Arcadis® Orbic 3D C-arm, Siemens Healthcare GmbH）（b）。注意，颏部骨块位置的精确转移

■ 术中锥形束 CT（IO-CBCT）："下颌角缩窄"的术中转移控制，患者 L.F.

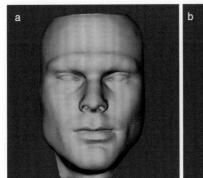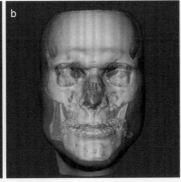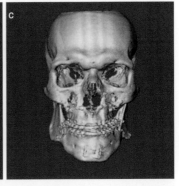

图 4.54 根据 CBCT 数据获得的患者头部 3D "面渲染"图像的软组织正面观（a），硬组织和半透明软组织正面观（b）以及硬组织正面观（c）（"i-CAT™, Imaging Sciences International, Inc., Hatfield, USA, Maxilim v. 2.3.0.3., 患者 L.F.)。注意，第一次正颌手术后患者的下颌角仍不对称，右侧下颌角向外、向下突出。为了满足患者的要求，我们决定再次手术磨除右侧部分下颌角以达到面部对称

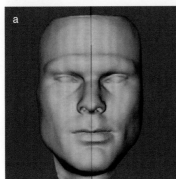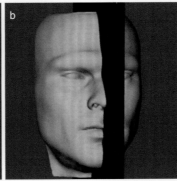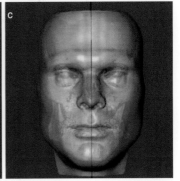

图 4.55 依照患者的"PHP"（见第 2.2.1 章）来虚拟修正患者头部位置，然后标记面中线（a），设置"3D 虚拟镜面"（b），并对面部软组织做镜像反转（c）（见第 2.3 章）（3D "面渲染"图像，患者 L.F., Maxilim v.2.3.0.3)。注意，右侧脸被镜像到左侧（黄色部分），同时左侧脸部也被镜像到右侧（半透明粉色），特别注意与图 4.54 相比，骨性下颌角与相关表面软组织的关系的变化

术中锥形束 CT（IO-CBCT）："下颌角缩窄"的术中转移控制，患者 L.F.

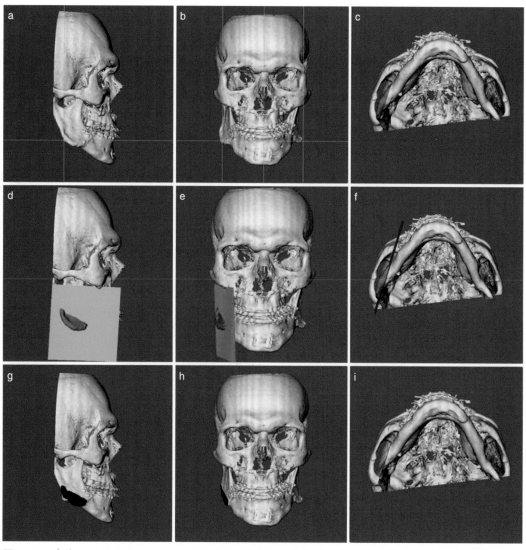

图 4.56　在虚拟设计右侧下颌角缩小术前，通过患者头部增强虚拟模型观察的头颅右侧面观（a）、正面观（b）和左侧面观（c）。通过右侧面观（d）、正面观（e）和颅底面观（f）来观察右侧下颌角虚拟手术的三维截骨面。虚拟右侧下颌角缩窄术后的右侧面观（g），正面观（h）和颅底面观（i）（3D"面渲染"硬组织图像，患者 L.F.,Maxilim v. 2.3.0.3.）。注意，使用个体化网格（a，b），并根据左侧下颌角形态可以精确地完成右侧下颌角成形术的虚拟设计

术中锥形束 CT（IO-CBCT）："下颌角缩窄"的术中转移控制，患者 L.F.

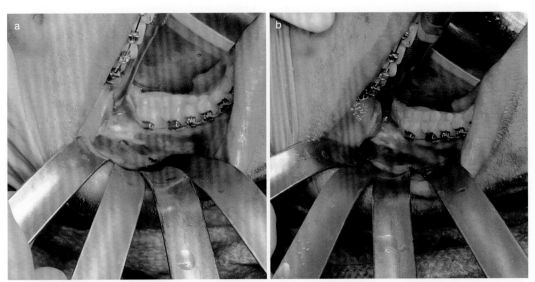

图 4.57　临床术中应用来复锯经口内切口行下颌角成形术，截骨前（a）和截骨后（b），然后做 IO-CBCT 进行验证（患者 L.F.）。注意，虽然没有用截骨导板，但通过直接测量完成了右侧下颌角成形术的虚拟设计转移

术中锥形束 CT（IO-CBCT）："下颌角缩窄"的术中转移控制，患者 L.F.

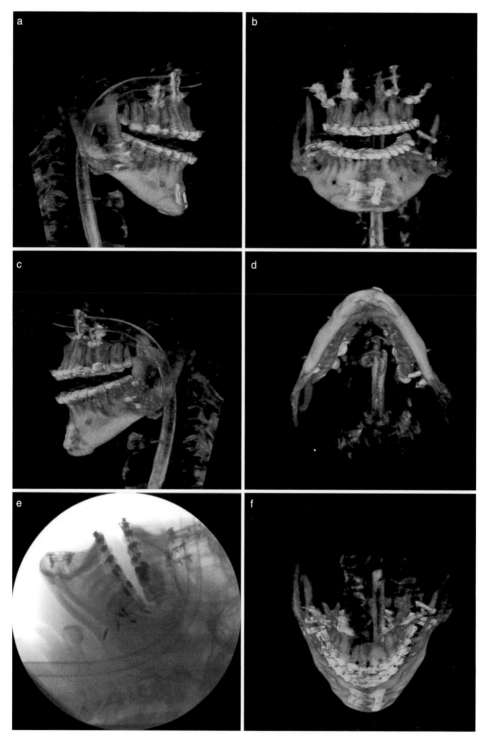

图 4.58　右侧下颌角成形术后进行 IO-CBCT 扫描获得的右侧面观（a）、正面观（b）、左侧面观（c）、颅底仰视位（d）、定位扫描（e）以及俯视位（f）片（3D"体渲染"图像，患者 L.F.,Arcadis® Orbic 3D C-arm,Siemens Healthcare GmbH）

术中锥形束CT（IO-CBCT）："下颌角缩窄"的术中转移控制，患者L.F.

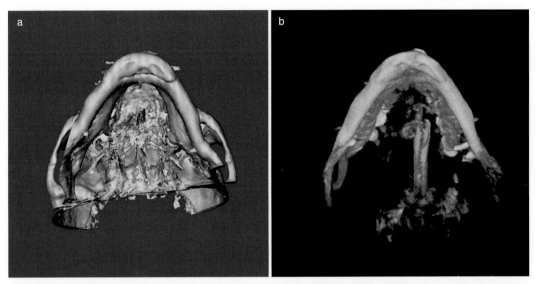

图4.59　"3D虚拟右侧下颌角缩窄"后的颅底观（a）（3D"面渲染"图像，患者C.C.,Maxilim v. 2.3.0.3.）以及"右下颌角缩窄术"后的IO-CBCT图像（3D"体渲染"图像，患者L.F., Arcadis® Orbic 3D C-arm, Siemens Healthcare GmbH）（b）。注意，现实手术和模拟手术几乎完全一致

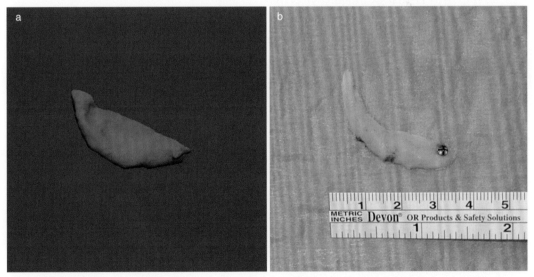

图4.60　虚拟手术需要截除的骨块（3D"面渲染"图像，Maxilim v. 2.3.0.3.）（a）和实际下颌角切除术中截下的骨块（b）（患者L.F.）

4.2.2　手术导航及增强虚拟现实技术的应用前景

"无导板正颌外科手术"的提出是为了消除由于术中髁突位置不正确以及下颌骨自主旋转引起的手术误差，除了使用个体化植入物（PSI）的方法以外，目前正在研究的无导板正颌外科的方法还包括以下两种颇具发展前景的技术：

- 导航外科技术；
- 增强虚拟现实技术。

"导航外科"最开始在正颌外科领域主要用于术中精确控制虚拟手术计划的转移，并且确认颌骨和牙齿的空间位置关系。目前，很多研究团队都在研究导航技术在"无导板正颌手术"中的用途。但是，尽管正颌术中可以应用导航技术来移动并定位颌骨，但注册匹配的精度仍是个棘手的问题。虽然科技在不断进步，但"导航外科"用于正颌术中指导颌骨空间位置的变化，仍然容易出现误差。此外，将导航技术用于像下颌骨这样可移动的结构，其准确性仍需纳入考量。

"增强虚拟现实技术（AR）"与"导航外科技术"相互结合、相互补充可能将是"无导板正颌外科"下一步发展的显著技术进步。"增强虚拟现实技术"是将现实环境与虚拟信息共同注册在一起，创造出一个相互融合的世界，并可以同时呈现在立体显示屏上的创新技术。AR 可以显示于传统显示器，也可以用于头戴可移动式显示器，这样可以进一步提高外科医生的3D 感知度。换言之，"增强虚拟现实技术"可以认为是将"导航外科"和"3D 数字化治疗计划"融合，以完成向现实手术的转换。交互式显示的重要特点包括：可以在术中通过实时图像融合技术来控制颌骨骨块位置，可以通过视频摄像头观察实际手术情况与虚拟手术计划的符合程度（例如观察"上颌骨优先"次序中的上颌骨位置或"下颌骨优先"次序中的下颌骨位置），以及

术中实际获得的临床颌骨位置。

尽管"导航外科"和"增强虚拟现实技术"在正颌外科领域的应用非常具有发展前景，但复杂的临床工作流程、延长的手术时间以及较高的治疗成本等因素，限制了这些技术目前在临床上的常规使用。

4.3　推荐读物

[1] Aboul-Hosn Centenero S, Hernández-Alfaro F. 3D planning in orthognathic surgery: CAD/CAM surgical splints and prediction of the soft and hard tissues results–our experience in 16 cases. J Craniomaxillofac Surg, 2012,40:162–168

[2] Badiali G, Ferrari V, Cutolo F, et al. Augmented reality as an aid in maxillofacial surgery: validation of a wearable system allowing maxillary repositioning. J Craniomaxillofac Surg, 2014, 42: 1970–1976

[3] Bai S, Bo B, Bi Y, et al. CAD/CAM surface templates as an alternative to the intermediate wafer in orthognathic surgery. Oral Surg Oral Med Oral Pathol Oral Radiol Endod, 2010,110:1–7

[4] Bell RB.Computer planning and intraoperative navigationin cranio-maxillofacial surgery. Oral Maxillofac Surg Clin North Am, 2010,22:135–156

[5] Bobek SL. Applications of navigation for orthognathic surgery. Oral Maxillofac Surg Clin North Am, 2014, 26:587–598

[6] Borumandi F, Brandtner C, Krenkel C, et al. Navigated repositioning of the maxilla: technical note. Br J Oral Maxillofac Surg, 2013,51:568–569

[7] Dobbe JG, Curnier F, Rondeau X, et al. Precision of image-based registration for intraoperative navigation in the presence of metal artifacts: application to corrective osteotomy surgery. Med Eng Phys, 2015, 37:524–530

[8] Ellis E 3rd. Accuracy of model surgery: evaluation ofan old technique and introduction of a new one. J Oral Maxillofac Surg, 1990,48:1161–1167

[9] Füglein A, Riediger D. Exact three-dimensional skull-related repositioning of the maxilla during orthognathic surgery. Br J Oral Maxillofac Surg, 2012,50:614–616

[10] Gander T, Bredell M, Eliades T, et al. Splintless orthognathic surgery: a novel technique using patient-specific implants (PSI). J Craniomaxillofac Surg, 2015, 43:319–322

[11] Gateno J, Xia J, Teichgraeber JF, et al. The precision of computer-generated surgical splints. J Oral

Maxillofac Surg, 2003,61:814–817

[12] Heiland M, Schmelzle R, Hebecker A, et al. Intraoperative 3D imaging of the facial skeleton using the SIREMOBIL Iso-C3D. Dentomaxillofac Radio,2004,l33:130–132

[13] Kang SH, Kim MK, Choi YS, et al. Navigation-assisted intraoral vertical ramus osteotomy. J Oral Maxillofac Surg, 2011, 69:931–934

[14] Kurihara Y, Boeckx P, Shirota T, et al. Prospective evaluation of the potential of intraoperative Cone-Beam CT (IO-CBCT) imaging towards genioplasty in orthognathic surgery. Unpublished, 2015

[15] Li B, Zhang L, Sun H, et al. A novel method of computer aided orthognathic surgery using individual CAD/CAM templates: a combination of osteotomy and repositioning guides. Br J Oral Maxillofac Surg, 2013, 51:239–244

[16] Li B, Zhang L, Sun H, et al. A new method of surgical navigation for orthognathic surgery: optical tracking guided free-hand repositioning of the maxillomandibular complex. J Craniofac Surg, 2014,25:406–411

[17] Lin HH, Chang HW, Wang CH, et al. Three- dimensional computer-assisted orthognathic surgery: experience of 37 patients. Ann Plast Surg, 2015, 74:118–126

[18] Lo J, Xia JJ, Zwahlen RA, et al. Surgical navigationin correction of hemimandibular hyperplasia: anew treatment strategy. J Oral Maxillofac Surg, 2010, 68:1444–1450

[19] Marmulla R, Mühling J. Computer-assisted condyle positioning in orthognathic surgery. J Oral Maxillofac Surg, 2007, 65:1963–1968

[20] Mazzoni S, Badiali G, Lancellotti L, et al. Simulation-guided navigation: a new approach to improve intraoperative three dimensional reproducibility during orthognathic surgery. J Craniofac Surg, 2010, 21:1698–1705

[21] Mazzoni S, Bianchi A, Schiariti G, et al. Computer-aided design and computer-aided manufacturing cutting guides and customized titanium plates are useful in upper maxilla waferless repositioning. J Oral Maxillofac Surg,2015, 73:701–707

[22] Mischkowski RA, Zinser MJ, Kübler AC, et al. Application of an augmented realitytool for maxillary positioning in orthognathic surgery–a feasibility study. J Craniomaxillofac Surg, 2006, 34:478–483

[23] Metzger MC, Hohlweg-Majert B, Schwarz U, et al. Manufacturing splints for orthognathic surgery using a three dimensional printer. Oral Surg Oral Med Oral Pathol Oral Radiol Endod, 2008,105:1–7

[24] Polley JW, Figueroa AA. Orthognathic positioning system: intraoperative system to transfer virtual surgical plan to operating field during orthognathic surgery.J Oral Maxillofac Surg, 2013, 71:911–920

[25] Reichert C. CAD/CAM and surgical navigation splints versus intermaxillary occlusal splints. J Orofac Orthop, 2014,75:164–166

[26] Sadiq Z, Collyer J, Sneddon K, et al. Orthognathic treatment of asymmetry: two cases of "waferless" stereotactic maxillary positioning. Br J Oral Maxillofac Surg, 2012, 50:27–29

[27] Seeberger R, Thiele OC, Mertens C, et al. Proximal segment positioning with high oblique sagittal split osteotomy: indications and limits of intraoperative mobile cone-beam computerized tomography. Oral Surg Oral Med Oral Pathol Oral Radiol, 2013, 115:731–736

[28] Shim BK, Shin HS, Nam SM, et al.Real-timenavigation-assisted orthognathic surgery. J Craniofac Surg, 2013, 24:221–225

[29] Swennen GRJ, Schutyser F.Three-dimensional virtual approach to diagnosis and treatment planning of maxillo-facial deformity//Bell WH, Guerrero CA. Distraction osteogenesis of the facial skeleton. Hamilton: BC Decker Inc, 2007, 6:55–79

[30] Swennen GRJ, Mollemans W, Schutyser F. Three-dimensional treatment planning of orthognathic surgery in the era of virtual imaging. J Oral Maxillofac Surg,2009, 67:2080–2092

[31] Swennen G, Mollemans W, Schutyser F, et al. Evaluation of the accuracy of maxillary repositioning after 3D virtual planning of orthognathic surgery: a prospective study. Abstract book of the 20th EACMFSCongress, 2010

[32] Sun Y, Luebbers HT, Agbaje JO, et al. Evaluation of 3 different registration techniques in image-guided bimaxillary surgery. J Craniofac Surg, 2013, 24:1095–1099

[33] Wagner A, Rasse M, Millesi W, et al. Virtual reality for orthognathic surgery: the augmented reality environment concept. J Oral Maxillofac Surg, 1997, 55:456–462

[34] Xia JJ, Gateno J, Teichgraeber JF. New clinical protocol to evaluate craniomaxillofacial deformity and plan surgical correction. J Oral Maxillofac Surg, 2009, 67:2093–2106

[35] Ye N, Long H, Zhu S, et al. The accuracy of computer image-guided template for Mandibular Angle Ostectomy. Aesthetic Plast Surg, 2014, 39: 117–123

[36] Zinser MJ, Mischkowski RA, Sailer HF, et al. Computer-assisted orthognathic surgery: feasibility study using multiple CAD/CAM surgical splints. OralSurg Oral Med Oral Pathol Oral Radiol,2012, 113:673–687

[37] Zinser MJ, Sailer HF, Ritter L, et al. A paradigm shift in orthognathic surgery?A comparison of navigation, computer-aided designed/computer-aided manufactured splints, and "classic" intermaxillary splints to surgical transfer of virtual orthognathic planning. J Oral Maxillofac Surg, 2013a,71:2151–2152

[38] Zinser MJ, Mischkowski RA, Dreiseidler T, et al. Computer-assisted orthognathic surgery: waferless maxillary positioning,versatility, and accuracy of an image-guided visualization display. Br J Oral Maxillofac Surg, 2013b, 51:827–833

[39] Zhu M, Chai G, Zhang Y, et al. Registration strategy using occlusal splint based on augmented reality for mandibular angle oblique split osteotomy.J Craniofac Surg, 2011, 22:1806–1809

[40] Zizelmann C, Hammer B, Gellrich NC, et al. An evaluation of face-bow transfer for the planning of orthognathic surgery. J Oral Maxillofac Surg, 2012, 70:1944–1950

第5章

正颌手术治疗效果的三维虚拟评估

Gwen R.J. Swennen

© Springer-Verlag Berlin Heidelberg 2017

G.R.J. Swennen (ed.), *3D Virtual Treatment Planning of Orthognathic Surgery*,

DOI 10.1007/978-3-662-47389-4_5

5.1　手术效果的系统性虚拟评估

毫无疑问，"对术后效果的系统化三维虚拟评估"将带来大量全新的知识和理念（例如术后长期稳定性，气道、髁突的变化，面部的和谐与美学，等等），此外，虚拟手术效果评估也给正颌外科手术带来更多创新性的概念，将进一步改善"牙－颌－面畸形"患者的治疗效果。

根据 2007 年 Swennen 和 Schutyser 制定的"3D 虚拟可视化模式"，进行"系统化虚拟评估手术效果"具有标准化的分步骤流程，而且同样的步骤也可以用于"对患者的畸形、解剖结构和病理变化进行系统性虚拟诊断"（见第 2.1 章），包括以下几方面：

- 牙－颌－面；
- 气道；
- 颞下颌关节。

以患者 V.E.W. 为例，本章展示了如何用系统化的方法来评估个体患者的术后治疗效果。患者 V.E.W. 的例子在全书中其他章都被作为范例使用（见第 1、2、3、4、6 章）。患者 V.E.W. 患有 Ⅱ 类长面畸形（见第 6 章），她接受了 Le Fort Ⅰ 上颌骨截骨术，下颌双侧矢状劈开术，颏成形以及鼻整形术（驼峰鼻降低）。以患者 V.E.W. 为例，本书在第 3.5 章中详细讲述了逐步进行个体化三维虚拟手术的设计，在第 4.1 章中讲述了如何将三维数字化治疗计划转移到实际手术中。

在第 6 章中，本书将会展示更多的病例，讲述针对其他类型的"牙－颌－面畸形"，如何进行"系统化的手术效果虚拟评估"。

术后效果的三维虚拟评估技术拥有前所未有的潜力，它可为循证医学提供新的数据，从而进一步提升牙－颌－面畸形患者的治疗效果。

5.1.1　牙－颌－面的评估

在正确获取患者术后 CBCT 的图像，并接着进行三维图像绘制以后（见第 1.1.1 章），可以在三维虚拟场景中对患者头部软、硬组织的三维重建结果进行全面评估，以此来分析患者接受个体化牙－颌－面手术后的效果：

- 正面图，从正前方看（图 5.1）；
- 侧位图，从侧面看（右 / 左）两个方向（图 5.2、5.3）；
- 底部图，从下颌处往上看（图 5.4）；
- 顶部图，从头顶部往下看（图 5.5）；
- 后方图，从颅后部往前看（图 5.6）。

在进行牙－颌－面的术后效果的 3D 虚拟分析时，使用"体渲染"比"面渲染"更好，因为"体渲染"可以更加清晰地看到患者的咬合面以及牙列的情况。

■ 系统性 3D 虚拟评估手术效果：牙－颌－面

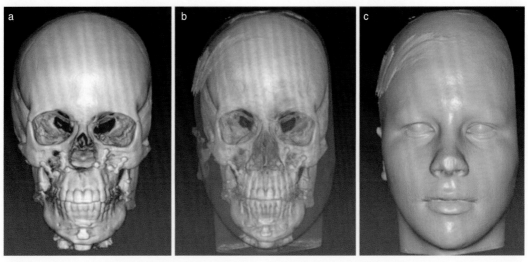

图5.1　术后1年正面图。患者头部的三维"体渲染"的硬组织（a），硬组织和透明化的软组织（b）、"面渲染"的软组织（c）图像（i-CAT, Imaging Sciences International Inc, IPS CaseDesigner ALPHA version）（患者 V.E.W.）。注意，此患者的面部三维软组织有部分缺失（鼻尖以及患者左侧的颞顶区），因为扫描的时候此部分超出了扫描视野。注意和术前的图像作对比（图 2.1）

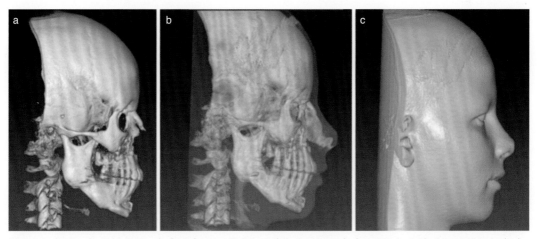

图5.2　术后1年右侧面图。患者头部的三维"体渲染"的硬组织（a），硬组织和透明化的软组织（b），以及"面渲染"的软组织（c）图像（i-CAT, Imaging Sciences International Inc, IPS CaseDesigner ALPHA version）（患者 V.E.W.）。注意，此患者的面部三维软组织有部分缺失（鼻尖以及患者左侧的颞顶区），因为扫描的时候此部分超出了扫描视野。注意和术前的图像作对比（图 2.2）

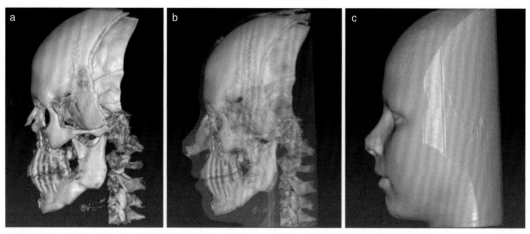

图 5.3 术后 1 年左侧面图。患者头部的三维"体渲染"的硬组织（a），硬组织和透明化的软组织（b），以及"面渲染"软组织（c）图像（i-CAT, Imaging Sciences International Inc, IPS CaseDesigner ALPHA version）（患者 V.E.W.）。注意，此患者的面部三维软组织有部分缺失（鼻尖以及患者左侧的颞顶区），因为扫描的时候此部分超出了扫描视野。注意和术前的图像作对比（图 2.3）

系统性 3D 虚拟评估手术效果：牙－颌－面

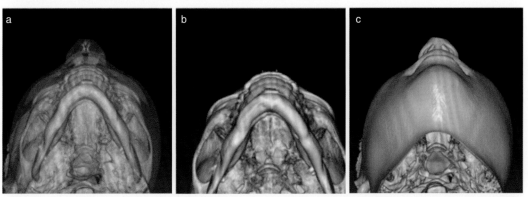

图 5.4　术后 1 年颅底位观（从下颌处往上看）。患者头部三维"体渲染"的硬组织（a），硬组织和透明状化软组织（b），"面渲染"的软组织（c）图像（i-CAT, Imaging Sciences International Inc, IPS CaseDesigner ALPHA version）（患者 V.E.W.）。注意，此患者的面部三维软组织有部分缺失（鼻尖），因为扫描的时候此部分超出了扫描视野。注意和术前的图像作对比（图 2.4）

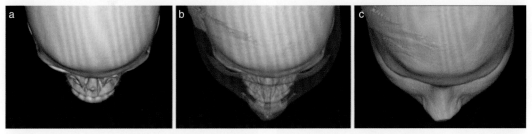

图 5.5　术后 1 年颅顶部图（从头顶部往下看）。患者头部三维"体渲染"的硬组织（a），硬组织和透明状的软组织（b），"面渲染"的软组织（c）图像（i-CAT, Imaging Sciences International Inc, IPS CaseDesigner ALPHA version）（患者 V.E.W.）。注意，此患者的面部三维软组织有部分缺失（鼻尖以及患者左侧的颞顶区），因为扫描的时候此部分超出了扫描视野。注意和术前的图像作对比（图 2.5）

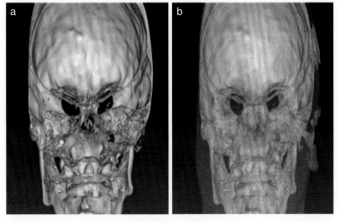

图 5.6　术后 1 年后视图。患者头部三维"体渲染"的硬组织（a），硬组织和透明化的"面渲染"软组织（b）图像（i-CAT, Imaging Sciences International Inc, IPS Case-Designer ALPHA version）（患者 V.E.W.）注意，患者的面部三维软组织有部分缺失（左颞顶区），因为此部分超出了扫描视野。注意和术前图像对比（图 2.6）

5.1.2　气道的评估

在全面系统地对患者牙－颌－面手术效果进行虚拟分析之后（见第5.1.1章），"三维虚拟可视化模式"能赋予医生更强的能力，可以在三维虚拟场景中更进一步分析患者术后上呼吸道的变化。

采用标准化的步骤，可以非常精确和可靠地分析术后上咽气道及其亚区域（"鼻咽""口咽"和"下咽"气道）的变化（Guijarro-Martínez 和 Swennen, 2013 ）（见第5.1.2章），这些步骤如下：

•对患者头部进行标准化的 CBCT 扫描；

•在 CBCT 图像的矢状面上测量"颅颈倾斜度"来检查患者头部的位置（图5.7、5.8 ）；

•以三维上气道为基准设定三维坐标系，将患者的头部坐标进行重新虚拟定位；

•设定合适的阀值，将上咽气道从CBCT 图像中分割出来；

•在三维 CBCT 的图像上修正并确定上咽气道及其亚分区的解剖学边界线（图5.9 ）。

在进行术后气道的三维虚拟分析时，"面渲染"比"体渲染"更常用，因为"面渲染"更适合分割上咽气道及其亚分区。

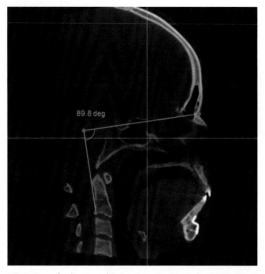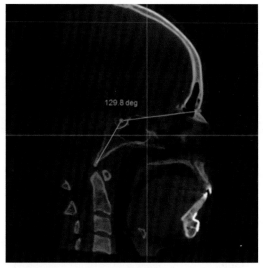

图5.7　在术后1年CBCT 扫描的矢状图上测量"颅颈倾斜度"（i-CAT, Imaging Sciences International Inc, IPS CaseDesigner Alpha version ）（患者 V.E.W.）。注意患者术后1年的"颅颈倾斜度"和术前值（98.1°）相比变小了（图2.60）

图5.8　在术后1年CBCT 扫描的矢状图上测量"颅底角"（i-CAT, Imaging Sciences International Inc, IPS CaseDesigner Alpha version ）（患者 V.E.W.）。患者术后1年的'颅底角'和术前值相比没有变化（图2.61）

■ 系统性 3D 虚拟评估手术效果：气道

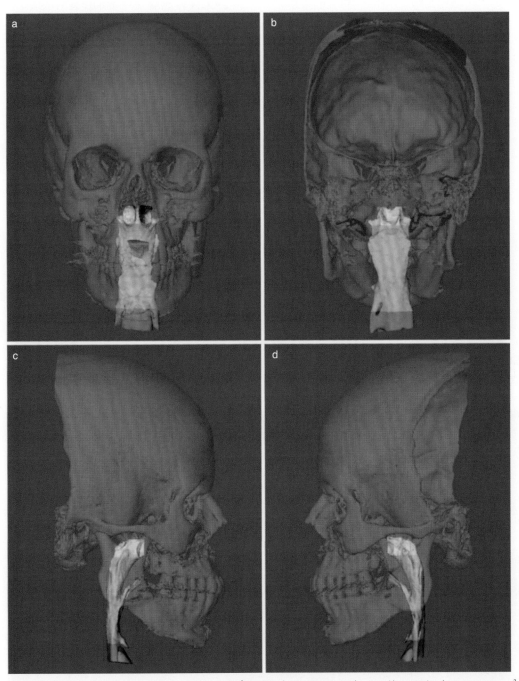

图 5.9　显示术后上咽气道中各分区域：三维鼻咽腔（2 854.89 mm₃），三维口咽腔（14 434.38 mm³）和三维下咽腔（3 500.31 mm³）以及半透明化"面渲染"的头部硬组织图像：（a）正面图，（b）后方图，（c）右侧位图，（d）左侧位图（i-CAT, Imaging Sciences International Inc, Maxilim, v. 2.3.0.3）（患者 V.E.W.）。注意，由于手术中上颌位置的上抬，口咽气道和下咽气道的三维体积比术前扩大了，但鼻咽气道的三维体积比术前变小了（图 2.70）

5.1.3　颞下颌关节（TMJ）的评估

最后，在经过分步骤标准化全面虚拟分析患者牙－颌－面畸形术后治疗效果（见第 5.1.1 章），评估患者术后的上气道的变化以后（见第 5.1.2 章），采用"三维虚拟可视化模式"还可以进一步在三维虚拟场景中分析患者术后颞下颌关节的变化。

患者术后的"髁突－关节窝单元"（见第 2.1.4 章）可以采用如下方法分析：

• "个体化的髁突二维坐标系"（图 5.10、5.11）；

• "个体化的髁突三维坐标系"（图 5.12~5.15）。

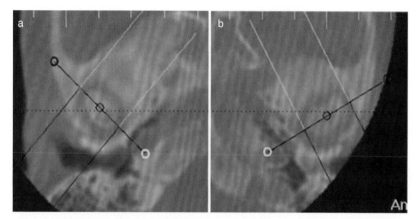

图 5.10　术后 1 年的右关节轴向图（a）和左关节轴状图（b），显示如何根据患者的个体情况，建立二维坐标系，生成多维冠状面和矢状面的图像，所展示的图像是使用 CBCT 自带软件生成的（i-CAT, Imaging Sciences International Inc, i-CAT Vision™ software）（患者 V.E.W.）

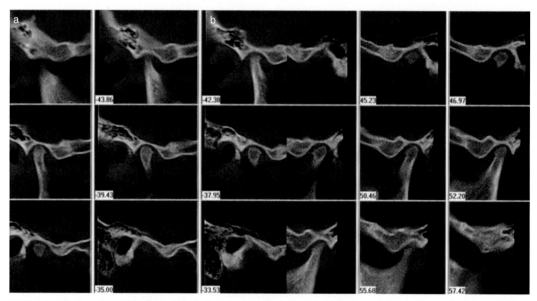

图 5.11　术后 1 年，根据患者"个体化的髁突二维坐标系"重建的多张矢状图，观察右侧"髁突－关节窝单元"（a），左侧"髁突－关节窝单元"（b），所使用的软件是 CBCT 机器自带的软件（i-CAT, Imaging Sciences International Inc, i-CAT Vision™ software）（患者 V.E.W.）。与术前影像相比（图 2.72），颞下颌关节在术后没有明显变化

■ 系统性 3D 虚拟评估手术效果：TMJ

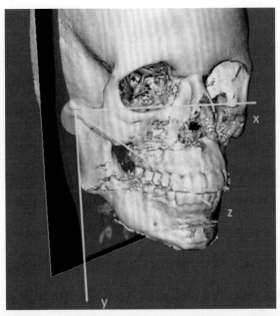

图 5.12　术后 1 年基于患者右侧"下颌升支－髁突－关节窝单元"的解剖结构所建立的"个体化的髁突三维坐标系"可以重建出多层面图像，以此对颞下颌关节进行充分客观的测量（i-CAT, Imaging Sciences International Inc, Maxilim v. 2.3.0.3）（患者 V.E.W.）

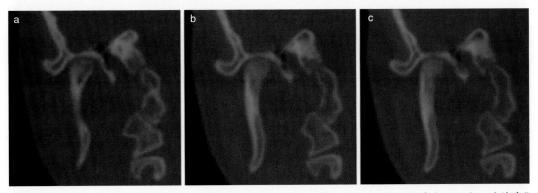

图 5.13　术后 1 年，基于患者"个体化的髁突三维坐标系"重建的多张右侧"下颌升支－髁突－关节窝"位置的冠状面图（a~c）（患者 V.E.W., i-CAT, Imaging Sciences International Inc, Maxilim v.2.3.0.3）。注意，与术前影像相比（图 2.75），患者右侧下颌升支－髁突－关节窝的结构没有发生明显变化

系统性 3D 虚拟评估手术效果：TMJ

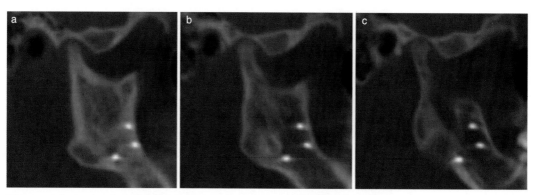

图5.14　术后1年,基于患者"个体化的髁突三维坐标系"重建的多张右侧"下颌升支－髁突－关节窝"位置的矢状面图（a~c）（患者 V.E.W., i-CAT, Imaging Sciences International Inc, Maxilim v.2.3.0.3）。注意，与术前影像相比（图 2.76），患者右侧下颌升支－髁突－关节窝的结构没有发生明显变化

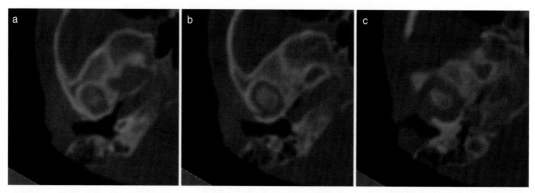

图5.15　术后1年,基于患者"个体化的髁突三维坐标系"重建的多张右侧"下颌升支－髁突－关节窝"位置的轴状面图（a~c）（患者 V.E.W., i-CAT, Imaging Sciences International Inc, Maxilim v.2.3.0.3）。注意，与术前影像相比（图 2.77），患者右侧下颌升支－髁突－关节窝的结构没有发生明显变化

5.2 三维头影测量分析和三维虚拟图像匹配

术后全面系统性地虚拟分析患者的牙－颌－面畸形手术效果、上气道和颞下颌关节之后（见第 5.1 章），"三维虚拟可视化模式"还可以在日常临床工作中给临床医生（正畸医生和外科医生）提供更多的客观分析工具来进行标准化的术后疗效虚拟分析：

• 患者的硬组织、软组织及牙齿的三维头影测量分析；

• 基于体素的匹配方法。

在本章中，有关"患者的硬组织、软组织及牙齿的三维头影测量"（见第 5.2.1 章）和"基于体素的匹配方法"（见第 5.2.2 章）都采用患者 V.E.W. 为示范病例，此外，在本书的其他章中，也将患者 V.E.W. 作为示范病例进行讲述（见第 1、2、3、4 和 6 章）。

5.2.1 患者硬、软组织及牙齿的三维头影测量

2005 年，Swennen、Schutyser 和 Hausamen 创新性地采用"三维虚拟场景"的方式将传统的二维头影测量与三维头影测量分析连接起来，并且进一步展示了在三维头影测量参考系统中进行三维虚拟图像匹配的可能性。采用这种方法可以将新生儿、6 岁儿童以及成年人尸体的头骨虚拟匹配到一起，同样根据在三维头影测量参考系统中进行三维虚拟图像匹配的方法，可以将 Enlow 的有关面部发育的部分理论用三维可视的方法直观展示出来。

2006 年，Swennen 等验证了"基于解剖结构的笛卡儿三维坐标系"是一种准确、可靠的方法，可以用来在临床上进行硬组织和软组织三维头影测量分析。

2007 年，Swennen 和 Schutyser 展示了"基于解剖结构的笛卡儿三维坐标系的虚拟融合"的临床应用。

在三维虚拟评估正颌手术效果的过程中，"患者硬组织、软组织及牙齿的三维头影测量"包括：

• "生成三维头影测量参考坐标系"。如果"设计头位的三维头影测量参照系"（见第 2.2.1 章）已经建立，那么术后扫描的患者头颅模型的三维头影测量参照系需要和术前的保持一致。这一步骤可以通过基于颅底的体素配准（见第 5.2.2 章）来实现，这是一种快速可靠的方法。如果"设计头位的三维头影测量参照系"没有建立，那么术前和术后的三维头影测量参照系都可以依据"基于解剖结构的笛卡儿三维坐标系"来建立。"基于解剖结构的三维笛卡儿坐标系"是由 Swennen 在 2005 年提出并且在 2006 年验证的。

• 逐步建立硬组织、牙齿（见第 2.2.2 章）及软组织（见第 2.2.3 章）的三维虚拟模型。根据三维头影测量的要求，标记出各个标志点为下一步对正颌患者进行术前虚拟诊断做好准备（图 5.16~5.20）。

• 根据上一步设立的标志点，自动建立三维头影测量的相关平面，对硬组织、牙齿（见第 2.2.2 章）和软组织（见第 2.2.3 章）进行三维头影测量分析，对正颌患者进行术前虚拟诊断。

■ 患者硬、软组织和牙齿的三维头影测量：术后结果的分析

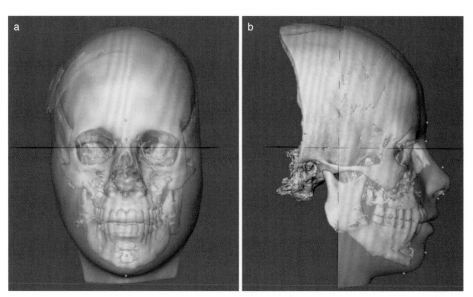

图 5.16　术后 1 年患者的正面（a）和右侧面（b）影像。根据 "Bruges Target Facial Mask" 三维头影测量分析法，在三维硬组织、软组织以及牙齿上标记出对应的标志点。可以观察三维 "面渲染" 的硬组织图像和患者头部的透明化的软组织图像（i-CAT, Imaging Sciences International Inc, Maxilim v. 2.3.0.3，患者 V.E.W.）。注意与术前影像作比较（图 2.146、2.147、2.214 和 2.215）

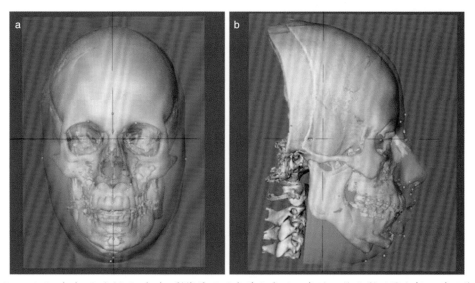

图 5.17　正面（a）和右侧面（b）影像展示了术前和术后 1 年的三维头影测量分析，并且将两个 3D 头颅模型以 "设计头位的三维头影测量参照系" 为基准匹配到一起。根据 "Bruges Target Facial Mask" 和 "Bruges 3D Soft Tissue" 三维头影测量分析法，在三维硬组织、软组织以及牙齿上标记出对应的标志点，进行 3D 头影测量分析。可见患者头颅的三维 "面渲染" 的硬组织图像和透明化的软组织图像（i-CAT, Imaging Sciences International Inc, Maxilim v. 2.3.0.3，患者 V.E.W.）。注意，由于超出了扫描野，术后影像中鼻尖部位有缺失。注意和术前影像作比较（图 2.146、2.147、2.214 和 2.215）

患者硬、软组织和牙齿的三维头影测量：术后结果的分析

三维头影测量分析（3D-VPS₁）报告			
Bruges Target Facial Mask 三维头影测量分析			
患者：*V.E.W.*			
医生：G.S			
线距测量分析（*mm*）			
面部形态学高度（n–gn）	113.3		
面部高度（gl–gn）	129.1		
面中部形态学高度（眉间点至鼻下点 n–sn）	50.6		
面中部高度（gl–sn）	64.2		
覆𬌗	2.6		
覆盖	1.0		
角度测量分析（*deg*）			
上切牙倾角（Mx–Pl/UIapex–Ul）	111.5		
下切牙倾角（Md–Pl/LIapex–Ll）	94.5		
正面观上颌𬌗平面倾角 –X–Pl	0.0		
正面观下颌𬌗平面倾角 –X–PI	0.6		
正面观下颌平面倾角 –X–PI	1.5		
侧面观上颌𬌗平面倾角 –X–PI	8.3		
侧面观下颌𬌗平面倾角 –X–PI	5.9		
侧面观下颌平面倾角 –X–PI	28.0		
比例测量分析（%）			
面中部形态学高度（n–sn）/面部形态学高度（n–gn）（n–sn×100/n–gn）	44.6		
面中部高度（gl–sn）/面部高度（gl–gn）（gl–sn×100/gl–gn）	49.7		
正交测量分析（*mm*）	x–Pl	y–Pl	z–Pl
UI_r	63.5	76.8	0.02
UI_l	63.5	76.8	−0.02
UC_r	61.7	68.6	18.5
UC_l	62.3	70.2	−19.2
UMcusp_r	58.9	48.2	25.4
UMcusp_l	59.2	49.6	−26.7
x-pl 水平面，*y-pl* 垂直平面，*z-pl* 正中矢状面			

患者硬、软组织和牙齿的三维头影测量：术后结果的分析

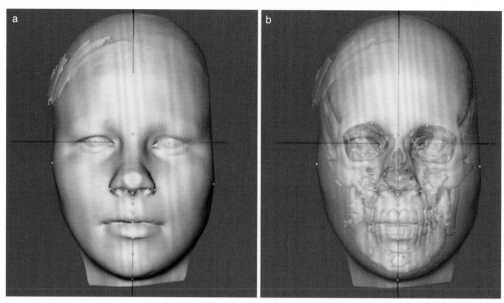

图 5.18　术后 1 年的正面影像。根据"Bruges 3D Soft Tissue"三维头影测量分析法标记出对应的三维软组织上的标志点。患者头部三维"面渲染"的软组织图像（a）和三维透明化的软组织图像（b）（i-CAT, Imaging Sciences International Inc, Maxilim v. 2.3.0.3，患者 V.E.W.）。注意，此患者的面部三维软组织有部分缺失（鼻尖以及患者左侧的颞顶区），因为扫描时此部分没有在扫描野中。注意参照术前影像（图 2.146 和 2.214）

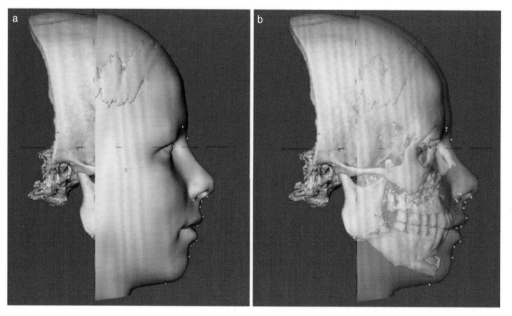

图 5.19　术后 1 年右侧面影像。根据"Bruges 3D Soft Tissue"三维头影测量分析法标记出对应的三维软组织上的标志点。患者头部三维"面渲染"的软组织图像（a）和三维透明化的软组织图像（b）（i-CAT, Imaging Sciences International Inc, Maxilim v. 2.3.0.3，患者 V.E.W.）。注意此患者鼻尖部位的三维软组织有部分缺失，因为扫描时此部分没有在扫描野中。注意参照术前影像（图 2.147 和 2.215）

患者硬、软组织和牙齿的三维头影测量：术后结果的分析

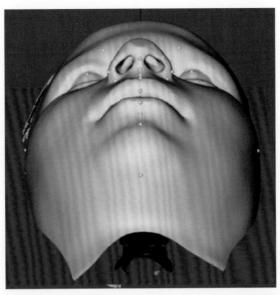

图 5.20　术后 1 年的颅底位图。根据 "Bruges 3D Soft Tissue" 三维头影测量分析法标记出对应的三维软组织上的标志点。患者头部的三维 "面渲染" 的软组织图像（i-CAT, Imaging Sciences International Inc, Maxilim v. 2.3.0.3, 患者 V.E.W.）。注意，此患者鼻尖部位的三维软组织有部分缺失，因为扫描时此部分超出了扫描野。注意参照术前影像（图 2.216）

患者硬、软组织和牙齿的三维头影测量：术后结果的分析

三维头影测量分析（3D-VPS$_2$）报告（软组织）	
Bruges 软组织三维头影测量分析法	
患者姓名：V.E.W	
医生姓名：G.S.	
线距测量分析（mm）	
面下部高度（sn-gn）	64.3
da Vinci 面部高度（右）（os$_r$-gn）	122.3
da Vinci 面部高度（左）（os$_l$-gn）	120.6
上唇皮肤部分高度（人中高度）（sn-ls）	12.5
上唇高度（sn-sto$_u$）	18.9
上下唇间距（ILG，sto$_u$-sto$_i$）	1.4
下颌高度（sto$_i$-gn）	44.0
瞳孔间距（IPD，p$_r$-p$_l$）	60.1
内眦间距（en$_r$-en$_l$）	30.1
面上部宽度（zy$_r$-zy$_l$）	135.5
Farkas 鼻形态学宽度（al$_r$-al$_l$）	35.0
角度测量分析（°）	
鼻唇角（c″-sn/ss-ls）	90.0
颏唇角（li-sl-pg）	131.8
比例测量分析（%）	
面部宽高比（zy$_r$-zy$_l$）×100/（sn-gn）	
Bruges 指数（右）（p$_r$-p$_l$）×100/（os$_r$-gn）	119.6
Bruges 指数（左）（p$_r$-p$_l$）×100/（os$_l$-gn）	24.6
下颌高度 / 面下部高度（sto$_i$-gn）×100/（sn-gn）	25
人中高度 / 上唇高度（sn-ls）×100/（sn-sto$_u$）	68.4
人中长度 / 上唇高度（sn–ls）×100/（sn–sto$_u$）	65.9

5.2.2 基于体素的匹配

在当前的循证医学时代，客观准确地进行正颌手术后三维虚拟评估对于改进牙－颌－面畸形患者的治疗计划起着至关重要的作用。

Cevidanes 及其同事（2005，2006）最先将正颌患者术前术后的 CBCT 图像模型匹配起来，证实了这种技术的用途和重要性，并为研究正颌手术术后下颌骨的变化（2007）、面部软组织的变化（2010，2011），评估三维虚拟手术模拟设计效果（2010），观察术后下颌骨和关节窝的变化（2012），评估颞下颌关节形态（2014，2015）及正颌术后长期效果（2011，2013a~c，2015）带来了新的思路和方法。

从技术角度讲，"基于解剖结构的笛卡儿三维坐标系的虚拟融合"（见第 5.2.1 章）是"基于坐标点的刚性配准"算法（见第 1.2.1 章）的一种巧妙应用。解剖学坐标系是基于解剖点建立的。通过计算术前和术后解剖学参照系的位移以及旋转角度，从而达到匹配术前和术后 CBCT 模型的目的。在这种计算方法中，每个解剖学点的标记要非常精确，因为在这个步骤中产生的误差将直接影响三维匹配结果的精确度。

"基于体素的匹配"是三维图像匹配中的首选方法，这种方法的精确度更高，同时不太容易受到观察者产生的误差的影响。Maes 及其同事（1997）首先利用了"最大互信息（Maximisation of Mutual Information，MI）"这一算法发明了"基于体素的刚性配准"的方法（见第 1.2.1 章）。他们证明这种方法在匹配颅骨结构上非常精准并且可靠。为了配准术前和术后的三维图像，首先需要把术前和术后的三维图像大概放到同一位置，依靠在正颌手术中没有发生手术变化的一小部分体积（如前颅底、颅底和颅骨）内的图像信息，使术前和术后的三维图像实现自动匹配。

"基于体素的匹配"方法为客观及准确地进行三维虚拟评估正颌手术和牙－颌－面手术术后效果提供了有利的保证。

■ 采用"基于体素的匹配"方法将感兴趣区域（VOI）融合

分步骤、半自动化的"基于体素的匹配"方法包含以下 5 个操作步骤：

• 决定术前三维图像中需要匹配的 VOI（图 5.21）；

• 决定术后三维图像中需要匹配的 VOI（图 5.22）；

• 手动将术前和术后的三维影像放到一起（图 5.23）；

• 自动实现"基于体素的匹配"（图 5.24）；

• 检查三维匹配的最终结果（图 5.25）。

在本章中，将以患者 V.E.W. 的图像为例，演示"基于体素的匹配"方法，在示例中，一部分头颅区域、颅底和颅骨被选为"感兴趣区域（VOI）"，用来对患者术前和术后头部的硬组织进行三维虚拟配准。（图 5.26~5.33）。

1. 决定术前三维图像中需要匹配的目标区域（VOI）

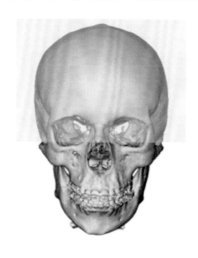 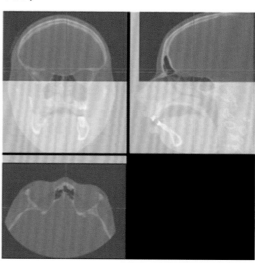

图 5.21　半自动化的"基于体素的匹配方法"的步骤 1。在术前 DICOM 数据中的冠状图、矢状图和轴位图上选择目标区域（VOI）（颅底、颅骨，被选中的区域显示为蓝色），同时被选中的目标区域也显示于三维"面渲染"的术前硬组织模型上（i-CAT, Imaging Sciences International Inc, Maxilim v.2.3.0.3）（患者 V.E.W.）

采用"基于体素的匹配"方法将感兴趣区域 (VOI) 融合

2. 决定术后三维图像中需要匹配的目标区域（VOI）

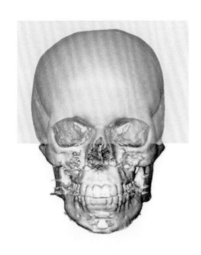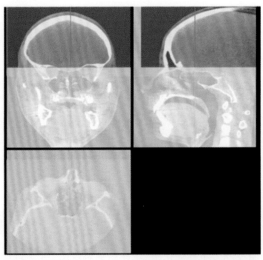

图 5.22　半自动化的"基于体素的匹配方法"的步骤 2。在术后 DICOM 数据中的冠状图、矢状图和轴状图上选择目标区域（VOI）（颅底、颅骨，被选中的区域显示为蓝色），同时将被选中的目标区域显示于术后三维"面渲染"的硬组织模型上（i-CAT, Imaging Sciences International Inc, Maxilim v.2.3.0.3）（患者 V.E.W.）

3. 手动将术前和术后的三维影像放到一起

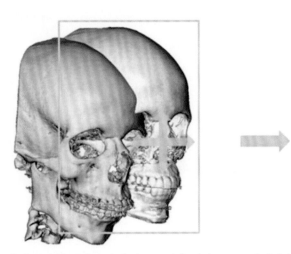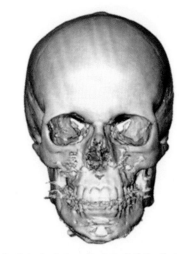

图 5.23　半自动化的"基于体素的匹配法"的步骤 3。手动法将术前和术后的三维"面渲染"的头部硬组织模型大致放到一起（i-CAT, Imaging Sciences International Inc, Maxilim v.2.3.0.3）（患者 V.E.W.）

采用"基于体素的匹配"方法将感兴趣区域 (VOI) 融合

4. 自动实现"基于体素的匹配"

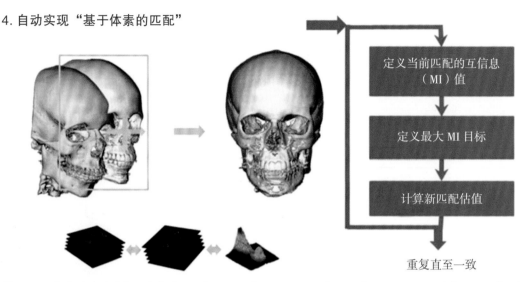

定义当前匹配的互信息（MI）值

定义最大 MI 目标

计算新匹配估值

重复直至一致

图 5.24　半自动化的"基于体素的匹配"方法的步骤 4。使用"基于体素的匹配方法"（基于 MI 算法）将术前和术后选中的 VOI 进行匹配，使术前和术后"面渲染"的三维头部硬组织结构在电脑中自动重叠配准在一起（i-CAT, Imaging Sciences International Inc, Maxilim v.2.3.0.3）（患者 V.E.W.）

5. 检查三维匹配的最终结果

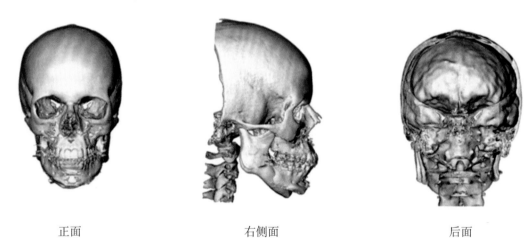

正面　　　　　　　　　　右侧面　　　　　　　　　　后面

图 5.25　半自动化的"基于体素的匹配方法"的步骤 5。在电脑根据自动体素配准的算法将三维"面渲染"的术前、术后头部硬组织结构进行自动匹配后，由临床医生最后检查并确定最终的匹配结果 i-CAT, Imaging Sciences International Inc, Maxilim v.2.3.0.3）（患者 V.E.W.）

■ 采用基于体素的方法根据颅底结构做匹配：观察牙－颌－面的术后效果

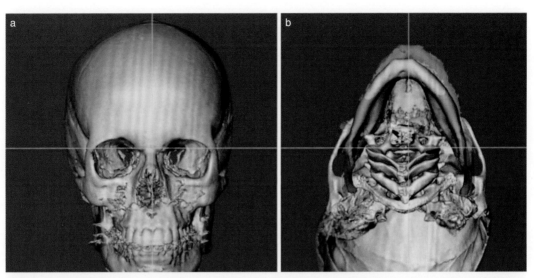

图 5.26 使用基于体素的方法将患者术前和术后 1 年的颅底区域的三维"面渲染"硬组织图像进行配准。正面影像（a）和底部影像（b）（i-CAT, Imaging Sciences International Inc, Maxilim v.2.3.0.3）（患者 V.E.W.）。注意，手术后患者的上颌被上移，额部中线偏移和下颌骨边缘不对称也得到了纠正

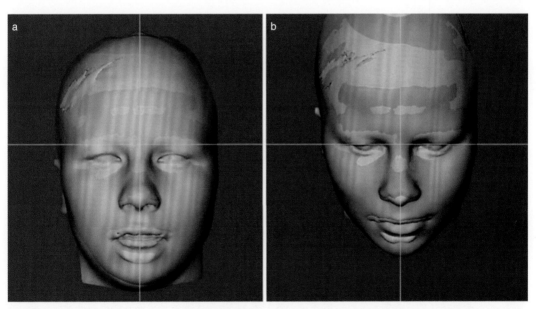

图 5.27 使用基于体素的方法，根据颅底结构，将患者术前和术后 1 年的三维"面渲染"软组织图像进行配准。正面影像（a）和前斜下位影像（b）（i-CAT, Imaging Sciences International Inc, Maxilim v.2.3.0.3）（V.E.W.）。注意，术后面部软组织（蓝色）更加对称和谐

采用基于体素的方法根据颅底结构做匹配：观察牙 – 颌 – 面的术后效果

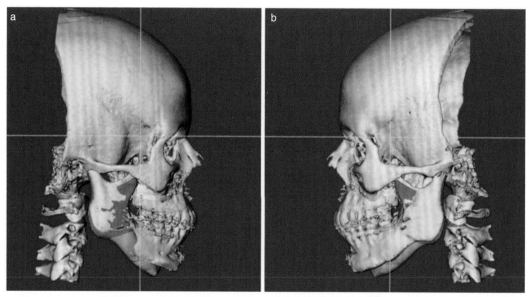

图5.28　使用基于体素的方法将患者术前和术后1年的颅底区域三维"面渲染"硬组织图像进行配准。右侧面影像（a）和左侧面影像（b）（i–CAT, Imaging Sciences International Inc, Maxilim v.2.3.0.3）（患者 V.E.W.）。注意，手术后患者上颌和下颌同时做了逆时针以及患者的上颌上抬。同时注意患者下颌骨双侧近心端的也有逆时针旋转

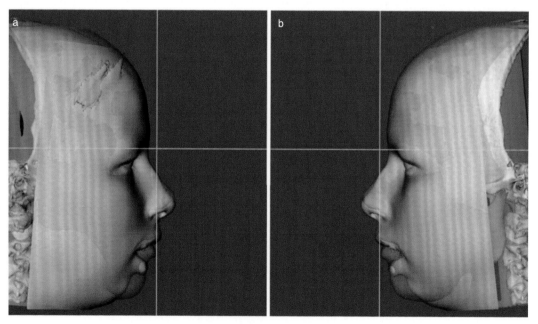

图5.29　使用基于体素的方法，根据颅底区域结构，将患者术前和术后1年的三维"面渲染"的软组织图像进行配准。右侧面影像（a）和左侧面影像（b）（i–CAT, Imaging Sciences International Inc, Maxilim v.2.3.0.3）（患者 V.E.W.）。注意，除了颌骨逆时针旋转"Pitch"移动后获得的面部侧貌的改变外，鼻梁的手术也改善了术后鼻唇美容单元以及术后嘴唇的形态

采用基于体素的方法根据颅底结构做匹配：观察牙 – 颌 – 面的术后效果

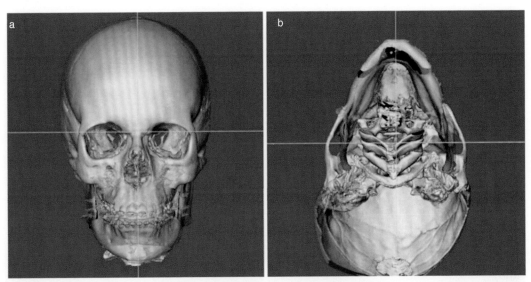

图 5.30　使用基于体素的方法，根据颅底区域结构，将患者术前虚拟手术设计和术后1年的三维"面渲染"硬组织图像配准在一起。正面影像（a）和底部影像（b）（i-CAT, Imaging Sciences International Inc, Maxilim v.2.3.0.3）（患者 V.E.W.）。注意，术后纠正了额部中线偏移，颏部的位置和术前虚拟手术设计的位置一致。同时注意患者下颌骨左侧近心骨段在"Roll"和"Yaw"方向上的都有逆时针的旋转

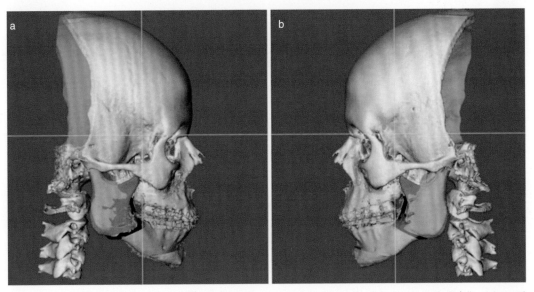

图 5.31　使用基于体素的方法，将患者术前虚拟手术设计和术后1年的三维"面渲染"硬组织图像，以颅底结构为基础进行配准。右侧面影像（a）和左侧面影像（b）（i-CAT, Imaging Sciences International Inc, Maxilim v.2.3.0.3）（患者 V.E.W.）。注意，术后上颌骨的实际位置和术前虚拟手术设计的位置一致，下颌骨双侧近心骨段发生了逆时针旋转。在矢状面上，注意颏部的术后实际位置和术前虚拟手术设计的位置几乎一致，同时颏部还有"Pitch"逆时针旋转。矢状面上，注意颏部前端实际上没有上移到术前3D虚拟手术中设计的位置，这是因为医生在术中决定减少上移距离

■ 采用基于体素的方法根据颅底结构做匹配：观察上气道术后效果

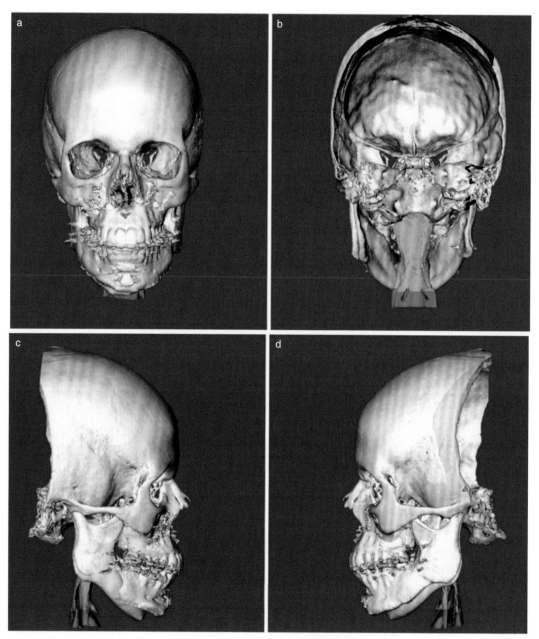

图 5.32　使用基于体素的方法，以颅底区域结构为基础，将患者术前和术后 1 年的三维"面渲染"的硬组织图像进行配准在一起。三维虚拟显示患者上咽气道的 3 个分区域：三维鼻咽气道，三位口咽气道和三维下咽气道。正面影像（a），后方影像（b），右侧面影像（c）和左侧面影像（d）（i-CAT, Imaging Sciences International Inc, Maxilim v.2.3.0.3）（患者 V.E.W.）。注意，手术后三维口咽气道和三维下咽气道的体积明显增加，术后上咽气道在"Pitch"方向上整体发生了逆时针旋转（c, d）

采用基于体素的方法根据颅底结构做匹配：观察上气道术后效果

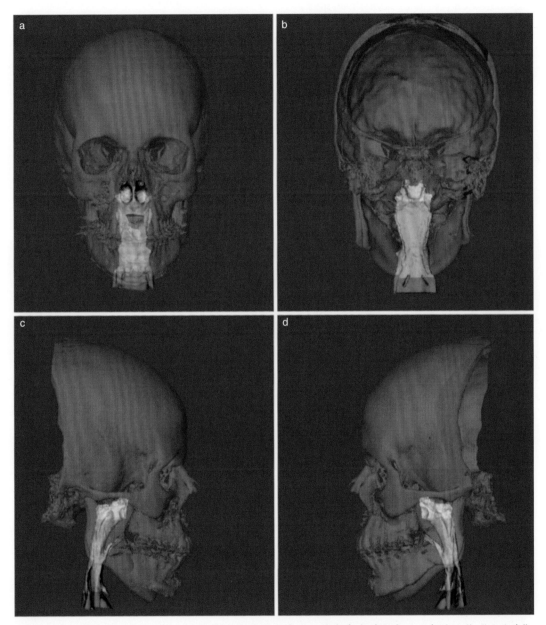

图 5.33　使用基于体素的方法，以颅底区域结构为基础，将患者术前和术后 1 年的三维"面渲染"的硬组织图像配准在一起。三维虚拟显示上咽气道的 3 个分区域：三维鼻咽气道，口咽气道和下咽气道。正面影像（a），后面影像（b），右侧面影像（c）和左侧面影像（d）。（i-CAT, Imaging Sciences International Inc, Maxilim v.2.3.0.3）（患者 V.E.W.）。注意，手术后三维口咽气道和三维下咽气道的体积明显增加，术后上咽气道在"Pitch"方向上整体发生了逆时针旋转（c，d）

5.3　使用彩色距离图法增强对正颌术后手术效果的评估能力

为了进一步增强三维虚拟评估正颌手术术后效果的能力，"三维虚拟可视化模式"可以显示和计算出患者术前、术后头部模型匹配好之后的任意两个表面间的距离，其采用的方法如下：

• 彩色距离图法：在 2 个"面渲染"图像间用不同颜色来表示它们之间的距离；

• "计算两表面之间的距离"：运用迭代最近点算法（ICP）来计算 2 个"面渲染"图像之间距离的均方根。

Cevidanes 及其同事是从事这方面研究的先驱者。在 2005 年，Cevidanes 及其同事采用颅底区域结构，将患者的术前术后 CBCT 影像进行了匹配，运用基于距离的彩图法来表示正颌手术后颞下颌关节的位置改变以及形态改建。他希望这种办法可以被用来预测颞下颌关节的术后长期变化趋势。

彩色距离图以及"计算两表面之间的距离"可以通过以下 2 个数据来进行运算：

• Cone-beam CT（CBCT）的数据（见第 5.3.1 章）；

• 三维照相所产生的数据（见第 5.3.2 章）。

5.3.1　基于 CBCT 数据的彩色距离图的临床应用

在将患者术前和术后的 CBCT 数据匹配完成后。彩色距离图以及"计算两表面之间的距离"方法可以用来对以下几个方面进行评估：

• 术前和术后骨骼和牙齿的三维变化（图 5.34、5.35）；

• 术前和术后的面部软组织的三维变化（图 5.36）；

• 三维虚拟手术的精确度研究（例如上颌骨在术后三维空间的位置，图 5.37）。

在本章中，将以患者 V.E.W. 为例，来展示以 CBCT 数据为基础的彩色距离图法在临床评估手术结果中的应用。患者 V.E.W 也在本书的其他章中作为示范病例出现（见第 1、2、3、4、6 章）。

■ 以基于体素的方法对术前术后的 CBCT 数据进行匹配：彩色距离图法

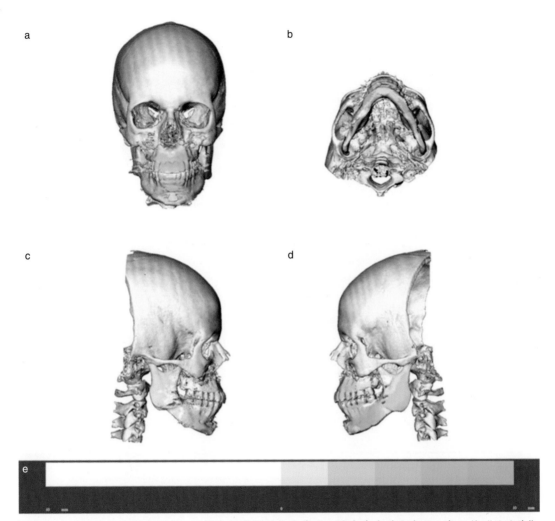

图 5.34　使用基于体素的方法，以颅底区域的结构为基础，将患者术前和术后 1 年三维"面渲染"硬组织图像进行配准，在术后的上颌和下颌的硬组织上，使用彩色距离图来展示术前和术后硬组织之间的距离。正面影像（a），底部影像（b），右侧面影像（c），左侧面影像（d）（i-CAT, Imaging Sciences International Inc, Maxilim v.2.3.0.3）（患者 V.E.W.）。注意颜色的等级分布图（e）。黄颜色表示所在区域内的术前和术后硬组织结构的表面距离相差大于 10mm

以基于体素的方法对术前术后的 CBCT 数据进行匹配：彩色距离图法

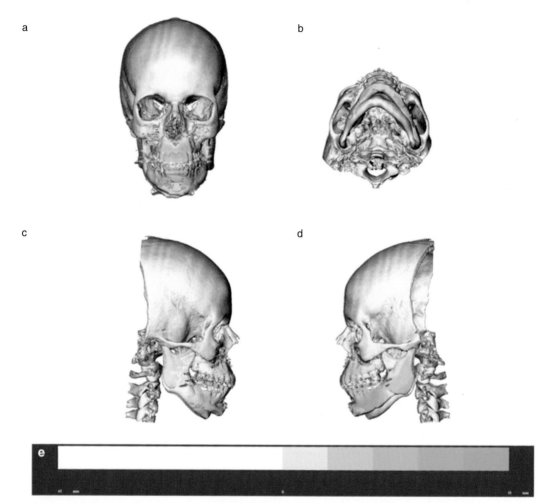

图 5.35　使用基于体素的方法，以颅底区域的结构为基础，将患者术前和术后 1 年三维"面渲染"硬组织图像进行配准，在术前的上颌和下颌硬组织上，使用彩色距离图法来展示术前和术后硬组织之间的距离。正面影像（a），底部影像（b），右侧面影像（c），左侧面影像（d）（i-CAT，Imaging Sciences International Inc, Maxilim v.2.3.0.3）（患者 V.E.W.）。注意颜色的等级分布图（e）。黄颜色表示所在区域内的术前和术后硬组织结构的表面距离相差大于 10mm

以基于体素的方法对术前术后的 CBCT 数据进行匹配：彩色距离图法

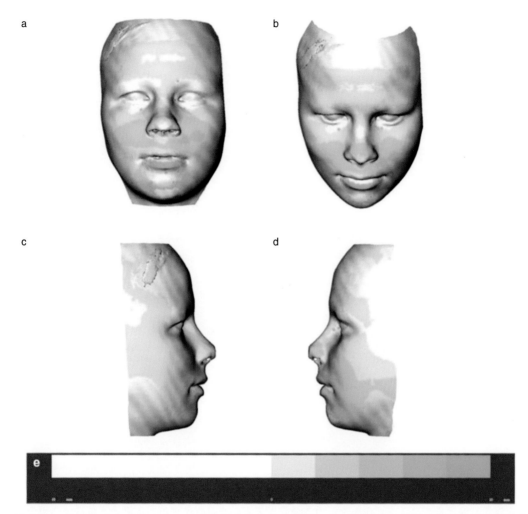

图 5.36　使用基于体素的方法，以颅底区域的结构为基础，将患者术前和术后 1 年三维 "面渲染" 软组织图像进行配准，在术后的面部软组织上，使用彩色距离图来展示术前和术后面部软组织之间的距离。正面影像（a），底部影像（b），右侧面影像（c），左侧面影像（d）（i-CAT, Imaging Sciences International Inc, Maxilim v.2.3.0.3）（患者 V.E.W.）。注意颜色的等级分布图（e）。黄颜色表示所在区域内的术前和术后的软组织结构的表面距离相差大于 10mm

■ 上颌骨位置三维移动的精确性：彩色距离图法

a

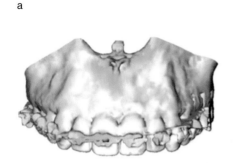

b

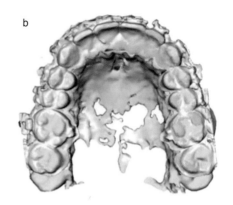

c

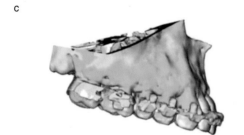

d

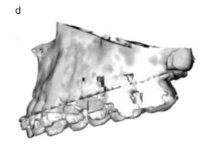

图 5.37　使用基于体素的方法将术前三维虚拟手术模拟设计的上颌骨位置图像和患者术后 1 年的上颌骨位置图像完成匹配。在"面渲染"的上颌骨图像上，使用彩色距离图来展示术前三维虚拟手术中上颌骨的位置和术后 1 年上颌骨实际位置之间的距离。正面影像（a），颅底位影像（b），右侧面影像（c），左侧面影像（d）（i-CAT, Imaging Sciences International Inc, Maxilim v.2.3.0.3）（患者 V.E.W.）。黄色表示所在区域内的硬组织间表面距离大于 1mm。三维虚拟手术模拟的上颌位置和术后 1 年实际上颌骨位置之间三维综合表面距离的均方根差（RMSD）是 0.48mm。注意犁骨和前鼻嵴部分是黄色，因为术中切除了此处的部分骨质。同样情况发生在正畸托槽上，术前三维虚拟手术设计的时候患者戴有正畸托槽，术后 1 年的扫描影像中，患者的正畸托槽已经摘除。此外患者的智齿在术后还在生长，所以智齿部分的颜色也是黄色的。注意实际手术中的上颌骨截骨线不可能与三维虚拟手术设计的截骨线完全一致，所以图中上颌骨的部分上沿也是黄色的

5.3.2 基于三维照相技术数据的彩色距离图的应用

三维照相技术为临床上进行三维虚拟术后效果分析提供了另一种重要和有价值的手段，可以减少患者受射线照射的次数。（图5.38、5.39）。运用"基于表面刚性配准"技术，可以根据患者前额的形态将术前和术后的三维面部软组织表面匹配到一起，然后再使用彩色距离图法并计算出两表面之间的距离。这种方法可以用来研究正颌手术术后面部软组织的变化（图5.40）。

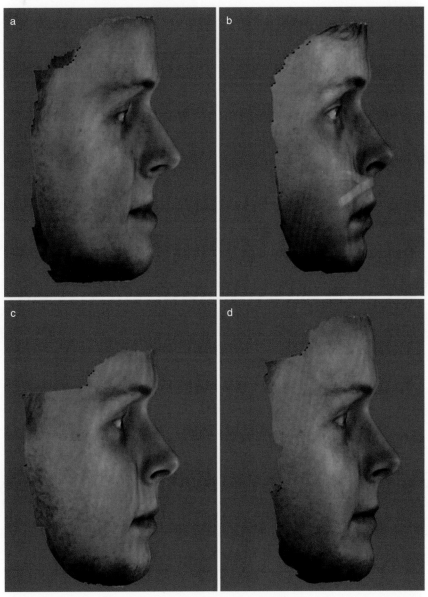

图5.38　用三维照相技术生成的患者D.T.的右侧面三维影像。患者D.T.的治疗计划是上颌前移，同时行下颌骨右侧矢状劈开（Planmeca ProMax® 3D Max，ProFace™，Planmeca Oy, Helsinki, Finland）：T0，术前（a）；T1，术后1d出院时（b）；T2，术后10d（c）；T3，术后4周（d）（向合作的正畸医生Michael de Baets致谢）

■ 以 3D 虚拟表面为基准对 3D 照相数据进行图像配准

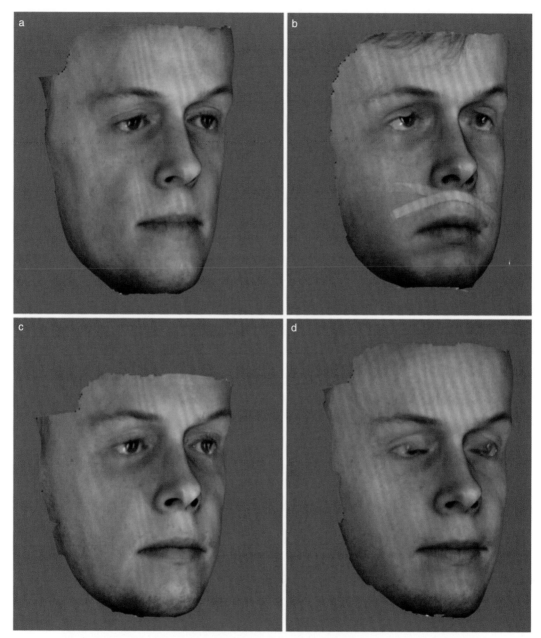

图 5.39　用三维照相技术生成的患者 D.T. 的 2/3 右侧面三维影像。患者 D.T. 的治疗计划是上颌前移，同时行下颌右侧矢状劈开（Planmeca ProMax® 3D Max, ProFace™, Planmeca Oy, Helsinki, Finland）：T0, 术前（a）；T1, 术后 1d 出院时（b）；T2, 术后 10d（c），T3, 术后 4 周（d）（向合作的正畸医生 Michael de Baets 致谢）

■ 以 3D 虚拟表面为基准对 3D 照相数据进行图像配准：彩色距离图

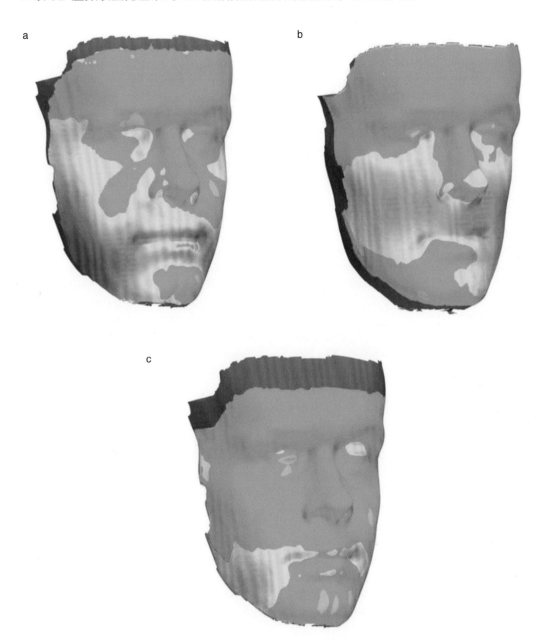

图 5.40　运用基于面匹配的算法，根据前额部位的 3D 拍照图像，将患者 D.T. 不同时段的面部三维影像匹配在一起，并显示为右 2/3 侧面的三维影像。患者 D.T. 的治疗计划是上颌前移，同时行下颌右侧矢状劈开（Planmeca ProMax® 3D Max, ProFace™, Planmeca Oy, Helsinki, Finland）：T1（术后 1d 出院时）与 T3（术后 4 周）的图像匹配（a）；T0（术前）与 T3（术后 4 周）图像匹配（b）；T2（术后 10d）与 T3（术后 4 周）图像匹配（c）。注意，T0 和 T3 匹配的结果清楚显示了上颌骨的前移和下颌骨的单侧位移（下颌骨右侧矢状劈开后发生了转动）。同时请注意 T1 与 T3 的匹配结果和 T2 与 T3 的匹配结果都表明术后的肿胀主要发生在下颌骨右侧区域，而不是上颌区域（c）（向合作的正畸医生 Michael de Baets 致谢）

5.4 推荐读物

[1] Aboul-Hosn Centenero S, Hernández-Alfaro F. 3D planning in orthognathic surgery, CAD/CAM surgical splints and prediction of the soft and hard tissues results – our experience in 16 cases. J Craniomaxillofac Surg, 2012, 40:162–168

[2] Alhadidi A, Cevidanes LH, Paniagua B, et al. 3D quantification of mandibular asymmetry using the SPHARM-PDM tool box. Int J Comput Assist Radiol Surg, 2012, 7:265–271

[3] Almeida RC, Cevidanes LH, Carvalho FA, et al. Soft tissue response to mandibular advancement using 3D CBCT scanning. Int J Oral Maxillofac Surg, 2011, 4:353–359

[4] Almukhtar A, Ju X, Khambay B, et al. Comparison of the accuracy of voxel based registration and surface based registration for 3D assessment of surgical change following orthognathic surgery. PLoS One, 2014, 9:93402

[5] Badiali G, Roncari A, Bianchi A, et al. Navigation in orthognathic surgery, 3D accuracy. Facial Plast Surg, 2015, 31:463–473

[6] Baik HS, Kim SY. Facial soft-tissue changes in skeletal class III orthognathic surgery patients analyzed with 3-dimensional laser scanning. Am J Orthod Dentofacial Orthop, 2010, 138:167–178

[7] Bianchi A, Muyldermans L, Di Martino M, et al. Facial soft tissue esthetic predictions, validation in craniomaxillofacial surgery with cone beam computed tomography data. J Oral Maxillofac Surg, 2010, 68:1471–1479

[8] Bianchi A, Betti E, Tarsitano A, et al. Volumetric three-dimensional computed tomographic evaluation of the upper airway in patients with obstructive sleep apnea syndrome treated by maxillomandibular advancement. Br J Oral Maxillofac Surg, 2014, 52:831–837

[9] Blockhaus M, Kochel J, Hartmann J, et al. Three-dimensional investigation of facial surface asymmetries in skeletal malocclusion patients before and after orthodontic treatment combined with orthognathic surgery. J Orofac Orthop, 2014, 75:85–95

[10] Burkhard JP, Dietrich AD, Jacobsen C, et al. Cephalometric and three-dimensional assessment of the posterior airway space and imaging software reliability analysis before and after orthognathic surgery. Craniomaxillofac Surg, 2014, 42:1428–1436

[11] Cevidanes LH, Bailey LJ, Tucker GR Jr, et al. Superimposition of 3D cone-beam CT models of orthognathic surgery patients. Dentomaxillofac Radiol, 2005, 34:369–375

[12] Cevidanes LH, Styner MA, Proffit WR. Image analysis and superimposition of 3-dimensional cone-beam computed tomography models. Am J Orthod Dentofacial Orthop, 2006, 129:611–618

[13] Cevidanes LH, Bailey LJ, Tucker SF, et al. Three-dimensional cone-beam computed tomography for assessment of mandibular changes after orthognathic surgery. Am J Orthod Dentofacial Orthop, 2007, 131:44–50

[14] Cevidanes LH, Motta A, Proffit WR, et al. Cranial base superimposition for 3-dimensional evaluation of soft-tissue changes. Am J Orthod Dentofacial Orthop, 2010, 137:S120–S129

[15] Cevidanes LH, Gomes LR, Jung BT, et al. 3D super imposition and understanding temporomandibular joint arthritis. Orthod Craniofac Res, 2015, 18:S18–S28

[16] Choi JH, Mah J. A new method for super imposition of CBCT volumes. J Clin Orthod, 2010, 44:303–312

[17] De Clerck H, Nguyen T, de Paula LK, et al. Three dimensional assessment of mandibular and glenoid fossa changes after bone-anchored class III intermaxillary traction. Am J Orthod Dentofacial Orthop, 2012, 14:25–31

[18] de Paula LK, Ruellas AC, Paniagua B, et al. One-year assessment of surgical outcomes in class III patients using cone beam computed tomography. Int J Oral Maxillofac Surg, 2013, 42:780–789

[19] de Souza Carvalho AC, Magro Filho O, Garcia IR Jr, et al. Cephalometric and three dimensional assessment of superior posterior airway space after maxillomandibular advancement. Int J Oral Maxillofac Surg, 2012, 41:1102–1111

[20] Franco AA, Cevidanes LH, Phillips C, et al. Long-term 3-dimensional stability of mandibular advancement surgery. J Oral Maxillofac Surg, 2013, 71:1588–1597

[21] Gerbino G, Bianchi FA, Verzé L, et al. Soft tissue changes after maxillo-mandibular advancement

in OSAS patients, a three-dimensional study. J Craniomaxillofac Surg, 2014, 42:66–72

[22] Guijarro-Martínez R, Swennen GR. Three-dimensional cone beam computed tomography definition of the anatomical subregions of the upper airway, a validation study. Int J Oral Maxillofac Surg, 2013, 42: 1140–1149

[23] Hajeer MY, Ayoub AF, Millett DT, et al. Three-dimensional imaging in orthognathic surgery, the clinical application of a new method. Int J Adult Orthodon Orthognath Surg, 2002, 17:318–330

[24] Hajeer MY, Ayoub AF, Millett DT. Three-dimensional assessment of facial soft-tissue asymmetry before and after orthognathic surgery. Br J Oral Maxillofac Surg, 2004, 42:396–404

[25] Hajeer MY, Mao Z, Millett DT, et al. A new three-dimensional method of assessing facial volumetric changes after orthognathic treatment. Cleft Palate Craniofac J, 2005, 42:113–120

[26] Hatab NA, Konstantinović VS, Mudrak JK. Pharyngeal airway changes after mono- and bimaxillary surgery in skeletal class III patients, cone-beam computed tomography evaluation. J Craniomaxillofac Surg, 2015, 43:491–496

[27] Hernández-Alfaro F, Guijarro-Martínez R, Mareque-Bueno J. Effect of mono- and bimaxillary advancement on pharyngeal airway volume, cone-beam computed tomography evaluation. J Oral Maxillofac Surg, 2011, 69: 395–400

[28] Hsu SS, Gateno J, Bell RB, et al. Accuracy of a computer- aided surgical simulation protocol for orthognathic surgery, a prospective multicenter study. J Oral Maxillofac Surg, 2013, 71:128–142

[29] Jabar N, Robinson W, Goto TK, et al. The validity of using surface meshes for evaluation of three-dimensional maxillary and mandibular surgical changes. Int J Oral Maxillofac Surg, 2015, 44:914–920

[30] Kau CH, Cronin A, Durning P, et al. A new method for the 3D measurement of postoperative swelling following orthognathic surgery. Orthod Craniofac Res, 2006, 9:31–37

[31] Khambay B, Nebel JC, Bowman J, et al. 3D stereophotogrammetric image superimposition onto 3D CT scan images, the future of orthognathic surgery. A pilot study. Int J Adult Orthodon Orthognath Surg, 2002, 17:331–341

[32] Kim YI, Jung YH, Cho BH,et al. The assessment of the short- and long-term changes in the condylar position following sagittal split ramus osteotomy (SSRO) with rigid fixation. J Oral Rehabil, 2010, 37:262–270

[33] Kim EJ, Choi JH, Kim YS, et al. Upper airway changes in severe obstructive sleep apnea, upper airway length and volumetric analyses using 3D MDCT. Acta Otolaryngol, 2011a, 131:527–532

[34] Kim YI, Cho BH, Jung YH, et al. Conebeam computerized tomography evaluation of condylar changes and stability following two-jaw surgery. Le Fort I osteotomy and mandibular setback surgery with rigid fixation. Oral Surg Oral Med Oral Pathol Oral Radiol Endod, 2011b, 111:681–687

[35] Kim DS, Huh KH, Lee SS, et al. The relationship between the changes in three-dimensional facial morphology and mandibular movement after orthognathic surgery. J Craniomaxillofac Surg, 2013, 41:686–693

[36] Kim MA, Kim BR, Youn JK, et al. Head posture and pharyngeal airway volume changes after bimaxillary surgery for mandibular prognathism. J Craniomaxillofac Surg, 2014, 42:531–535

[37] Kim JW, Son WS, Kim SS, et al. Proximal segment changes after bilateral sagittal split ramus osteotomy in facial asymmetry patients. J Oral Maxillofac Surg, 2015, 73:1592–1605

[38] Koerich L, Ruellas AC, Paniagua B, et al. Three-dimensional regional displacement after surgical-orthodontic correction of class III malocclusion. Orthod Craniofac Res, 2015, 19:65–73

[39] Lee JH, Kim MJ, Kim SM,et al. The 3D CT superimposition method 307 using image fusion based on the maximum mutual information algorithm for the assessment of oral and maxillofacial surgery treatment results. Oral Surg Oral Med Oral Pathol Oral Radiol, 2012, 114:167–174

[40] Li YM, Liu JL, Zhao JL, et al. Morphological changes in the pharyngeal airway of female skeletal class III patients following bimaxillary surgery, a cone beam computed tomography evaluation. Int J Oral Maxillofac Surg, 2014, 43:862–867

[41] Liebregts JH, Timmermans M, De Koning MJ, et al. Three-dimensional facial simulation in bilateral sagittal split osteotomy, a validation study of 100

patients. J Oral Maxillofac Surg, 2014, 73:961–970

[42] Liebregts J, Xi T, Timmermans M, et al. Accuracy of three-dimensional soft tissue simulation in bimaxillary osteotomies. J Craniomaxillofac Surg, 2015, 43:329–335

[43] Lin HH, Chang HW, Wang CH, et al. Three-dimensional computer-assisted orthognathic surgery, experience of 37 patients. Ann Plast Surg, 2015, 74:S118–S126

[44] Maes F, Collignon A, Vandermeulen D, et al. Multimodality image-registration by maximization of mutual information. IEEE Trans Med Imaging, 1997, 16:187–198

[45] Marchetti C, Bianchi A, Muyldermans L, et al. Validation of new soft tissue software in orthognathic surgery planning. Int J Oral Maxillofac Surg, 2011, 40:26–32

[46] Mazzoni S, Badiali G, Lancellotti L, et al. Simulation-guided navigation, a new approach to improve intraoperative three-dimensional reproducibility during orthognathic surgery. J Craniofac Surg, 2010, 21:1698–1705

[47] Meulstee J, Liebregts J, Xi T, et al. A new 3D approach to evaluate facial profile changes following BSSO. J Craniomaxillofac Surg, 2015, 43:1994–1999

[48] Mollemans W, Schutyser F, Nadjmi N, et al. Predicting soft tissue deformations for a maxillofacial surgery planning system, from computational strategies to a complete clinical validation. Med Image Anal, 2007, 11:282–301

[49] Motta AT, de Assis Ribeiro Carvalho F, Oliveira AE, et al. Superimposition of 3D cone-beam CT models in orthognathic surgery. Dent Press J Orthod, 2010, 15:39–41

[50] Motta AT, Cevidanes LH, Carvalho FA, et al. Three-dimensional regional displacements after mandibular advancement surgery, one year of follow-up. J Oral Maxillofac Surg, 2011,69:1447–1457

[51] Nada RM, Maal TJ, Breuning KH, et al. Accuracy and reproducibility of voxel based superimposition of cone beam computed tomography models on the anterior cranial base and the zygomatic arches. PLoS One, 2011, 6:e16520

[52] Nkenke E, Vairaktaris E, Kramer M, et al. Three-dimensional analysis of changes of the malar-midfacial region after LeFort I osteotomy and maxillary advancement. Oral Maxillofac Surg, 2008, 12:5–12

[53] Oh KM, Seo SK, Park JE, et al. Post-operative soft tissue changes in patients with mandibular prognathism after bimaxillary surgery. J Craniomaxillofac Surg, 2013, 41:204–211

[54] Paniagua B, Cevidanes L, Zhu H, et al. Outcome quantification using SPHARM-PDM toolbox in orthognathic surgery. Int J Comput Assist Radiol Surg, 2011, 6:617–626

[55] Park SB, Kim YI, Son WS, et al. Conebeam computed tomography evaluation of short- and long-term airway change and stability after orthognathic surgery in patients with class III skeletal deformities, bimaxillary surgery and mandibular setback surgery. Int J Oral Maxillofac Surg, 2012a, 41:87–93

[56] Park SB, Yang YM, Kim YI, et al. Effect of bimaxillary surgery on adaptive condylar head remodeling, metric analysis and image interpretation using cone-beam computed tomography volume superimposition. J Oral Maxillofac Surg, 2012b, 70:1951–1959

[57] Park SB, Yoon JK, Kim YI, et al. The evaluation of the nasal morphologic changes after bimaxillary surgery in skeletal class III malocclusion by using the superimposition of conebeam computed tomography (CBCT) volumes. J Craniomaxillofac Surg, 2012c, 40:87–92

[58] Plooij JM, Naphausen MT, Maal TJ, et al. 3D evaluation of the lingual fracture line after a bilateral sagittal split osteotomy of the mandible. Int J Oral Maxillofac Surg, 2009, 38:1244–1249

[59] Rana M, Gellrich NC, Joos U, et al. 3D evaluation of postoperative swelling using two different cooling methods following orthognathic surgery, a randomised observer blind prospective pilot study. Int J Oral Maxillofac Surg, 2011, 40:690–696

[60] Schendel SA, Jacobson R, Khalessi S. 3-dimensional facial simulation in orthognathic surgery, is it accurate? J Oral Maxillofac Surg, 2013, 71:1406–1414

[61] Schendel SA, Broujerdi JA, Jacobson RL. Three-dimensional upper-airway changes with maxillomandibular advancement for obstructive sleep apnea treatment. Am J Orthod Dentofacial

Orthop, 2014, 146:385–393

[62] Schilling J, Gomes LC, Benavides E, et al. Regional 3D superimposition to assess temporomandibular joint condylar morphology. Dentomaxillofac Radiol, 2014,43:20130273

[63] Schneider D, Kämmerer PW, Schön G, et al. A three-dimensional comparison of the pharyngeal airway after mandibular distraction osteogenesis and bilateral sagittal split osteotomy. J Craniomaxillofac Surg, 2015, 43:1632–1637

[64] Shafi MI, Ayoub A, Ju X, et al. The accuracy of three-dimensional prediction planning for the surgical correction of facial deformities using Maxilim. Int J Oral Maxillofac Surg, 2013, 42:801–806

[65] Shimomatsu K, Nozoe E, Ishihata K, et al. Three-dimensional analyses of facial soft tissue confi guration of Japanese females with jaw deformity–a trial of polygonal view of facial soft tissue deformity in orthognathic patients. J Craniomaxillofac Surg, 2012, 40:559–567

[66] Song WW, Kim SS, Sándor GK, et al. Maxillary yaw as the primary predictor of maxillary dental midline deviation; 3D analysis using cone-beam computed tomography. J Oral Maxillofac Surg, 2013, 71:752–762

[67] Sun Y, Luebbers HT, Agbaje JO, et al. Accuracy of upper jaw positioning with intermediate splint fabrication after virtual planning in bimaxillary orthognathic surgery. J Craniofac Surg, 2013, 24:1871–1876

[68] Swennen GRJ.3-D cephalometry and craniofacial growth//Swennen GRJ, Schutyser F, Hausamen JE eds. Three-dimensional cephalometry. Heidelberg: Springer, 2005a, 8:289–306

[69] Swennen GRJ. Clinical applications//Swennen GRJ, Schutyser F, Hausamen JE eds. Three- dimensional cephalometry. Heidelberg: Springer, 2005b, 9:307–340

[70] Swennen GR, Schutyser F. Three-dimensional virtual approach to diagnosis and treatment planning of maxillo-facial deformity//Bell WH, Guerrero CA Distraction osteogenesis of the facial skeleton. Hamilton: Decker Inc, 2007,6: 55–79

[71] Swennen GRJ, Schutyser F, Hausamen JE. Three dimensional cephalometry. A color atlas and manual. Heidelberg: Springer, 2005

[72] Swennen GRJ, Schutyser F, Barth EL,et al. A new method of 3-D cephalometry. Part I. The anatomic cartesian 3-D reference system. J Craniofac Surg, 2006, 17:314–325

[73] Swennen GR, Mollemans W, Schutyser F. Three-dimensional treatment planning of orthognathic surgery in the era of virtual imaging. J Oral Maxillofac Surg, 2009,67:2080–2092

[74] Swennen G, Mollemans W, Schutyser F, et al. Evaluation of the accuracy of maxillary repositioning after 3D virtual planning of orthognathic surgery, a prospective study. 20th EACMFS Congress, abstract book, Elsevier, UK, 2010

[75] Terzic A, Combescure C, Scolozzi P. Accuracy of computational soft tissue predictions in orthognathic surgery from three-dimensional photographs 6 months after completion of surgery, a preliminary study of 13 patients. Aesthetic Plast Surg, 2014, 38:184–191

[76] Tucker S, Cevidanes LH, Styner M, et al. Comparison of actual surgical outcomes and 3-dimensional surgical simulations.J Oral Maxillofac Surg, 2010, 68:2412–2421

[77] van Loon B, van Heerbeek N, Bierenbroodspot F, et al. Three-dimensional changes in nose and upper lip volume after orthognathic surgery. Int J Oral Maxillofac Surg, 2015,44:83–89

[78] Verdenik M, Ihan Hren N. Differences in three-dimensional soft tissue changes after upper, lower, or both jaw orthognathic surgery in skeletal class III patients. Int J Oral Maxillofac Surg, 2014, 43: 1345–1351

[79] Weissheimer A, Menezes LM, Sameshima GT, et al. Imaging software accuracy for 3-dimensional analysis of the upper airway. Am J Orthod Dentofacial Orthop, 2012, 142:801–813

[80] Weissheimer A, Menezes LM, Koerich L, et al. Fast three-dimensional superimposition of cone beam computed tomography for orthopaedics and orthognathic surgery evaluation. Int J Oral Maxillofac Surg, 2015, 44:1188–1196

[81] Wermker K, Kleinheinz J, Jung S, et al. Soft tissue response and facial symmetry after orthognathic surgery. J Craniomaxillofac Surg, 2014, 42:339–345

[82] Xi T, van Loon B, Fudalej P, et al. Validation of a novel semi-automated method for three-dimensional surface rendering of condyles using cone beam

computed tomography data. Int J Oral Maxillofac Surg, 2013, 42:1023–1029

[83] Xi T, de Koning M, Bergé S, et al. The role of mandibular proximal segment rotations on skeletal relapse and condylar remodelling following bilateral sagittal split advancement osteotomies. J Craniomaxillofac Surg, 2015a, 43:1716–1722

[84] Xi T, Schreurs R, van Loon B, et al. 3D analysis of condylar remodelling and skeletal relapse following bilateral sagittal split advancement osteotomies. J Craniomaxillofac Surg, 2015b, 43:462–468

[85] Xia JJ, Gateno J, Teichgraeber JF, et al. Accuracy of the computer-aided surgical simulation (CASS) system in the treatment of patients with complex craniomaxillofacial deformity. A pilot study. J Oral Maxillofac Surg, 2007, 65:248–254

[86] Xia JJ, Shevchenko L, Gateno J, et al. Outcome study of computer-aided surgical simulation in the treatment of patients with craniomaxillofacial deformities. J Oral Maxillofac Surg, 2011, 69:2014–2024

第6章

正颌外科三维数字化治疗设计的临床应用

Gwen R.J. Swennen

© Springer-Verlag Berlin Heidelberg 2017

G.R.J. Swennen (ed.), *3D Virtual Treatment Planning of Orthognathic Surgery*,

DOI 10.1007/978-3-662-47389-4_6

■ 病例 1：Ⅱ类，长面畸形，视频

　　患者 V.E.W.，女，16 岁，由于上颌垂直向发育过度（VME）导致Ⅱ类分类颌面部长面畸形。正面观，患者并没有在临床上表现出明显的面部不对称。静态时，切牙切缘露出唇吻线 8mm，而在微笑时，切牙完全显露，并伴牙颈部以上 4mm 的牙龈暴露。侧面观，她有鼻背驼峰，上唇唇红暴露不足，上唇明显较短，下唇松弛，下颌后缩，颏部形态不佳。她属于安氏Ⅱ类错𬌗，牙弓横向关系正常，下颌牙中线偏右 1.5mm。患者既往无颞下颌关节紊乱病史，也没有关节疼痛病史。

　　本书多次使用了患者 V.E.W. 的病例，是为了说明正颌外科 3D 数字化治疗计划的所有不同方面（图 6.1~6.16）。

　　以病例 1（患者 V.E.W.）为例的"正颌外科 3D 数字化治疗计划的影像工作流程"和"正颌患者的 3D 虚拟诊断"已经在第 1 章和第 2 章中分别做过详细的介绍。

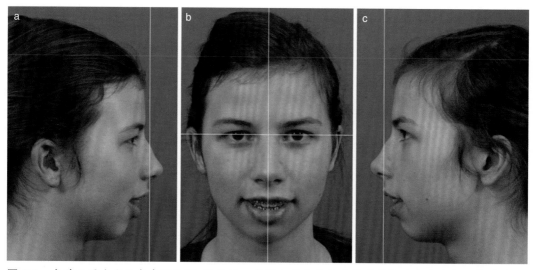

图 6.1　术前 3 周左右给患者 V.E.W. 做检查，在静态临床自然头位时拍摄的患者右侧面像（a）、正面像（b）和左侧面像（c）。注意，临床上看，患者不管是上颌还是下颌都没有任何明显的偏斜

■ 病例 1：Ⅱ类，长面畸形，v-NPH 和 PHP

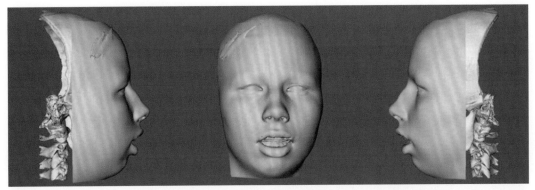

图 6.2　术前患者 V.E.W. 3D"面渲染"的头部软硬组织的右侧像，正面和左侧像，通过对标准 CBCT 的扫描数据进行软件计算后获得（Maxilim v.2.3.0.3）。注意，与患者的临床图像（图6.1）相比，患者 V.E.W. 的虚拟头位有不正确的位置和方向，虽然在给患者做 CBCT 扫描时已经尽量让患者采用正确的临床静态自然头位了

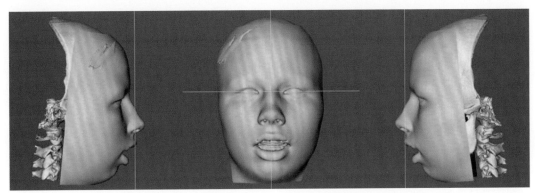

图 6.3　遵循标准化"逐步"方法（见第 3.1 章），患者 V.E.W. 扫描后的头位（图 6.2）在电脑里被修改为临床自然头位（c-NHP）的位置（图 6.1），从而得到与她的个人设计头位（PHP）相对应的虚拟数字化自然头位（v-NPH）（3D"面渲染"表现患者 V.E.W. 的面部图像，Maxilim v.2.3.0.3）

■病例 1：Ⅱ类，长面畸形

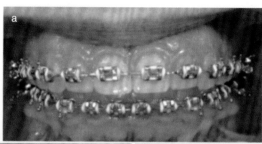

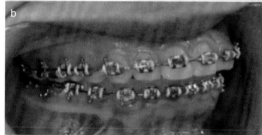
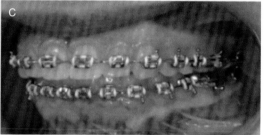

图 6.4　大约术前 3 周，开始做设计时给患者 V.E.W. 做临床检查，拍摄的正面（a）、右侧面（b）和左侧面（c）口内咬合像

　　病例 1（患者 V.E.W.）的"分步骤（10 步）综合的 3D 数字化治疗计划"，"3D 数字化治疗计划术中转移技术"以及"3D 虚拟评估正颌外科治疗结果"的内容已经分别在第 3、4、5 章做过详细的解释和说明。

■ 病例 1：Ⅱ 类，长面畸形，"3D 数字化治疗计划，手术室"模板

上颌骨截骨术
- ■ Le Fort： ■ I □ Ⅱ □ Ⅲ
- ■ 不分段
- □ 分段
    - 分块数：＿＿＿＿＿＿＿＿
    - 牙间位置：＿＿＿＿＿＿＿
- ■ 前移：　2.0mm
- □ 后退：＿＿＿＿＿＿＿
- ■ 中线：　1.5mm　　　■ 右 □ 左
- ■ Le Fort I 型骨切开后的中线：　31 与 41 之间
- ■ 垂直向：　　　　　　　　　（→）
- ■ "Yaw" 修正：　逆时针向左
- □ 其他：＿＿＿＿＿＿＿

┌─────────────────────────────┐
│ **设计要求**
│ ■ 上颌优先
│ □ 下颌优先
│ □ 微创 Le Fort I
│ □ 术中 CBCT
│ □ 结扎丝：＿＿＿＿＿
│ □ 种植支抗：＿＿＿＿＿
│ □ 舌侧扣：＿＿＿＿＿
│ □ 咬合调磨：＿＿＿＿＿
│ □ 其他：＿＿＿＿＿
└─────────────────────────────┘

↑　↑　↑　↑　↑
2.5mm　3.5mm　4.5mm　4.5mm　3.5mm
＿＿16＿＿13＿＿11＿＿23＿＿26

"Roll" 修正 □ 顺时针 ■ 逆时针

下颌骨截骨术
- ■ 矢状劈开截骨术　　　■ 右 ■ 左
- □ 倒 L 型截骨术　　　□ 右 □ 左
- □ 下颌支垂直骨切开术　□ 右 □ 左
- ■ 前移：右　6.0mm　　左　5.0mm
- □ 后退：右＿＿＿＿＿　左＿＿＿＿＿
- □ "Pitch" 顺时针旋转
- ■ "Pitch" 逆时针旋转
- □ 中线劈开
- ■ 下牙槽神经走行：右 舌侧　左 舌侧
- □ 下颌矢状劈开截骨后中线：＿＿＿＿＿
- □ 其他：＿＿＿＿＿

其他治疗
- ■ 鼻旁交叉缝合
- □ 鼻翼缩窄缝合
- ■ 鼻中隔成形术
- ■ 下鼻甲切除
- ■ ANS： ■ 缩短　　■ 调整中线
- ■ 鼻基底修整术　　■ 右 ■ 左
- ■ 鼻侧壁修整术　　■ 右 □ 左
- □ 骨移植：＿＿＿＿＿
- □ 拔牙：＿＿＿＿＿
- □ 其他：＿＿＿＿＿

颏成形术
- ■ 前移：　6.0mm
- □ 后退：＿＿＿＿＿
- ■ 中线：　2.0mm　　　□ 右 ■ 左
- ■ 上抬：
    - ■ 前段：　2.0mm
    - ■ 后段：右 1.0mm　左 2.5mm
- □ 下降：
    - □ 前段：＿＿＿＿＿
    - □ 后段：右＿＿＿＿＿　左＿＿＿＿＿
- □ "盾状" 颏成形术
- □ "翼状" 颏成形术
    - 颏孔水平：
        - □ 对称性截骨
        - ■ 不对称性截骨
- ■ 其他：　"Roll" 逆时针旋转或 "Yaw" 顺时针修正

辅助整形治疗
- □ 颊脂垫切除术　　　□ 右 □ 左
- □ 颧骨截骨术　　　　□ 右 □ 左
    - 眶下孔水平：
        - □ 对称性截骨
        - □ 不对称性截骨
- □ 耳成形术　　　　　□ 右 □ 左
- ■ 鼻整形术：　闭合式
- □ 眉上提术：＿＿＿＿＿
- □ 眼睑成形术：＿＿＿＿＿
    - □ 上睑　　□ 下睑
- □ 面部除皱术：＿＿＿＿＿
- □ 颈部除皱术：＿＿＿＿＿
- □ 抽脂术：＿＿＿＿＿
- □ 脂肪充填术：＿＿＿＿＿
- □ 其他：＿＿＿＿＿

3D Virtual Treatment Planning of Orthognathic Surgery. Swennen GRJ. ©Springer 2017

Addendum Template.Prof. Gwen Swennen and Dr. Martin Gaboury,Maxillofacial and Facial Plastic Surgery.

■ 病例 1：Ⅱ类，长面畸形，临床治疗效果

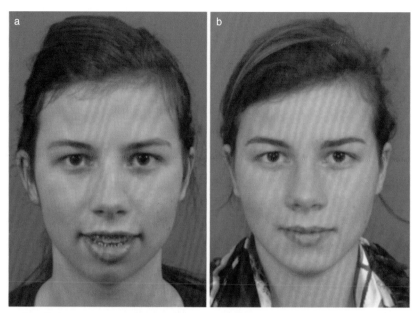

图 6.5　静态时患者 V.E.W. 正面像，术前（a）和正畸正颌联合治疗以及鼻整形术后 1 年（b）

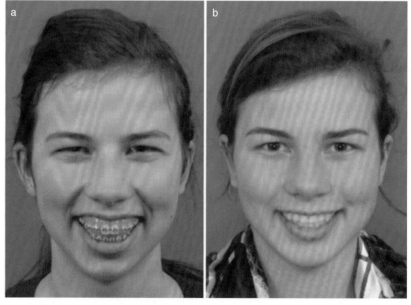

图 6.6　微笑时患者 V.E.W. 正面像，术前（a）和正畸正颌联合治疗以及鼻整形术后 1 年（b）。注意，与长期效果比较（图 6.16a），术后 1 年患者的微笑还不那么自然

病例 1： Ⅱ类，长面畸形，临床治疗效果

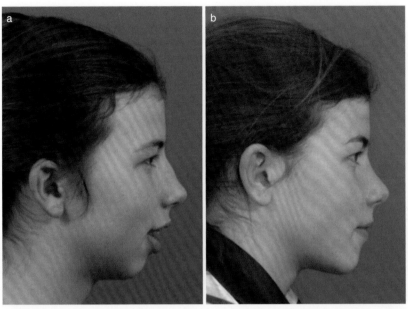

图 6.7 静态时患者 V.E.W. 右侧面像，术前（a）和正畸正颌联合治疗以及鼻整形术后 1 年（b）

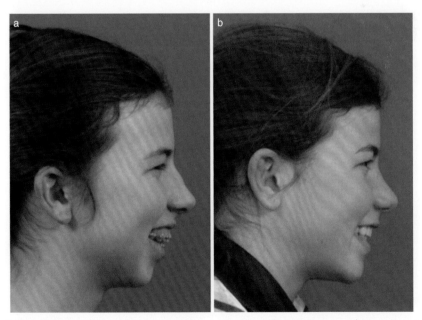

图 6.8 微笑时患者 V.E.W. 右侧面像，术前（a）和正畸正颌联合治疗以及鼻整形术后 1 年（b）

病例 1：Ⅱ类，长面畸形，临床治疗效果

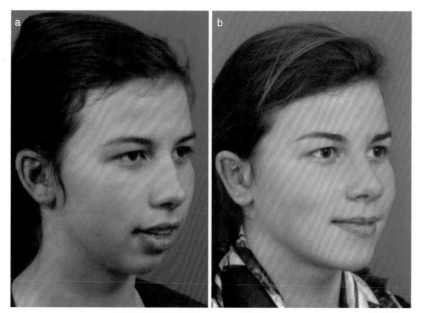

图 6.9　静态时患者 V.E.W.2/3 右侧面像，术前（a）和正畸正颌联合治疗以及鼻整形术后 1 年（b）

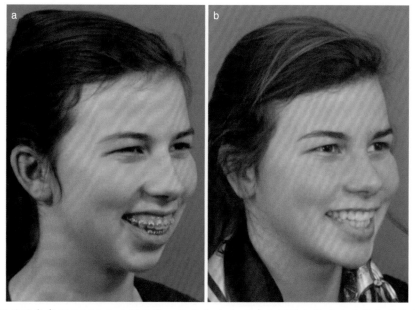

图 6.10　微笑时患者 V.E.W.2/3 右侧面像，术前（a）和正畸正颌联合治疗以及鼻整形术后 1 年（b）

病例 1：Ⅱ类，长面畸形，临床治疗效果

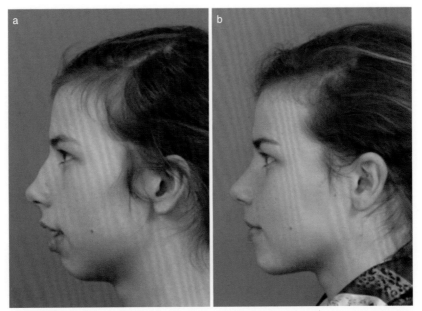

图 6.11　静态时患者 V.E.W. 左侧面像，术前（a）和正畸正颌联合治疗以及鼻整形术后 1 年（b）

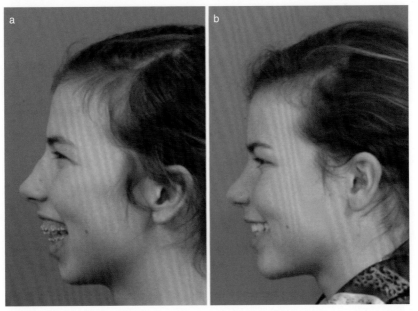

图 6.12　微笑时患者 V.E.W. 左侧面像，术前（a）和正畸正颌联合治疗以及鼻整形术后 1 年（b）

病例 1：Ⅱ类，长面畸形，临床治疗效果

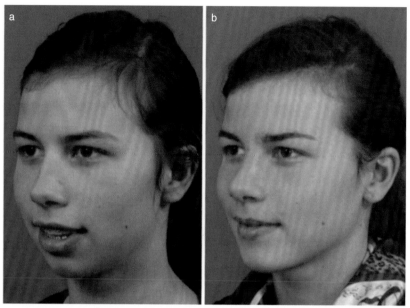

图 6.13　静态时患者 V.E.W.2/3 左侧面像，术前（a）和正畸正颌联合治疗以及鼻整形术后 1 年（b）

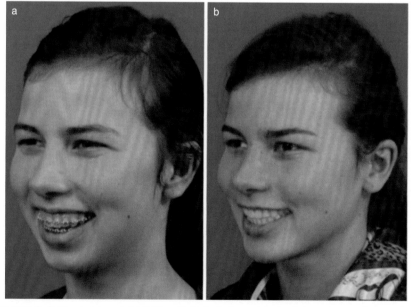

图 6.14　微笑时患者 V.E.W.2/3 左侧面像，术前（a）和正畸正颌联合治疗以及鼻成行术后 1 年（b）

病例 1：Ⅱ类，长面畸形，临床治疗效果

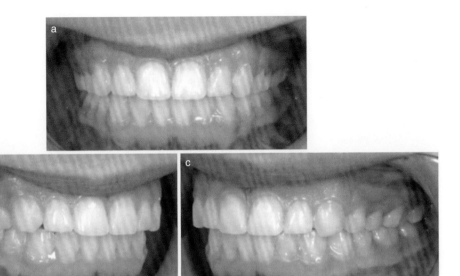

图 6.15 患者 V.E.W. 正畸正颌联合治疗后 1 年正面（a）、右侧面（b）和左侧面（c）口内咬合。感谢 Toon Billiet 医生的正畸治疗

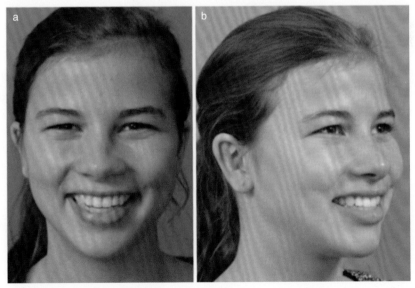

图 6.16 患者 V.E.W. 的治疗长期效果，正畸正颌联合治疗以及鼻整形术后 2.5 年患者微笑时正面像（a）和 2/3 右侧面像（b）

■ 病例 2：Ⅱ类，短面畸形

患者 D.C.M.，女，16 岁，上颌骨垂直向发育不足，下颌后缩，属于Ⅱ类 2 分类短面畸形。临床正面观，没有明显的面部不对称，仅有轻微的下颌右偏。面部静息状态时，上切牙切缘暴露仅 1mm。自然微笑时上切牙暴露 8mm，上切牙牙冠长度 10mm。侧面看，尽管患者有下颌后缩，但侧面外观仍算正常，属于安氏Ⅱ类错𬌗，但横向关系正常。患者既往无颞下颌关节紊乱病史，也没有明显的关节疼痛（图 6.17~6.59）。

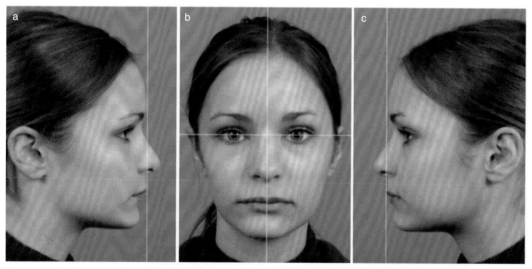

图 6.17　术前 3 周左右，给患者 D.C.M. 检查时，在其静态 c-NHP 拍摄的患者右侧面像（a）、正面像（b）和左侧面像（c）。注意，患者的下颌右偏情况

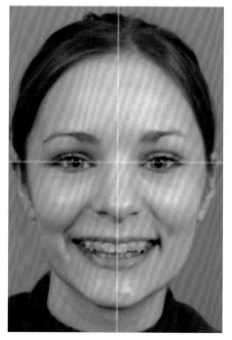

图 6.18　术前 3 周左右，给患者 D.C.M 检查时在微笑时拍摄的患者正面像。注意，上中切牙中线右偏约 1mm，微笑时下颌右偏更加明显

■ 病例2：Ⅱ类，短面畸形，v-NHP 和 PHP

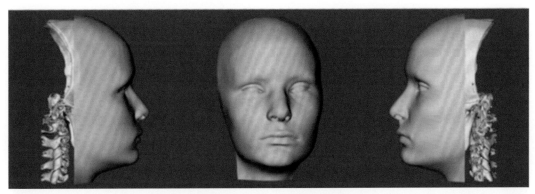

图6.19 通过患者的标准CBCT图像数据，经软件运算获得（Maxilim v. 2.3.0.3）的术前患者D.C.M. 3D"面渲染"的头部软硬组织的右侧像、正面像和左侧像。注意，虽然我们已经尽力保证患者在接受扫描时处于正确的静态临床自然头位（c-NHP），但与患者的临床图像（图6.17）相比，患者 D.C.M. 虚拟头位具有不同的位置和方向

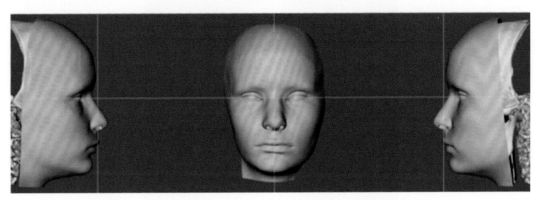

图6.20 遵循标准化的"逐步"方法（见第3.1章），在计算机中根据患者D.C.M. 的c-NHP（图 6.17），对扫描获得的头位（图6.19）进行修改，得到她的v-NPH和个体化PHP（3D"面渲染" 图像，Maxilim v.2.3.0.3）

病例 2：Ⅱ类，短面畸形，v-NHP 和 PHP

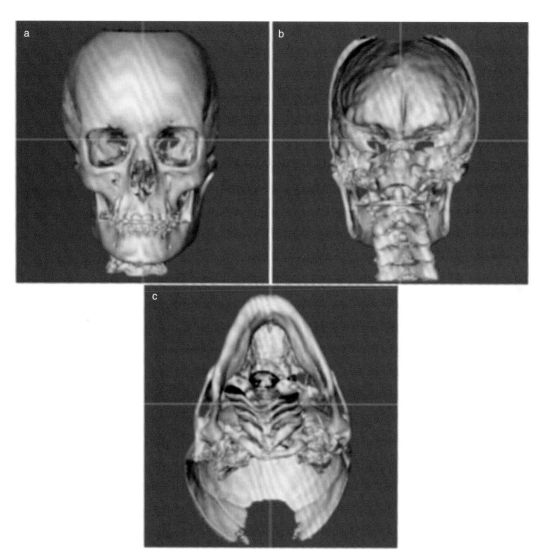

图 6.21　患者 D.C.M. 术前采用"面渲染"法获得的 3D 虚拟头部硬组织模型图正面观（a）、后面观（b）和颅底部观（c），通过观察患者的个体化 PHP，清楚地显示了患者颅底部有明显不对称，并存在斜颈

■ 病例 2：Ⅱ类，短面畸形

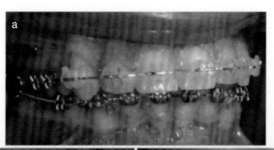

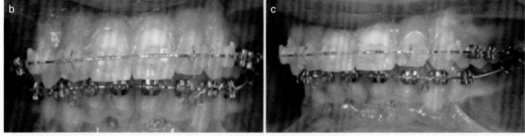

图 6.22　大约术前 3 周，对患者 D.C.M. 进行检查时其口内咬合正面（a）、右侧面（b）和左侧面（c）像

■ 病例 2：3D-VPS₅ 步骤 1，上颌咬合平面倾斜度的评估 / 修正（"Roll"）

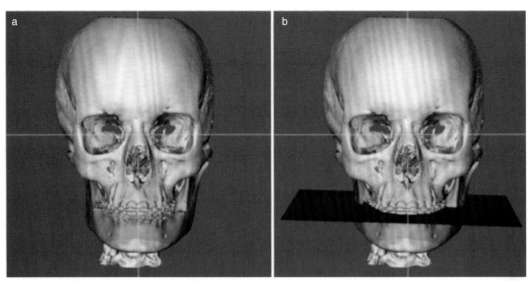

图 6.23　通过临床（图 6.18）检查患者 D.C.M. 的上颌咬合平面，也通过虚拟的 3D PHP 水平参考平面（a）检查患者的上颌咬合平面，并进行评估，显示在患者的数字化模型上，有明显的咬合平面倾斜（b）（3D "面渲染"法，Maxilim, v.2.3.0.3）。注意，在临床检查中，患者的咬合平面倾斜并不明显（图 6.18）

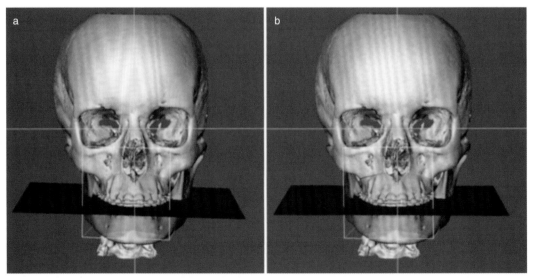

图 6.24　患者 D.C.M. 的上颌平面存在倾斜（a），在计算机中，我们根据患者的 3D PHP 参考水平面的位置，通过在 "Roll" 向上做上颌的逆时针旋转进行纠正（b）（3D "面渲染"法，Maxilim v.2.3.0.3）

■ 病例 2：3D-VPS₅ 步骤 2，上颌牙列中线的评估 / 修正

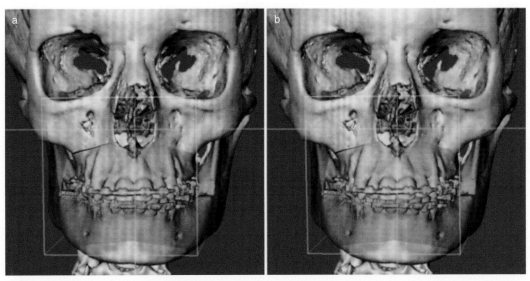

图 6.25　患者 D.C.M. 的上颌牙列中线向右偏 1mm（a），我们通过水平左移上颌骨，将上颌切牙中线修正到 3D PHP 参考平面的面中线（b）（患者 D.C.M. 的 3D "面渲染" 图像，Maxilim v.2.3.0.3）

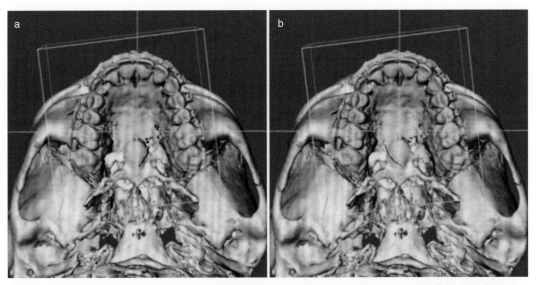

图 6.26　颅底位观说明患者 D.C.M. 上颌牙列中线向右偏 1mm（a），通过上颌单纯水平左移后，修正到 3D PHP 参考平面的面中线位置（b）（患者 D.C.M. 的 3D "面渲染" 图像，Maxilim v.2.3.0.3）

■ 病例 2：3D-VPS₅ 步骤 3，确定虚拟咬合关系后对面部不对称性做整体评估

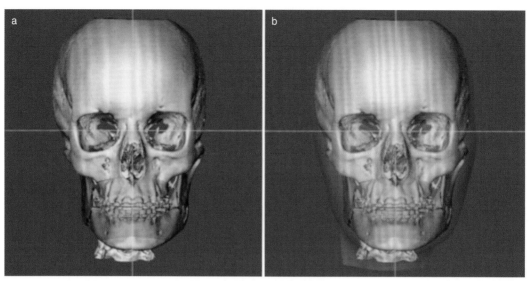

图 6.27　首先根据 3D 设计头位的水平线和面部中线确定虚拟咬合关系，然后对患者 D.C.M. 头部模型（a）和半透明化的面部软组织模型（b）的不对称进行整体评估（患者 D.C.M. 的 3D "面渲染"图像，Maxilim v.2.3.0.3）。注意下颌体整体向左侧偏斜

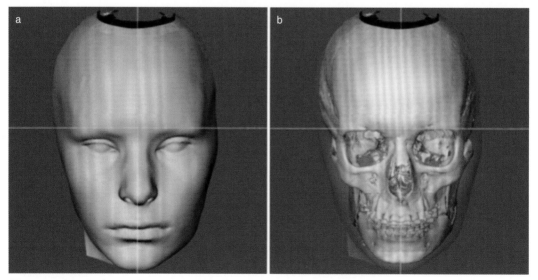

图 6.28　在确定虚拟咬合后，可以根据虚拟的软组织（a）形态和结合了半透明化软组织的颧骨颧弓轮廓形态（b）去评估下颌骨下缘轮廓，并据此来评估面部整体的不对称性（患者 D.C.M. 的3D "面渲染"图像，Maxilim v.2.3.0.3）。注意下颌体向左侧的偏斜

■ 病例 2：3D-VPS₅ 步骤 4，颌骨外展的评估 / 修正（"Yaw"）

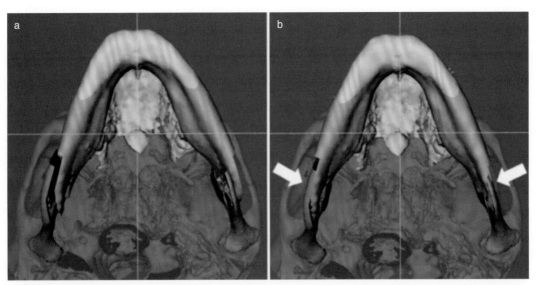

图 6.29 颅底位观可见患者 D.C.M. 下颌体向左侧的外展（a），通过向右顺时针旋转下颌骨来修正（b）（患者 D.C.M. 的 3D"面渲染"图像，Maxilim v.2.3.0.3）。注意下颌骨左侧近心端和远心端虚拟的骨片的重叠

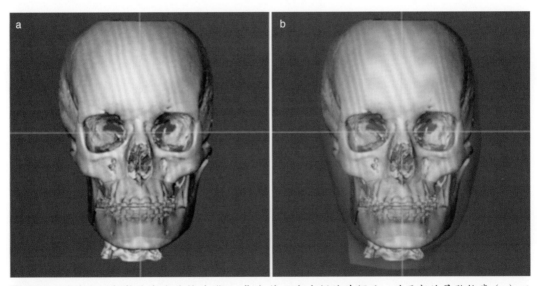

图 6.30 通过上下颌整体向右旋转（"Yaw"）修正向左侧的外倾后，对面部的骨骼轮廓（a）以及透明化的软组织形态（b）进行整体评估（患者 D.C.M. 的 3D"面渲染"图像，Maxilim v.2.3.0.3）

■ 病例 2：3D-VPS₅ 步骤 5，上颌切牙垂直位置的评估 / 修正

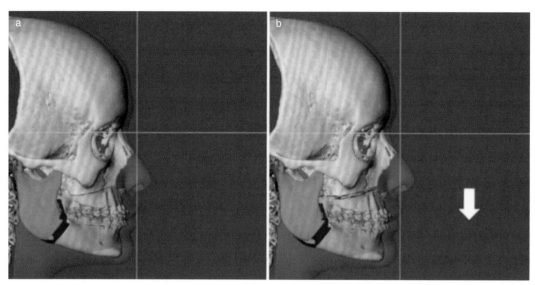

图 6.31　因为患者 D.C.M. 上切缘静态时只露出 1mm，微笑时露出 8mm（图 6.18），临床上决定在此阶段"步骤 5"在切缘垂直向虚拟下降上颌 2mm（患者 D.C.M. 的 3D"面渲染"图像，Maxilim v.2.3.0.3）：修正前（a），修正后（b）

■ 病例 2：3D-VPS₅ 步骤 6，上颌切牙矢状向位置的评估 / 修正

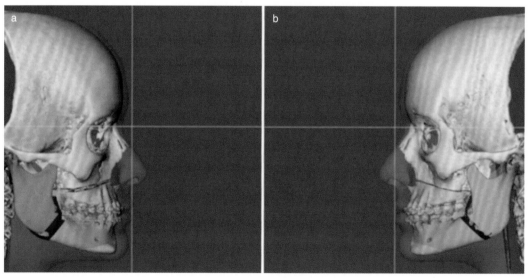

图 6.32　根据对患者 D.C.M. 的临床检查和 3D 头影测量分析的结果，最终决定对"在最终咬合关系位上的上下颌骨复合体"不做前移（患者 3D"面渲染"图像，Maxilim v.2.3.0.3），右侧面图（a），左侧面图（b）

■ 病例 2：3D-VPS₅ 步骤 7，面部侧貌评估 / 咬合平面修正（"Pitch"）

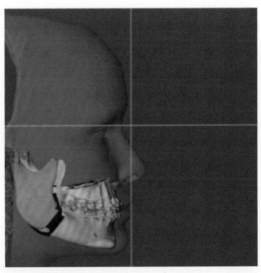

图 6.33　在步骤 7 这一阶段，要对患者的面侧貌和上唇的牙齿 – 牙槽骨支持情况进行评估（患者 D.C.M. 的 3D "面渲染"图像，Maxilim v.2.3.0.3）

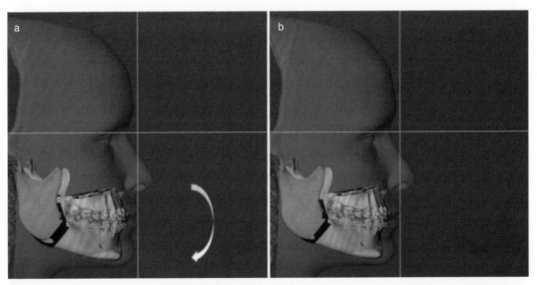

图 6.34　基于临床检查和 3D 头影测量分析结果，决定将咬合平面以切缘为旋转中心顺时针旋转 2°（"Pitch"旋转移动）（患者 D.C.M. 的 3D "面渲染"图像，Maxilim v.2.3.0.3），修正前（a），修正后（b）

■ 病例 2：3D-VPS$_5$ 步骤 8，3D 颏部位置的评估 / 修正

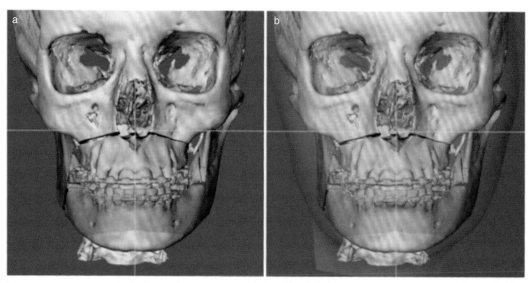

图 6.35　从正面评估患者骨性颏部的位置，观察单纯骨骼图像（a）或伴有患者 3D 透明化面部软组织的图像（b）（患者 D.C.M. 的 3D "面渲染" 图像，Maxilim v.2.3.0.3），并未发现明显的骨性颏部的偏斜或不对称

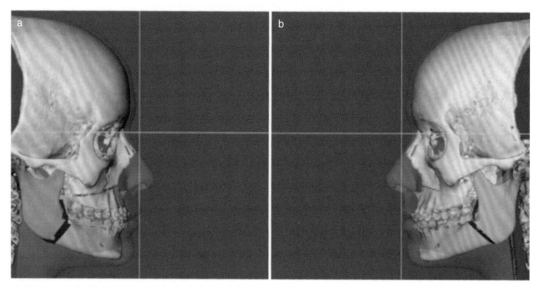

图 6.36　对患者面部右侧面（a）和左侧面（b）进行评估，显示患者颏部的矢状向位置基本正常，可以看出明显的颏唇沟，形态良好（患者 D.C.M. 的 3D "面渲染" 图像，Maxilim v.2.3.0.3）。注意唇部的 3D 虚拟软组织模拟效果良好

■ 病例2：3D-VPS₅步骤9，与患者沟通个体化治疗计划

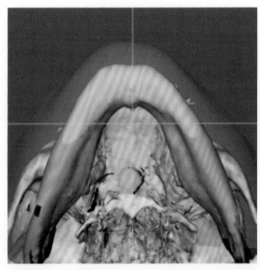

图6.37 颅底位观,对骨性和软组织的颏部进行评估,显示出患者D.C.M.颏部的轮廓依然不太对称,有轻微的右偏（患者D.C.M.的3D"面渲染"图像,Maxilim v.2.3.0.3）

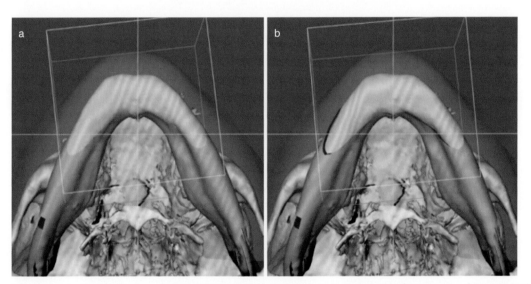

图6.38 在"步骤9"中,患者颏部轻微的偏斜可以通过向左水平移动颏部1.5mm,并同时做稍许"Yaw"向逆时针旋转进行修正（患者D.C.M.的3D"面渲染"图像,Maxilim v.2.3.0.3）,修正前（a）,修正后（b）

■ 病例 2：3D-VPS₅ 步骤 10，3D 数字化治疗计划的最终调整

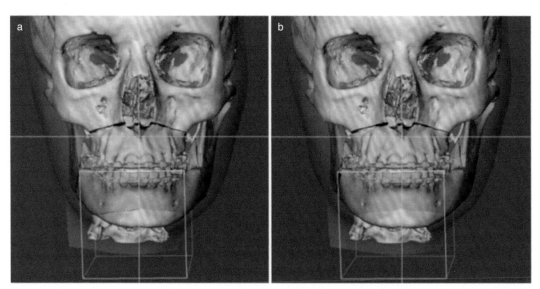

图 6.39　在"步骤 10"与患者 D.C.M. 最后沟通后，患者决定不再对已制定的 3D 数字化治疗计划进行更多的调整（患者 D.C.M. 的 3D"面渲染"图像，Maxilim v.2.3.0.3）。（a）进行了虚拟颏成形后的正面观效果，（b）未进行颏成形的正面观效果

■ 病例 2：3D-VPS₅——最终的"个体化 3D 数字化治疗计划"

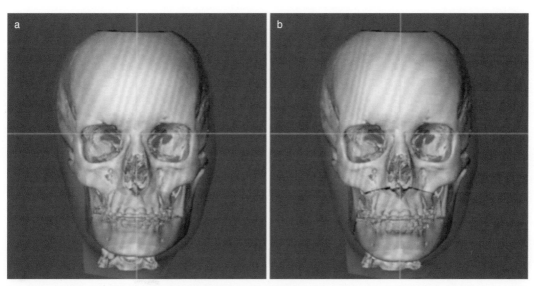

图 6.40　正面观，显示患者的最初面部形态（a）和最终的"个体化 3D 数字化治疗计划"（b）（患者 D.C.M. 的 3D"面渲染"图像，Maxilim v.2.3.0.3）

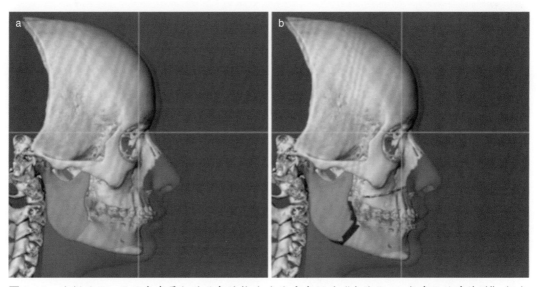

图 6.41　右侧面观，显示患者最初的面部结构（a）和完成好的"个体化 3D 数字化治疗计划"（b）（患者 D.C.M. 的 3D"面渲染"图像，Maxilim v.2.3.0.3）。注意良好的 3D 虚拟软组织模拟

■ 病例 2：3D-VPS₅——最终的"个体化 3D 数字化治疗计划"

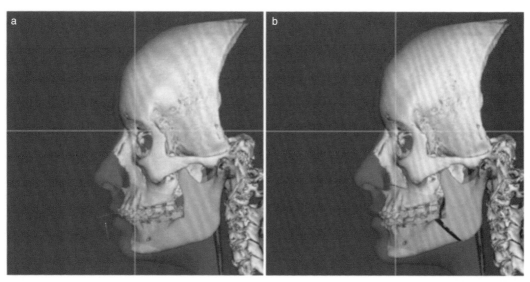

图 6.42　左侧面观，显示患者最初的面部结构（a）和完成好的"个体化 3D 数字化治疗计划"（b）（患者 D.C.M. 的 3D "面渲染"图像，Maxilim v.2.3.0.3）。注意良好的 3D 虚拟软组织模拟

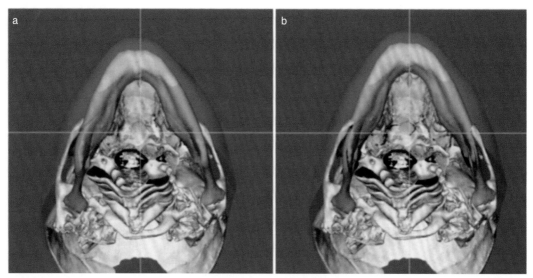

图 6.43　颅底位观，显示患者最初的面部结构（a）和完成好的"个体化 3D 数字化治疗计划"（b）（患者 D.C.M. 的 3D "面渲染"图像，Maxilim v.2.3.0.3）

■ 病例 2："3D 数字化治疗计划，手术室"
　模板

上颌骨截骨术

■ Le Fort：■ I □ II □ III
■ 不分段
□ 分段
　　　　分块数：＿＿＿＿＿＿＿
　　　　牙间位置：＿＿＿＿＿＿
■ 前移：＿＿0.0mm＿＿
□ 后退：＿＿＿＿＿＿
■ 中线：＿＿1.0mm＿＿　　□ 右 ■ 左
■ Le Fort I 型骨切开后的中线：＿31 与
41 之间＿
■ 垂直向：　　　　　　　　（→）
■ "Yaw "修正：＿顺时针向右＿
□ 其他：＿＿＿＿＿＿＿＿

下颌骨截骨术

■ 矢状劈开截骨术　　　　■ 右 ■ 左
□ 倒 L 型截骨　　　　　　□ 右 □ 左
□ 下颌支垂直骨切开术　　□ 右 □ 左
■ 前移：右 ＿7.0mm＿　左 ＿5.0mm＿
□ 后退：右 ＿＿＿＿　左 ＿＿＿＿
■ "Pitch"顺时针旋转
□ "Pitch"逆时针旋转
□ 中线劈开
■ 下牙槽神经走行：右 ＿舌侧＿ 左 ＿舌侧＿
□ 下颌矢状劈开截骨后中线：＿＿＿＿
□ 其他：＿＿＿＿＿＿＿

颏成形术

□ 前移：＿＿＿＿＿
□ 后退：＿＿＿＿＿
□ 中线：　　　　　　　□ 右 □ 左
□ 上抬：
　　　　□ 前段：＿＿＿＿＿
　　　　□ 后段：右 ＿＿＿＿ 左 ＿＿＿＿
□ 下降：
　　　　□ 前段：＿＿＿＿＿
　　　　□ 后段：右 ＿＿＿＿ 左 ＿＿＿＿
□ "盾状"颏成形术
□ "翼状"颏成形术
　　颏孔水平：
　　　　□ 对称性截骨
　　　　□ 不对称性截骨
□ 其他：＿"Roll"逆时针 /"Yaw"顺
时针旋转＿

设计要求

■ 上颌优先
□ 下颌优先
□ 微创 Le Fort I
□ 术中 CBCT
□ 结扎丝：＿＿＿＿＿
□ 种植支抗：＿＿＿＿
□ 舌侧扣：＿＿＿＿
□ 咬合调磨：＿＿＿＿
□ 其他：＿＿＿＿＿

↓　　　↓　　　↓　　　↓　　　↓
1.5mm　2.0mm　2.0mm　1.0mm　0.0mm
＿＿16　＿＿13　＿＿11　＿＿23　＿＿26

"Roll"修正 □ 顺时针　■ 逆时针

其他方面

■ 鼻旁交叉缝合
□ 鼻翼缩窄缝合
□ 鼻中隔成形术
□ 下鼻甲切除
□ ANS：　　　□ 缩短　□ 调整中线
□ 鼻基部修整术　　　　□ 右 □ 左
□ 鼻侧壁修整术　　　　□ 右 □ 左
□ 骨移植：＿＿＿＿＿
□ 拔牙：＿＿＿＿＿
□ 其他：＿＿＿＿＿

辅助整形治疗

□ 颊脂垫切除术　　　　□ 右 □ 左
□ 颧骨截骨术　　　　　□ 右 □ 左
　　眶下孔水平：
　　　　□ 对称性截骨
　　　　□ 不对称性截骨
□ 耳成形术　　　　　　□ 右 □ 左
□ 鼻整形术：＿闭合式＿
□ 眉上提术：＿＿＿＿
□ 眼睑成形术：＿＿＿＿
　　　　□ 上睑　□ 下睑
□ 面部除皱术：＿＿＿＿
□ 颈部除皱术：＿＿＿＿
□ 抽脂术：＿＿＿＿
□ 脂肪充填术：＿＿＿＿
□ 其他：＿＿＿＿＿

3D Virtual Treatment Planning of Orthognathic Surgery.Swennen GRJ. ©Springer 2017

Addendum Template.Prof. Gwen Swennen and Dr. Martin Gaboury,Maxillofacial and Facial Plastic Surgery.

■病例 2：Ⅱ类，短面畸形，3D 虚拟治疗效果

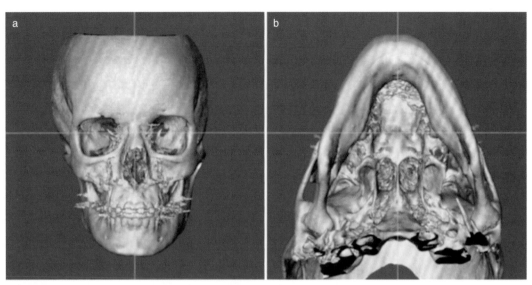

图 6.44　根据颅底硬组织结构进行基于体素的 3D 模型配准，将术前和术后 10 个月（蓝色）的硬组织图像叠加对比。正面观（a）和颅底位观（b）（i-CAT, Imaging Sciences International Inc., Maxilim v. 2.3.0.3）（患者 D.C.M.）

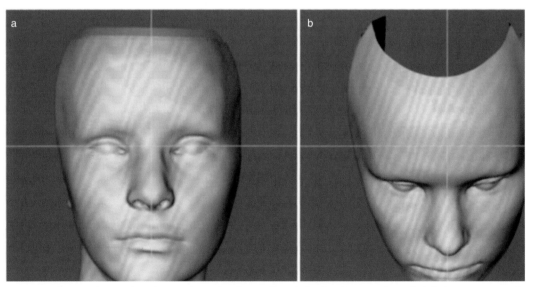

图 6.45　根据颅底结构进行基于体素的 3D 模型配准，将术前和术后 10 个月（蓝色）的软组织图像叠加对比。正面观（a）和前斜下位观（b）（i-CAT, Imaging Sciences International Inc., Maxilim v. 2.3.0.3）（患者 D.C.M.）。注意，由于患者术前决定不进行额成形术，所以术后图像上（蓝色）依然可见额部轻微的不对称，额部向右偏斜

病例 2：Ⅱ类，短面畸形，3D 虚拟治疗效果

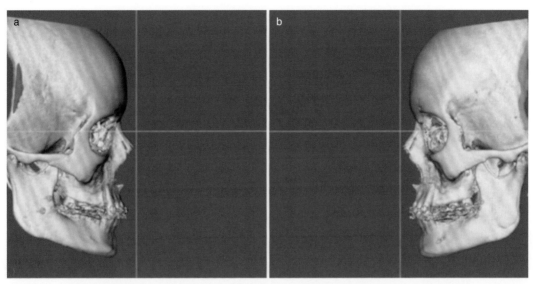

图 6.46 根据颅底结构进行基于体素的 3D 模型配准，将术前和术后 10 个月（蓝色）的硬组织图像叠加对比。右（a）和左（b）侧面观（i-CAT, Imaging Sciences International Inc., Maxilim v. 2.3.0.3）（患者 D.C.M.）。注意上下颌复合体进行了顺时针旋转

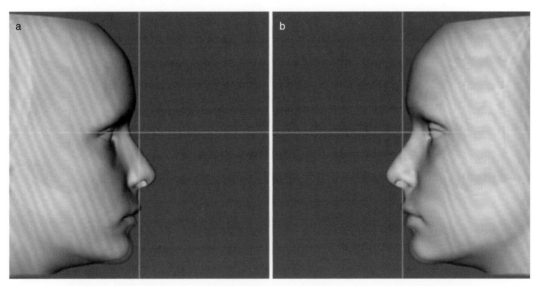

图 6.47 根据颅底结构进行基于体素的 3D 模型配准，将术前和术后 10 个月（蓝色）的 3D "面渲染"软组织图像叠加对比。右（a）和左（b）侧面观（i-CAT, Imaging Sciences International Inc., Maxilim v. 2.3.0.3）（患者 D.C.M.）。注意下唇 / 颏部的美容单元的形态变化，同时注意鼻 / 上唇美学单元的位置没有变化

■ 病例 2：Ⅱ类，短面畸形，临床治疗效果

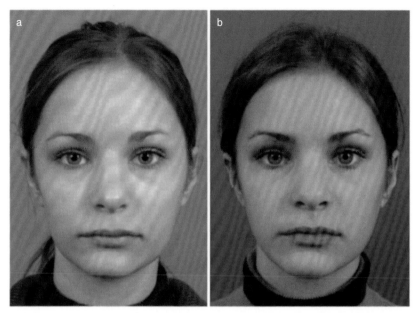

图 6.48　患者在术前（a）和行正畸正颌联合治疗术后 6 个月（b）的静态正面像（患者 D.C.M.）

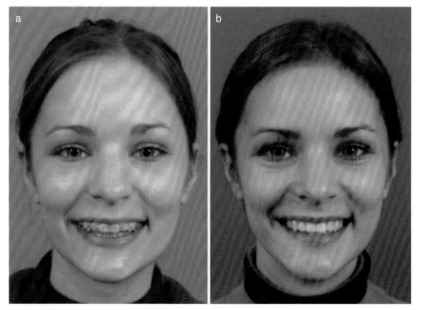

图 6.49　患者在术前（a）和行正畸正颌联合治疗术后 6 个月（b）的微笑时正面像（患者 D.C.M.）。注意术后 6 个月拍摄临床照片时患者的下颌运动稍显不自然，但术后 2 年的临床照片上明显有所改善（图 6.59b）

病例2：Ⅱ类，短面畸形，临床治疗效果

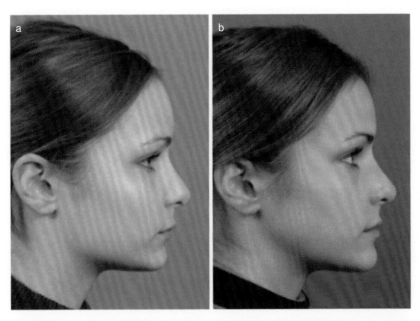

图 6.50　患者术前（a）和正畸正颌联合治疗术后 6 个月（b）的静态右侧面像（患者 D.C.M.）

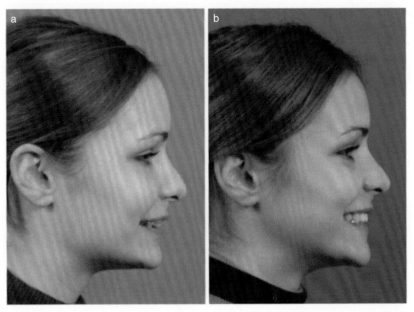

图 6.51　患者术前（a）和正畸正颌联合治疗术后 6 个月（b）的微笑时右侧面像（患者 D.C.M.）

病例 2：Ⅱ类，短面畸形，临床治疗效果

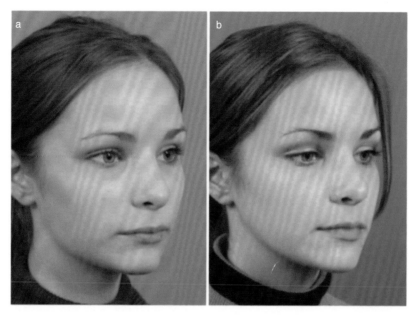

图 6.52　患者术前（a）和正畸正颌联合治疗术后 6 个月（b）的静态下 2/3 右侧面像（患者 D.C.M.）

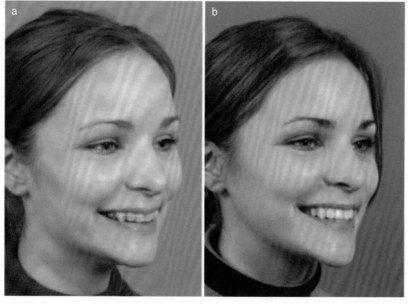

图 6.53　患者术前（a）和正畸正颌手术联合治疗术后 6 个月（b）的微笑时 2/3 右侧面像（患者 D.C.M.）

病例2：Ⅱ类，短面畸形，临床治疗效果

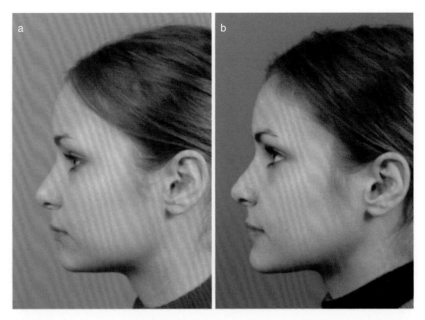

图 6.54　患者术前（a）和正畸正颌联合治疗术后 6 个月（b）静态时左侧面像（患者 D.C.M.）

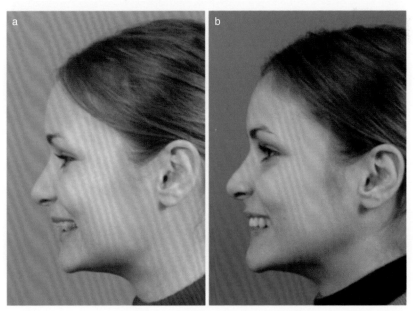

图 6.55　患者术前（a）和正畸正颌联合治疗术后 6 个月（b）微笑时的左侧面像（患者 D.C.M.）

病例 2：Ⅱ类，短面畸形，临床治疗效果

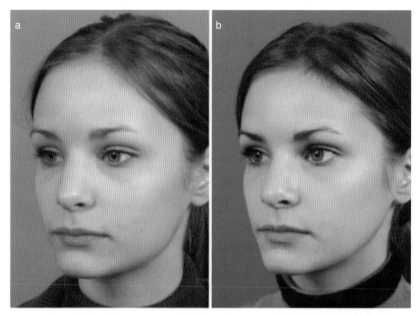

图 6.56　患者术前（a）和正畸正颌联合治疗术后 6 个月（b）静态时 2/3 左侧面像（患者 D.C.M.）

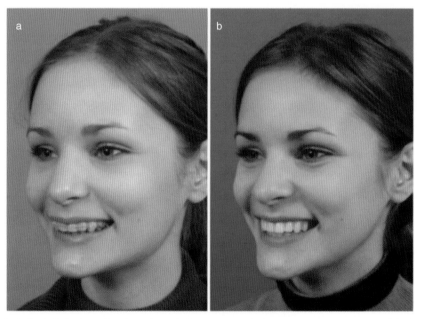

图 6.57　患者术前（a）和正畸正颌联合治疗术后 6 个月（b）微笑时 2/3 左侧面像（患者 D.C.M.）

病例2：Ⅱ类，短面畸形，临床治疗效果

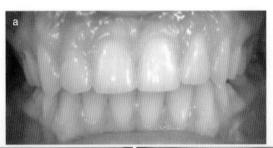

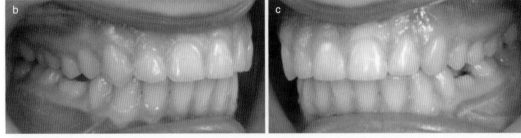

图6.58　正畸正颌联合治疗后6个月正面（a）、右侧面（b）和左侧面（c）的口内咬合图像（患者D.C.M.）。注意患者的下颌第二乳磨牙被保留到19岁，这样可以为种植修复保存骨量。感谢Hugo De Clerck教授的正畸治疗

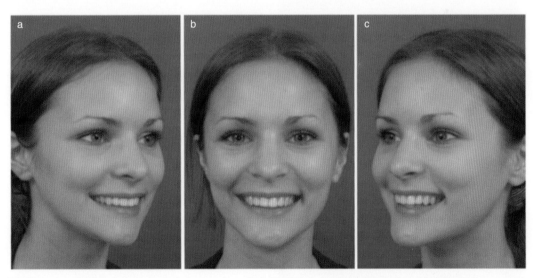

图6.59　正畸正颌手术联合治疗术后2年，患者微笑时2/3右侧面像（a）、正面像（b）、2/3左侧面像（c）（患者D.C.M.）

■ 病例 3：Ⅱ类，前牙开𬌗（AOB）

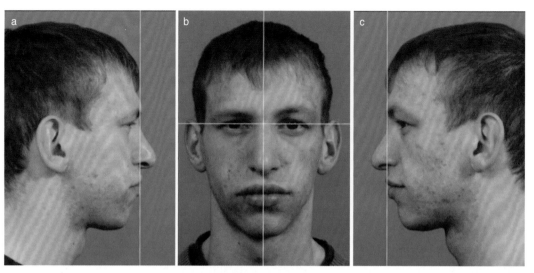

图 6.60　术前 3 周左右，进行虚拟手术设计时，拍摄的患者 B.J. 静态 c–NHP 时的临床照片：右侧面像（a），正面像（b），左侧面像（c）。注意患者有 V 形面型和颏后缩。同时注意双耳不对称，左耳突出

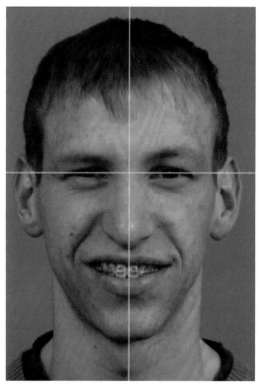

图 6.61　术前 3 周左右，患者 B.J. 微笑时正面像。注意上牙中线右偏

患者 B.J.，22 岁，男性，由于上颌后段的垂直向发育过度（VME）以及下颌发育不足，导致患者有Ⅱ类伴前牙开𬌗（AOB）的颌面部畸形。正面观，患者呈现 V 形面型，伴有两侧颧骨低平，下颌角发育不足，鼻尖较大，鼻小柱倾斜，颏部轻微左偏。静态时患者上前牙切端显露 2mm，而在自然微笑时，几乎整个切牙暴露。侧面观，患者呈现出严重的鼻唇角变小伴上唇较短，下颌后缩以及颏部发育不足。患者为安氏Ⅱ类错𬌗畸形伴有前牙开𬌗（AOB），牙弓横向关系正常，上牙中线右偏 1mm。患者没有颞下颌关节紊乱综合征病史（图 6.60~6.103）。

■ 病例 3：Ⅱ类，前牙开殆（AOB），面型矫正手术，v-NPH 和 PHP

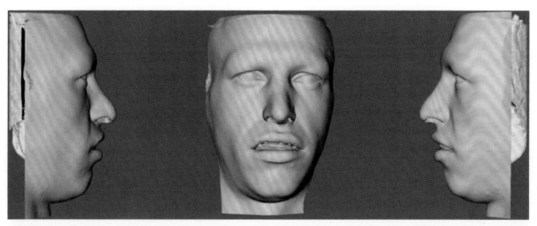

图 6.62　术前患者 B.J. 的三维"面渲染"头部软硬组织图像，包括右侧像、正面和左侧像，在检查时通过标准的 CBCT 图像采集获得（Maxilim v.2.3.0.3）。注意，与患者的临床图像（图 6.60）相比，虽然已经尽力在患者正确的静态临床自然头位时进行 CBCT 扫描，但重建出来的虚拟头位的位置和方向仍与临床不一致

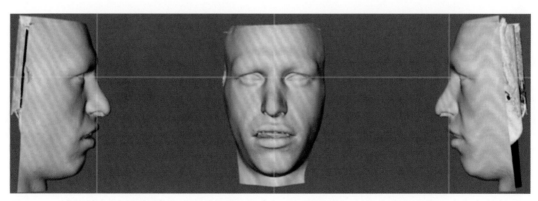

图 6.63　遵循标准化的"逐步"方法（见第 3.1 章），根据患者 B.J. 的临床自然头位（c-NHP）（图 6.60），对扫描获得的患者 B.J. 的头位（图 6.62）进行虚拟校正，得到虚拟的自然头位（v-NPH）和相对应的个体化的"设计头位（PHP）"（3D"面渲染"图像，Maxilim v.2.3.0.3）

在第 5 章——对正颌外科的手术效果进行数字化虚拟评估中（见第 5.3.1 章），患者 B.J. 被用来说明彩色表面距离图的作用（图 6.92）。

■ 病例 3：Ⅱ类，前牙开𬌗（AOB）

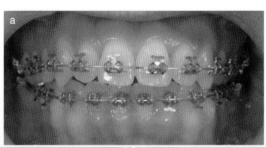

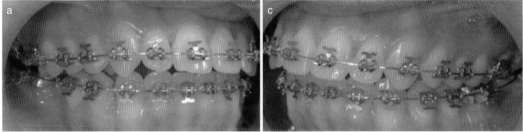

图 6.64　术前约 3 周，给患者 B.J. 检查时拍摄的口内咬合图像：正面像（a）、右侧面像（b）和左侧面像（c）。注意下颌牙列中线右偏 2mm

■ 病例 3：3D-VPS₅ 步骤 1，上颌咬合平面倾斜度的评估 / 修正（"Roll"）

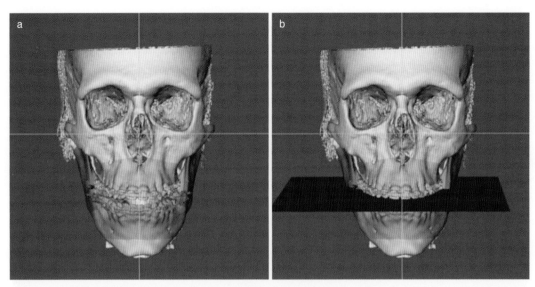

图 6.65　分别通过临床检查（图 6.61），和计算机中虚拟的 3D PHP 水平参考平面（a）对患者 B.J. 的上颌咬合平面进行评估，评估认为患者 B.J. 的咬合平面不需要校正。（b）（患者 B.J. 的 3D "面渲染"图像，Maxilim v.2.3.0.3）。注意患者 B.J. 硬组织表面上存在一些放散的伪影

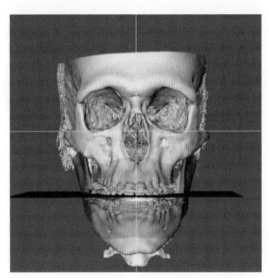

图 6.66　在虚拟图像上轻微向后旋转患者头颅可清晰显示上颌合平面与 3D PHP 水平参考平面平行，而且不需要校正（患者 B.J. 的 3D "面渲染"图像，Maxilim v.2.3.0.3）

■ 病例 3：3D-VPS$_5$ 步骤 2，上颌牙列中线的评估 / 修正

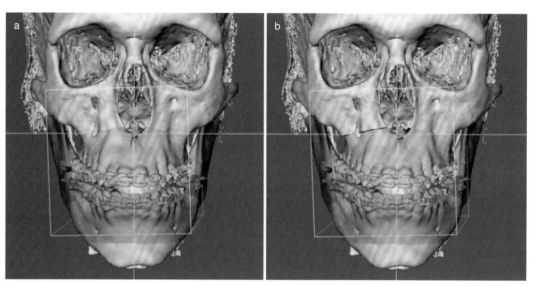

图 6.67　患者 B.J. 的上颌牙列中线向右偏 1.5mm（a），通过水平左移，将上颌切牙中线修正到 3D PHP 参考平面的面中线（b）（患者 B.J. 的 3D "面渲染" 图像，Maxilim v.2.3.0.3）

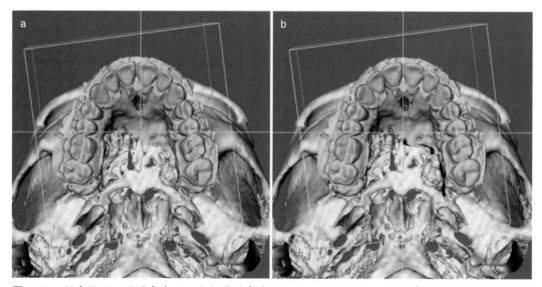

图 6.68　颅底位观，说明患者 B.J. 上颌牙列中线向右偏 1.5mm（a），通过单纯水平左移后，修正到 3D PHP 参考平面的面中线（b）（患者 B.J. 的 3D "面渲染" 图像，Maxilim v.2.3.0.3）

■ 病例3：3D-VPS₅ 步骤3，确定虚拟咬合关系后，对面部不对称性做整体评估

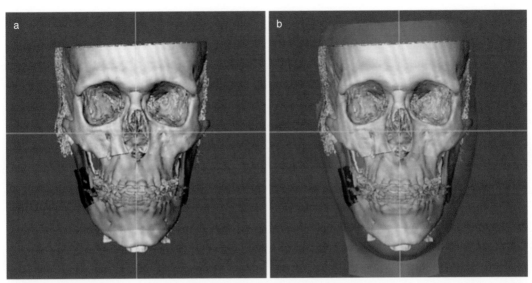

图6.69　首先根据正面3D设计头位的水平线和面部中线确定虚拟咬合关系，然后对患者B.J.头部模型（a）和半透明化的面部软组织模型（b）的整体不对称进行评估（患者B.J.的3D"面渲染"图像，Maxilim v.2.3.0.3）。注意下颌体右侧突出，颏部左偏

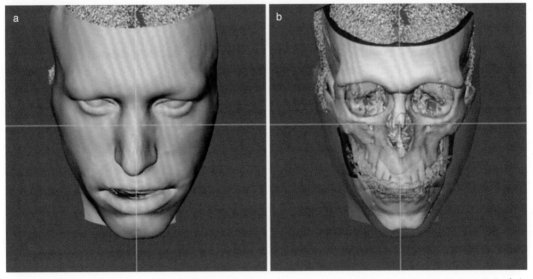

图6.70　在确定虚拟咬合后，可以根据虚拟的软组织形态（a）和结合了半透明化软组织的颧骨颧弓轮廓形态（b）去评估下颌骨下缘轮廓，并据此来评估面部整体的不对称性（患者B.J.的3D"面渲染"图像，Maxilim v.2.3.0.3）。注意尽管鼻骨是直的，但存在鼻尖右偏

■ 病例 3：3D-VPS₅ 步骤 4，颌骨外展的评估 / 修正（"Yaw"）

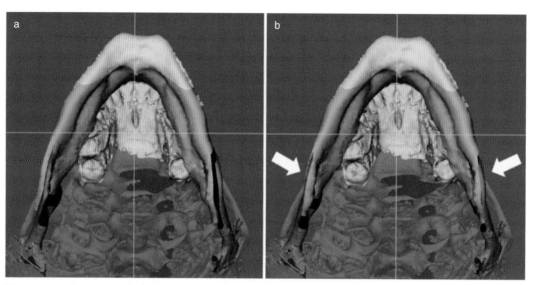

图 6.71　颅底位观可见患者 B.J. 下颌体右侧的外倾（a），可以通过向左顺时针旋转下颌骨来修正（b）（患者 B.J. 的 3D "面渲染"图像，Maxilim v.2.3.0.3）

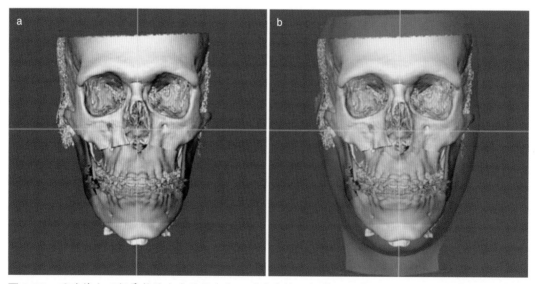

图 6.72　通过将上下颌骨整体向左旋转（"Yaw"）来修正颌骨右侧外倾后，再对面部的骨轮廓（a），以及透明化的软组织形态（b）进行整体评估（患者 B.J. 的 3D "面渲染"图像，Maxilim v.2.3.0.3）

■ 病例 3：3D-VPS₅ 步骤 5，上颌切牙垂直位置的评估 / 修正

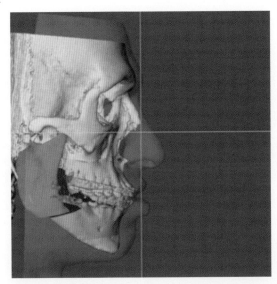

图 6.73　因为患者 B.J. 上颌切牙切缘静态时露出 2mm，而在微笑时几乎整个切牙暴露（−1mm），因此决定在此阶段保持上切牙切缘垂直向为"0"，计划在"步骤 6"前移上颌（3D"面渲染"图像，Maxilim v.2.3.0.3）

■ 病例 3：3D-VPS₅ 步骤 6，上颌切牙矢状向位置的评估与修正

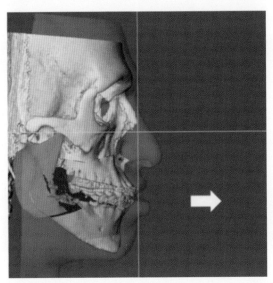

图 6.74　依照临床检查和 3D 头影测量分析结果，并根据作者经验，决定将"有最终咬合关系的上下颌骨复合体"前移，使患者 B.J. 的上颌切牙在切端水平前移 3mm，使切端多暴露出 1mm（3D"面渲染"图像，Maxilim v.2.3.0.3）

■ 病例 3：3D-VPS₅ 步骤 7，面部侧貌评估 / 咬合平面修正（"Pitch"）

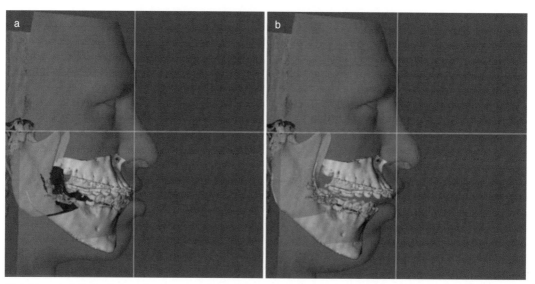

图 6.75　在"步骤 7"这一阶段，评估上唇部位的侧面轮廓和上唇的牙槽骨支持情况（a）（患者 B.J. 的 3D"面渲染"图像，Maxilim v.2.3.0.3）。注意上切牙在术前正畸后出现了唇倾（b），通过软组织模拟预计：如果在术中进行上颌后部上抬以纠正前牙开𬌗，会导致患者的鼻唇角度变小

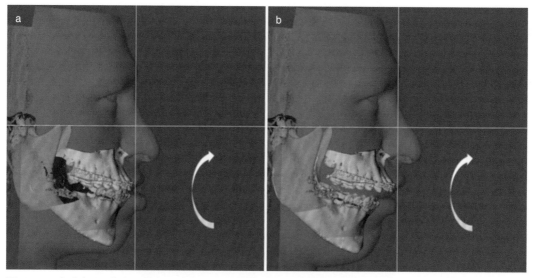

图 6.76　在"步骤 7"这一阶段，进行"上下颌复合体"顺时针旋转 3°（a）的虚拟操作（患者 B.J. 的 3D"面渲染"图像，Maxilim v.2.3.0.3），这样操作会导致在上后第一磨牙近中牙尖的位置有 2mm 的上抬，可以部分校正前牙开𬌗（b）

■ 病例 3：3D-VPS₅ 步骤 8，3D 颏部位置的评估 / 修正

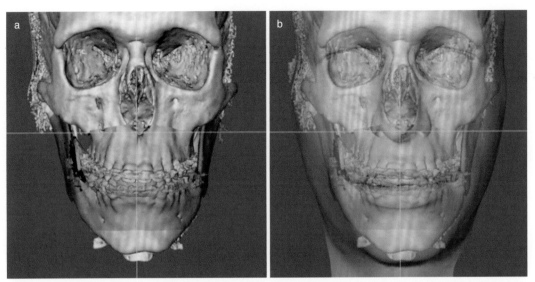

图 6.77　从正面评估患者骨性颏部的位置，无（a）或伴有（b）患者 3D 透明化面部软组织模型（患者 B.J. 的 3D "面渲染" 图像，Maxilim v.2.3.0.3），注意在这一阶段，患者 B.J. 仍然存在颏部明显左偏，并伴有轻微的颏部水平面的偏斜

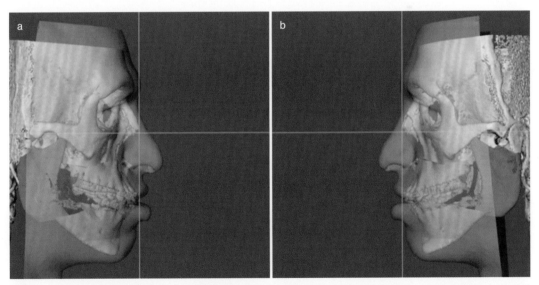

图 6.78　通过面部右侧面图（a）和左侧面图（b）对患者颏部矢状向的位置进行个体化评估（3D "面渲染" 图像，Maxilim v.2.3.0.3）。注意患者 B.J. 的颏部仍然存在后缩，缺乏较好的颏唇沟形态。同时要注意下唇水平的 3D 虚拟软组织仿真的局限性

■ 病例 3：3D-VPS₅ 步骤 8，3D 颏部位置的评估 / 修正

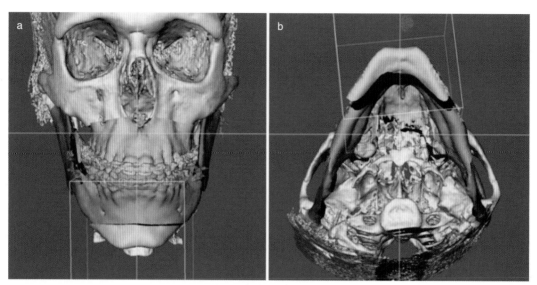

图 6.79　从正面观（a），进行虚拟操作，将颏部向右平移 1mm，同时做 "Roll" 向的顺时针旋转，将颏部左后侧下降 1mm，以校正中线偏斜及颏部水平面的倾斜（图 6.77）。颅底位观（b）显示颏部前移 6mm 后，未见颏部外展（患者 B.J. 的 3D "面渲染" 图像，Maxilim v.2.3.0.3）。请注意右侧颏部在实际手术中还需进行轮廓修整

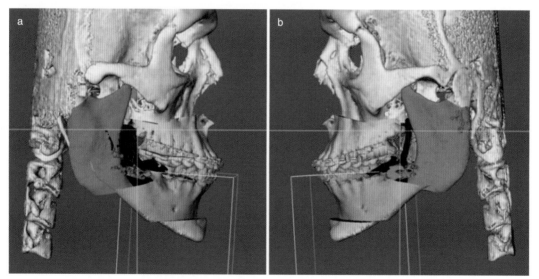

图 6.80　右侧面图（a）和左侧面图（b）显示，虚拟手术后，患者 B.J. 颏部前移了 6mm，并且左侧后部下降了 1mm（3D "面渲染" 图像，Maxilim v.2.3.0.3）

■ 病例 3：3D-VPS₅ 步骤 9，与患者沟通个体化治疗计划

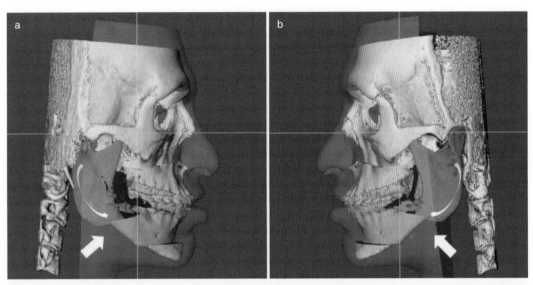

图 6.81　"个体化 3D 数字化治疗计划"的右侧面观（a）和左侧面观（b），显示少量逆时针旋转双侧近心骨段有助于减少截骨移动后在下颌角前切迹处形成的台阶（3D"面渲染"图像，Maxilim v.2.3.0.3）。注意 3D 唇部软组织计算机模拟的局限性

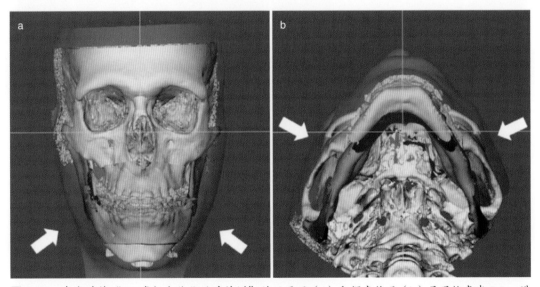

图 6.82　在术前将"3D 虚拟个体化治疗计划"的正面观（a）和颅底位观（b）呈现给患者 B.J.，进行术前沟通（3D"面渲染"图像，Maxilim v.2.3.0.3）。患者 B.J. 的主诉是 V 形面型、颧骨发育不足，形态不佳

■ 病例 3：3D-VPS$_5$ 步骤 10，3D 数字化治疗计划的最终调整

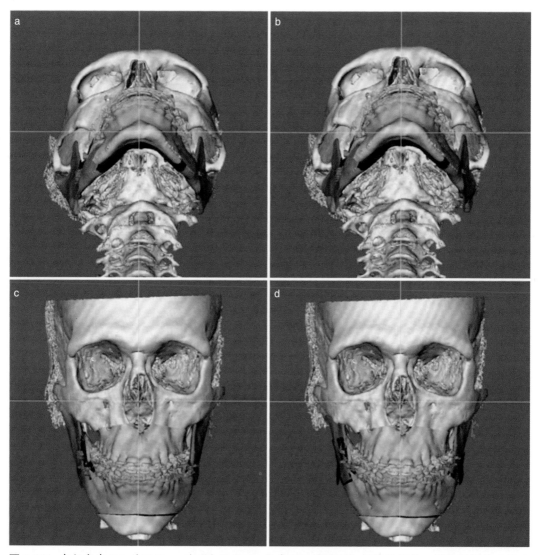

图 6.83　在与患者 B.J. 沟通后，对"个体化 3D 数字化治疗计划"做最后调整，增加了颧骨三明治式截骨术来校正低平的眶下区轮廓，并对下颌角做了扩大（3D"面渲染"图像，Maxilim v.2.3.0.3）：校正前（a）和校正后（b）的正面仰头位观，校正前（c）和校正后（d）的正面观

■ 病例 3：3D-VPS₅——最终的整合"个体化 3D 数字化治疗计划"

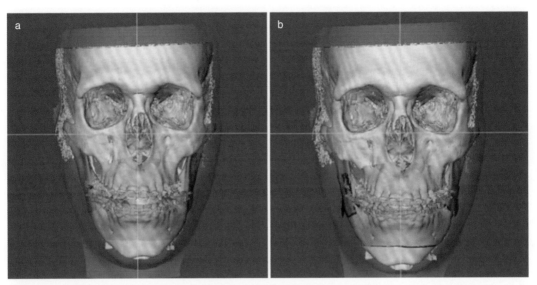

图 6.84　正面观显示患者的最初面部形态（a）和最后的制定的"个体化 3D 数字化治疗计划"（b）
（患者 B.J. 的 3D "面渲染" 图像，Maxilim v.2.3.0.3）

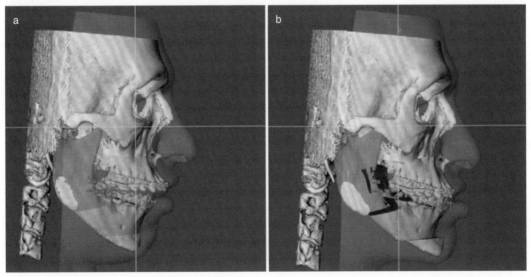

图 6.85　右侧面观，显示患者最初的面部形态（a）和完成好的"个体化 3D 数字化治疗计划"（b）
（患者 B.J. 的 3D "面渲染" 图像，Maxilim v.2.3.0.3）。注意 3D 唇部软组织计算机模拟的局限性

■ 病例 3：3D-VPS$_5$——最终的整合"个体化 3D 数字化治疗计划"

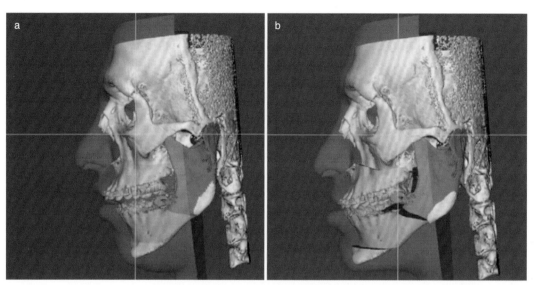

图 6.86　左侧面观，显示患者最初的面部形态（a）和完成好的"个体化 3D 数字化治疗计划"（b）（患者 B.J. 的 3D"面渲染"图像，Maxilim v.2.3.0.3）。注意 3D 唇部软组织计算机模拟的局限性

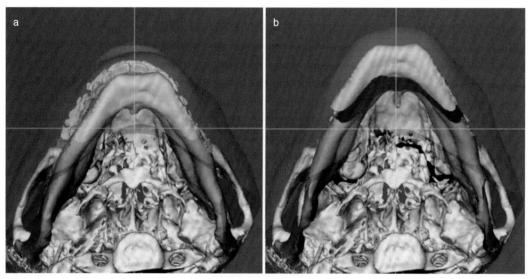

图 6.87　颅底位观，显示患者最初的面部形态（a）和完成好的"个体化 3D 数字化治疗计划"（b）（患者 B.J. 的 3D"面渲染"图像，Maxilim v.2.3.0.3）。注意 3D 虚拟增宽的双侧颧骨及下颌角

■ 病例 3："3D 数字化治疗计划，手术室"模板

上颌骨截骨术
- ■ Le Fort：■ I □ Ⅱ □ Ⅲ
- ■ 不分段
- □ 分段
  - 牙块数：＿＿＿＿＿＿＿＿
  - 牙间位置：＿＿＿＿＿＿＿
- ■ 前移：＿＿3.0mm＿＿
- □ 后退：＿＿＿＿＿＿＿＿
- ■ 中线：＿＿1.5mm＿＿　□ 右 ■ 左
- ■ Le Fort I 型骨切开后的中线：位于 31 近中
  - （→）
- ■ 垂直向：＿＿＿＿＿＿＿＿
- ■ "Yaw" 修正：＿逆时针向左＿
- ■ 其他：＿＿＿＿＿＿＿＿

下颌骨截骨术
- ■ 矢状劈开截骨术　　　　■ 右 ■ 左
- □ 倒 L 型截骨术　　　　□ 右 □ 左
- □ 下颌支垂直骨切开术　□ 右 □ 左
- ■ 前移：右＿9.0mm＿　左＿8.0mm＿
- □ 后退：右＿＿＿＿＿　左＿＿＿＿＿
- ■ "Pitch" 顺时针旋转远心骨段
- ■ "Pitch" 逆时针旋转近心骨段
- □ 中线劈开
- ■ 下牙槽神经走行：右 舌侧　左 舌侧
- □ 下颌矢状劈开截骨后中线：＿＿＿＿＿
- □ 其他：＿＿＿＿＿＿＿＿＿＿＿

颏成形术
- ■ 前移：＿6.0mm＿
- □ 后退：＿＿＿＿＿＿＿＿
- ■ 中线：＿1.0mm＿　　　■ 右 □ 左
- □ 上抬：
  - □ 前段：＿＿＿＿＿＿＿
  - □ 后段：右＿＿＿＿＿　左＿＿＿＿＿
- ■ 下降：
  - □ 前段：＿＿＿＿＿＿＿
  - ■ 后段：右＿＿＿＿＿　左＿2.0mm＿
- □ "盾状" 颏成形术
- □ "翼状" 颏成形术
  - 颏孔水平：
    - □ 对称性截骨
    - ■ 不对称性截骨
- ■ 其他：修整右侧颏孔区使其与左侧对称

设计要求
- ■ 上颌优先
- □ 下颌优先
- □ 微创 Le Fort I
- □ 术中 CBCT
- □ 结扎丝：＿＿＿＿＿
- ■ 种植支抗：＿正面＿
- □ 舌侧扣：＿＿＿＿＿
- ■ 咬合调磨：＿＿＿＿＿
- □ 其他：＿＿＿＿＿

↑ 2.5mm　↑ 1.0mm　↑ 0.0mm　↑ 1.0mm　↑ 2.5mm
＿16＿　＿13＿　＿11＿　＿23＿　＿26＿

"Roll" 修正　□ 顺时针　□ 逆时针

其他治疗
- ■ 鼻旁交叉缝合
- □ 鼻翼缩窄缝合
- ■ 鼻中隔成形术
- □ 下鼻甲切除
- ■ ANS：　□ 缩短　■ 调整中线
- ■ 鼻基部修整术　　■ 右 ■ 左
- ■ 鼻侧壁修整术　　■ 右 ■ 左
- □ 骨移植：＿＿＿＿＿＿＿
- □ 拔牙：＿＿＿＿＿＿＿
- □ 其他：＿＿＿＿＿＿＿

辅助整形治疗
- □ 颊脂垫切除术　　□ 右 □ 左
- ■ 颧骨截骨术　　　■ 右 ■ 左
  - 眶下孔水平：
    - ■ 对称性截骨
    - □ 不对称性截骨
- ■ 耳成形术：　　□ 右 ■ 左
- ■ 鼻整形术：＿闭合式＿
- □ 眉上提术：＿＿＿＿＿＿
- □ 眼睑成形术：＿＿＿＿＿＿
  - □ 上睑 □ 下睑
- □ 面部除皱术：＿＿＿＿＿＿
- □ 颈部除皱术：＿＿＿＿＿＿
- □ 抽脂术：＿＿＿＿＿＿
- ■ 脂肪充填术：＿面中部＿
- ■ 其他：肋软骨移植增宽双侧下颌角

3D Virtual Treatment Planning of Orthognathic Surgery.Swennen GRJ. ©Springer 2017
Addendum Template.Prof. Gwen Swennen and Dr. Martin Gaboury,Maxillofacial and Facial Plastic Surgery.

此计划中，患者 B.J. 使用肋软骨增宽了双侧下颌角。当前可选择的替代方案就是使用患者个体化的 peek 植入物（PSIs）或钛合金假体来增宽下颌角。

■ 病例 3：II 类，前牙开𬌗（AOB），面型矫正手术，3D 虚拟治疗效果

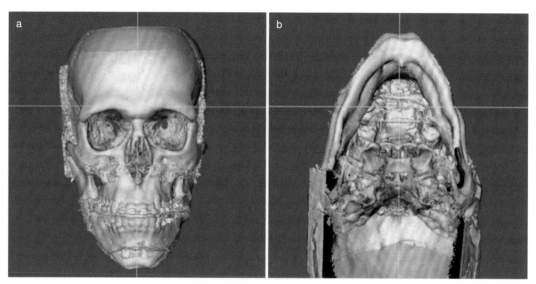

图 6.88　根据颅底硬组织结构进行基于体素的 3D 模型配准，将术前和术后 6 个月（蓝色）的硬组织图像进行叠加对比。正面观（a）和颅底位观（b）（i-CAT, Imaging Sciences International Inc., Maxilim v. 2.3.0.3）（患者 B.J.）。注意额部偏斜已被校正

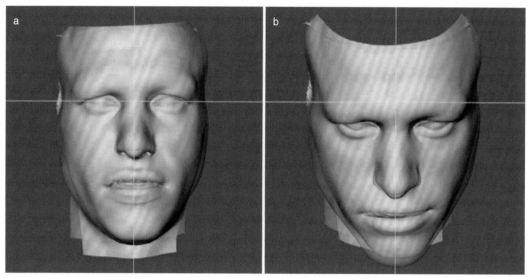

图 6.89　根据颅底结构进行基于体素的 3D 模型配准，将术前和术后 6 个月（蓝色）的软组织图像进行叠加对比。正面观（a）和前下位观（b）（i-CAT, Imaging Sciences International Inc., Maxilim v. 2.3.0.3）（患者 B.J.）。注意术后（蓝色）患者的上面部和下面部都变宽了

病例3：Ⅱ类，前牙开𬌗（AOB），面型矫正手术，3D 虚拟治疗效果

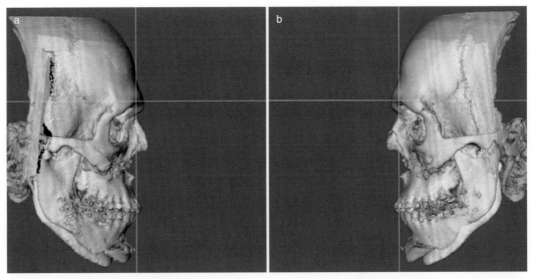

图 6.90　根据颅底结构进行基于体素的 3D 模型配准，将术前和术后 6 个月（蓝色）的硬组织图像进行叠加对比。右侧（a）和左侧（b）面观（i-CAT, Imaging Sciences International Inc., Maxilim v. 2.3.0.3）（患者 B.J.）。注意患者的上下颌复合体进行了逆时针旋转

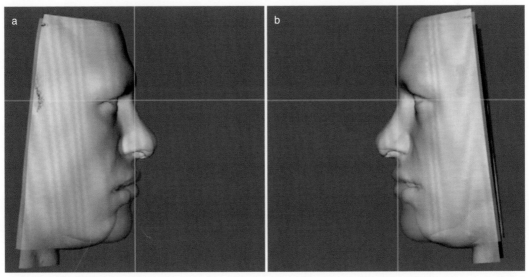

图 6.91　根据颅底结构进行基于体素的 3D 模型配准，将术前和术后 6 个月（蓝色）的 3D "面渲染" 软组织图像进行叠加对比。右侧（a）和左侧（b）面观（i-CAT, Imaging Sciences International Inc., Maxilim v. 2.3.0.3）（患者 B.J.）。注意术后鼻唇形态的改变（鼻尖向颅侧旋转，增大了鼻唇角，也纠正了鼻背形态），术后唇的位置发生了改变，改善了唇齿关系，也形成了良好的颏部位置及形态

病例 3：Ⅱ类，前牙开𬌗（AOB），面型矫正手术，3D 虚拟治疗效果

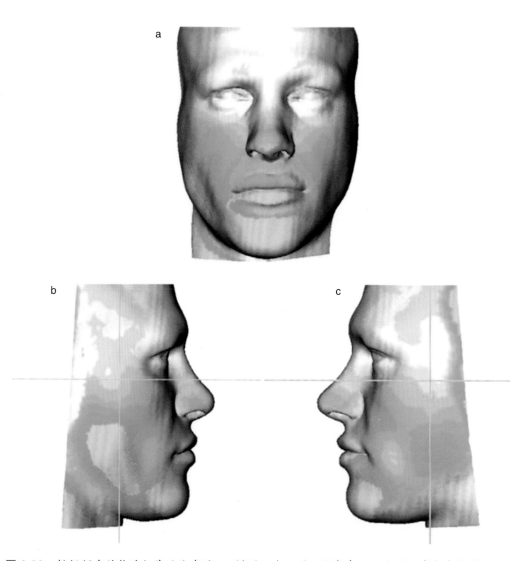

图 6.92　根据颅底结构进行基于体素的 3D 模型配准，利用彩色表面距离图观察患者术前和术后 6 个月的头部 3D"面渲染"软组织图像间的距离，可视化的颅底和颅骨（见第 5.3.1 章）。正面观（a）、右侧面观（b）和左侧面观（c）（i-CAT, Imaging Sciences International Inc., Maxilim v. 2.3.0.3，患者 B.J.）。黄色部分表明两个表面间距离大于 10mm，注意与左侧相比，右侧下颌角增大较明显

病例3：Ⅱ类，前牙开拾，临床治疗效果

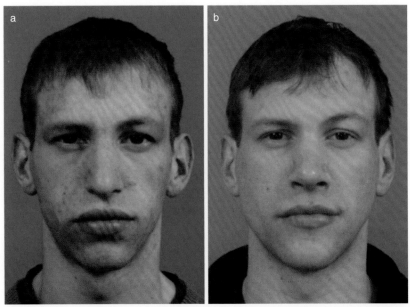

图 6.93　患者术前静态正面像（a），患者进行了正畸正颌联合治疗术及双侧颧骨截骨术、双侧下颌角增大术、闭合式鼻成形术、左侧耳成形术以及面中部脂肪充填术后 1 年的静态正面像（b）（患者 B.J.）

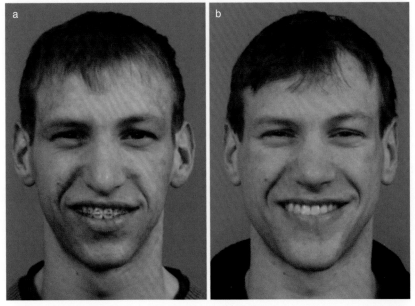

图 6.94　患者术前微笑正面像（a），患者进行了正畸正颌联合治疗术及双侧颧骨截骨术、双侧下颌角增大术、闭合式鼻成形术、左侧耳成形术以及面中部脂肪充填术后 1 年的微笑正面像（b）（患者 B.J.）

病例 3：Ⅱ类，前牙开𬌗，临床治疗效果

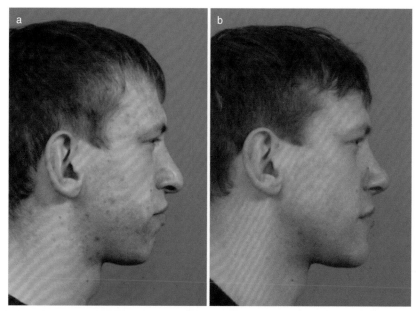

图 6.95　患者术前静态右侧面像（a），患者进行了正畸正颌联合治疗术、双侧颧骨截骨术、双侧下颌角增大术、闭合式鼻成形术、左侧耳成形术以及面中部脂肪充填术后 1 年的静态右侧面像（b）（患者 B.J.）

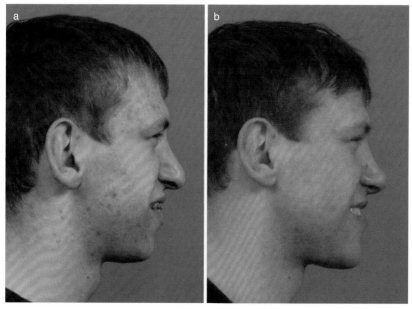

图 6.96　患者术前微笑时右侧面像（a），患者进行了正畸正颌联合治疗术、双侧颧骨截骨术、双侧下颌角增大术、闭合式鼻成形术、左侧耳成形术以及面中部脂肪充填术后 1 年的微笑时右侧面像（b）（患者 B.J.）

病例 3：Ⅱ类，前牙开𬌗，临床治疗效果

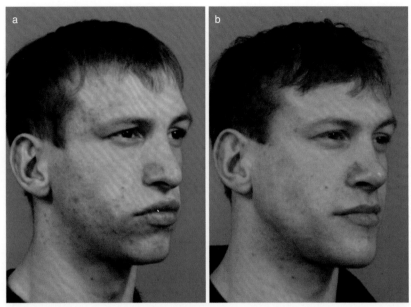

图 6.97　患者术前静态时 2/3 右侧面像（a），患者进行了正畸正颌联合治疗术、双侧颧骨截骨术、双侧下颌角增大术、闭合式鼻成形术、左侧耳成形术以及面中部脂肪充填术后 1 年的静态时 2/3 右侧面像（患者 B.J.）

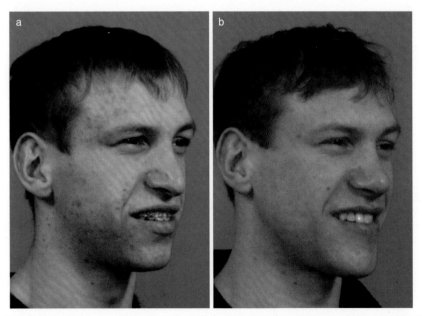

图 6.98　患者术前微笑时 2/3 右侧面像（a），患者进行了正畸正颌联合治疗术、双侧颧骨截骨术、双侧下颌角增大术、闭合式鼻成形术、左侧耳成形术以及面中部脂肪充填术后 1 年的微笑时 2/3 右侧面像（患者 B.J.）

病例 3：Ⅱ类，前牙开殆，临床治疗效果

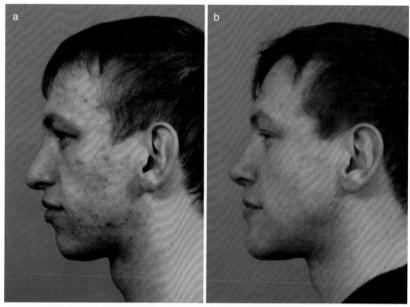

图 6.99　患者术前静态时左侧面像（a），患者进行了正畸正颌联合治疗术、双侧颧骨截骨术、双侧下颌角增大术、闭合式鼻成形术、左侧耳成形术以及面中部脂肪充填术后 1 年的静态时左侧面像（b）（患者 B.J.）

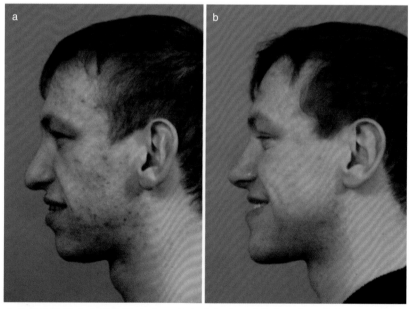

图 6.100　患者术前微笑时左侧面像（a），患者进行了正畸正颌联合治疗术、双侧颧骨截骨术、双侧下颌角增大术、闭合式鼻成形术、左侧耳成形术以及面中部脂肪充填术后 1 年的微笑时左侧面像（b）（患者 B.J.）

病例 3：II 类，前牙开𬌗，临床治疗效果

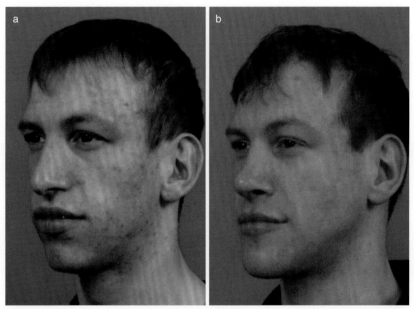

图 6.101　患者术前静态时 2/3 左侧面像（a），患者进行了正畸正颌联合治疗术、双侧颧骨截骨术、双侧下颌角增大术、闭合式鼻成形术、左侧耳成形术以及面中部脂肪充填术后 1 年的静态时 2/3 左侧面像（b）（患者 B.J.）

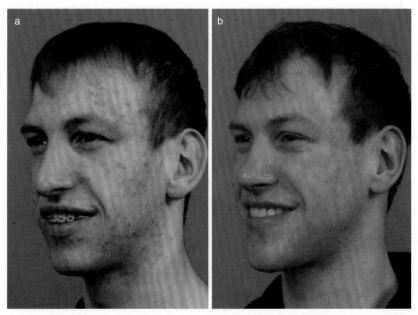

图 6.102　患者术前微笑时 2/3 左侧面像（a），患者进行了正畸正颌联合治疗术、双侧颧骨截骨术、双侧下颌角增大术、闭合式鼻成形术、左侧耳成形术以及面中部脂肪充填术后 1 年的微笑时 2/3 左侧面像（b）（患者 B.J.）

病例 3：Ⅱ类，前牙开𬌗，临床治疗效果

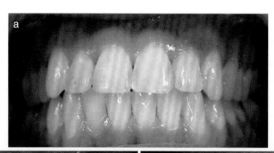

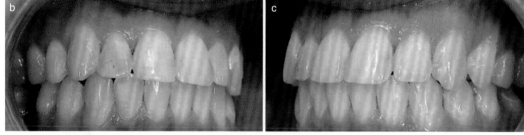

图 6.103　患者正畸正颌联合治疗后 1 年正面（a）、右侧面（b）和左侧面（c）口内咬合图像（患者 B.J.）。感谢 Bart Vande Vannet 教授的正畸治疗

■ 病例 4：Ⅲ类，面中部发育不足，前牙
　　开𬌗（AOB）

　　患者 B.B.，15 岁，男性，Ⅲ类错𬌗畸形，前牙开𬌗（AOB），由于面中部发育不足而导致颌面部畸形。术前检查，核素骨扫描未见髁突有明显的生长趋势。正面观，患者临床表现为面中部扁平，鼻尖微向右偏，没有明显的下颌不对称。静态时，患者切牙切缘露出 2mm，而在自发性微笑时几乎整个切牙暴露（11 牙的牙龈露出 1mm），上颌咬合平面微倾斜。侧面观，患者面中部扁平，双侧颧骨发育不足，轻微的鼻背驼峰，下唇紧张。患者属于Ⅲ类面型，安氏Ⅲ类错𬌗，牙弓横向关系正常，前牙开𬌗，上切牙中线左偏 1mm。患者既往无颞下颌关节紊乱病史，也没有关节疼痛病史（图 6.104~6.148）。

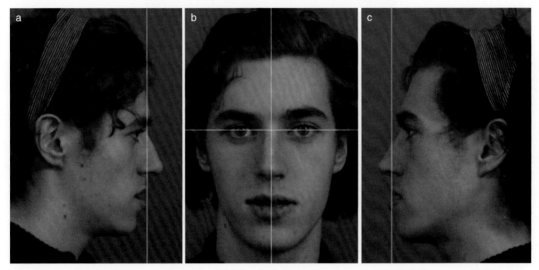

图 6.104　术前 3 周左右，给患者 B.B. 检查，在静态临床自然头位时拍摄的患者右侧面像（a）、正面像（b）和左侧面像（c）（患者 B.B.）

病例 4：III 类，面中部发育不足，前牙开殆（AOB）

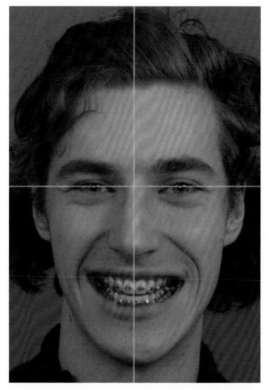

图 6.105　术前 3 周左右，患者 B.B. 接受检查，拍摄的微笑正面像

■ 病例4：III类，面中部发育不足，前牙开𬌗（AOB），v–NHP 和 PHP

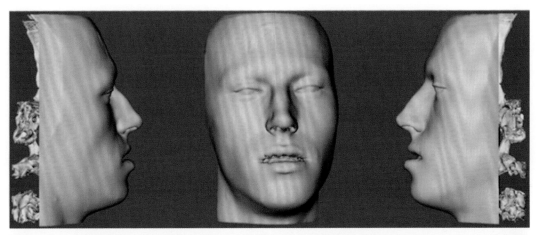

图6.106　术前给患者B.B.拍摄标准的CBCT图像，将影像数据通过软件（Maxilim v. 2.3.0.3）计算，做 3D "面渲染" 以获得头部软硬组织的右侧像，正面和左侧像。虽然我们已经尽量让患者在正确的静态临床自然头位（c–NHP）时接受扫描，但与患者的临床图像（图6.104）相比，虚拟头位还是有不一致的位置和方向

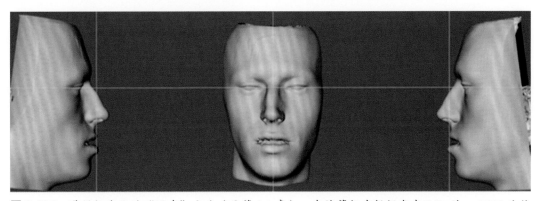

图6.107　遵循标准化的 "逐步" 方法（见第3.1章），在计算机中根据患者B.B.的 c–NHP 头位（图6.104），对扫描获得的头位（图6.106）进行调整，得到了 v–NPH 和个体化 PHP（3D "面渲染" 图像，Maxilim v.2.3.0.3）。注意，由于两张临床面像（图104a，c）显示的 c–NHP 并不相同，因此选择两个临床自然头位之间的位置作为标准来修改 v–NPH

■ 病例 4：III 类，面中部发育不足，前牙开𬌗（AOB）

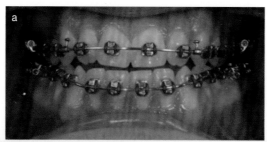

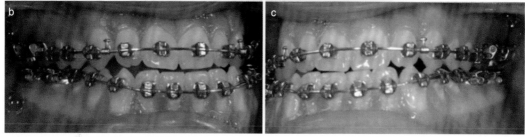

图 6.108　术前 3 周左右，开始做设计时给患者 B.B. 做检查，拍摄的正面（a）、右侧面（b）和左侧面（c）口内咬合图像

　　患者 B.B. 的病例解释了在正颌外科 3D 数字化治疗计划中，3D 虚拟自动旋转下颌骨的作用（见第 1.3 章）。

■ 病例 4：3D-VPS₅ 步骤 1，上颌咬合平面倾斜度的评估 / 修正（"Roll"）

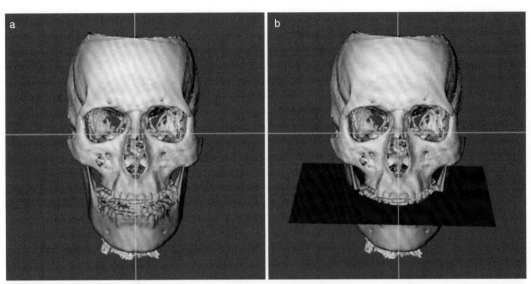

图 6.109　通过临床检查（图 6.105）评估患者 B.B. 的上颌咬合平面，也通过虚拟方法（a），根据患者 3D PHP 水平参考平面在计算机中评估患者的上颌咬合平面，显示在患者的咬合平面有轻度的倾斜（b）（患者 B.B. 的 3D "面渲染" 图像，Maxilim v.2.3.0.3）

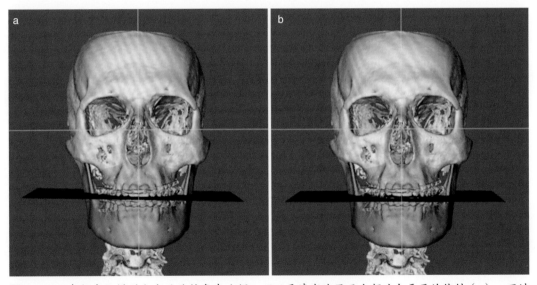

图 6.110　在数字化模型上向后旋转患者头颅，可以更清晰地显示上颌咬合平面的偏斜（a），不过患者的下颌咬合平面（b）与 3D PHP 水平参考面平行，不需要进行修正（患者 B.B. 的 3D "面渲染" 图像，Maxilim v.2.3.0.3）

■ 病例 4：3D-VPS₅ 步骤 2，上颌牙列中线的评估 / 修正

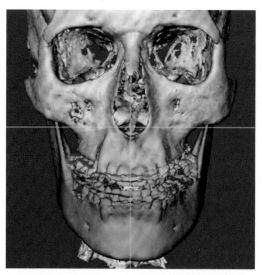 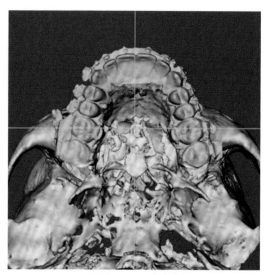

图 6.111　通过与患者 3D PHP 的面中线参考平面相比，患者 B.B. 上牙中线左偏 1mm，而下牙中线不偏（3D "面渲染" 图像，Maxilim v.2.3.0.3）

图 6.112　颅底位观，可以看到与 3D PHP 相对的面中线参考面相比，患者 B.B. 上牙中线左偏 1mm（3D "面渲染" 图像，Maxilim v.2.3.0.3）

■ 病例 4：3D-VPS₅ 步骤 3，确定虚拟咬合关系后对面部不对称性做整体评估

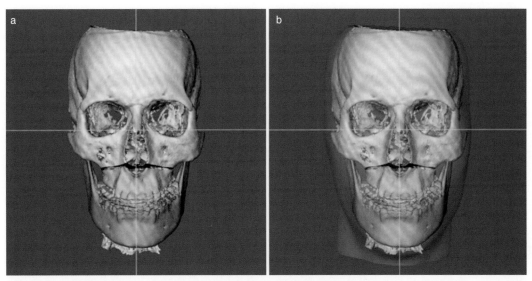

图 6.113　根据患者 B.B. 的 3D PHP 的水平参考面和面部中线参考面确定虚拟咬合关系，然后评估患者头部三维骨组织模型（a）和带有半透明化面部软组织的头部模型（b）的整体对称性（3D"面渲染"图像，Maxilim v.2.3.0.3）。注意患者下颌体的整体轮廓是对称的

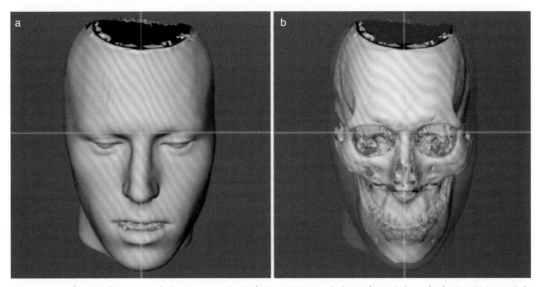

图 6.114　在确定虚拟咬合关系后，可以根据虚拟的软组织（a）形态和结合了半透明化软组织的颧骨颧弓的轮廓形态（b）来评估下颌骨下缘的轮廓，并据此来评估面部整体的对称性（3D"面渲染"图像，Maxilim v.2.3.0.3）。注意，患者面中部及下颌轮廓整体对称性良好，鼻骨基本是直的，但鼻尖轻微右偏

■ 病例 4：3D-VPS₅ 步骤 4，颌骨外展的评估 / 修正（"Yaw"）

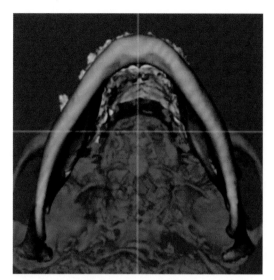 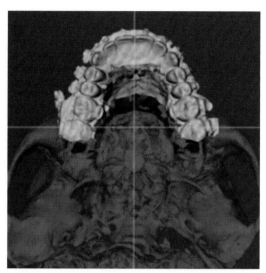

图 6.115　颅底位观可见患者 B.B. 下颌整体对称良好（3D"面渲染"图像，Maxilim v.2.3.0.3）

图 6.116　颅底位观可见确定虚拟咬合后，患者 B.B. 的上颌没有外倾（3D"面渲染"图像，Maxilim v.2.3.0.3）

■ 病例 4：3D-VPS₅ 步骤 5，上颌切牙垂直位置的评估／修正

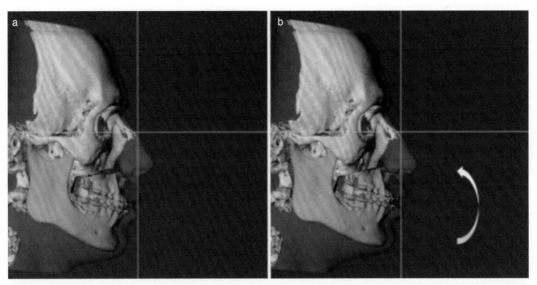

图 6.117　在下颌没有自动旋转的情况下确定患者的 3D 虚拟咬合关系（a），上切牙水平会下降 4.5mm；但如果将下颌自动逆时针旋转 3°（b）确定虚拟咬合关系，就可以保持上切牙水平为"0"的位置（患者 B.B.3D"面渲染"图像，Maxilim v.2.3.0.3）

■ 病例 4：3D-VPS₅ 步骤 6，上颌切牙矢状向位置的评估 / 修正

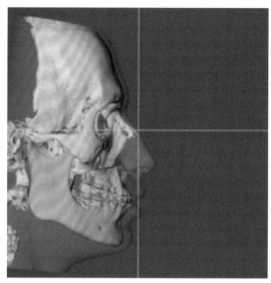

图 6.118　通过下颌逆时针旋转 3°（图 6.117）使上切牙水平前移 8.5mm，但在临床上看，根据患者 B.B. 的实际面型，这样的移动距离有些大了（3D "面渲染" 图像，Maxilim v.2.3.0.3）

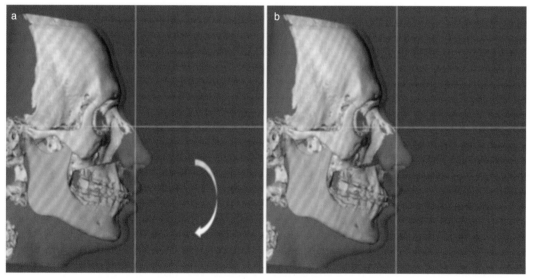

图 6.119　因此，我们调整了患者 B.B. 下颌骨矢状向旋转的角度，让下颌再次顺时针虚拟旋转 1.5°（a），最终使得上切牙在切端水平下降 1.5mm，前移 6mm（b），这样的移动距离在临床上是可以接受的（患者 B.B. 的 3D "面渲染" 图像，Maxilim v.2.3.0.3）

■ 病例 4：3D-VPS₅ 步骤 7，面部侧貌评估 / 咬合平面修正（ "Pitch" ）

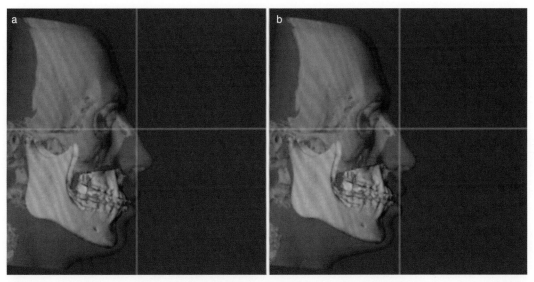

图 6.120　在步骤 7 这一阶段，评估下颌不做自动旋转（a）和做逆时针旋转 3°（b）后的面部侧貌轮廓（患者 B.B. 的 3D "面渲染" 图像，Maxilim v.2.3.0.3）

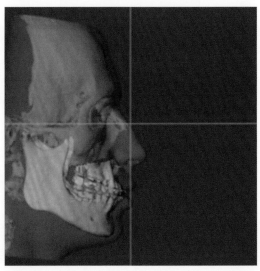

图 6.121　结合临床情况，决定对下颌骨做逆时针自动旋转 1.5°，使得上切牙水平可以前移 6mm 并下降 1.5mm（b）（患者 B.B. 的 3D "面渲染" 图像，Maxilim v.2.3.0.3）

■病例 4：3D-VPS$_5$ 步骤 8，3D 颏部位置的评估 / 修正

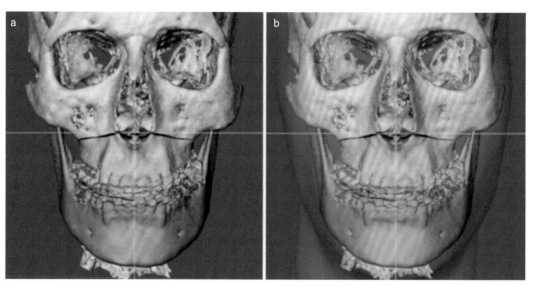

图 6.122　在患者头部骨组织模型和结合了透明化面部软组织的头部模型上，模拟进行 Le Fort Ⅰ 型截骨术，并做下颌虚拟逆时针自动旋转 1.5° 后，从正面评估患者颏部的位置（患者 B.B. 的 3D "面渲染" 图像，Maxilim v.2.3.0.3）。注意颏部整体对称

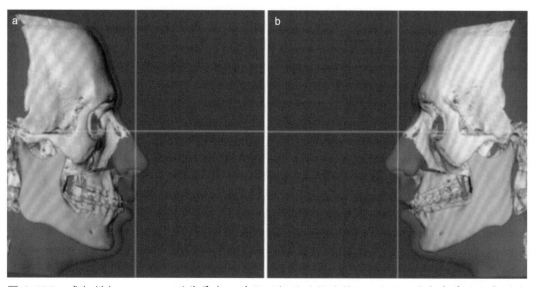

图 6.123　虚拟模拟 Le Fort Ⅰ 型截骨术，并做下颌逆时针旋转 1.5° 后，对患者骨性颏部的矢状向位置进行个体化评估，右侧面观（a）和左侧面观（b）（患者 B.B. 的 3D "面渲染" 图像，Maxilim v.2.3.0.3）

病例 4：3D-VPS₅ 步骤 8，3D 颏部位置的评估 / 修正

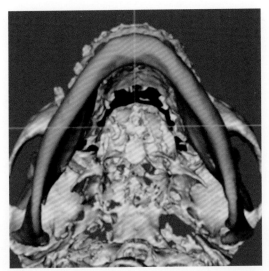

图 6.124　颅底位观，在模拟 Le Fort I 型截骨术，并进行下颌骨逆时针旋转 1.5° 后，对骨性颏部进行评估，显示患者 B.B. 的下颌轮廓基本对称（患者 B.B. 的 3D "面渲染" 图像，Maxilim v.2.3.0.3）

■ 病例 4：3D-VPS₅ 步骤 9，与患者沟通个体化治疗计划

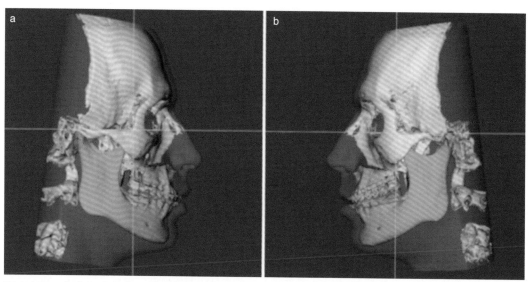

图 6.125 在实际手术前，呈现给患者 B.B. 看的"个体化 3D 数字化治疗计划"，右侧面观（a）和左侧面观（b）（3D"面渲染"图像，Maxilim v.2.3.0.3）

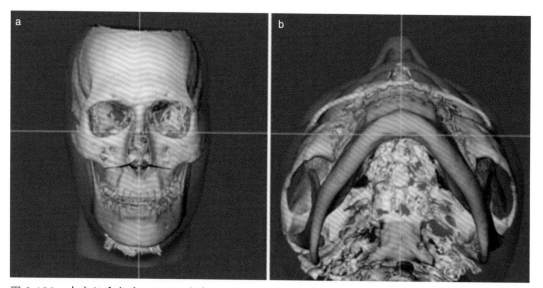

图 6.126 在实际手术前，呈现给患者 B.B. 看的"个体化 3D 数字化治疗计划"，正面观（a）和颅底位观（b）（3D"面渲染"图像，Maxilim v.2.3.0.3）。注意患者鼻骨是直的，但鼻尖轻微右偏，同时注意扁平的颧骨

病例4：3D-VPS₅步骤9，与患者沟通个体化治疗计划

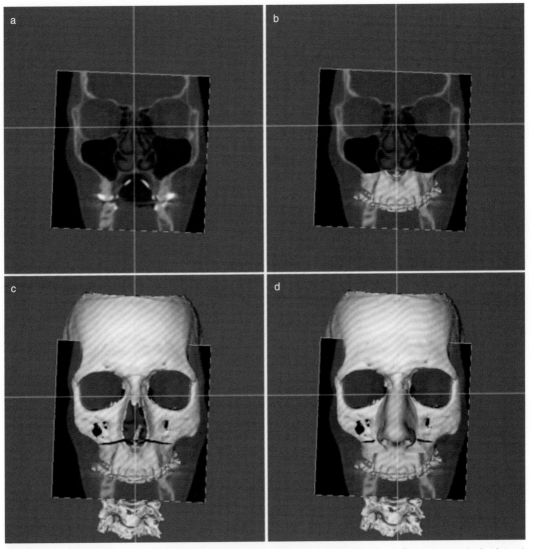

图 6.127　对患者的冠状位断层（a）、分割的上颌骨（b）、颅骨（c）及鼻部软组织（d）进行联合的 3D 虚拟整体评估，显示前鼻棘（ANS）位于中线，鼻底是对称的，但明显的鼻中隔偏曲导致了患者 B.B. 鼻尖右偏（3D "面渲染" 图像，Maxilim v.2.3.0.3）

■ 病例 4：3D-VPS₅ 步骤 10，3D 数字化治疗计划的最终调整

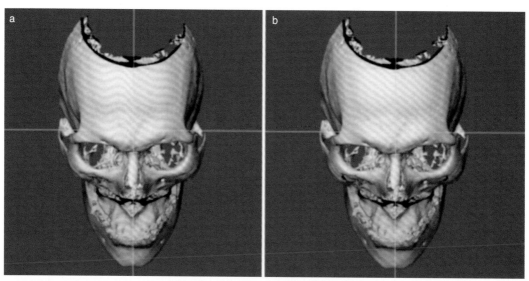

图 6.128　与患者 B.B. 沟通后，对最终的"个体化 3D 数字化治疗计划"进行调整确定，除正颌手术外，还决定附加实施颧骨三明治式截骨术来纠正面中部和眶下区扁平的轮廓，进行鼻中隔成形术来改善鼻尖偏斜和左鼻阻塞（3D "面渲染" 图像，Maxilim v.2.3.0.3），调整前（a）的正面下斜位观，调整后（b）的正面下斜位观

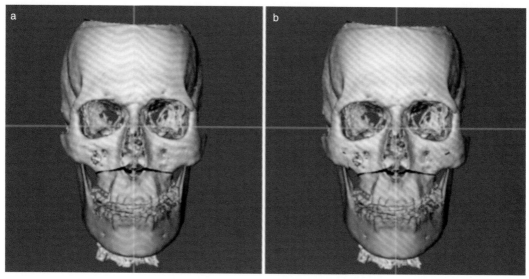

图 6.129　与患者 B.B. 沟通后，对最终的"个体化 3D 数字化治疗计划"进行调整确定，除正颌手术外，还决定附加实施颧骨三明治式截骨术来纠正面中部和眶下区扁平的轮廓，进行鼻中隔成形术来改善鼻尖偏斜和左鼻阻塞（3D "面渲染" 图像，Maxilim v.2.3.0.3），调整前的正面观（a），调整后的正面观（b）

■ 病例 4：3D-VPS₅——最终的整合"个体化 3D 数字化治疗计划"

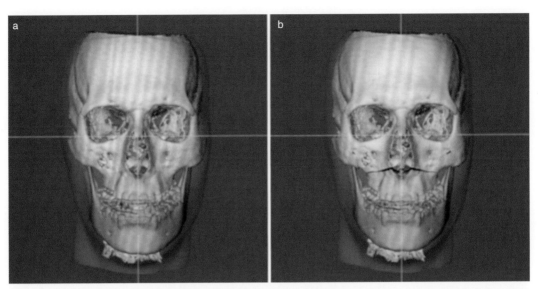

图 6.130　患者的最初面部形态的正面观（a）和最后的制定的"个体化 3D 数字化治疗计划"的正面观（b）（患者 B.B. 的 3D"面渲染"图像，Maxilim v.2.3.0.3）

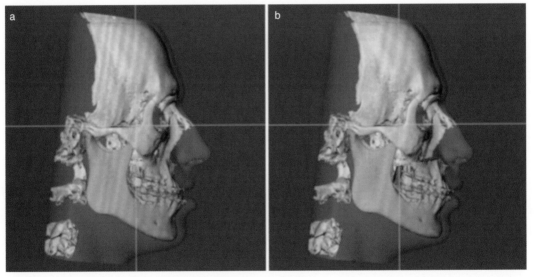

图 6.131　患者最初的面部结构的右侧位观（a），完成好的"个体化 3D 数字化治疗计划"的右侧面观（b）（患者 B.B. 的 3D"面渲染"图像，Maxilim v.2.3.0.3）

病例 4：3D-VPS$_5$——最终的整合"个体化 3D 数字化治疗计划"

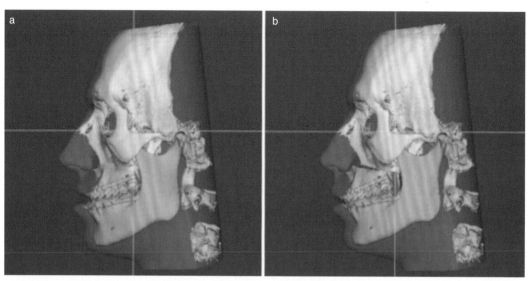

图 6.132　患者最初的面部结构的左侧面观（a），完成好的"个体化 3D 数字化治疗计划"的左侧面观（b）（患者 B.B. 的 3D"面渲染"图像，Maxilim v.2.3.0.3）

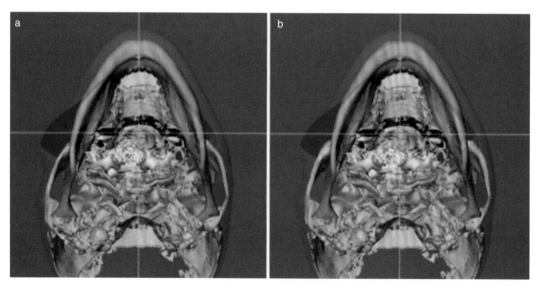

图 6.133　患者最初的面部结构的颅底位观（a），完成好的"个体化 3D 数字化治疗计划"的颅底位观（b）（患者 B.B. 的 3D"面渲染"图像，Maxilim v.2.3.0.3）。注意双侧颧骨增宽

■ 病例4："3D 数字化治疗计划，手术室"
模板

上颌骨截骨术

- ■ Le Fort：■ Ⅰ □ Ⅱ □ Ⅲ
- ■ 不分段
- □ 分段
        分块数：_____
        牙间位置：_____
- ■ 前移：   6.0 mm
- □ 后退：_____
- ■ 中线：   1.0 mm   ■ 右 □ 左
- ■ Le Fort Ⅰ型骨切开后的中线： 31 与 41
之间
- ■ 垂直向：   （→）
- □ "Yaw" 修正：_____
- □ 其他：_____

```
┌─────────────────────────────────┐
│ 设计要求                          │
│ ■ 上颌优先                        │
│ □ 下颌优先                        │
│ □ 微创 Le Fort I                  │
│ □ 术中 CBCT                       │
│ □ 结扎丝：                        │
│ ■ 种植支抗：    正面              │
│ □ 舌侧扣：                        │
│ □ 咬合调磨：                      │
│ □ 其他：_____                   │
└─────────────────────────────────┘
```

↓	↓	↓	↓	↓
0.5mm	1.5mm	1.5mm	1.0mm	0.0mm
16	13	11	23	26

"Roll" 修正   □ 顺时针   ■ 逆时针

下颌骨截骨术

- □ 矢状劈开截骨术   □ 右 □ 左
- □ 倒 L 型截骨术   □ 右 □ 左
- □ 下颌支垂直骨切开术   □ 右 □ 左
- □ 前移：   右_____   左_____
- □ 后退：   右_____   左_____
- □ "Pitch" 顺时针旋转
- □ "Pitch" 逆时针旋转
- □ 中线分离
- □ 下牙槽神经走行：右_____ 左_____
- □ 下颌矢状劈开截骨后中线：_____
- □ 其他：_____

颏成形术

- □ 前移：_____
- □ 后退：_____
- □ 中线：_____   □ 右 □ 左
- □ 上抬：
        □ 前段：_____
        □ 后段：右_____   左_____
- □ 下降：
        □ 前段：_____
        □ 后段：右_____   左_____
- □ "盾状" 颏成形术
- □ "翼状" 颏成形术
        颏孔水平：
            □ 对称性截骨
            □ 不对称性截骨
- □ 其他：_____

其他治疗

- ■ 鼻旁交叉缝合
- ■ 鼻翼缩窄缝合
- ■ 鼻中隔成形术
- □ 下鼻甲切除
- □ ANS：   □ 缩短 □ 调整中线
- □ 鼻基底修整术   □ 右 □ 左
- ■ 鼻侧壁修整术   ■ 右 ■ 左
- □ 骨移植：_____
- □ 拔牙：_____
- □ 其他：_____

辅助整形治疗

- □ 颊脂垫切除术   □ 右 □ 左
- ■ 颧骨截骨术   ■ 右 ■ 左
        眶下孔水平：
            □ 对称性截骨
            ■ 不对称性截骨
- □ 耳成形术：   □ 右 □ 左
- □ 鼻整形术：_____
- □ 眉上提术：_____
- □ 眼睑成形术：_____
            □ 上睑 □ 下睑
- □ 面部除皱术：_____
- □ 颈部除皱术：_____
- □ 抽脂术：_____
- □ 脂肪充填术：_____
- □ 其他：_____

3D Virtual Treatment Planning of Orthognathic Surgery.Swennen GRJ. ©Springer 2017

Addendum Template.Prof. Gwen Swennen and Dr. Martin Gaboury,Maxillofacial and Facial Plastic Surgery.

■ 病例 4：III 类，面中部发育不足，前牙开𬌗（AOB），3D 虚拟治疗效果

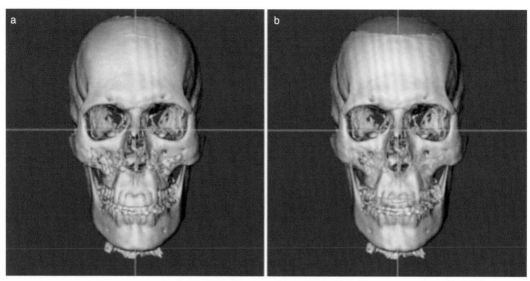

图 6.134　根据颅底硬组织结构进行基于体素的 3D 模型配准，将术前和术后 6 个月（蓝色）的 3D "面渲染" 硬组织图像进行叠加对比（i-CAT, Imaging Sciences International Inc., Maxilim v. 2.3.0.3）（患者 B.B.）。术前和术后图像叠加图（a），术前和透明化的术后图像图叠加图（b）

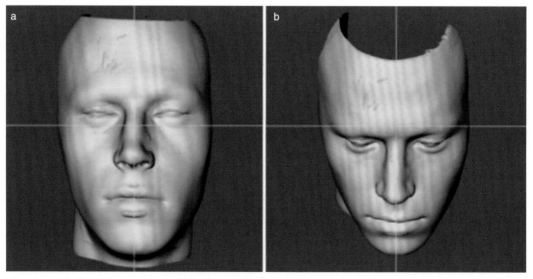

图 6.135　根据颅底硬组织结构进行基于体素的 3D 模型配准，将术前和术后 6 个月（蓝色）的 3D "面渲染" 软组织图像进行叠加对比。正面观（a）和前下位观（b）（i-CAT, Imaging Sciences International Inc., Maxilim v. 2.3.0.3）（患者 B.B.）。注意术后（蓝色）的面部对称性及协调性，注意鼻尖偏斜已通过鼻中隔修整术进行了调整

病例 4：Ⅲ 类，面中部发育不足，前牙开𬌗（AOB），3D 虚拟治疗效果

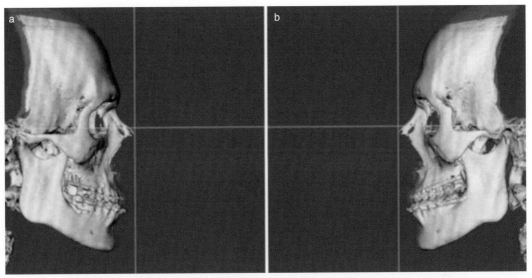

图 6.136　根据颅底结构进行基于体素的 3D 模型配准，将术前和术后 6 个月（蓝色）的 3D "面渲染" 硬组织图像进行叠加对比。右侧面观（a）和左侧面观（b）（i-CAT, Imaging Sciences International Inc., Maxilim v. 2.3.0.3）（患者 B.B.）

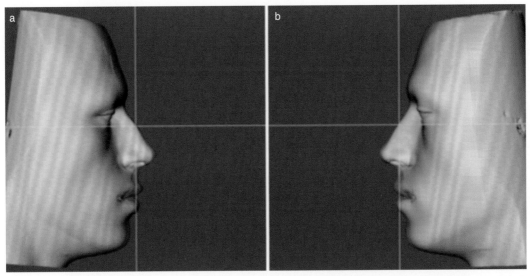

图 6.137　根据颅底结构进行基于体素的 3D 模型配准，将术前和术后 6 个月（蓝色）的 3D "面渲染" 软组织图像叠加对比，右侧（a）和左侧面观（b）（i-CAT, Imaging Sciences International Inc., Maxilim v. 2.3.0.3）（患者 B.B.）。注意术后下唇形态有所改善，而依靠保持前鼻嵴 ANS 的位置和增加鼻尖突度，也提升了鼻唇美学单元

■病例 4：III 类，面中部发育不足，前牙开骀（AOB），临床治疗效果

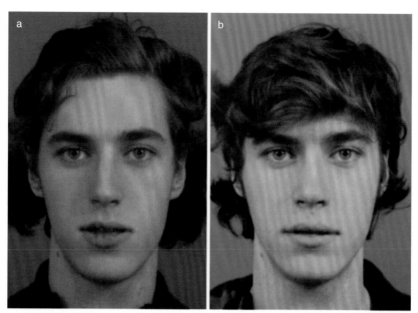

图 6.138　患者在术前（a）和正畸正颌手术联合治疗及双侧颧骨截骨术后 6 个月（b）的静态正面像（患者 B.B.）

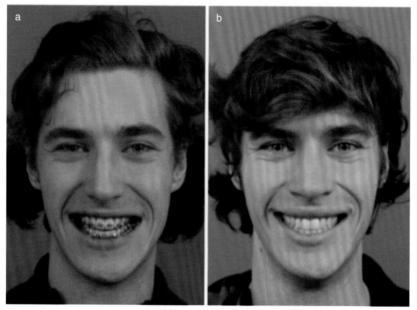

图 6.139　患者在术前（a）和正畸正颌手术联合治疗及双侧颧骨截骨术后 6 个月（b）的微笑时正面像（患者 B.B.）

病例 4：III 类，面中部发育不足，前牙开𬌗（AOB），临床治疗效果

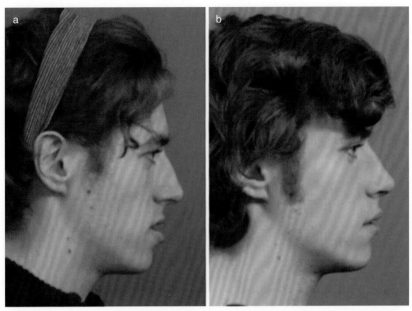

图 6.140　患者在术前（a）和正畸正颌手术联合治疗及双侧颧骨截骨术后 6 个月（b）的静态右侧面像（患者 B.B.）

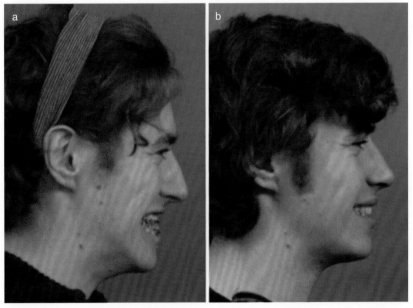

图 6.141　患者在术前（a）和正畸正颌手术联合治疗及双侧颧骨截骨术后 6 个月（b）的微笑时右侧面像（患者 B.B.）

病例 4：Ⅲ 类，面中部发育不足，前牙开𬌗（AOB），临床治疗效果

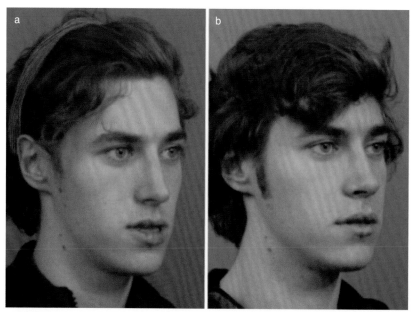

图 6.142　患者在术前（a）和正畸正颌手术联合治疗及双侧颧骨截骨术后 6 个月（b）的静态 2/3 右侧面像（患者 B.B.）

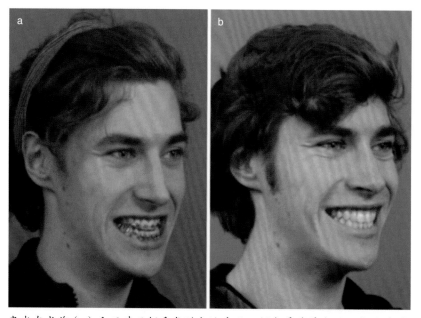

图 6.143　患者在术前（a）和正畸正颌手术联合治疗及双侧颧骨截骨术后 6 个月（b）的微笑 2/3 右侧面像（患者 B.B.）

病例4：III类，面中部发育不足，前牙开殆（AOB），临床治疗效果

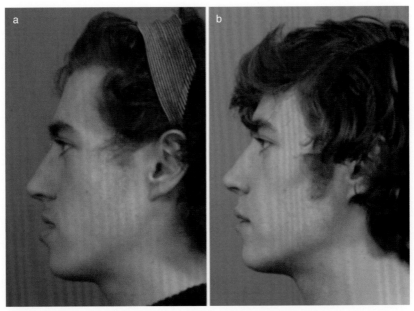

图6.144　患者在术前（a）和正畸正颌手术联合治疗及双侧颧骨截骨术后6个月（b）的静态左侧面像（患者B.B.）

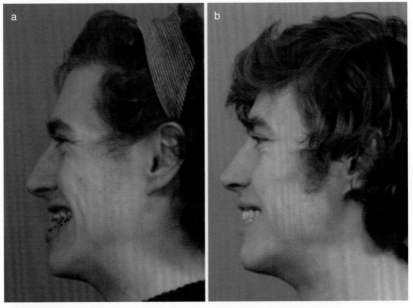

图6.145　患者在术前（a）和正畸正颌手术联合治疗及双侧颧骨截骨术后6个月（b）的微笑左侧面像（患者B.B.）

病例4：Ⅲ类，面中部发育不足，前牙开殆（AOB），临床治疗效果

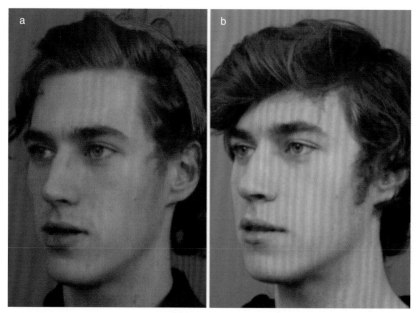

图6.146　患者在术前（a）和正畸正颌手术联合治疗及双侧颧骨截骨术后6个月（b）的静态2/3左侧面像（患者B.B.）

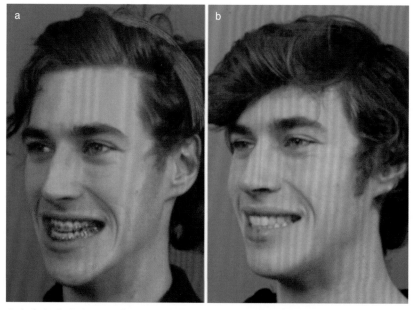

图6.147　患者在术前（a）和正畸正颌手术联合治疗及双侧颧骨截骨术后6个月（b）的微笑时2/3左侧面像（患者B.B.）

病例4：Ⅲ类，面中部发育不足，前牙开𬌗（AOB），临床治疗效果

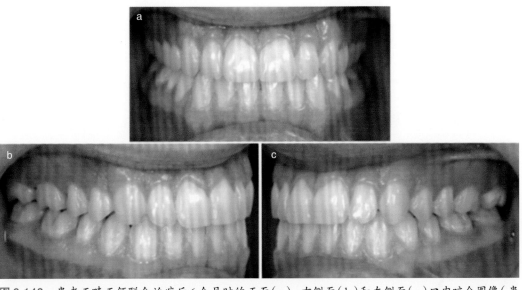

图6.148 患者正畸正颌联合治疗后6个月时的正面（a）、右侧面（b）和左侧面（c）口内咬合图像（患者B.B.）。感谢 Annelies Müller 及 Guy De Pauw 教授的正畸治疗

■ 病例5：III 类，面中部发育不足，下颌骨发育过度

患者 L.E.，16 岁，女，III 类错𬌗畸形，面中部发育不全，下颌骨发育过度。在手术设计前，对患者进行了核素骨扫描，未见髁突有任何生长趋势。正面观，临床表现出面中部扁平，鼻根部不对称，颏部左偏。静态时，切牙切缘露出 5mm，而在微笑时整个切牙暴露并伴有 2mm 的牙龈露出。侧面观，患者面中部后缩，双侧颧骨发育不足，鼻子较大，唇红外露不足，唇向内凹陷，下颌较大，伴有颏部发育不足。患者属于安氏 III 类错𬌗，牙弓横向关系正常，下切牙中线左偏 1mm。患者既往无颞下颌关节紊乱病史，也没有明显的关节疼痛（图 6.149~6.195）。

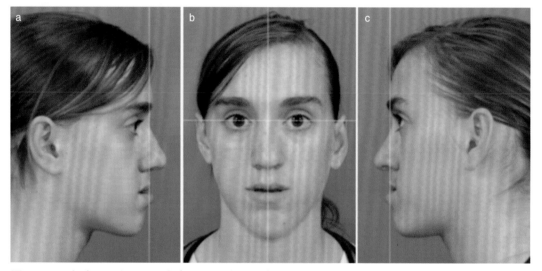

图 6.149　术前 3 周左右，给患者 L.E. 检查时，在其静态 c-NHP 拍摄的患者右侧面像（a）、正面像（b）和左侧面像（c）。注意扁平的面中部，鼻根部不对称，颏部左偏

病例 5：III 类，面中部发育不全，下颌骨发育过度

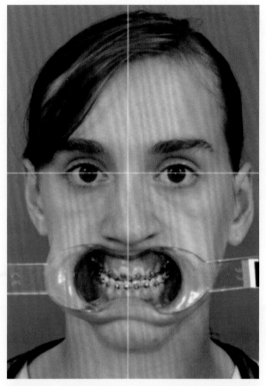

图 6.150　术前 3 周左右，患者 L.E. 拍摄的临床正面像，使用了频率开器。注意上牙中线左偏 2mm

■ 病例5：Ⅲ类，面中部发育不全，下颌骨发育过度，v-NHP 和 PHP

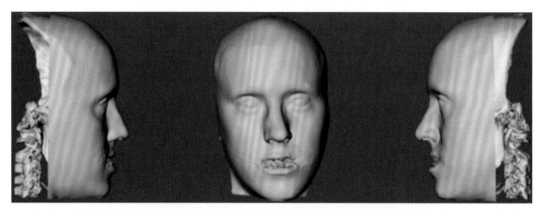

图6.151　术前给患者L.E.进行标准CBCT扫描，再采用3D"面渲染"后获得头部软硬组织的右侧像，正面和左侧像（Maxilim v. 2.3.0.3）。注意，虽然我们已经尽力保证患者在正确的静态临床自然头位时接受扫描，但患者的临床图像（图6.149）相比，患者L.E.虚拟头位的位置和方向不完全一致

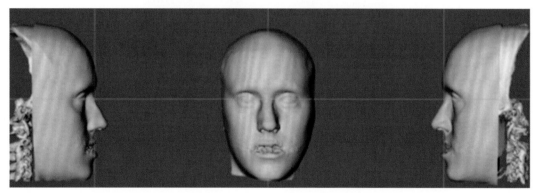

图6.152　遵循标准的"逐步"方法（见第3.1章），在计算机中根据患者L.E.的临床自然头位（c-NHP）（图6.149），对扫描获得的头位（图6.151）进行虚拟修改，得到其虚拟自然头位（v-NPH）和个体化的"设计头位（PHP）"（3D"面渲染"图像，Maxilim v.2.3.0.3）

■病例5：Ⅲ类，面中部发育不全，下颌骨发育过度

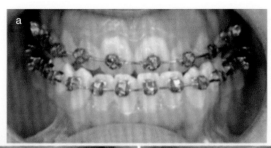

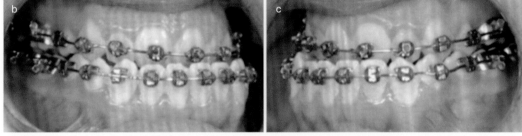

图6.153　大约术前3周，给患者L.E.做临床检查时的正面（a）、右侧面（b）和左侧面（c）口内咬合图像。注意下牙中线左偏1mm

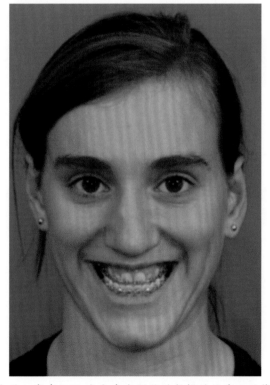

图6.154　大约术前3个月，患者L.E.充分自发微笑时拍摄的临床正面像。注意患者微笑并不自然（图6.186a）

■ 病例 5：3D-VPS₅ 步骤 1，上颌咬合平面倾斜度的评估 / 修正（"Roll"）

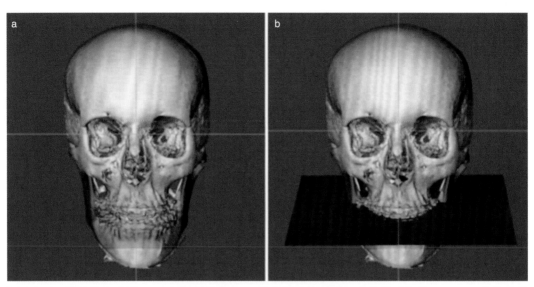

图 6.155　通过临床（图 6.154）检查患者 L.E. 的上颌咬合平面，也通过虚拟的 3D PHP 水平参考平面（a）检查患者的上颌咬合平面，并进行评估，患者并不需要纠正咬合平面（b）（3D "面渲染" 图像，Maxilim v.2.3.0.3）

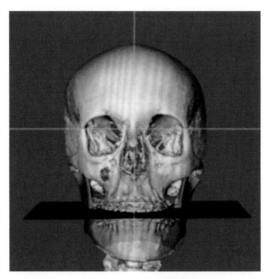

图 6.156　在计算机模型上轻微向后旋转患者头颅，更加清晰地显示上颌咬合平面与 3D PHP 参考水平面平行，不需要纠正（患者 L.E. 的 3D "面渲染" 图像，Maxilim v.2.3.0.3）

■ 病例 5：3D-VPS₅ 步骤 2，上颌牙列中线的评估 / 修正

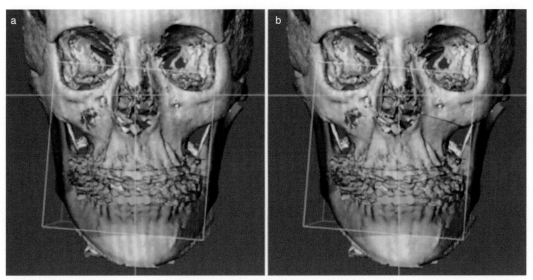

图 6.157　患者 L.E. 上牙中线左偏 2mm（a），通过单纯水平右移，将其修正到 3D PHP 基准平面的面中线（b）（3D "面渲染" 图像，Maxilim v.2.3.0.3）

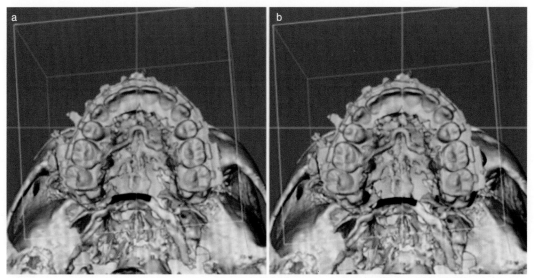

图 6.158　颅底位观，说明患者 L.E. 上颌牙列中线左偏 2mm（a），通过单纯水平右移后，修正到 3D PHP 基准平面的面中线（b）（患者 L.E. 的 3D "面渲染" 图像，Maxilim v.2.3.0.3）

■ 病例 5：3D-VPS₅ 步骤 3，确定虚拟咬合关系后对面部不对称性做整体评估

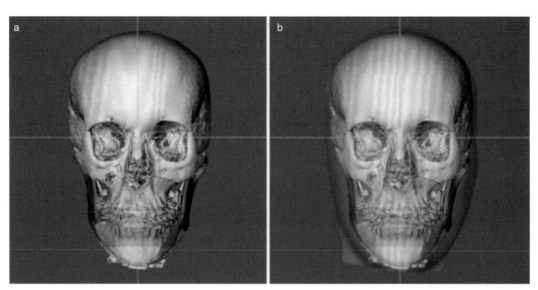

图 6.159　确定了虚拟咬合关系后，根据 PHP 的面部中线和水平参考面，对患者 L.E. 头部硬组织模型（a）和结合了透明化面部软组织的头部模型（b）进行整体的不对称性评估（3D "面渲染" 图像，Maxilim v.2.3.0.3）。注意患者下颌体的右侧外倾

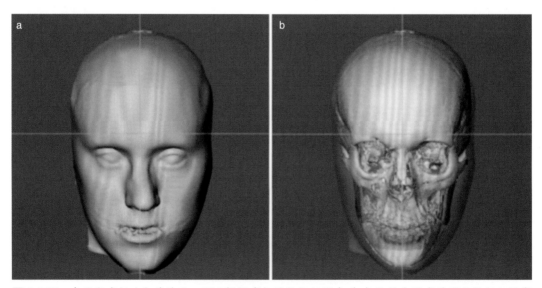

图 6.160　在确定虚拟咬合关系后，可以根据虚拟的软组织形态（a）和结合了半透明化软组织的颧骨颧弓轮廓形态（b）来评估下颌骨下缘轮廓（患者 L.E. 的 3D "面渲染" 图像，Maxilim v.2.3.0.3）。注意，尽管患者鼻骨比较直，但鼻尖是偏斜的

■ 病例 5：3D-VPS$_5$ 步骤 4，颌骨外展的评估 / 修正（"Yaw"）

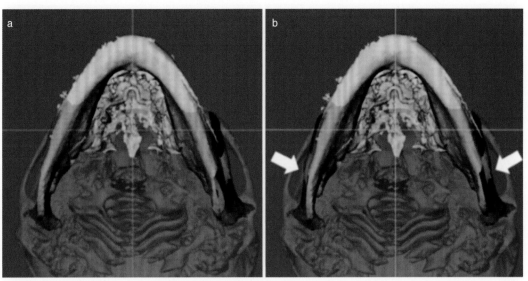

图 6.161　颅底位观，显示患者的下颌骨体部向右侧外倾（a），可以通过向左顺时针旋转"Yaw"下颌骨远心段来纠正（b）（患者 L.E. 的 3D "面渲染" 图像，Maxilim v.2.3.0.3）。注意旋转后，下颌骨两侧的近心骨段和远心骨段间都存在骨块的重叠

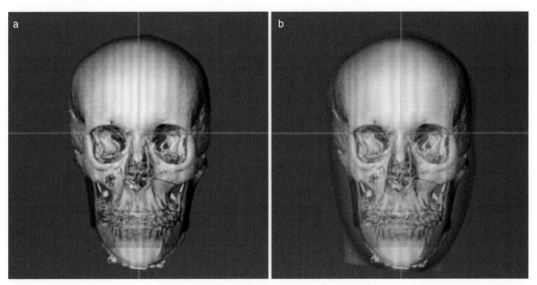

图 6.162　通过将上下颌骨复合体整体向左旋转（"Yaw"）来纠正下颌骨的右侧外倾后，对患者 L.E. 的面部骨轮廓（a）以及结合了透明化软组织的头部模型进行整体评估（b）（3D "面渲染" 图像，Maxilim v.2.3.0.3）

■ 病例 5：3D-VPS₅ 步骤 5，上颌切牙垂直位置的评估 / 修正

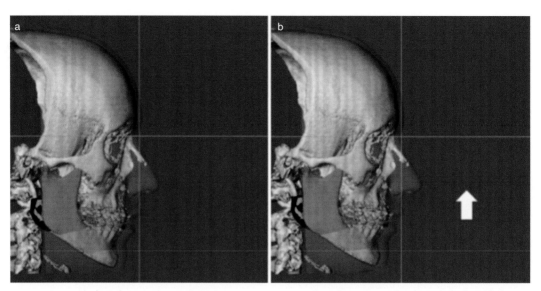

图 6.163   因患者静息时上前牙切缘露出 5mm，微笑时还露牙龈 2mm，临床上决定在此步骤（"步骤 5"）时，在上切牙切缘水平虚拟垂直上抬上颌骨 2mm（3D"面渲染"图像，Maxilim v.2.3.0.3）。纠正前（a），纠正后（b）

■ 病例 5：3D-VPS₅ 步骤 6，上颌切牙矢状向位置的评估 / 修正

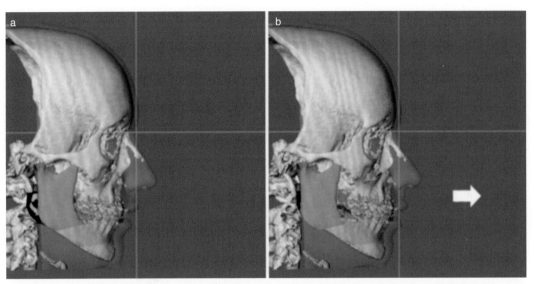

图 6.164　根据临床检查和 3D 头影测量分析，决定将"具有最终咬合关系的上下颌复合体"在上前牙切缘平面前移 7mm（患者 L.E. 的 3D "面渲染"图像，Maxilim v.2.3.0.3）。移动前（a），移动后（b）

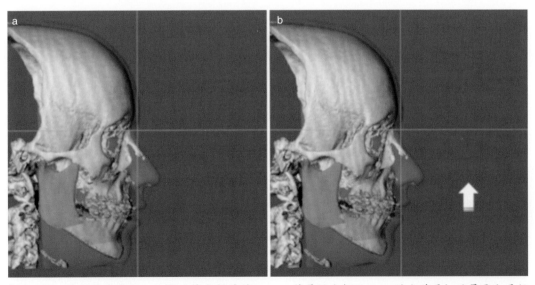

图 6.165　基于临床经验，如果只将上颌前移 7mm，将导致大概 2.5mm 的上前牙切端暴露和牙龈外露，因此决定再将患者 L.E. 的上下颌复合体在上前牙切端水平上抬 2.5mm，以改善露牙问题（"面渲染"图像，Maxilim v.2.3.0.3）。上抬前（a），上抬后（b）

■ 病例 5：3D-VPS₅ 步骤 7，患者侧貌评估 / 咬合平面修正（"Pitch"）

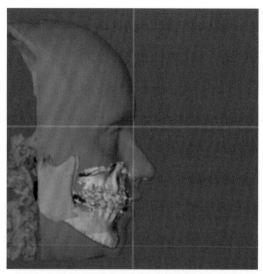

图 6.166　在步骤 7 这一阶段，要评估上唇部位的侧面轮廓和上唇的牙槽支持（患者 L.E. 的 3D "面渲染"图像，Maxilim v.2.3.0.3）。注意后缩的额部及截骨后下颌角处形成的台阶

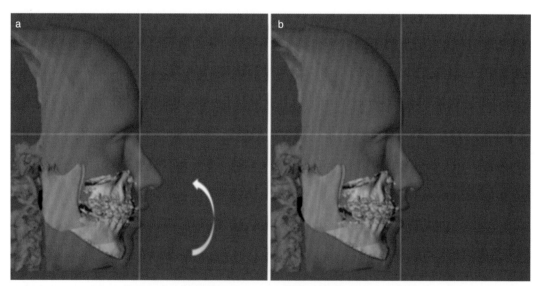

图 6.167　基于临床检查和 3D 头影测量分析，决定将咬合平面以上前牙切缘为旋转中心逆时针旋转 4°（"Pitch"旋转），在第一磨牙处形成 1mm 的上下颌牙列轻微嵌入（患者 L.E. 的 3D "面渲染"图像，Maxilim v.2.3.0.3）。旋转前（a），旋转后（b）

■病例 5：3D-VPS₅步骤 8，3D 颏部位置的评估 / 修正

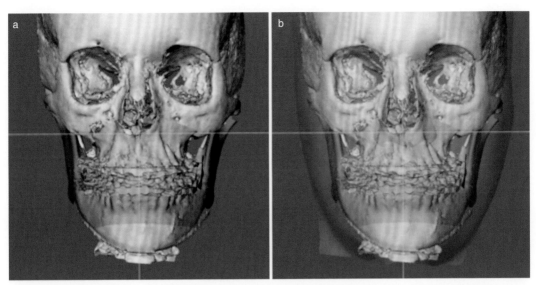

图 6.168　根据患者 L.E. 的 3D 骨组织模型（a）和结合了透明面部软组织（b）的头部模型，从正面评估患者骨性颏部的位置（3D "面渲染"图像，Maxilim v.2.3.0.3）。注意最初的颏部左偏已通过前面的步骤纠正了，但注意颏部仍有轻微的偏斜

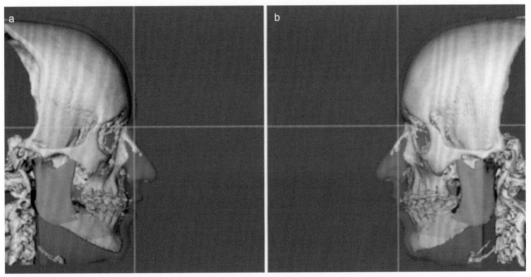

图 6.169　通过面部右侧面图（a）和左侧面图（b）来评估颏部的矢状向位置（3D "面渲染"图像，Maxilim v.2.3.0.3）。注意患者 L.E. 突出的骨性颏部和扁平的软组织轮廓间存在着不协调，颏唇沟形态也不佳

病例 5：3D-VPS₅ 步骤 8，3D 颏部位置的评估 / 修正

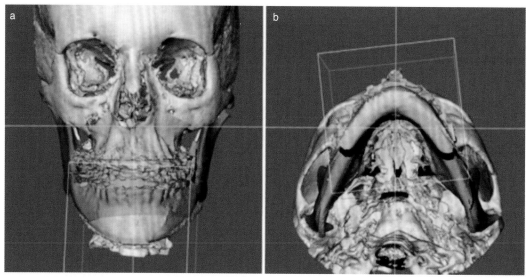

图 6.170　正面观（a），对患者 L.E. 颏部做虚拟的 "Roll" 向逆时针旋转，使颏部的左后段上抬 2mm 以校正偏斜（图 6.168）。颅底位观（b），颏部前移 4mm 后，未发现骨块有外倾（3D "面渲染" 图像，Maxilim v.2.3.0.3）

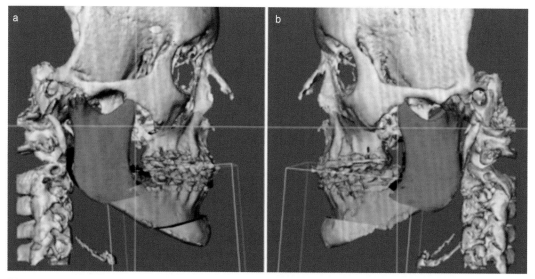

图 6.171　右侧面观（a）及左侧面观（b）显示通过虚拟手术，患者 L.E. 颏部前移了 4mm，左后段上抬了 2mm（3D "面渲染" 图像，Maxilim v.2.3.0.3）

■ 病例 5：3D-VPS₅ 步骤 9，与患者沟通个体化治疗计划

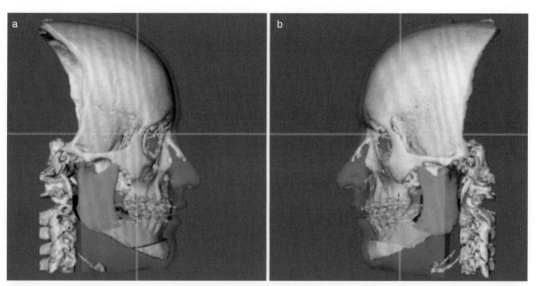

图 6.172　在实际手术前，呈现给患者 L.E. 看的"个体化 3D 数字化治疗计划"，右侧面观（a）和左侧面观（b）。注意在唇部 3D 软组织模拟的局限性

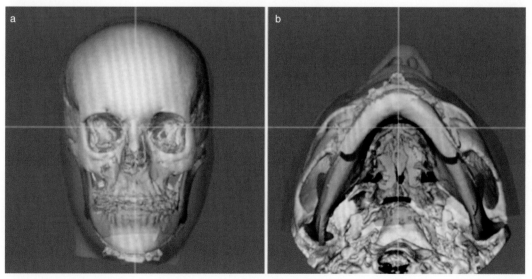

图 6.173　在实际手术前，呈现给患者 L.E. 看的"个体化 3D 数字化治疗计划"，正面观（a）和颅底位观（b）（3D"面渲染"图像，Maxilim v.2.3.0.3）。注意患者的鼻骨是直的，但鼻尖左偏，以及扁平的颧骨

病例 5：3D-VPS₅ 步骤 9，与患者沟通个体化治疗计划

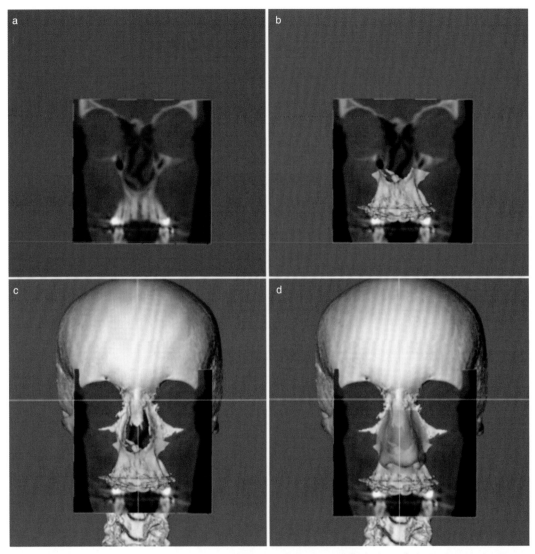

图 6.174　对患者的冠状位断层（a）、分割的上颌骨（b）、颅骨（c）及鼻部软组织（d）进行联合的 3D 虚拟整体评估，显示前鼻棘（ANS）右偏，左鼻底和鼻侧壁明显与对侧不对称，鼻中隔明显偏曲导致了患者 L.E.. 的鼻尖左偏（3D"面渲染"图像，Maxilim v.2.3.0.3）

■ 病例 5：3D-VPS₅ 步骤 10，3D 数字化治疗计划的最终调整

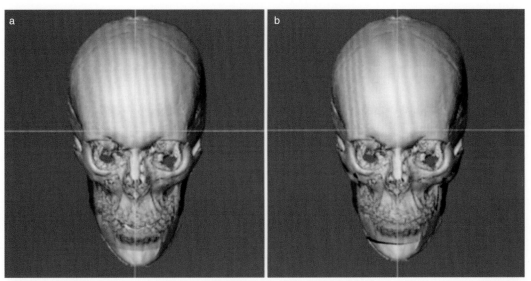

图 6.175　通过与患者 L.E. 沟通后，确定最终的"个体化 3D 数字化治疗计划"，增加了颧骨三明治式的截骨术来校正扁平的面中部眶下区轮廓（3D "面渲染"图像，Maxilim v.2.3.0.3）。手术前（a）和手术后（b）的正面前下倾斜观

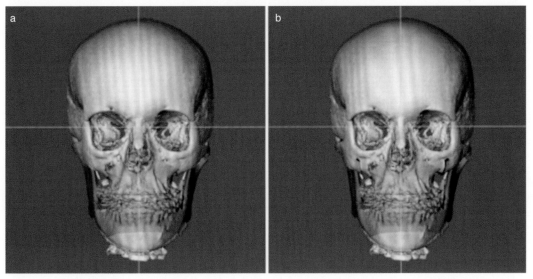

图 6.176　通过与患者 L.E. 沟通确定了最终的"个体化 3D 数字化治疗计划"，增加了颧骨三明治式截骨术来校正扁平的面中部眶下区轮廓（3D "面渲染"图像，Maxilim v.2.3.0.3）。手术前（a）和手术后（b）正面观

■病例 5：3D-VPS₅——最终的整合"个体化 3D 数字化治疗计划"

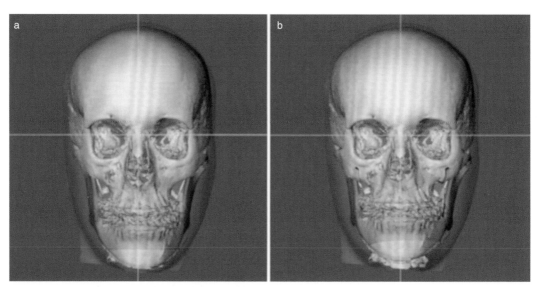

图 6.177　正面观，显示患者 L.E. 的最初面部形态（a）和最终制定的"个体化 3D 数字化治疗计划"（b）（3D"面渲染"图像，Maxilim v.2.3.0.3）

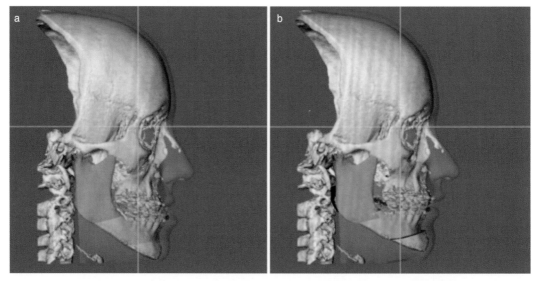

图 6.178　右侧面观，显示患者 L.E. 的最初面部形态（a）和最终制定的"个体化 3D 数字化治疗计划"（b）（3D"面渲染"图像，Maxilim v.2.3.0.3）。注意在唇部 3D 软组织模拟的局限性

病例 5：3D-VPS₅——最终的整合"个体化 3D 数字化治疗计划"

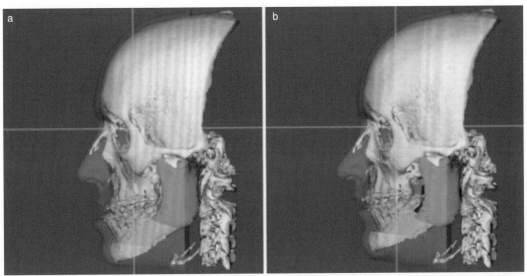

图 6.179 左侧面观，显示患者 L.E. 的最初面部形态（a）和最终制定的"个体化 3D 数字化治疗计划"（b）（3D"面渲染"图像，Maxilim v.2.3.0.3）。注意在唇部 3D 软组织模拟的局限性

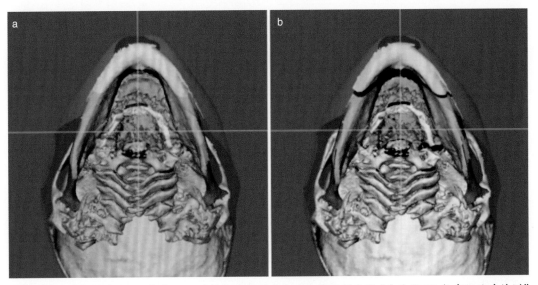

图 6.180 颅底位观，显示患者 L.E. 的最初面部形态（a）和最终制定的"个体化 3D 数字化治疗计划"（b）（3D"面渲染"图像，Maxilim v.2.3.0.3）。注意双侧颧骨做了增宽

■ 病例 5："3D 数字化治疗计划，手术室"模板

上颌骨截骨术
- ■ Le Fort：■ I □ II □ III
- ■ 不分段
- □ 分段
  - 块数：＿＿＿＿＿＿
  - 牙间位置：＿＿＿＿＿＿
- ■ 前移：　7.0mm
- □ 后退：＿＿＿＿＿
- ■ 中线：　2.0mm　　■ 右　□ 左
- ■ Le Fort I 型骨切开后的中线：　41 的近中 1/3
- ■ 垂直向：　　　　　　（→）
- ■ "Yaw" 修正：　逆时针向左
- □ 其他：＿＿＿＿＿

下颌骨截骨术
- ■ 矢状劈开截骨术　　　■ 右　■ 左
- □ 倒 L 型截骨术　　　　□ 右　□ 左
- □ 下颌支垂直骨切开术　□ 右　□ 左
- □ 前移：　右＿＿＿　左＿＿＿
- ■ 后退：　右　5.0mm　左　6.0mm
- □ "Pitch" 顺时针旋转
- ■ "Pitch" 逆时针旋转
- □ 中线劈开
- ■ 下牙槽神经走行：右　舌侧　左　舌侧
- □ 下颌矢状劈开截骨后中线：＿＿＿＿＿
- □ 其他：＿＿＿＿＿＿＿＿

颏成形术
- ■ 前移：4.0mm
- □ 后退：＿＿＿＿
- □ 中线：＿＿＿＿　□ 右　□ 左
- ■ 上抬：
  - □ 前段：＿＿＿＿
  - ■ 后段：右＿＿＿　左 2.0mm
- □ 下降：
  - □ 前段：＿＿＿＿
  - □ 后段：右＿＿＿　左＿＿＿
- □ "盾状" 颏成形术
- □ "翼状" 颏成形术
  - 颏孔水平：
    - □ 对称性截骨
    - ■ 不对称性截骨
- □ 其他：＿＿＿＿＿

设计要求
- ■ 上颌优先
- □ 下颌优先
- □ 微创 Le Fort I
- □ 术中 CBCT
- □ 结扎丝：＿＿＿＿
- □ 种植支抗：＿＿＿＿
- □ 舌侧扣：＿＿＿＿
- □ 咬合调磨：＿＿＿＿
- □ 其他：＿＿＿＿

↑ 3.5mm ↑ 4.25mm ↑ 4.5mm ↑ 4.25mm ↑ 3.5mm
＿16＿　＿13＿　＿11＿　＿23＿　＿26＿

"Roll" 修正　□ 顺时针　□ 逆时针

其他治疗
- ■ 鼻旁交错缝合
- ■ 鼻翼缩窄缝合
- ■ 鼻中隔成形术
- ■ 下鼻甲切除
- ■ ANS：　　■ 缩短　　■ 调整中线
- ■ 鼻基部修整术　　■ 右　■ 左
- ■ 鼻侧壁修整术　　■ 右　□ 左
- □ 骨移植：＿＿＿＿
- □ 拔牙：＿＿＿＿
- □ 其他：＿＿＿＿

辅助整形治疗
- □ 颊脂垫切除术　　　　□ 右　□ 左
- ■ 颧骨截骨术　　　　　■ 右　■ 左
  - 眶下孔水平：
    - □ 对称性截骨
    - □ 不对称性截骨
- □ 耳成形术：＿＿＿＿　□ 右　□ 左
- ■ 鼻整形术：　闭合式
- □ 眉上提术：＿＿＿＿
- □ 眼睑成形术：＿＿＿＿
  - □ 上睑　□ 下睑
- □ 面部除皱术：＿＿＿＿
- □ 颈部除皱术：＿＿＿＿
- □ 抽脂术：＿＿＿＿
- □ 脂肪充填术：＿＿＿＿
- □ 其他：＿＿＿＿

3D Virtual Treatment Planning of Orthognathic Surgery.Swennen GRJ. ©Springer 2017

Addendum Template.Prof. Gwen Swennen and Dr. Martin Gaboury,Maxillofacial and Facial Plastic Surgery.

■ 病例 5：Ⅲ 类，面中部发育不全，下颌骨发育过度，3D 虚拟治疗效果

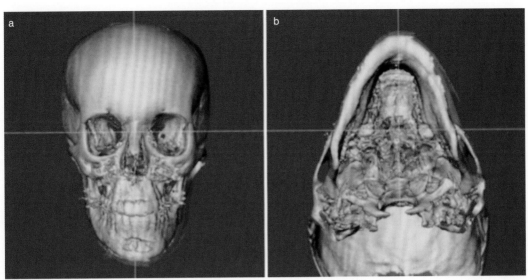

图 6.181　根据颅底硬组织结构进行基于体素的 3D 模型配准，将术前和术后 10 个月（蓝色）的硬组织图像进行叠加对比。正面观（a）和颅底位观（b）（i-CAT, Imaging Sciences International Inc., Maxilim v. 2.3.0.3）（患者 L.E.）。注意额部偏斜的校正

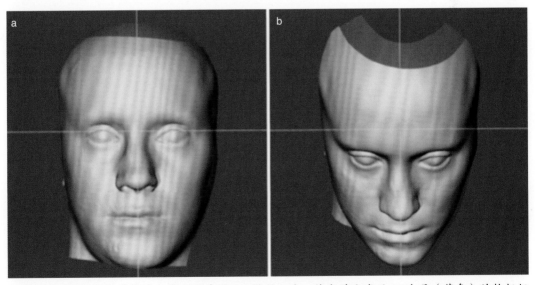

图 6.182　根据颅底结构进行基于体素的 3D 模型配准，将术前和术后 10 个月（蓝色）的软组织图像进行叠加对比。正面观（a）和前下位观（b）（i-CAT, Imaging Sciences International Inc., Maxilim v. 2.3.0.3）（患者 L.E.）。注意术后（蓝色）面部的对称与协调性

病例 5：Ⅲ 类，面中部发育不全，下颌骨发育过度，3D 虚拟治疗效果

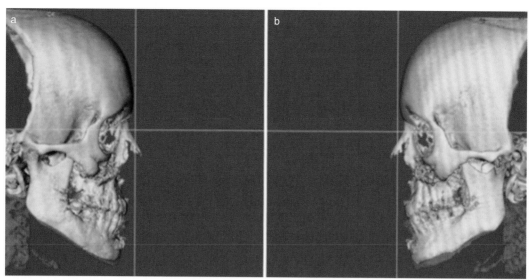

图 6.183　根据颅底结构进行基于体素的 3D 模型配准，将术前和术后 10 个月（蓝色）的硬组织图像进行叠加对比。右（a）和左（b）侧面观（i-CAT, Imaging Sciences International Inc., Maxilim v. 2.3.0.3）（患者 L.E.）。注意上下颌前部都有上抬

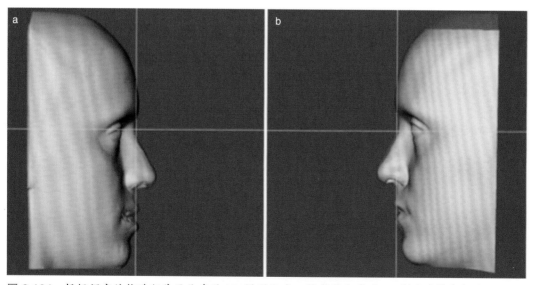

图 6.184　根据颅底结构进行基于体素的 3D 模型配准，将术前和术后 10 个月（蓝色）的 3D "面渲染"软组织图像进行叠加对比。右侧面观（a）和左侧面观（b）（i-CAT, Imaging Sciences International Inc., Maxilim v. 2.3.0.3）（患者 L.E.）。注意鼻背部校正后和术后唇位的改变带来的鼻唇美学单元的变化

■ 病例 5：III 类，面中部发育不全，下颌骨发育过度，临床治疗效果

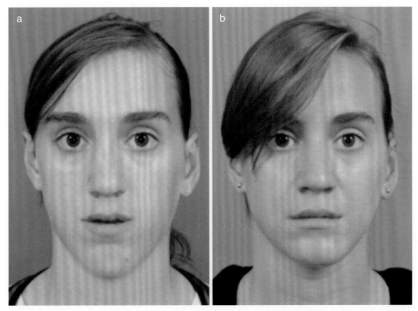

图 6.185　患者在术前（a）和实施了正畸正颌联合治疗加双侧颧骨截骨术和鼻成形术后 10 个月（b）的静态正面像（患者 L.E.）

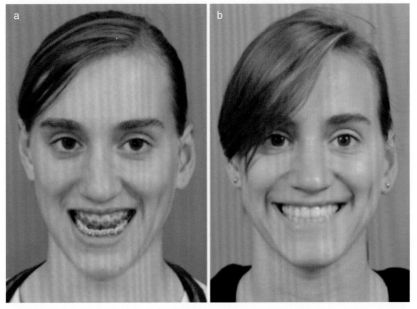

图 6.186　患者在术前（a）和实施了正畸正颌联合治疗加双侧颧骨截骨术和鼻成形术后 10 个月（b）的微笑时正面像（患者 L.E.）

病例 5：Ⅲ 类，面中部发育不全，下颌骨发育过度，临床治疗效果

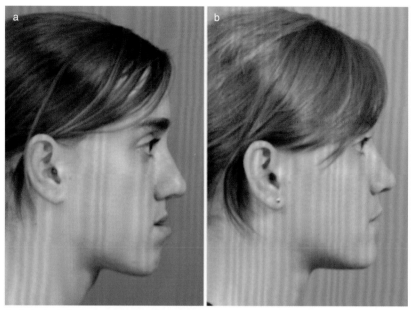

图 6.187　患者在术前（a）和实施了正畸正颌联合治疗加双侧颧骨截骨术和鼻成形术后 10 个月（b）的静态时右侧面像（患者 L.E.）

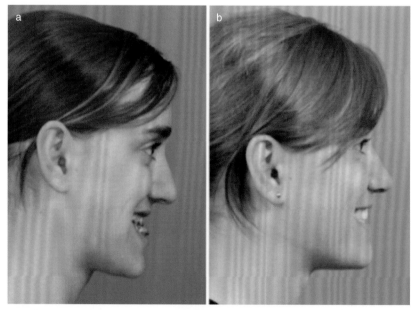

图 6.188　患者在术前（a）和实施了正畸正颌联合治疗加双侧颧骨截骨术和鼻成形术后 10 个月（b）的微笑时右侧面像（患者 L.E.）

病例5：Ⅲ类，面中部发育不全，下颌骨发育过度，临床治疗效果

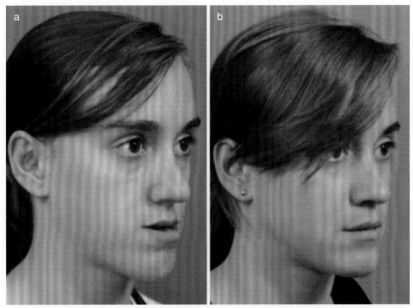

图 6.189　患者在术前（a）和实施了正畸正颌联合治疗加双侧颧骨截骨术和鼻成形术后 10 个月（b）的静态时 2/3 右侧面像（患者 L.E.）

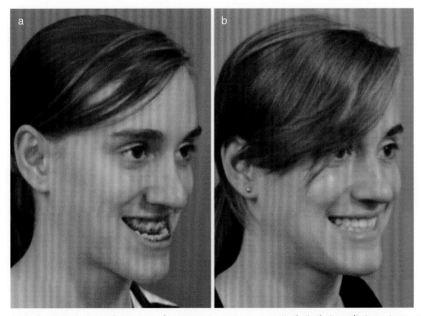

图 6.190　患者在术前（a）和实施了正畸正颌联合治疗加双侧颧骨截骨术和鼻成形术后 10 个月（b）的微笑时 2/3 右侧面像（患者 L.E.）

病例 5：Ⅲ 类，面中部发育不全，下颌骨发育过度，临床治疗效果

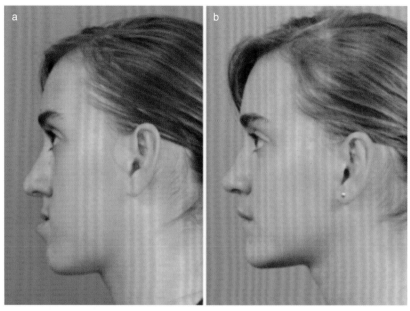

图 6.191　患者在术前（a）和实施了正畸正颌联合治疗加双侧颧骨截骨术和鼻成形术后 10 个月（b）的静态时左侧面像（患者 L.E.）

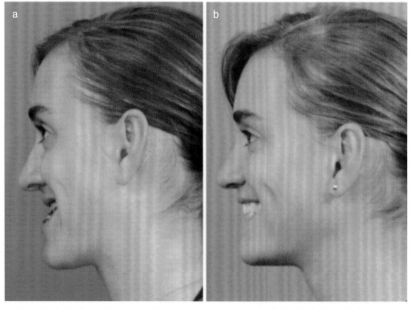

图 6.192　患者在术前（a）和实施了正畸正颌联合治疗加双侧颧骨截骨术和鼻成形术后 10 个月（b）的微笑时左侧面像（患者 L.E.）

病例 5：III 类，面中部发育不全，下颌骨发育过度，临床治疗效果

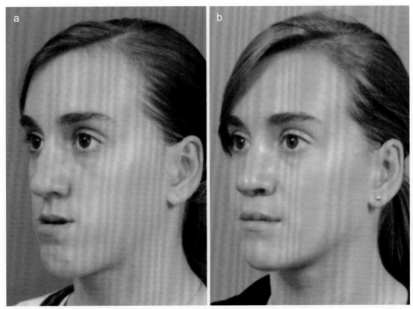

图 6.193　患者在术前（a）和实施了正畸正颌联合治疗加双侧颧骨截骨术和鼻成形术后 10 个月（b）的静态时 2/3 左侧面像（患者 L.E.）

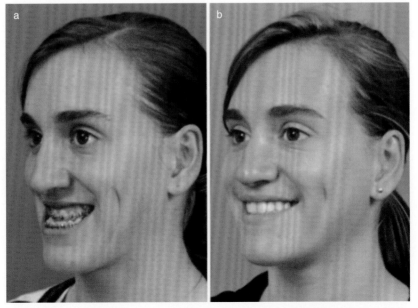

图 6.194　患者在术前（a）和实施了正畸正颌联合治疗加双侧颧骨截骨术和鼻成形术后 10 个月（b）的微笑时 2/3 左侧面像（患者 L.E.）

病例 5：Ⅲ 类，面中部发育不全，下颌骨发育过度，临床治疗效果

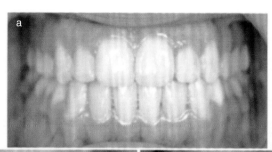

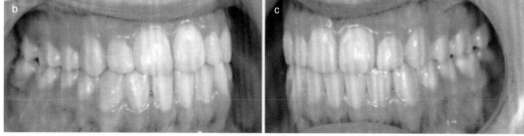

图 6.195　患者正畸正颌联合治疗后 10 个月的正面（a）、右侧面（b）和左侧面（c）口内咬合图像（患者 L.E.）。感谢 Charlotte Van Elst 和 Guy De Pauw 教授的正畸治疗

■ 病例6：Ⅲ类，前牙开𬌗（AOB）

患者D.B.，17岁，男性，由于Beckwith-Wiedemann综合征，其为Ⅲ类关系，前牙开𬌗（AOB）的颌面部畸形。正面观，无明显的面部不对称。在静态或者微笑时，无明显异常。上牙牙冠长度为11mm。其侧面观像Ⅰ类面型，但实际却是安氏Ⅲ类错𬌗畸形，并伴有严重的前牙开𬌗，牙弓横向关系正常。无颞下颌关节功能障碍或者疼痛史（图6.196~6.236）。

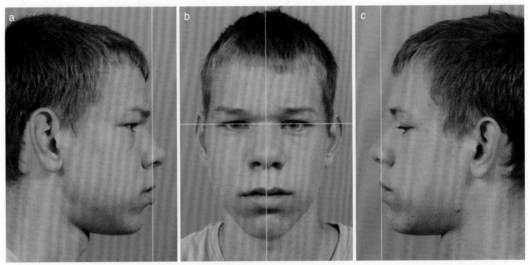

图6.196 术前3周左右，患者D.B.的静态时临床照片：右侧面像（a），正面像（b）和左侧面像（c）

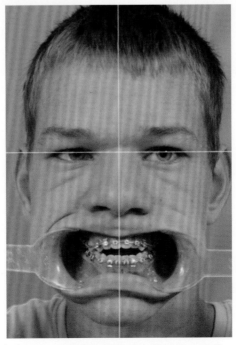

图6.197 术前3周左右，患者D.B.用频牵开器牵开口唇后的正面像。注意，患者的上下牙中线均左偏

■ 病例 6：Ⅲ 类，前牙开𬌗（AOB），v–NPH 和 PHP

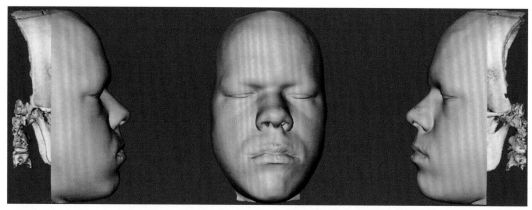

图 6.198　患者 D.B. 的术前 3D "面渲染"头面部软、硬组织图像，包括右侧面、正面和左侧面像。在检查时通过标准化 CBCT 图像采集获得。注意，虽然已经尽力在患者正确的静态临床自然头位时进行 CBCT 扫描，但重建出来的虚拟头位的位置和方向仍和临床不一致

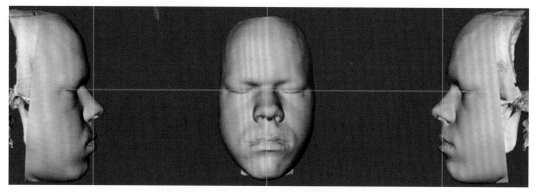

图 6.199　遵循标准化的"逐步"方法（见第 3.1 章），根据患者 D.B. 的临床自然头位（c–NPH）（图 6.196），对扫描获得的患者 D.B. 头位（图 6.198）进行虚拟校正，得到虚拟的自然头位（v–NPH）以及对应的个体化设计头位（PHP）（3D "面渲染"，Maxilim v. 2.3.0.3）。注意，由于患者拍摄的两张临床侧面照（图 6.196a,c）所显示的临床自然头位不一致，因此在临床上决定取两者之间的位置来修改其虚拟头位

■ 病例6：Ⅲ类，前牙开殆（AOB）

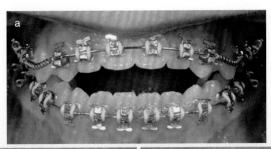

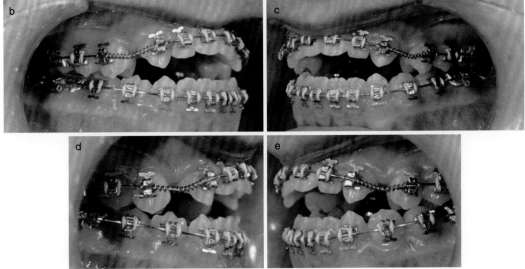

图6.200　大约术前3周，患者D.B.检查时拍摄的口内咬合像：正面（a），右侧面（b，d）和左侧面（c，e）。注意图中尖牙远中的间隙是为了前牙分块截骨通过正畸所预备的

■ 病例6：3D-VPS₅步骤1，上颌咬合平面倾斜度的评估/修正（"Roll"）

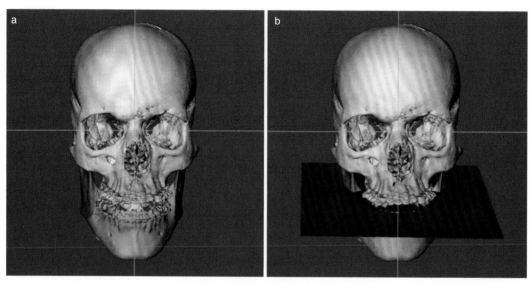

图6.201　分别通过临床检查（图6.197）以及虚拟的3D PHP水平参考面（a）对患者D.B.的上颌咬合平面进行评估，可以发现虚拟图像中存在一些倾斜（b）（3D"面渲染"，Maxilim v.2.3.0.3）。注意，这种倾斜在临床上（图6.197）不是很明显

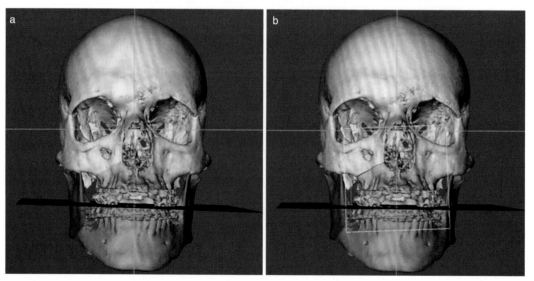

图6.202　根据3D PHP参考平面，逆时针旋转（b）（3D"面渲染"，Maxilim v.2.3.0.3），使得患者D.B的上颌骨倾斜度（a）得到修正

■ 病例 6：3D-VPS₅ 步骤 2，上颌牙列中线的评估 / 修正

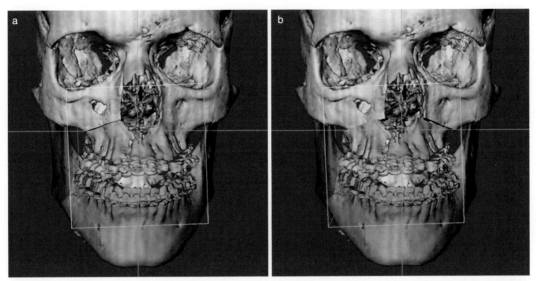

图 6.203　根据面部中线 3D PHP 参考平面，上颌中切牙中线向左偏斜 3mm（a）（3D "面渲染" 图像，Maxilim v.2.3.0.3），运用向右侧移动和逆时针旋转使得患者 D.B 的上颌中切牙中线向左移动（b）

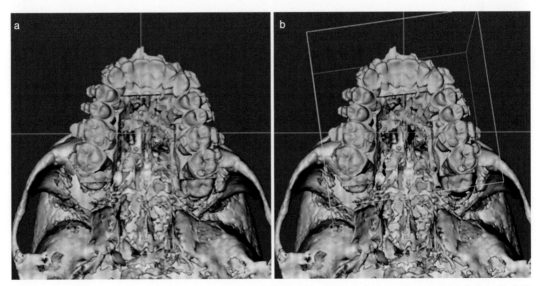

图 6.204　颅底位观，显示患者 D.B. 上颌中切牙中线向左偏 3mm（a），通过向右侧移动和逆时针旋转后，修正到 3D PHP 参考平面的面中线（b）。（患者 D.B. 的 3D "面渲染" 图像，Maxilim v.2.3.0.3）

■ 病例 6：3D-VPS₅ 步骤 3，确定虚拟咬合关系后对面部不对称性做整体评估

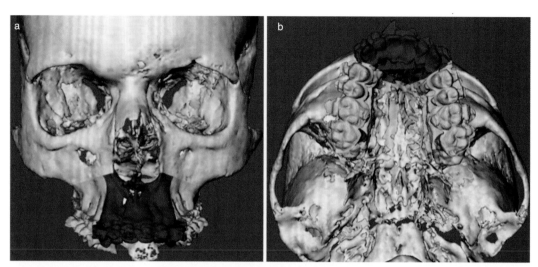

图 6.205　在虚拟中设计了 14—13、23—34 牙间(b)的上颌前牙分块截骨(a)的方法来解决患者 D.B. 的前牙开𬌗问题（3D "面渲染"，Maxilim v.2.3.0.3）

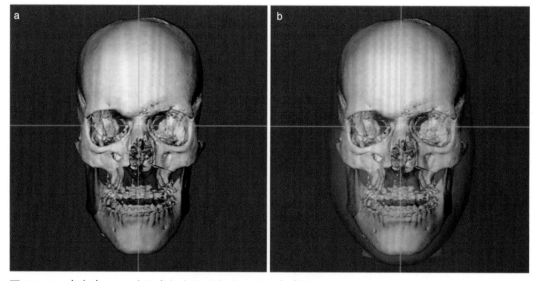

图 6.206　在患者 D.B. 进行虚拟分段咬合定义后，在骨骼水平（a）和透明化的软组织水平（b）对患者下颌骨和面部轮廓进行了评估（3D "面渲染"，Maxilim v.2.3.0.3）。需要注意的是，在虚拟中面部对称性是足够的

■ 病例 6：3D-VPS₅ 步骤 4，颌骨外展的评估 / 修正（"Yaw"）

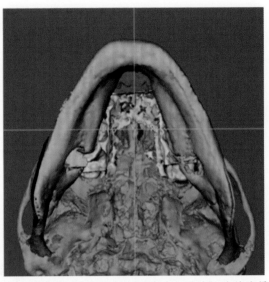

图 6.207　颅底位观显示，经过步骤 2（运用向右侧移动和逆时针旋转使得患者 D.B. 的上颌切牙中线向左移动），调整过的下颌骨并没有明显的偏斜

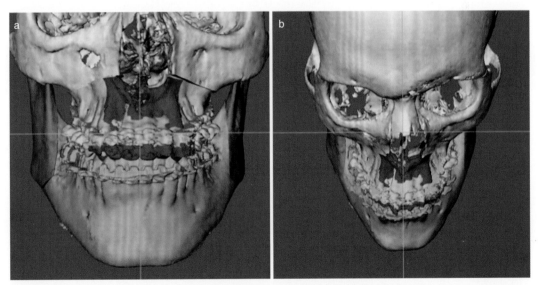

图 6.208　对于该阶段患者 D.B. 面部骨轮廓的总体评估显示下颌骨并没有偏斜（3D "面渲染"，Maxilim v.2.3.0.3）。头颅冠状位观（a）和头颅前倾冠状位观（b）

■ 病例 6：3D-VPS₅ 步骤 5，上颌切牙垂直位置的评估 / 修正

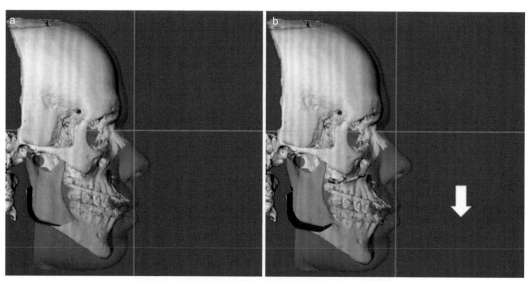

图 6.209　由于患者 D.B. 既没有在静态也没有在自然微笑是存在任何切端暴露的情况，临床上在"步骤 5"阶段决定模拟下移上颌骨前颌骨块 4mm，这导致上切牙切端水平的下移 10mm（3D "面渲染"，Maxilim v.2.3.0.3）：调整前（a）和调整后（b）

■ 病例 6：3D-VPS5 步骤 6，上颌切牙矢状向位置的评估 / 修正

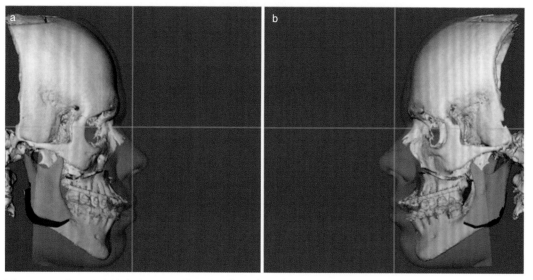

图 6.210　依照临床检查和 3D 头影测量分析，在"步骤 6"中决定不前移患者 D.B. 的"最终咬合上下颌骨复合体"（3D "面渲染"图像，Maxilim v.2.3.0.3）。左（a）和右（b）的轮廓图

■ 病例 6：3D-VPS₅ 步骤 7，面部侧貌评估 / 咬合平面修正（"Pitch"）

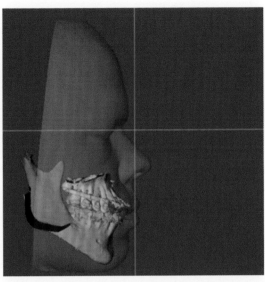

图 6.211　在"步骤 7"这个阶段，对患者 D.B. 进行上唇轮廓以及牙槽突支撑的评估（3D"面渲染"，Maxilim v.2.3.0.3）

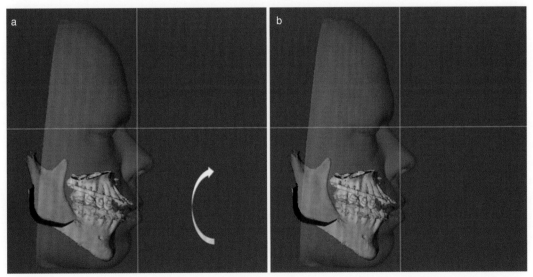

图 6.212　决定以切端为旋转中心针对咬合平面进行顺时针 2° 的旋转（"Pitch"）：旋转前（a）和旋转后（b）

■ 病例 6：3D-VPS₅ 步骤 8，3D 颏部位置的评估 / 修正

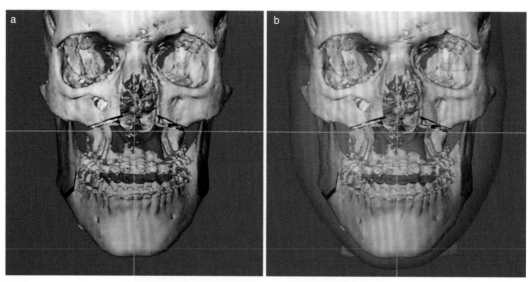

图 6.213　从正面评估患者骨性颏部的位置，无（a）或伴有（b）患者 3D 透明化面部软组织模型（患者 D.B. 的 3D "面渲染" 图像，Maxilim v.2.3.0.3），并没有显示任何明显的颏部偏斜

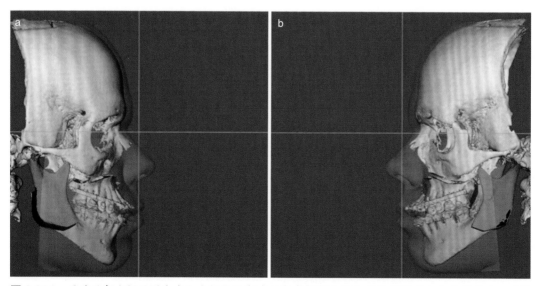

图 6.214　通过面部右侧面图（a）和左侧面图（b）对患者颏部矢状向的位置进行个体化评估（3D "面渲染" 图像，Maxilim v.2.3.0.3），可见颏部的矢状向位置位相对于 "绝对垂线" 距离正常

■ 病例6：3D-VPS₅步骤9，与患者沟通个体化治疗计划

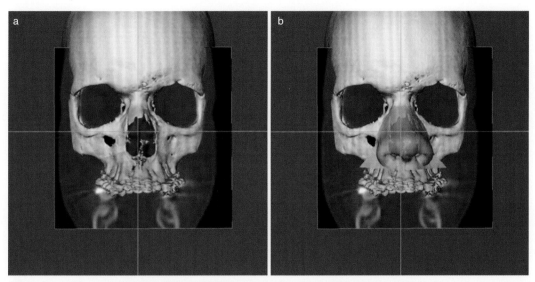

图6.215　使用冠状断层与三维虚拟图像结合评估的方法，观察虚拟的上颌骨、颅骨（a）和虚拟鼻部软组织（b），显示前鼻棘有明显的偏斜（ANS），鼻中隔左偏，导致了鼻尖的左偏，虽然患者的鼻骨的锥形形态是直的

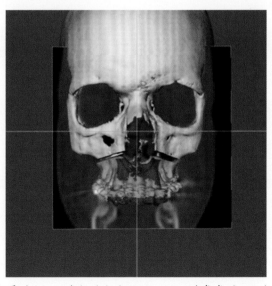

图6.216　对截开的上颌骨进行3D虚拟重新定位后，显示前鼻脊（ANS）和鼻底的偏斜得到了的纠正

■ 病例 6：3D-VPS₅ 步骤 10，3D 数字化治疗计划的最终调整

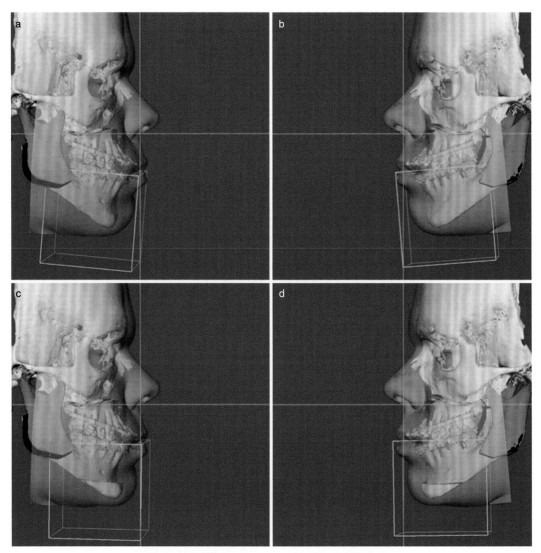

图 6.217　对患者进行虚拟颏成形术，在矢状向前移颏部 4mm，虚拟手术前（a，b）和术后（c，d）的患者侧面像图。在"步骤 10"中，与患者 D.B. 最终沟通后决定不再对 3D 数字化治疗计划进行任何调整（3D"面渲染"图像，Maxilim v.2.3.0.3）

■ 病例 6：3D-VPS₅——最终的整合"个体化 3D 数字化治疗计划"

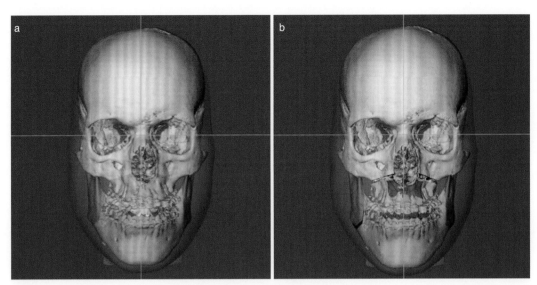

图 6.218　正面观，显示患者的最初面部形态（a）和最终制定的"个体化 3D 数字化治疗计划"（b）（患者 D.B. 的 3D"面渲染"图像，Maxilim v.2.3.0.3）

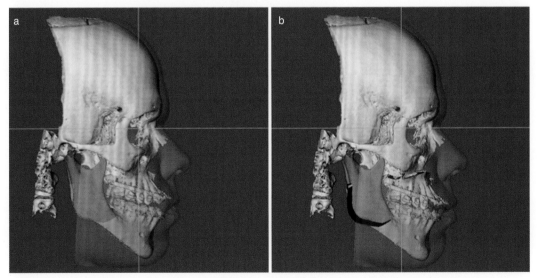

图 6.219　右侧面观，显示患者最初的面部形态（a）和完成好的"个体化 3D 数字化治疗计划"（b）（患者 D.B. 的 3D"面渲染"图像，Maxilim v.2.3.0.3）

病例 6: 3D-VPS$_5$——最终的整合"个体化 3D 数字化治疗计划"

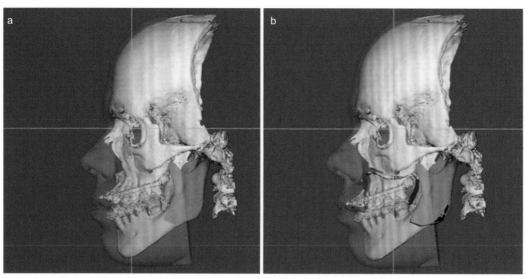

图 6.220　左侧面观，显示患者最初的面部形态（a）和完成好的"个体化 3D 数字化治疗计划"（b）（患者 D.B. 的 3D "面渲染"图像，Maxilim v.2.3.0.3）

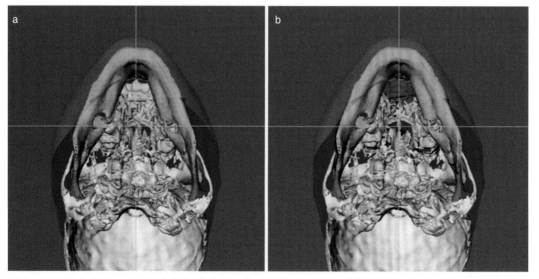

图 6.221　颅底位观，显示患者最初的面部形态（a）和完成好的"个体化 3D 数字化治疗计划"（b）（患者 D.B. 的 3D "面渲染"图像，Maxilim v.2.3.0.3）

■ 病例6："3D数字化治疗计划，手术室"模板

上颌骨截骨术
- ■ Le Fort：■ Ⅰ □ Ⅱ □ Ⅲ
- □ 不分段
- ■ 分段：
  - 分块数：＿＿2.0mm＿＿
  - 牙间位置：＿13/14–23/24＿
- ■ 前移：＿＿0.0mm＿＿
- □ 后退：＿＿＿＿＿＿
- ■ 中线：＿＿3.0mm＿＿　■ 右 □ 左
- ■ Le Fort Ⅰ型骨切开后的中线：＿31与41之间＿
- ■ 垂直向：　　　　　　　（→）
- ■ "Yaw"修正：＿向左逆时针旋转＿
- □ 其他：＿矢状面顺时针"Pitch"旋转＿

下颌骨截骨术
- ■ 矢装劈开截骨术　　　■ 右 ■ 左
- □ 倒L型截骨术　　　　□ 右 □ 左
- □ 下颌支垂直骨切开术　□ 右 □ 左
- ■ 前移：　　右＿0.0mm＿　左＿1.0mm＿
- □ 后退：　　右＿3.0mm＿　左＿＿＿＿
- □ "Pitch"顺时针旋转
- □ "Pitch"逆时针旋转
- □ 中线劈开
- ■ 下牙槽神经走行：右＿舌侧＿　左＿舌侧＿
- ■ 下颌矢状劈开截骨后中线：＿＿＿＿＿＿
- □ 其他：＿＿＿＿＿＿＿＿＿＿

颏成形术
- □ 前移：＿＿＿＿＿＿
- □ 后退：＿＿＿＿＿＿
- □ 中线：＿＿＿＿＿＿　□ 右 □ 左
- □ 上抬：
  - □ 前部：＿＿＿＿＿＿
  - □ 后段：右＿＿＿＿　左＿＿＿＿
- □ 下降：
  - □ 前部：＿＿＿＿＿
  - □ 后段：右＿＿＿＿　左＿＿＿＿
- □ "盾状"颏成形术
- □ "翼状"颏成形术
  - 颏孔水平：
    - □ 对称性截骨
    - □ 不对称性截骨
- □ 其他：＿"Roll"逆时针/"Yaw"顺时针旋转＿

设计要求
- □ 上颌优先
- ■ 下颌优先
- □ 微创 Le Fort I
- □ 术中 CBCT
- □ 结扎丝＿＿＿＿＿
- ■ 种植支抗＿＿正面＿＿
- □ 舌侧扣＿＿＿＿＿
- ■ 咬合调磨＿＿＿＿＿
- □ 其他＿＿＿＿＿

3.5mm	4.5mm	10.0mm	4.0mm	3.0mm
16	13	11	23	26

"Roll"修正 □ 顺时针 ■ 逆时针

其他治疗
- ■ 鼻旁交叉缝合
- □ 鼻翼缩窄缝合
- ■ 鼻中隔成形术
- □ 下鼻甲切除
- ■ ANS：　　□ 缩短　■ 调整中线
- □ 鼻基底修整术　　　■ 右 □ 左
- ■ 鼻侧壁修整术　　　■ 右 □ 左
- ■ 骨移植：＿右侧下颌截骨区＿
- □ 拔牙：＿＿＿＿＿＿
- □ 其他：＿＿＿＿＿＿

辅助整形治疗
- □ 颊脂垫切除术　　　□ 右 □ 左
- □ 颧骨截骨术　　　　□ 右 □ 左
  - 眶下孔水平：
    - □ 对称性截骨
    - □ 不对称性截骨
- □ 耳成形术：　　　　□ 右 □ 左
- □ 鼻整形术：＿＿＿＿＿＿
- □ 眉上损术：＿＿＿＿＿＿
- □ 眼睑成形术：＿＿＿＿＿＿
  - □ 上睑 □ 下睑
- □ 面部除皱术：＿＿＿＿＿＿
- □ 颈部除皱术：＿＿＿＿＿＿
- □ 抽脂术：＿＿＿＿＿＿
- □ 脂肪充填术：＿＿＿＿＿＿
- □ 其他：＿＿＿＿＿＿

3D Virtual Treatment Planning of Orthognathic Surgery.Swennen GRJ. ©Springer 2017

Addendum Template.Prof. Gwen Swennen and Dr. Martin Gaboury,Maxillofacial and Facial Plastic Surgery.

■ 病例 6：III 类，前牙开𬌗（AOB）

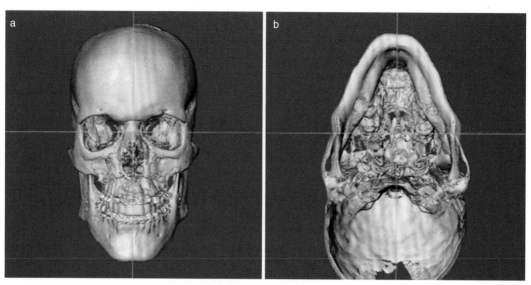

图 6.222　根据颅底硬组织结构进行基于体素的 3D 模型配准，将术前和术后 10 个月（蓝色）的硬组织图像进行叠加对比。正面观（a）和颅底位观（b）（i-CAT, Imaging Sciences International Inc., Maxilim v. 2.3.0.3）

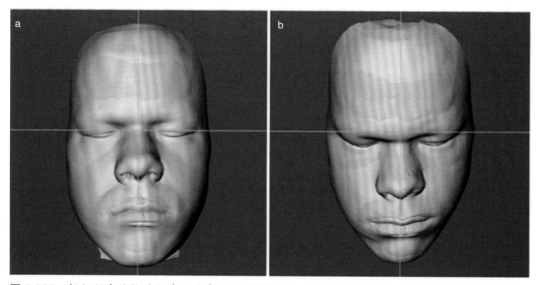

图 6.223　根据颅底结构进行基于体素的 3D 模型配准，将术前和术后 10 个月（蓝色）的软组织图像进行叠加对比。正面观（a）和前下位观（b）（i-CAT, Imaging Sciences International Inc., Maxilim v. 2.3.0.3）（患者 D.B）。注意右侧鼻尖的向右以及左侧鼻孔向下、向右的纠正。同时注意，虽然上牙中线在手术后位于正中（图 6.222a），但人中仍然偏向左侧，这与肌肉功能有关

病例6：III 类，前牙开𬌗（AOB）

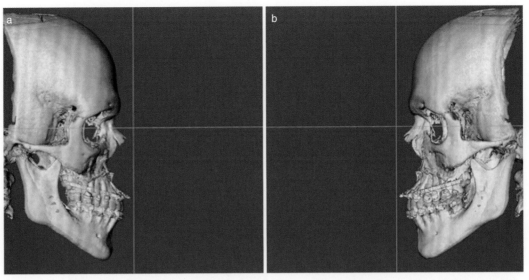

图 6.224　根据颅底结构进行基于体素的 3D 模型配准，将术前和术后 10 个月（蓝色）的硬组织图像进行叠加对比。右侧面观（a）和左侧面观（b）（i-CAT, Imaging Sciences International Inc., Maxilim v. 2.3.0.3）（患者 D.B.）。注意，前牙开𬌗已经关闭

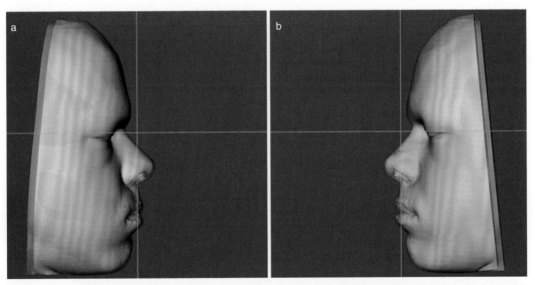

图 6.225　根据颅底结构进行基于体素的 3D 模型配准，将术前和术后 6 个月（蓝色）的 3D "面渲染" 软组织图像进行叠加对比。右侧面观（a）和左侧面观（b）（i-CAT, Imaging Sciences International Inc., Maxilim v. 2.3.0.3）（患者 D.B）。注意，整个鼻唇美容单位在前牙开𬌗闭合期间由于前牙分块截骨而下降

■ 病例6：Ⅲ类，前牙开𬌗（AOB），临床治疗效果

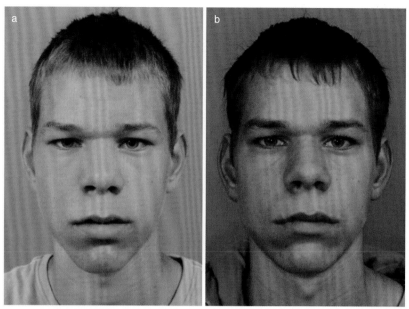

图6.226　患者术前静态正面像（a），患者进行了正畸正颌联合治疗后6个月的静态正面像（b）（患者 D.B.）

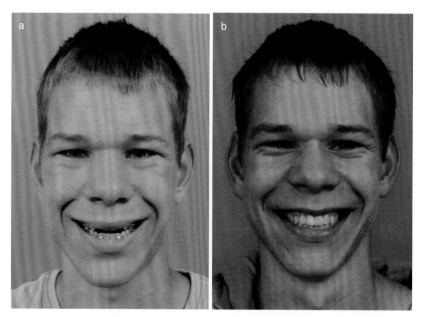

图6.227　患者术前微笑正面像（a），患者进行了正畸正颌联合治疗后6个月的微笑正面像（b）（患者 D.B.）

■ 病例6：Ⅲ类，前牙开殆，临床治疗效果

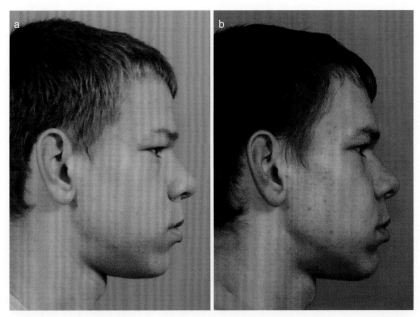

图 6.228　患者术前静态右侧面像（a），患者进行了正畸正颌联合治疗后6个月的静态右侧面像（b）（患者 D.B.）

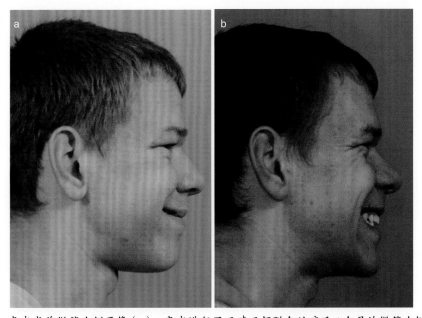

图 6.229　患者术前微笑右侧面像（a），患者进行了正畸正颌联合治疗后6个月的微笑右侧面像（b）（患者 D.B.）

病例 6：Ⅲ 类，前牙开殆（AOB），临床治疗效果

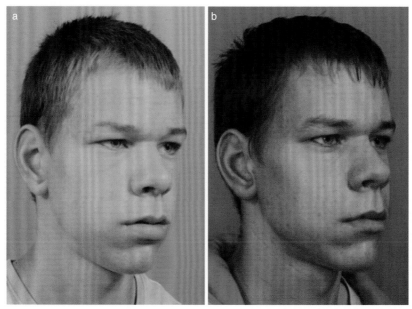

图 6.230　患者术前静态 2/3 右侧面像（a），患者进行了正畸正颌联合治疗后 6 个月的静态 2/3 右侧面像（b）（患者 D.B.）

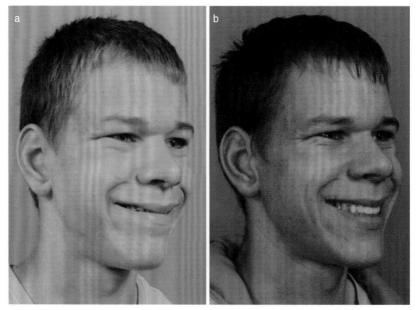

图 6.231　患者术前微笑时 2/3 右侧面像（a），患者进行了正畸正颌联合治疗后 6 个月的微笑时 2/3 右侧面像（b）（患者 D.B.）

病例6：Ⅲ类，前牙开𬌗（AOB），临床治疗效果

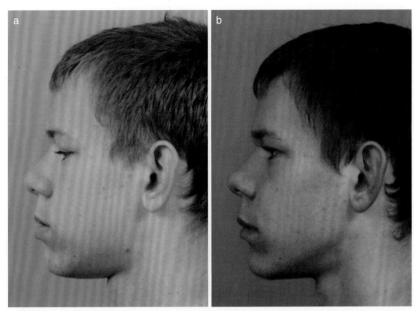

图6.232　患者术前静态左侧面像（a），患者进行了正畸正颌联合治疗后6个月的静态左侧面像（b）（患者D.B.）

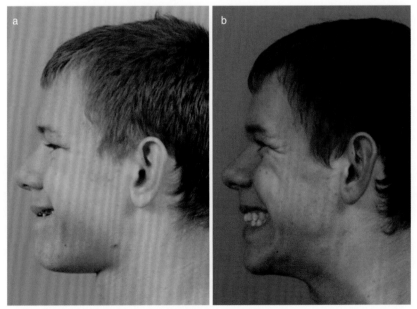

图6.233　患者术前微笑左侧面像（a），患者进行了正畸正颌联合治疗后6个月的微笑左侧面像（b）（患者D.B.）

病例 6：III 类，前牙开𬌗（AOB），临床治疗效果

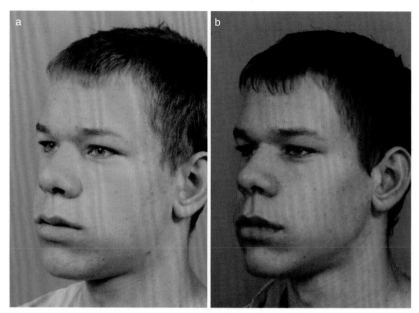

图 6.234　患者术前静态 2/3 左侧面像（a），患者进行了正畸正颌联合治疗后 6 个月的静态 2/3 左侧面像（b）（患者 D.B.）

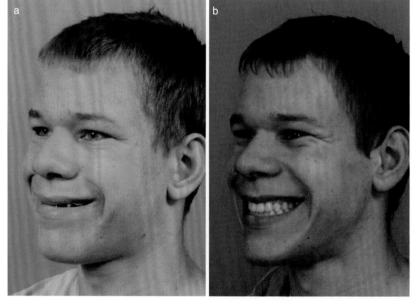

图 6.235　患者术前微笑时 2/3 左侧面像（a），患者进行了正畸正颌联合治疗后 6 个月的微笑时 2/3 左侧面像（b）（患者 D.B.）

病例 6：III 类，前牙开殆（AOB），临床治疗效果

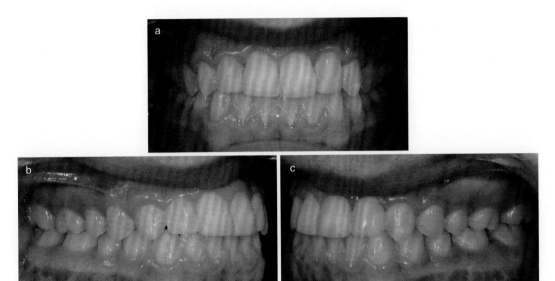

图 6.236　患者正畸正颌联合治疗后 6 个月正面（a）、右侧面（b）和左侧面（c）口内咬合图像（患者 D.B.）。感谢 Bavo Verhoeven 和 Guy De Pauw 教授的正畸治疗

■ 病例 7：半侧下颌骨肥大（HH）

患者 A.A. 是一名 24 岁的男性，由于半侧下颌骨肥大（HH），面部短小且下颌不对称。进行骨扫描，显示无活跃的髁突生长。从冠状位观，临床上表现为颌骨不对称与右下颌肥大。静态时，该患者无切端暴露，微笑时，只露出 7mm 切牙，切牙牙冠长度为 10mm。此外，患者两耳不对称，左耳发育不良，右耳耳廓软骨肥大。侧面观，具有明显的安氏 II 类关系颏部外形。患者具有伴恰当横向关系的安氏 II 类错𬌗，上切牙中线偏右 1mm。患者既往无颞下颌关节病史（图 6.237~6.281）。

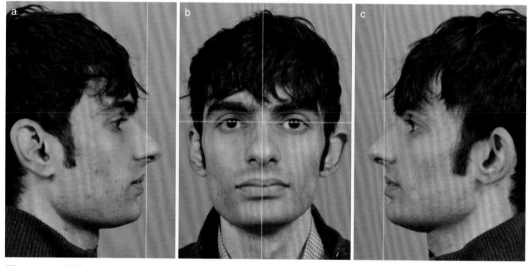

图 6.237　术前 3 周左右，为患者 A.A. 检查，在静态临床自然头位拍摄的患者右侧面像（a）、正面像（b）和左侧面像（c）（患者 A.A.）。注意其因半侧下颌骨肥大导致的下颌骨下缘不对称

病例 7：半侧下颌骨肥大（HH）

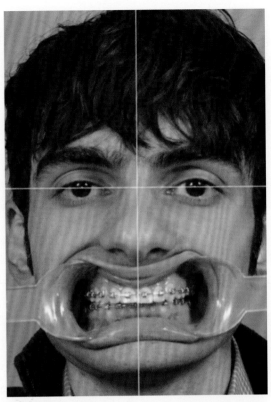

图 6.238　术前 3 周左右，患者 A.A 以颊牵开器牵开口唇的正面像。注意其上颌骨𬌗平面偏斜

■ 病例 7：半侧下颌骨肥大（HH），v-NHP 和 PHP

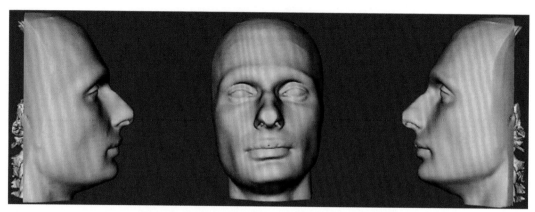

图 6.239　术前给患者 A.A. 拍摄标准的 CBCT 图像，通过软件（Maxilim v. 2.3.0.3）计算影像数据，进行 3D"面渲染"以获得头部软硬组织的右侧像、正面像和左侧像。需要注意的是，虽然已经尝试扫描患者在静态上正确的临床自然头位，但是虚拟头部的位置和方向与患者 A.A.（图 6.237）的临床照片仍然存在差异

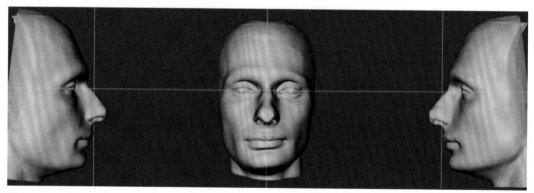

图 6.240　遵循标准化的"逐步"方法（见第 3.1 章），在计算机中根据患者 A.A. 的 c-NHP 头位（图 6.237），对扫描获得的头位（图 6.239）进行调整，得到了其虚拟自然头位（v-NPH）和个体化的设计头位（PHP）（3D"面渲染"图像，Maxilim v.2.3.0.3）

病例7：半侧下颌骨肥大（HH）

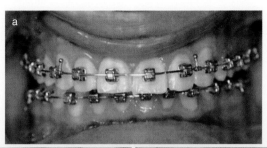

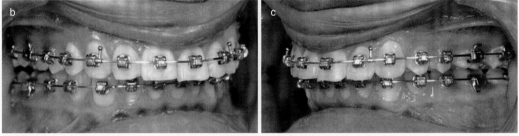

图 6.241　术前 3 周左右，开始做设计时给患者 A.A. 拍摄的正面（a）、右侧面（b）和左侧面（c）口内咬合像

■ 病例 7：3D-VPS$_5$ 步骤 1，上颌咬合平面倾斜度的评估 / 修正（"Roll"）

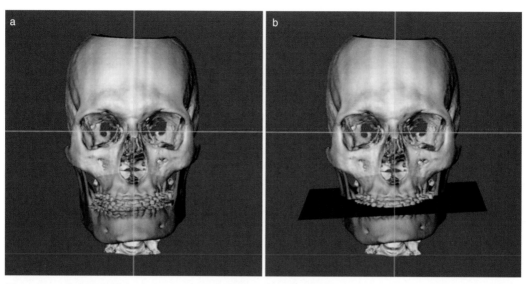

图 6.242　通过临床检查（图 6.238）评估患者 A.A. 的上颌咬合平面，通过虚拟方法（a），根据患者 3D PHP 水平参考平面评估患者的上颌咬合平面，可以发现虚拟图像中存在一些倾斜（b）（3D "面渲染" 图像，Maxilim v.2.3.0.3）。注意，这种倾斜在临床上（图 6.238）不是很明显

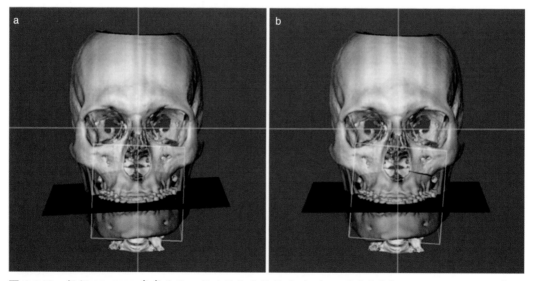

图 6.243　根据 3D PHP 参考平面，顺时针水平旋转（b）（3D "面渲染"，Maxilim v.2.3.0.3），使得患者 A.A. 的上颌骨倾斜度得到纠正

■ 病例 7：3D-VPS₅ 步骤 2，上颌牙列中线的评估 / 修正

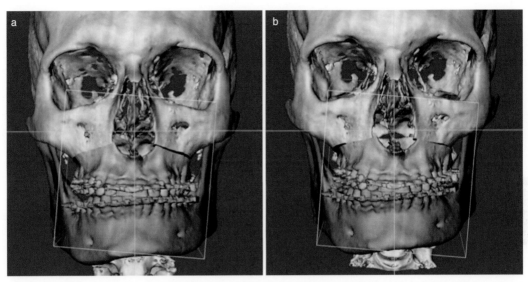

图 6.244　通过与患者 3D PHP 的面中线参考平面相比，患者 A.A. 上颌中切牙中线向右偏斜 1mm（a）（3D "面渲染"，Maxilim v.2.3.0.3），运用单纯的向左侧移动使得患者 A.A 的上颌中切牙中线向左移动（b）

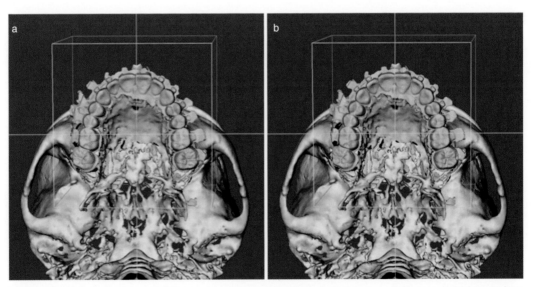

图 6.245　颅底位观，可以看到与 3D PHP 相对的面中线参考平面相比，患者 A.A. 上颌中切牙中线向右偏斜 1mm（a）（3D "面渲染"，Maxilim v.2.3.0.3），运用单纯的向左侧移动使得患者 A.A 的上颌中切牙中线向左移动

■ 病例 7：3D-VPS$_5$ 步骤 3，确定虚拟咬合关系后对面部的不对称性做整体评估

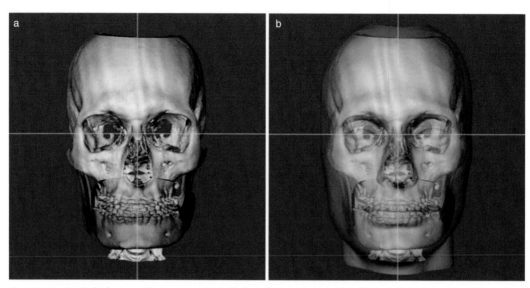

图 6.246　根据患者 A.A. 的 3D PHP 的水平参考平面和面部中线参考平面确定虚拟咬合关系，然后评估患者头部 3D 骨组织模型（a）和带有半透明化面部软组织的头部模型（b）的整体对称性（3D"面渲染"图像，Maxilim v.2.3.0.3）。注意，下颌体部向左偏斜

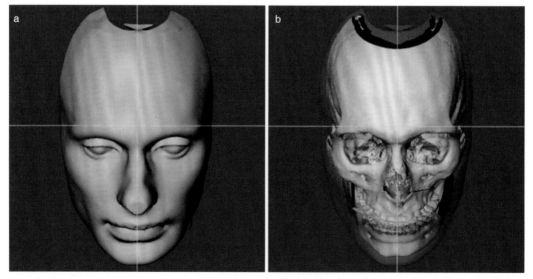

图 6.247　在确定虚拟咬合关系后，可以根据虚拟的软组织形态（a）和结合了半透明化软组织的颧骨颧弓的轮廓形态（b）来评估下颌骨下缘的轮廓，并据此来评估面部整体的对称性（3D"面渲染"图像，患者 DCM，Maxilim v.2.3.0.3）。注意，下颌体部向左偏斜

■ 病例 7：3D-VPS$_5$ 步骤 4，颌骨外展的评估 / 修正（"Yaw"）

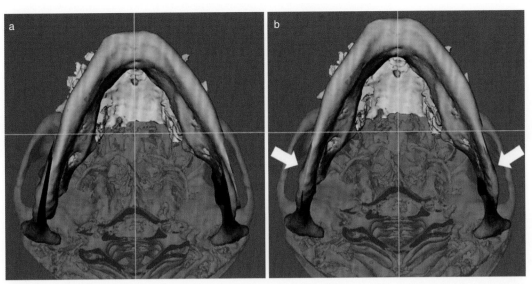

图 6.248　颅底位观：患者 A.A. 的下颌体左侧外倾（a）通过连续"Yaw"向右侧旋转得以校正（b）（3D"面渲染"图像，Maxilim v.2.3.0.3）。注意，实际左侧近、远中骨片之间存在不连续的重叠

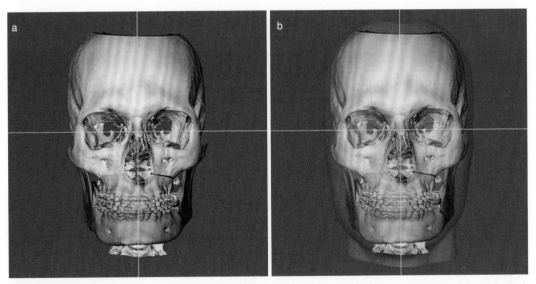

图 6.249　上下颌骨复合体通过连续"Yaw"旋转纠正左侧下颌体外倾后：面部骨轮廓线（a）及透明软组织（b）的全面评估（3D"面渲染"图像，Maxilim v.2.3.0.3）

■ 病例 7：3D-VPS₅ 步骤 5，上颌切牙垂直位置的评估 / 修正

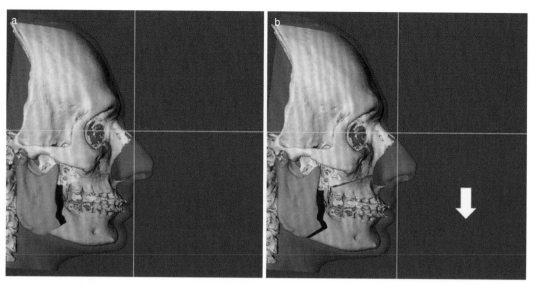

图 6.250　患者切牙牙冠长 10mm，安静时暴露 1mm，微笑时暴露 4mm，故临床上决定实际将上颌骨在中切牙位置下降 2mm（3D "面渲染" 图像，Maxilim v.2.3.0.3）：下降前（a），下降后（b）

■ 病例 7：3D-VPS₅ 步骤 6，上颌切牙矢状向位置的评估 / 修正

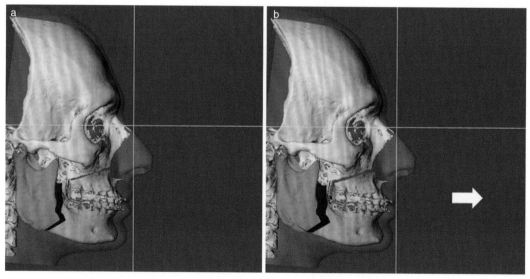

图 6.251　通过特殊临床检查及 3D 头影测量分析（a），临床决定将上下颌骨复合体在中切牙位置前移 3mm 到最终咬合位置（b）（3D "面渲染" 图像，Maxilim v.2.3.0.3）。注意，临床上判断这将导致切牙额外的暴露 1mm，并引起安静时中切牙牙冠暴露 4mm，微笑时整个切牙牙冠暴露

■ 病例 7：3D-VPS₅ 步骤 7，面部侧貌评估 / 咬合平面修正（"Pitch"）

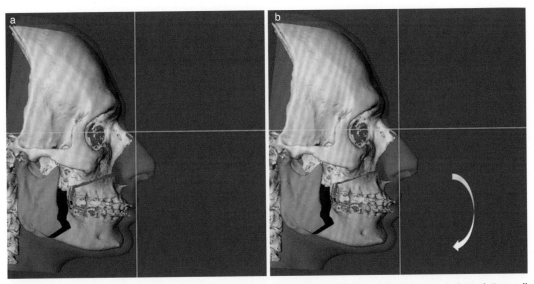

图 6.252　"步骤7"的这个阶段，对患者D.B.进行上唇轮廓以及牙槽突支撑的评估。决定通过"Pitch"旋转实现上颌骨以中切牙为旋转中心连续旋转1.5°，这将导致左、右侧第一磨牙分别下降2mm和0.5mm（3D"面渲染"，Maxilim v.2.3.0.3）：修正前（a），修正后

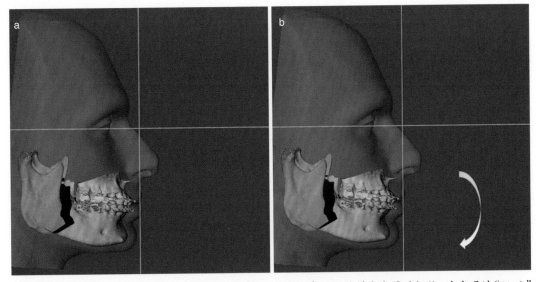

图 6.253　"步骤7"的这个阶段，对患者D.B.进行上唇轮廓以及牙槽突支撑的评估。决定通过"Pitch"旋转实现上颌骨以中切牙为旋转中心连续旋转1.5°，这将导致左、右侧第一磨牙分别下降2mm和0.5mm（伴透明软组织的上下颌骨复合体的3D"面渲染"图像，Maxilim v.2.3.0.3）：修正前（a），修正后（b）

■ 病例 7：3D-VPS$_5$ 步骤 8，3D 颏部位置的评估 / 修正

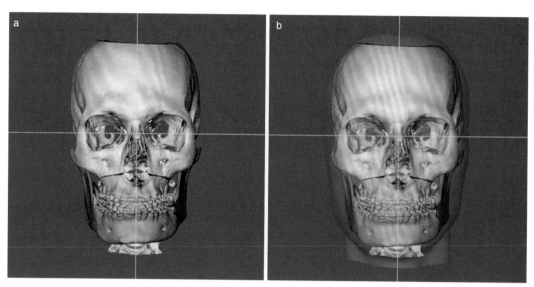

图 6.254　从正面评估患者骨性颏部的位置，无（a）或伴有（b）3D 透明化面部软组织模型（3D "面渲染"图像，Maxilim v.2.3.0.3）。注意患者 A.A. 的骨性颏部与 3D PHP 定位平面同轴，但由于右侧下颌骨肥大，颏部不对称

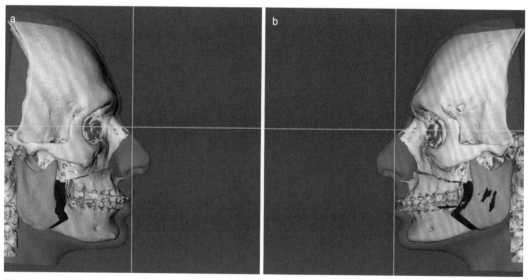

图 6.255　通过面部右侧面图（a）和左侧面图（b）对患者颏部矢状向位置进行个体化评估（3D "面渲染"图像，Maxilim v.2.3.0.3）。注意患者 A.A. 的颏部位置恰当，唇、颏隆起界限清楚，颏颈角适当

■ 病例7：3D-VPS₅ 步骤9，与患者沟通个体化治疗计划

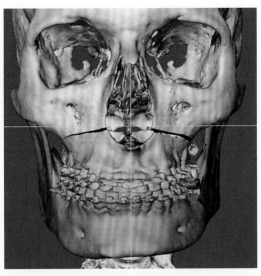

图 6.256　在步骤9，将个体化3D数字化治疗计划与患者进行讨论（3D"面渲染"图像，Maxilim v.2.3.0.3）。向患者A.A.解释由右侧下颌骨肥大造成的下颌骨下缘、颏部及下颌角点的不对称性持续存在

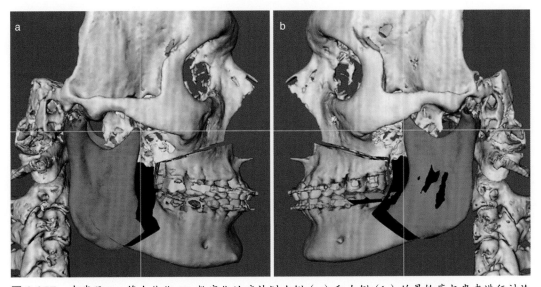

图 6.257　在步骤9，将个体化3D数字化治疗计划右侧（a）和左侧（b）的骨轮廓与患者进行讨论（3D"面渲染"图像，Maxilim v.2.3.0.3）。向患者A.A.解释由右侧下颌骨肥大造成的下颌骨下缘、颏部及下颌角点的不对称性持续存在

■ 病例 7：3D-VPS$_5$ 步骤 10，3D 数字化治疗计划的最终调整

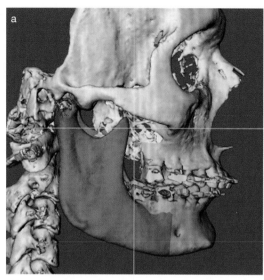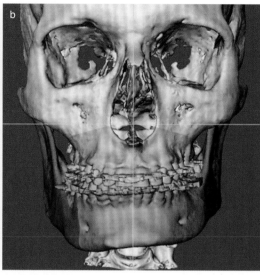

图 6.258　3D 数字化治疗计划的最终调整。决定附加右侧下颌骨矢状劈开截骨术及位于右侧颏孔后方的颊侧骨皮质切除术，保证患者 A.A. 右侧下颌骨下缘切除的安全性（3D "面渲染" 图像，Maxilim v.2.3.0.3）。右侧观（a），正面观

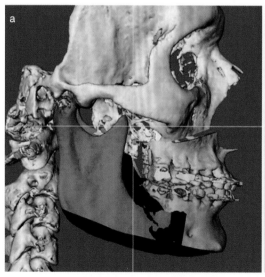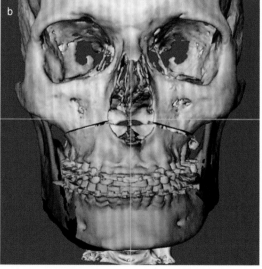

图 6.259　3D 数字化治疗计划的最终调整。患者 A.A. 附加右侧下颌骨矢状劈开截骨术及从下颌角点到正中联合的虚拟右侧下颌骨下缘切除术实施后（3D "面渲染" 图像，Maxilim v.2.3.0.3）。右侧观（a），正面观（b）

■ 病例 7：3D-VPS₅——最终的整合"个体化 3D 数字化治疗计划"

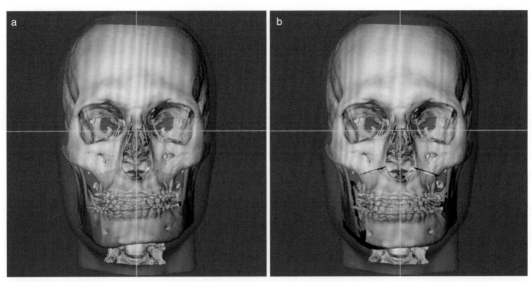

图 6.260　正面观，显示患者 A.A. 的最初面部形态（a）和最终制定的"个体化 3D 数字化治疗计划"（b）（3D "面渲染"图像，Maxilim v.2.3.0.3）

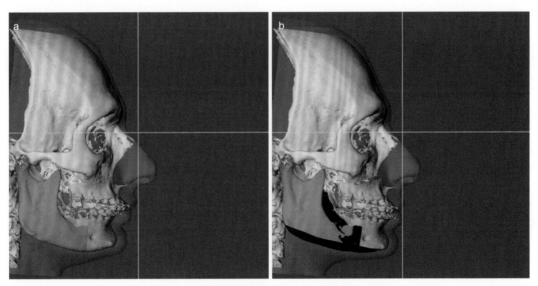

图 6.261　右侧面观，显示患者 A.A. 的最初面部形态（a）和最终制定的"个体化 3D 数字化治疗计划"（b）（3D "面渲染"图像，Maxilim v.2.3.0.3）

■ 病例 7：3D-VPS₅——最终的整合"个体化 3D 数字化治疗计划"

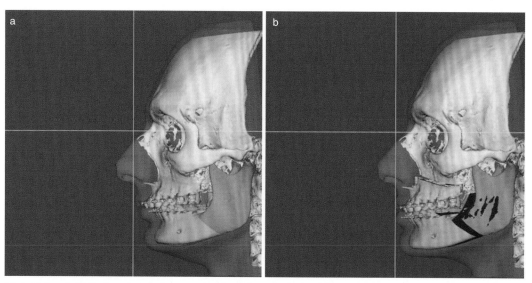

图 6.262　左侧面观，显示患者 A.A. 的最初面部形态（a）和最终制定的"个体化 3D 数字化治疗计划"（b）（3D "面渲染"图像，Maxilim v.2.3.0.3）

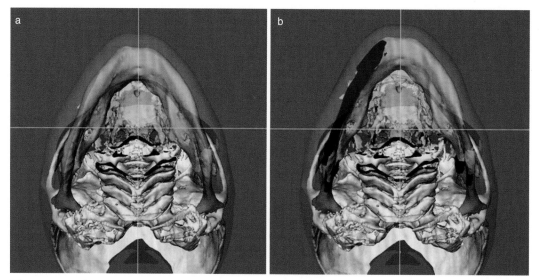

图 6.263　颅底位观，显示患者 A.A. 的最初面部形态（a）和最终制定的"个体化 3D 数字化治疗计划"（b）（3D "面渲染"图像，Maxilim v.2.3.0.3）

■ 病例 7："3D 数字化治疗计划，手术室"
模版

上颌骨截骨术
- ■ Le Fort：■ Ⅰ □ Ⅱ □ Ⅲ
- ■ 不分段
- □ 分段
  分块数：＿＿＿＿＿＿＿
  截骨线部位：＿＿＿＿＿＿＿
- ■ 前移：＿＿3.0mm＿＿
- □ 后退：
- ■ 中线：＿＿1.0mm＿＿   □ R ■ L
- ■ Le Fort Ⅰ 型骨切开后的中线：＿31 与
41 之间＿
- ■ 垂直向：　　　　　　　　　（→）
- ■ "Yaw" 纠正：＿逆时针向左＿
- □ 其他：＿＿＿＿＿＿＿

下颌骨截骨术
- ■ 矢装劈开截骨术　　　　■ 右　■ 左
- □ 倒 L 型截骨术　　　　　□ 右　□ 左
- □ 下颌支垂直骨切开术　　□ 右　□ 左
- ■ 前移：　　　右 6.0 mm　左 5.0 mm
- □ 后退：　　　右 ＿＿＿　左 ＿＿＿
- □ "Pitch" 顺时针旋转
- ■ "Pitch" 逆时针旋转
- □ 中线劈开
- ■ 下牙槽神经走行：右 舌侧　左 舌侧
- □ 下颌矢状劈开截骨后中线：＿＿＿＿＿
- ■ 其他：＿＿＿＿＿＿＿＿＿＿＿

颏成形术
- □ 前移：6mm＿＿＿
- □ 后退：＿＿＿＿＿
- □ 中线：2.0mm　　　　□ 右　□ 左
- □ 上抬：
  - □ 前部：2.0mm
  - □ 后段：右 1.0mm＿　左 2.5mm＿
- □ 下降：
  - □ 前部：＿＿＿＿＿
  - □ 后段：右＿＿＿＿　左＿＿＿＿
- □ "盾牌样" 截骨
- □ "翼状" 截骨
  颏孔水平：
  - □ 对称性截骨
  - ■ 不对称性截骨
- ■ 其他：＿"Roll" 逆时针 / "Yaw" 旋转顺时针

设计要求
- ■ 上颌优先
- □ 下颌优先
- ■ 微创 Le Fort I
- ■ 术中 CBCT
- □ 结扎丝＿＿＿＿＿
- □ 骨支抗＿＿＿＿＿
- □ 舌侧扣＿＿＿＿＿
- □ 咬合调磨＿＿＿＿＿
- □ 其他＿＿＿＿＿

↓	↓	↓	↓	↓
0.5mm	1.5mm	2.0mm	2.5mm	2.0mm
＿16＿	＿13＿	＿11＿	＿23＿	＿26＿

"Roll" 修正　■ 顺时针　□ 逆时针

其他治疗
- ■ 鼻旁交叉缝合
- □ 鼻翼缩窄缝合
- □ 鼻中隔成形术
- □ 下鼻甲切除
- ■ ANS：　　□ 缩短　　■ 调整中线
- □ 鼻底整形　　　　■ 右　□ 左
- ■ 侧鼻整形　　　　□ 右　■ 左
- ■ 骨移植：＿＿＿＿＿
- □ 拔牙：＿＿＿＿＿
- □ 其他：

辅助整形治疗
- □ 颊脂垫切除术　　　　□ 右　□ 左
- □ 颧骨截骨术　　　　　□ 右　□ 左
  眶下孔水平：
  - □ 对称性截骨
  - □ 不对称性截骨
- ■ 耳成形术：　　　　□ 右　■ 左
- □ 鼻整形术：＿＿＿＿＿
- □ 眉上提术
- □ 眼睑成形术：
  - □ 上睑　□ 下睑
- □ 面部除皱术
- □ 颈部除皱术
- □ 抽脂术
- □ 脂肪充填术
- □ 其他

3D Virtual Treatment Planning of Orthognathic Surgery.Swennen GRJ. ©Springer 2017

Addendum Template.Prof. Gwen Swennen and Dr. Martin Gaboury,Maxillofacial and Facial Plastic Surgery.

■ 病例 7：半侧下颌骨肥大（HH），术中 CBCT（IO-CBCT）

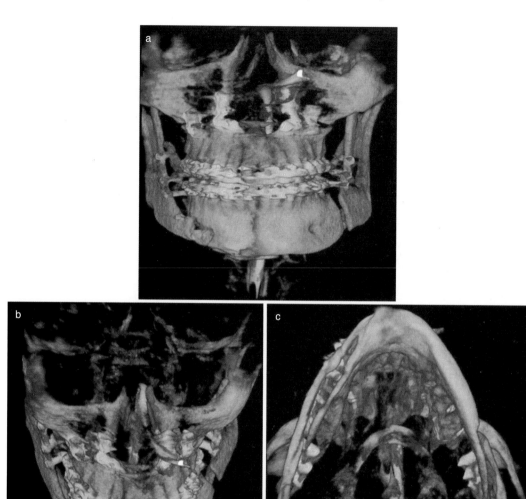

图 6.264　右侧下颌骨下缘切除术后复位上下颌骨复合体 IO-CBCT 图像：正面观（a），下倾位（b），底面观（c）（3D "体渲染" 图像，患者 A.A., Arcadis® Orbic 3D C-arm, Siemens Healthcare GmbH）

病例 7：半侧下颌骨肥大（HH），术中 CBCT（IO-CBCT）

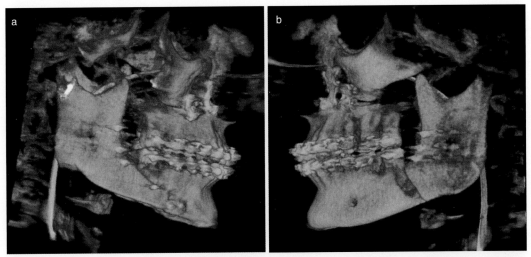

图 6.265　右侧下颌骨下缘切除术后复位上下颌骨复合体 IO-CBCT 图像：右侧面观（a），左侧面观（b）（3D"体渲染"图像，患者 A.A., Arcadis® Orbic 3D C-arm, Siemens Healthcare GmbH）

■ 病例 7：半侧下颌骨肥大（HH），3D 虚拟治疗效果

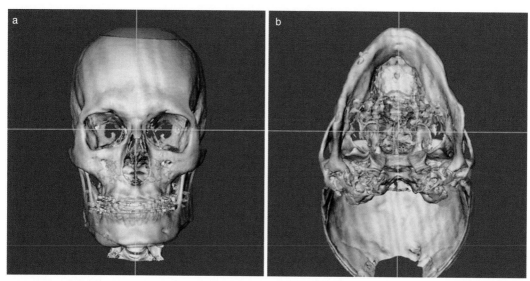

图 6.266　根据颅底硬组织结构进行基于体素的 3D 模型配准，将术前和术后 10 个月（蓝色）的硬组织图像进行叠加对比。正面观（a）和颅底位观（b）（i-CAT, Imaging Sciences International Inc., Maxilim v. 2.3.0.3）（患者 A.A.）。注意下颌骨下缘不对称性的修正及术后下颌骨轮廓适当的改变

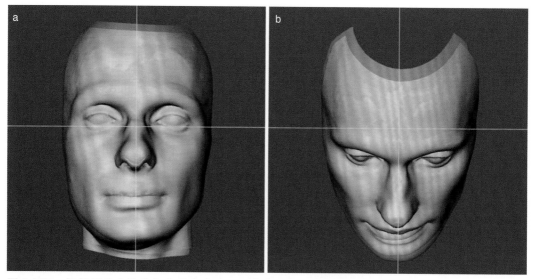

图 6.267　根据颅底结构进行基于体素的 3D 模型配准，将术前和术后 10 个月（蓝色）的软组织图像进行叠加对比。正面观（a）和前下位观（b）（i-CAT, Imaging Sciences International Inc., Maxilim v. 2.3.0.3）（患者 A.A.）。注意术后（蓝色）面部对称与协调性

病例 7：半侧下颌骨肥大（HH），3D 虚拟治疗效果

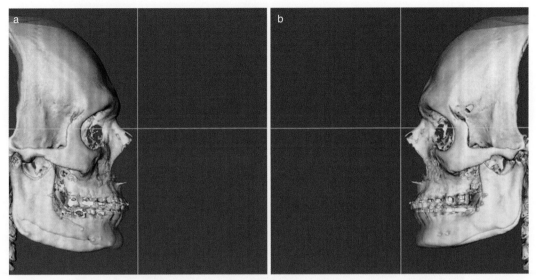

图 6.268　根据颅底结构进行基于体素的 3D 模型配准，将术前和术后 10 个月（蓝色）的硬组织图像进行叠加对比。右侧面（a）和左侧面观（b）（i-CAT, Imaging Sciences International Inc., Maxilim v. 2.3.0.3）（患者 A.A.）。注意下颌骨下缘不对称性的修正及术后下颌骨轮廓适当的改变

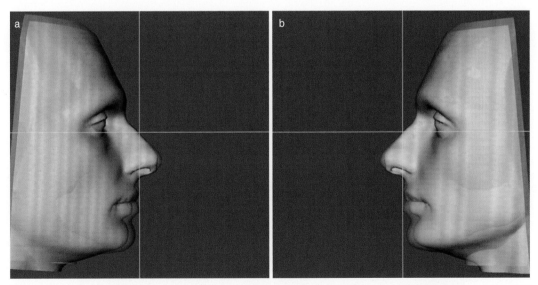

图 6.269　根据颅底结构进行基于体素的 3D 模型配准，将术前和术后 10 个月（蓝色）的 3D "面渲染" 软组织图像进行叠加对比。右侧面（a）和左侧面观（b）（i-CAT, Imaging Sciences International Inc., Maxilim v. 2.3.0.3）。注意术后（蓝色）面部对称与协调性

■ 病例 7：半侧下颌骨肥大（HH），临床治疗效果

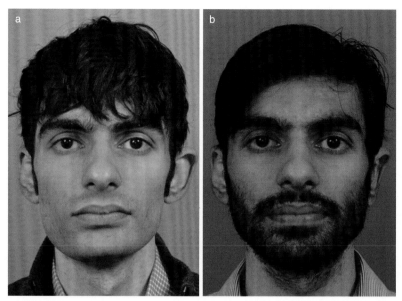

图 6.270　患者在术前（a）和实施了正畸正颌联合治疗、右侧下颌骨下缘切除术及左侧耳成形术后 5 个月（b）的静态正面像（患者 A.A.）

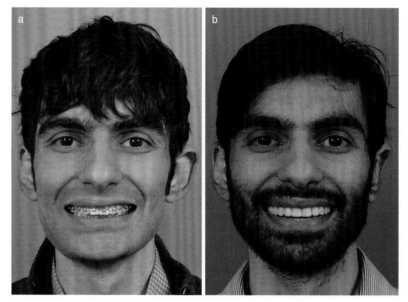

图 6.271　患者在术前（a）和实施了正畸正颌联合治疗、右侧下颌骨下缘切除术及左侧耳成形术后 5 个月（b）的微笑时正面像（患者 A.A.）

病例 7：半侧下颌骨肥大（HH），临床治疗效果

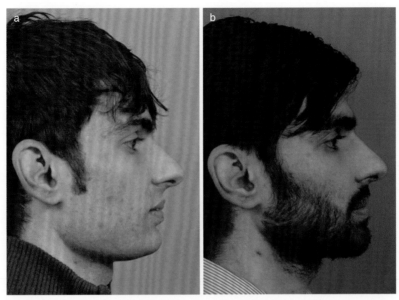

图 6.272　者在术前（a）和实施了正畸正颌联合治疗及右侧下颌骨下缘切除术后 5 个月（b）的静态时右侧面像（患者 A.A.）

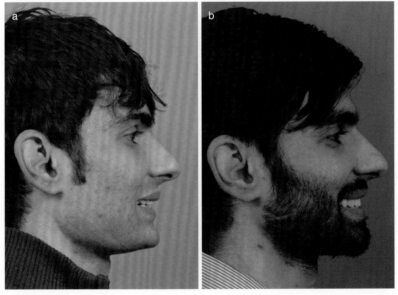

图 6.273　患者在术前（a）和实施了正畸正颌联合治疗及右侧下颌骨下缘切除术后 5 个月（b）的微笑时右侧面像（患者 A.A.）

病例 7：半侧下颌骨肥大（HH），临床治疗效果

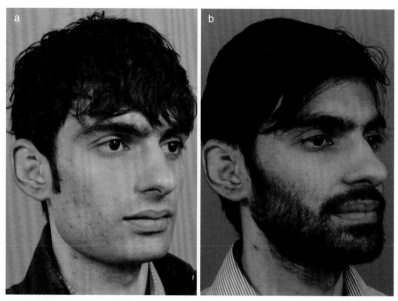

图 6.274　患者在术前（a）和实施了正畸正颌联合治疗及右侧下颌骨下缘切除术后 5 个月（b）的
静态时 2/3 右侧面像（患者 A.A.）

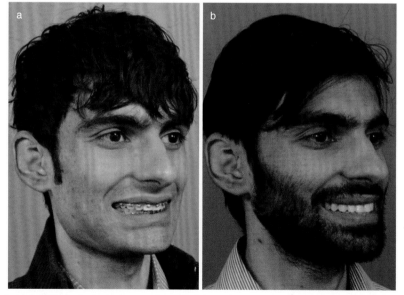

图 6.275　患者在术前（a）和实施了正畸正颌联合治疗及右侧下颌骨下缘切除术后 5 个月（b）的
微笑时 2/3 右侧面像（患者 A.A.）

病例 7：半侧下颌骨肥大（HH），临床治疗效果

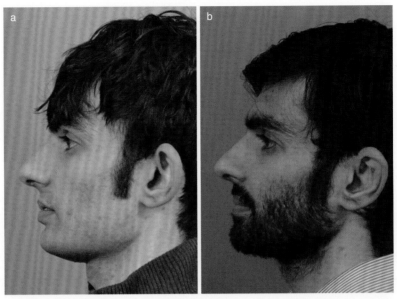

图 6.276　患者在术前（a）和实施了正畸正颌联合治疗、右侧下颌骨下缘切除术及左侧耳成形术后 5 个月（b）的静态时左侧面像（患者 A.A.）

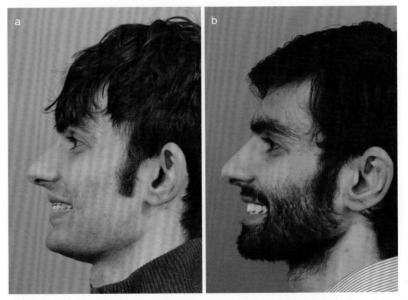

图 6.277　患者在术前（a）和实施了正畸正颌联合治疗、右侧下颌骨下缘切除术及左侧耳成形术后 5 个月（b）的微笑时左侧面像（患者 A.A.）

病例 7：半侧下颌骨肥大（HH），临床治疗效果

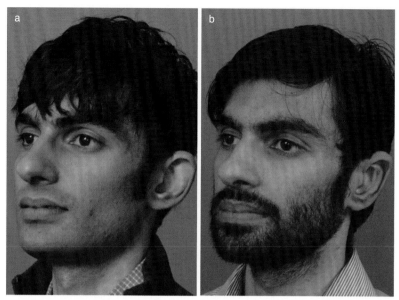

图 6.278　患者在术前（a）和实施了正畸正颌联合治疗、右侧下颌骨下缘除术及左侧耳成形术后 5 个月（b）的静态时 2/3 左侧面像（患者 A.A.）

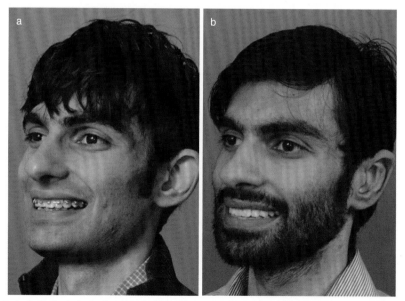

图 6.279　患者在术前（a）和实施了正畸正颌联合治疗、右侧下颌骨下缘切除术及左侧耳成形术后 5 个月（b）的微笑时 2/3 左侧面像（患者 A.A.）

病例 7：半侧下颌骨肥大（HH），临床治疗效果

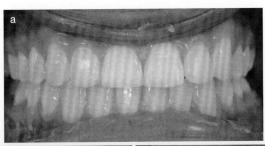
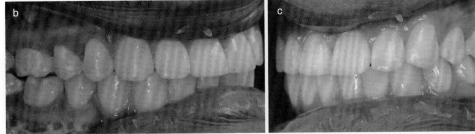

图 6.280 患者正畸正颌联合治疗后 5 个月的正面（a）、右侧面（b）和左侧面（c）口内咬合图像（患者 A.A.）。感谢 Bénédicte Rèchler 的正畸治疗

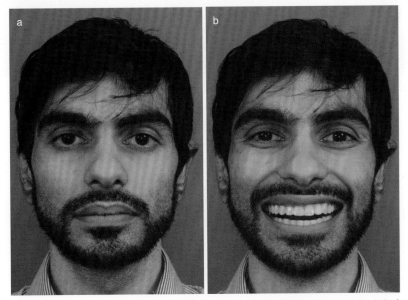

图 6.281 患者行附加的右侧耳成形术后远期静态时（a）和微笑时（b）正面像（患者 A.A.）。注意双耳仍存在轻度不对称

■ 病例 8：IPS CaseDesigner

最后，IPS Case Designer 也应用于患者 V.E.W.（同第 6 章的病例 1），本书中的病例广泛应用了 IPS Case Designer（第 1、2、3、4、5 章），应用这种更加高效、直观且使用方便的 3D 软件平台，可以达到制定"正颌手术 3D 数字化治疗计划"的目标（图 6.282~6.313）。

得到合适的 CBCT 图像后，若想制定正颌手术 3D 数字化治疗计划，很重要的一点是要对患者的增强模型进行逐步的质量控制，以及要将患者的虚拟头位修正至临床自然头位（c-NHP）。

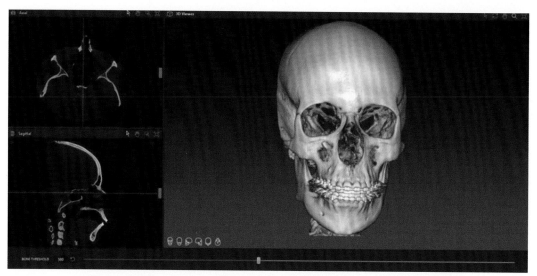

图 6.282　获取合适的 CBCT 图像后，利用"体渲染"法得到的患者 V.E.W. 头部硬组织情况。调整阈值至可清楚呈现硬组织（i-CAT™, Imaging Sciences International, Inc., Hatfield, USA, FOV, 直径 17cm, 高 22cm；扫描时间 2×20s；像素值 0.4mm, DICOM 区域 120kV, 0018,　0060KVP, 48mA, 0018, 1151X 线管电流）（IPS CaseDesigner v 1.1.3.1）

■ 病例 8：IPS CaseDesigner，"逐步"质量控制：提高 AUM 的精确度

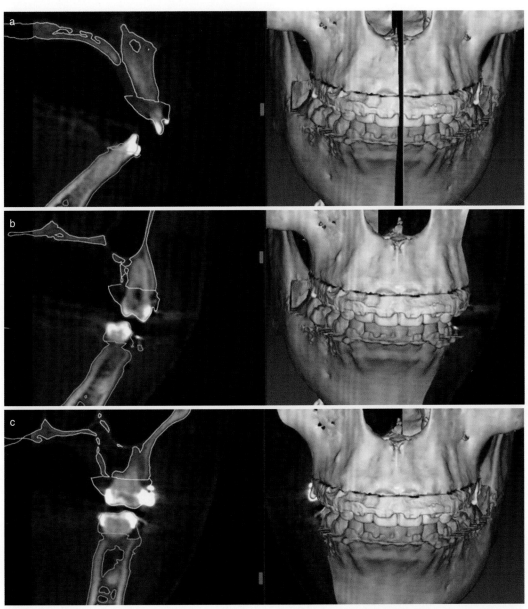

图 6.283　在"逐步质量控制核查表"步骤 1（见第 1.2 章）中，患者增强模型的上下颌牙弓的注册精度是根据牙弓结构，在软件中进行半自动和动态调节的（i-CAT, Imaging Sciences International Inc., IPS CaseDesigner v 1.1.3.1，患者 V.E.W.）：例如中线处（a）、左侧（b）及右侧（c）磨牙区进行自动匹配

■ 病例 8：IPS CaseDesigner，"逐步"质量控制：髁突（CR）位置

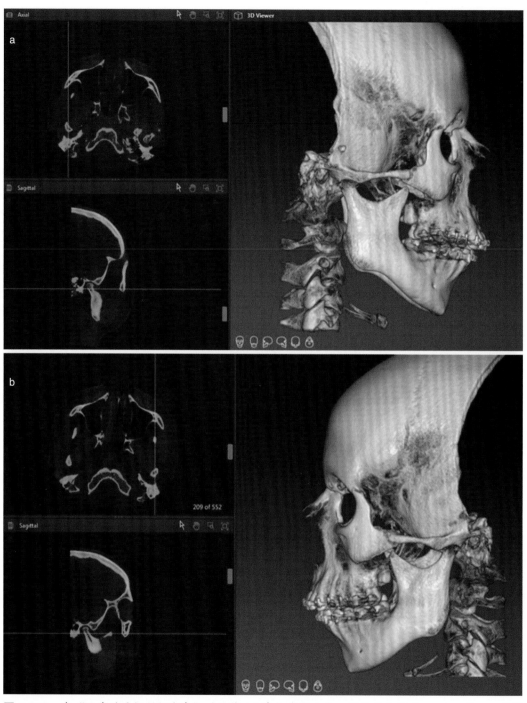

图 6.284 在"逐步质量控制核查表"（见第 1.2 章）步骤 2 中，通过结合患者 V.E.W. 的 CT 数据中的轴向、矢状向图像和 3D "体渲染"的硬组织图像，在软件中对 CR 位的髁突的恰当位置进行半自动评估和验证（i–CAT, Imaging Sciences International Inc., IPS CaseDesigner v 1.1.3.1）。注意图中右侧（a）及左侧（b）髁突都处于恰当的位置

■ 病例 8：IPS CaseDesigner，"逐步"质量控制：软组织的质量

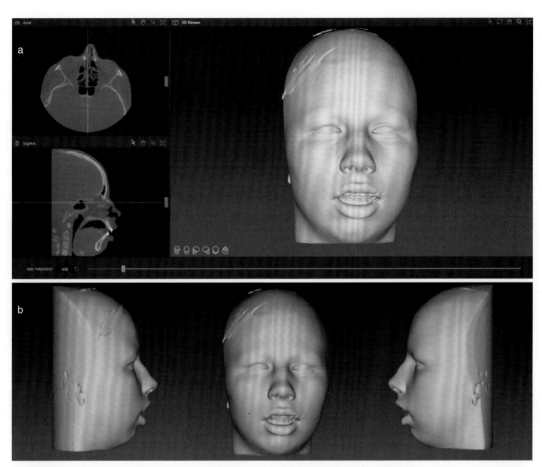

图 6.285　在"逐步质量控制核查表"（见第 1.2 章）步骤 3 中，正确渲染患者 V.E.W. 的软组织（a）后，在患者的增强模型上对整体软组织质量进行评估（b）（i-CAT, Imaging Sciences International Inc.，"体渲染"图像，IPS CaseDesigner v 1.1.3.1）。注意，因为在 CBCT 扫描中固定头带的位置比较合适，因此额颞部软组织并没有出现失真。同时也可观察到唇部和额部软组织没有出现畸形，唇部和额部的肌肉也没有紧缩

■ 病例 8：IPS CaseDesigner，v-NHP 和 PHP

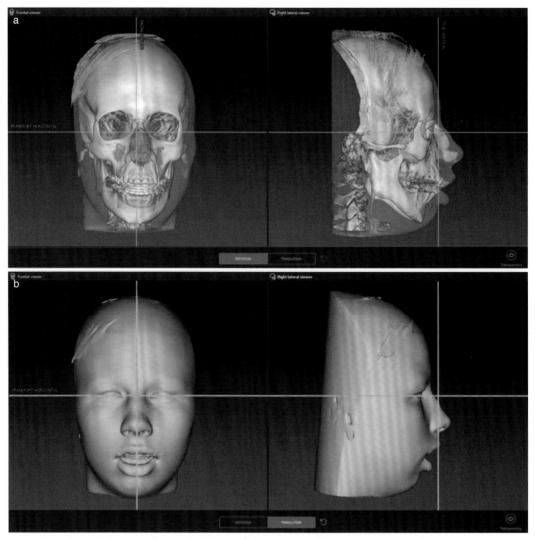

图 6.286　根据标准的"逐步法"（见第 3.1 章），依照患者 V.E.W. 的临床自然头位（c-NHP），在电脑中半自动地修正患者的扫描头位（a），以形成患者的虚拟自然头位（v-NHP），并与其个体化的计划头位（PHP）相对应（b）（3D"面渲染"图像，IPS CaseDesigner v 1.1.3.1）

■ 病例 8：3D-VPS₅ 步骤 1，上颌咬合平面倾斜度的评估 / 修正（"Roll"）

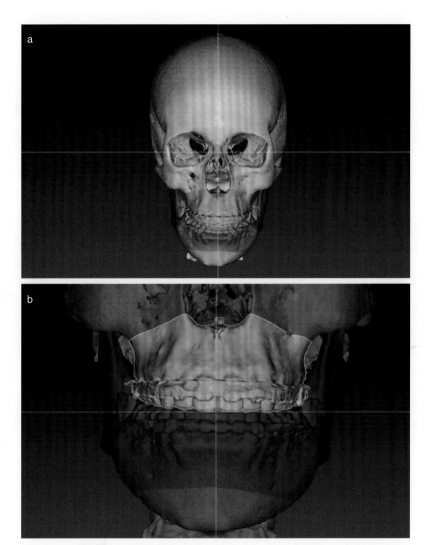

图 6.287 通过临床检查（图 3.52）评估患者 V.E.W. 的上颌咬合平面，通过虚拟方法（a），根据患者 3D PHP 水平参考平面评估患者的上颌咬合平面，可以发现虚拟图像中存在一些倾斜（b）（3D "面渲染" 图像，IPS CaseDesigner v 1.1.3.1）。正面观（a）及细节（b）部分

■ 病例 8：3D-VPS$_5$ 步骤 1，上颌咬合平面倾斜度的评估 / 修正（"Roll"）

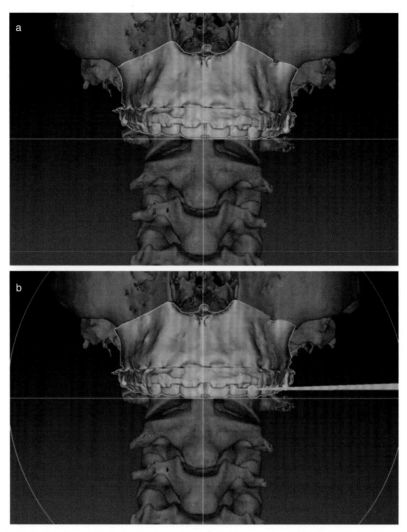

图 6.288　根据患者 V.E.W. 的水平 3D PHP 的参考平面，对其上颌咬合平面（a）进行修正，做逆时针方向的"Roll"旋转运动（b）（3D"面渲染"图像，IPS CaseDesigner v 1.1.3.1）

■ 病例 8：3D-VPS₅ 步骤 2，上颌牙列中线的评估 / 修正

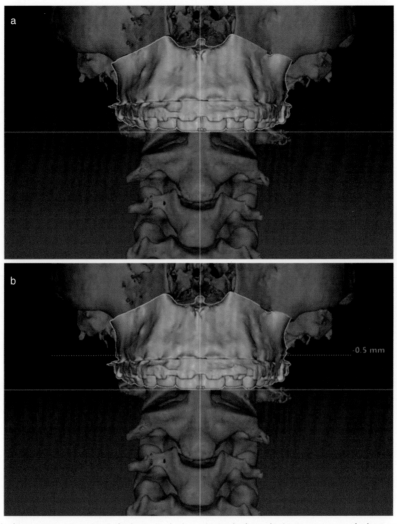

图 6.289　患者 V.E.W. 的上颌牙中线偏左（a），根据患者面中线的 3D PHP 参考平面，做单纯的
向右（b）平移运动，纠正上颌牙中线（3D "面渲染" 图像，IPS CaseDesigner v 1.1.3.1）

■ 病例 8：3D-VPS₅ 步骤 2，上颌牙列中线的评估 / 修正

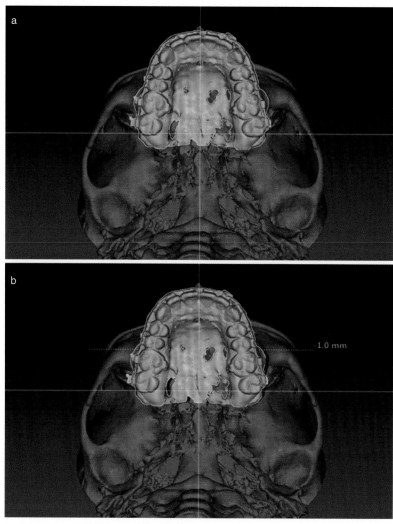

图 6.290　颅底面观，显示上颌牙中线有向左的偏移（a），根据面部中线 3D PHP 的参考平面，进行单纯的向右平移（b），就可以纠正上颌牙中线的偏移（3D "面渲染" 图像，IPS CaseDesigner v 1.1.3.1）

■ 病例 8：3D-VPS₅ 步骤 3，确定虚拟咬合后对面部不对称性做整体评估

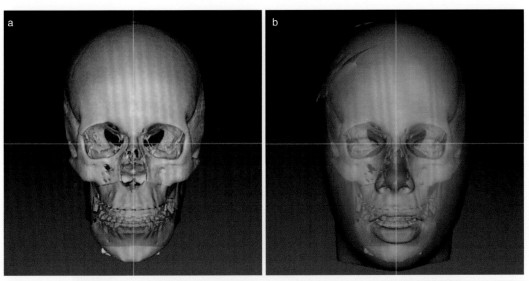

图 6.291　根据患者 V.E.W. 的水平和面中线的 3D PHP 参考平面，在头颅正位来确定虚拟咬合，然后对患者的颅骨模型（a）和软组织透明化的面部组织复合模型（b）进行整体的对称性评估（3D"面渲染"图像，IPS CaseDesigner v 1.1.3.1）。注意患者的额部向右侧偏斜

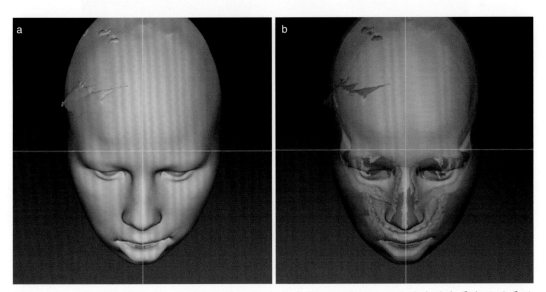

图 6.292　虚拟咬合确定后，根据面部软组织（a）和软组织透明化后显露出的颧骨颧弓的骨性轮廓（b）来评估下颌骨的轮廓，并以此对整体面部对称性进行评估（3D"面渲染"图像，IPS CaseDesigner v 1.1.3.1）

■ 病例 8：3D-VPS₅ 步骤 4，颌骨外展的评估／修正（"Yaw"）

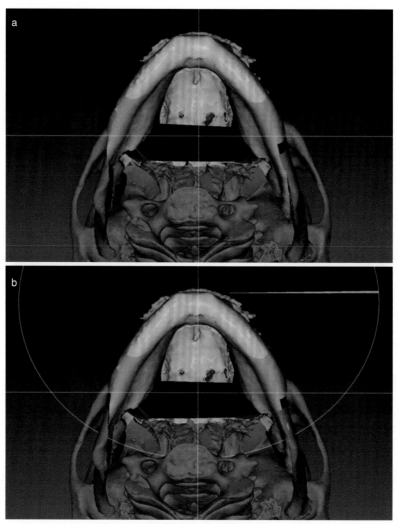

图 6.293　颅底位观可见下颌骨体的外展度在右侧更明显（a），已通过逆时针旋转，将下颌骨向左转动（"Yaw"）来纠正（b）（3D "面渲染"图像，患者 V.E.W., IPS CaseDesigner v 1.1.3.1）。注意观察两侧下颌骨截骨后的近、远心骨端间的重叠区域大小并不对称

■ 病例 8：3D-VPS₅ 步骤 4，颌骨外展的评估 / 修正（"Yaw"）

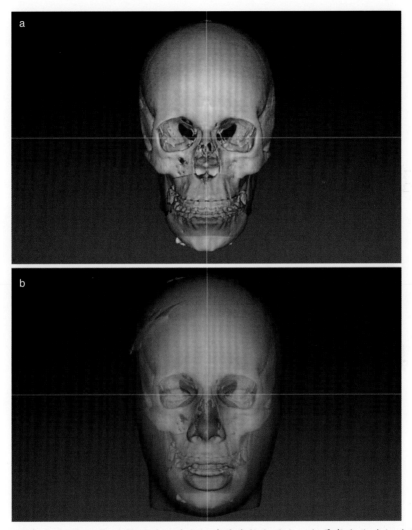

图 6.294   通过向左的"Yaw"旋转运动，对右侧外展度较大的上下颌骨复合体进行对称性纠正，然后对患者 V.E.W. 面部骨轮廓（a）与软组织透明化后的面部复合影像（b）进行整体性评估（3D "面渲染"图像，IPS CaseDesigner v 1.1.3.1）

■病例 8　3D-VPS$_5$ 步骤 5，上颌切牙垂直位置的评估 / 修正

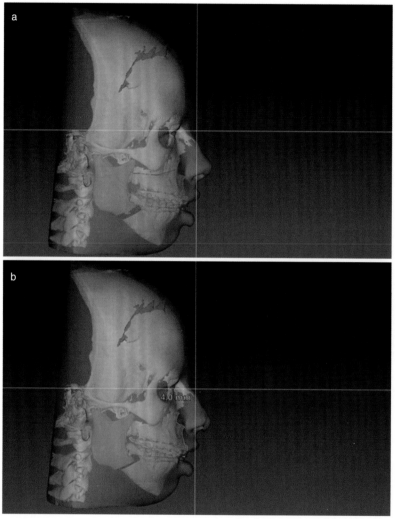

图 6.295　在静息状态时，患者 V.E.W. 的上颌切牙有 8mm 的外露，牙龈有 4mm 的暴露，所以从临床治疗考虑，将上颌骨在上颌切牙区虚拟上抬 4mm。注意目前 3D 软组织重建的局限性：尽管已经将上颌切牙区的上颌骨虚拟上抬了 4mm，但患者的唇部形态和唇间距离并未改变（3D "面渲染"图像，患者 V.E.W.，IPS CaseDesigner v 2.3.0.3）：切牙区上抬前（a）与切牙区上抬后（b）

■ 病例 8：3D-VPS$_5$ 步骤 6，上颌切牙矢状向位置的评估 / 修正

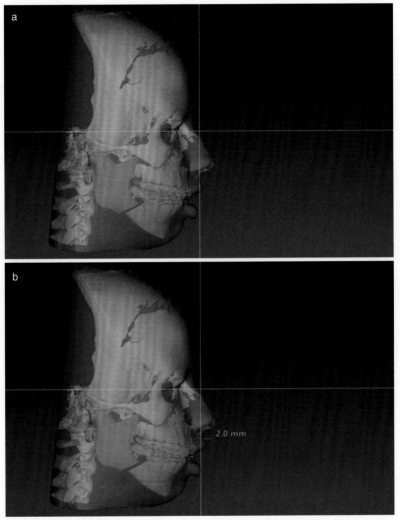

图 6.296　根据患者 V.E.W. 的 3D 头影测量分析，特别是临床检查结果，决定将"具有最终咬合关系的上下颌骨复合体"在上颌切牙区前移 2mm（3D "面渲染"图像，患者 V.E.W., Maxilim v. 2.3.0.3）：前移之前（a）和前移之后（b）

■ 病例 8：3D-VPS₅ 步骤 7，面部侧貌评估 / 咬合平面修正（"Pitch"）

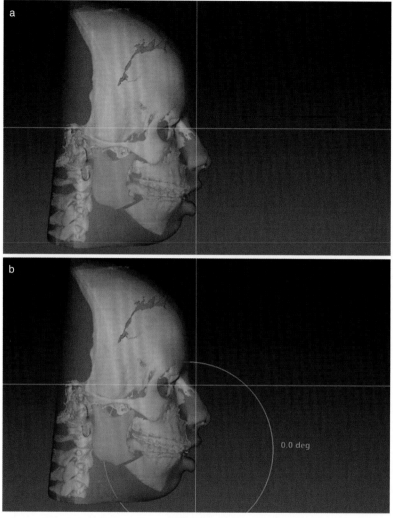

图 6.297　步骤 7，要评估患者侧貌轮廓与牙槽突情况（a）（3D "面渲染" 图像，IPS CaseDesigner v 1.1.3.1）。此步骤中，从临床方面考虑并不需要改变咬合平面的角度，因此本例患者 V.E.W. 未进行侧面方向的 "Pitch" 移动（b）

■ 病例 8：3D-VPS₅ 步骤 8，3D 颏部位置的评估 / 修正

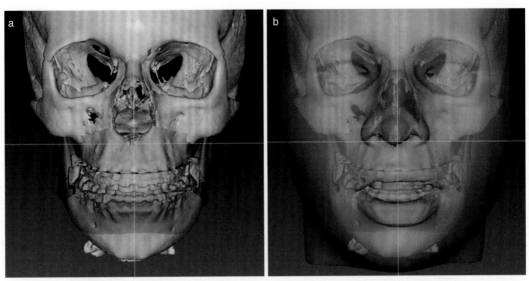

图 6.298　从正面分别在无面部三维软组织（a）和包含透明化面部软组织的患者 3D 重建模型（b）上对患者的颏部位置进行评估（3D "面渲染" 图像，IPS CaseDesigner v 1.1.3.1）。注意观察下颌正中联合区存在水平向的偏斜以及颏点的右偏

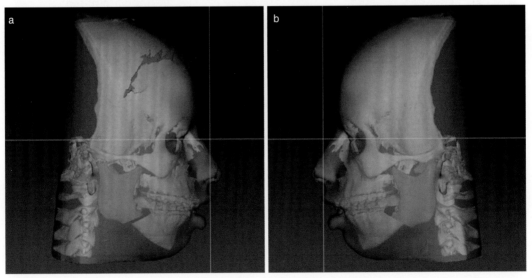

图 6.299　分别根据患者的右侧（a）及左侧（b）侧面轮廓，对患者矢状位上的颏部位置进行个体化的评估（3D "面渲染" 图像，IPS CaseDesigner v 1.1.3.1），注意该患者无明显的颏唇沟形态

■病例 8　3D-VPS₅ 步骤 8，3D 颏部位置的评估 / 修正

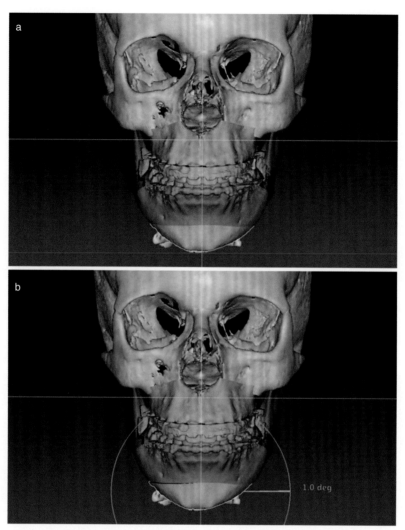

图 6.300　在进行正面评估后（a），对患者 V.E.W. 的颏部进行了虚拟的逆时针旋转（"Roll"，逆时针旋转 1°），以纠正颏部细微的不对称（3D "面渲染" 图像，IPS CaseDesigner v 1.1.3.1）

■ 病例 8：3D-VPS₅ 步骤 8，3D 颏部位置的评估 / 修正

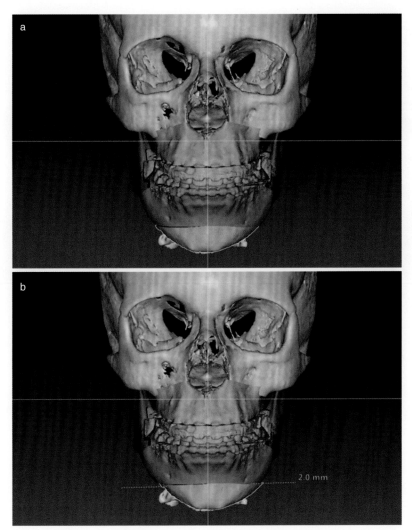

图 6.301　此外，正面观（a），将患者 V.E.W. 的颏部中线水平向左虚拟移动 2 mm（b）来纠正下颌骨正中联合区的不对称（3D "面渲染" 图像，IPS CaseDesigner v 1.1.3.1）

■ 病例 8：3D-VPS$_5$ 步骤 8，3D 颏部位置的评估 / 修正

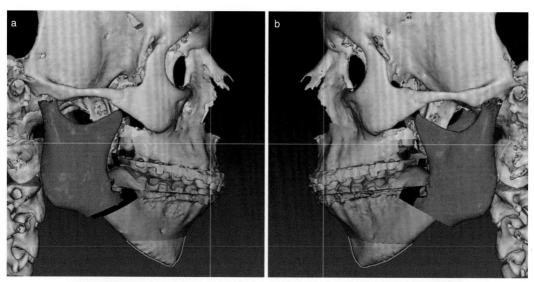

图 6.302　分别从患者 V.E.W. 的右侧（a）与左侧侧貌轮廓（b）对该患者矢状向的骨性颏部位置进行评估（3D "面渲染" 图像，IPS CaseDesigner v 1.1.3.1）

■ 病例 8：3D-VPS₅ 步骤 8，3D 颏部位置的评估 / 修正

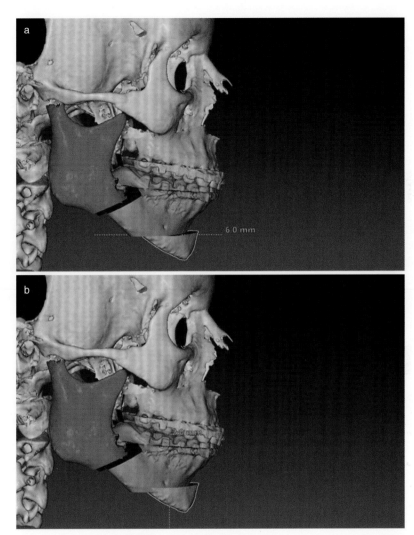

图 6.303 患者 V.E.W. 右侧面轮廓图显示，颏部虚拟前移 6mm（a），右侧颏前部虚拟上抬 2mm，后部虚拟上抬 1mm（b）（3D "面渲染" 图像，IPS CaseDesigner v 1.1.3.1）

■ 病例 8：3D-VPS$_5$ 步骤 8，3D 颏部位置评估 / 修正

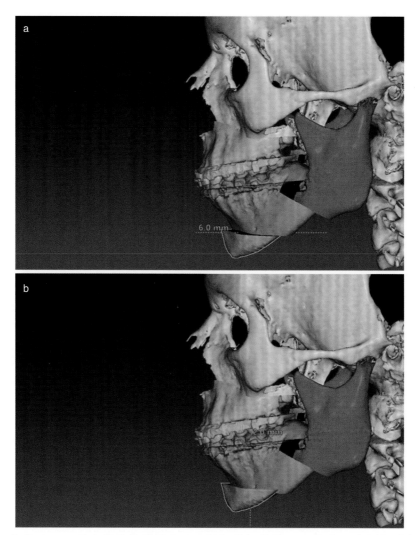

图 6.304　患者 V.E.W. 的左侧面轮廓图显示，颏部虚拟前移 6mm（a），左侧颏前部虚拟上抬 2mm，后部虚拟上抬 1mm（b）（3D "面渲染" 图像，IPS CaseDesigner v 1.1.3.1）

■ 病例 8：3D-VPS₅ 步骤 8，3D 颏部位置的评估 / 修正

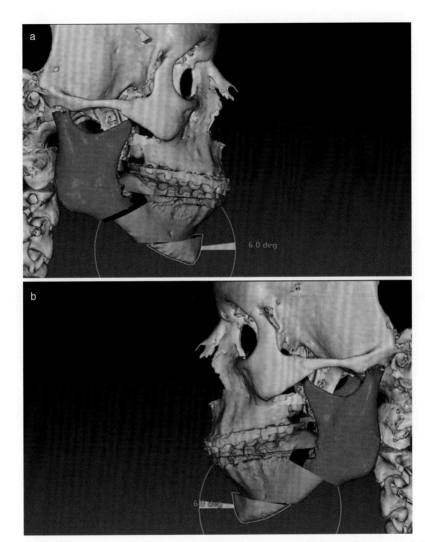

图 6.305　患者 V.E.W 的右侧（a）和左侧（b）侧貌轮廓图显示，颏部进行了虚拟的 6° 逆时针 "Pitch" 旋转运动后，能获得更理想的下颌骨下缘的外形（3D "面渲染" 图像，IPS CaseDesigner v 1.1.3.1）

■ 病例 8：3D-VPS₅ 步骤 8，3D 颏部位置的评估 / 修正

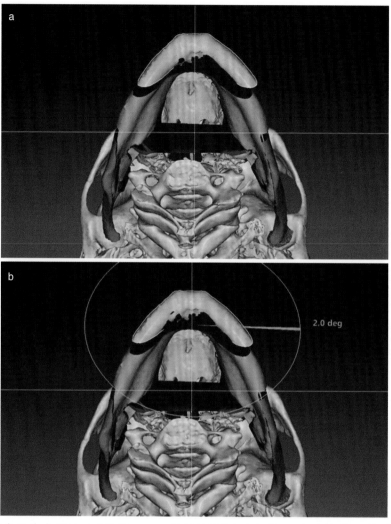

图 6.306 颅底位（a）显示，对患者 V.E.W. 的颏部再进行虚拟的 2° 顺时针"Yaw"旋转运动（b）后的情况（3D"面渲染"图像，IPS CaseDesigner v 1.1.3.1）

■ 病例 8：3D-VPS₅ 步骤 9，与患者沟通个体化治疗计划

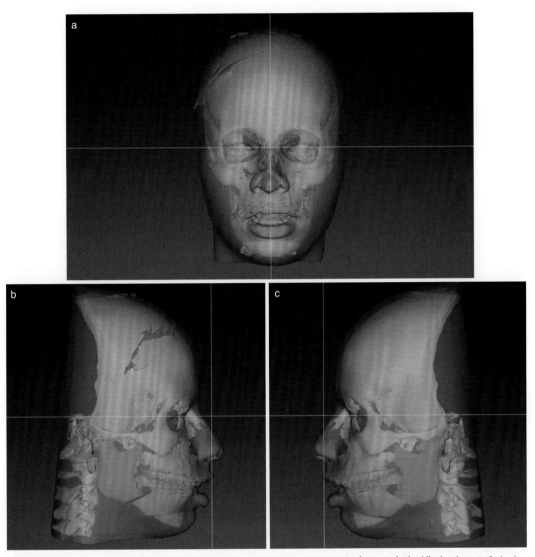

图 6.307　在真正进行手术以前，将患者 V.E.W. 的"个体化 3D 数字化治疗计划"分别从正面（a）、右侧（b）、左侧（c）三个方向呈现给患者（3D"面渲染"图像，IPS CaseDesigner v 1.1.3.1）。注意，对唇部 3D 软组织的模拟目前仍存在不少局限性

■ 病例 8：3D-VPS₅ 步骤 10，3D 数字化治疗计划的最终调整

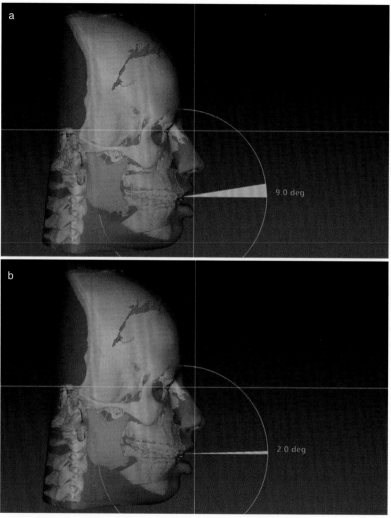

图 6.308　右侧面部侧貌轮廓图，显示对制定的个体化 3D 数字化治疗计划进行调整的情况，包括对上下颌骨复合体进行更大幅度的逆时针"Pitch"旋转（旋转 9°），这样可以使颏部前移更明显（a）（3D"面渲染"图像，IPS CaseDesigner v 1.1.3.1）。最终，与患者沟通后决定对上下颌骨复合体只进行 2° 的逆时针"Pitch"旋转（b）

■ 病例 8：3D-VPS₅ 步骤 10，3D 数字化治疗计划的最终调整

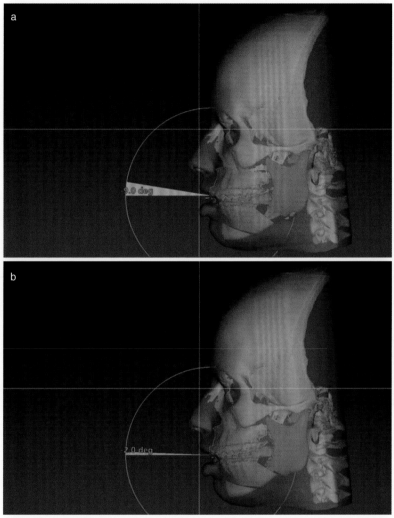

图 6.309　左侧面部侧貌轮廓图，显示对制定的个体化 3D 数字化治疗计划进行调整的情况，包括对上下颌骨复合体做更大幅度的逆时针"Pitch"旋转（旋转 9°），这样可以使额部前移更明显（a）（3D"面渲染"图像，IPS CaseDesigner v 1.1.3.1）。最终，与患者沟通后决定对上下颌骨复合体只进行 2° 的逆时针"Pitch"旋转（b）

■ 病例 8：3D-VPS$_5$——最终的整合个体化 3D 数字化治疗计划

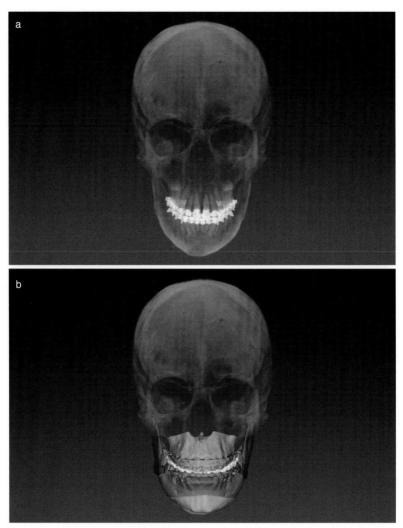

图 6.310　从正面观察患者 V.E.M. 的面部初始位置形态（a）与最终"个体化 3D 数字化治疗计划"的虚拟效果（b）（3D 复合的"体渲染和面渲染"的硬组织形态，IPS CaseDesigner v 1.1.3.1）

■ 病例 8：3D-VPS₅——最终的整合个体化 3D 数字化治疗计划

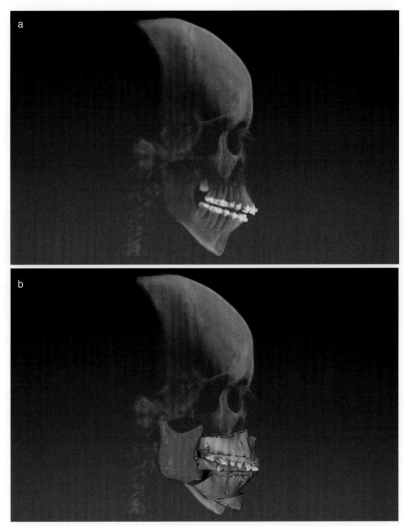

图 6.311　从右侧位观察患者 V.E.M. 的面部初始位置形态（a）与最终"个体化 3D 数字化治疗计划"的效果（b）（3D 复合的"体渲染和面渲染"的硬组织形态，IPS CaseDesigner v 1.1.3.1）

■ 病例 8：3D-VPS_5——最终的整合个体化 3D 数字化治疗计划

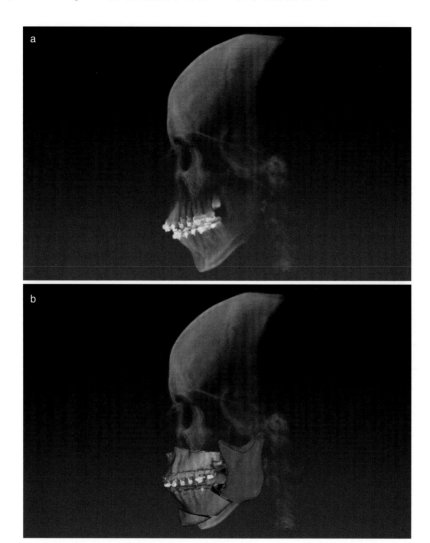

图 6.312   从左侧位观察患者 V.E.M. 的面部初始位置形态（a）与最终"个体化 3D 数字化治疗计划"的效果（b）（3D 复合的"体渲染和面渲染"的硬组织形态，IPS CaseDesigner v 1.1.3.1）

■病例8：3D-VPS₅——最终的整合个体化 3D 数字化治疗计划

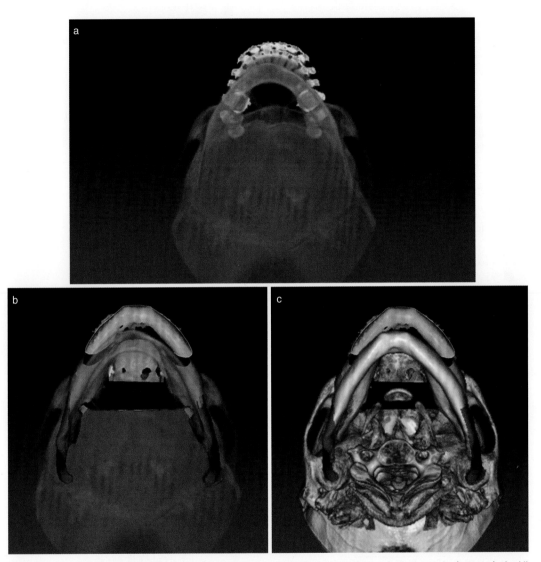

图 6.313　从颅底位观察患者 V.E.M. 的面部初始位置形态（a）与最终"个体化 3D 数字化治疗计划"的效果（b,c）（3D 复合的"体渲染和面渲染"的硬组织形态，IPS CaseDesigner v 1.1.3.1）

■ 病例 8　IPS CaseDesigner "3D 数字化治疗计划，手术室" 模板

上颌骨截骨术
- ■ Le Fort：■ I　□ II　□ III
- ■ 不分段
- □ 分段：
  - 分块数：＿＿＿＿＿＿
  - 牙间位置：＿＿＿＿＿＿
- ■ 前移：　2.0mm
- □ 后退：
- ■ 中线：　1.5mm　　■ 右　□ 左
- ■ Le Fort I 型骨切开后的中线：　31 与 41 之间
- ■ 垂直向：
- ■ "Yaw" 修正：　逆时针向左
- □ 其他：＿＿＿＿＿＿＿＿

设计要求
- ■ 上颌优先
- □ 下颌优先
- □ 微创 Le Fort I
- □ 术中 CBCT
- □ 结扎丝＿＿＿＿＿
- □ 种植支抗＿＿＿＿＿
- □ 舌侧扣
- □ 咬合调磨＿＿＿＿＿
- □ 其他＿＿＿＿＿

↑　　↑　　↑　　↑　　↑
2.5mm　3.5mm　4.5mm　4.5mm　3.5mm
＿16＿　＿13＿　＿11＿　＿23＿　＿26＿

"Roll" 修正　□ 顺时针　■ 逆时针

下颌骨截骨术
- ■ 矢装劈开截骨术　　　■ 右　■ 左
- □ 倒 L 型截骨术　　　□ 右　□ 左
- □ 下颌支垂直骨切开术　□ 右　□ 左
- ■ 前移：　　右 6.0 mm　左 5.0 mm
- □ 后退：　　右＿＿＿＿　左＿＿＿＿
- □ "Pitch" 顺时针旋转
- ■ "Pitch" 逆时针旋转
- □ 中线劈开
- ■ 下牙槽神经走行：右 舌侧　左 舌侧
- □ 下颌矢状劈开截骨术后中线：＿＿＿＿
- □ 其他：＿＿＿＿＿＿＿＿＿＿

其他治疗
- ■ 鼻旁交叉缝合
- □ 鼻翼缩窄缝合
- ■ 鼻中隔成形术
- ■ 下鼻甲切除
- ■ ANS：　　■ 缩短　■ 调整中线
- ■ 鼻基底修整术　　■ 右　■ 左
- ■ 鼻侧壁修整形　　■ 右　□ 左
- □ 骨移植：＿＿＿＿＿
- □ 拔牙：＿＿＿＿＿
- □ 其他：

颏成形术
- ■ 前移：　6mm
- □ 后退：＿＿＿＿
- ■ 中线：　2.0mm　　　□ 右　■ 左
- ■ 上抬：
  - ■ 前部：　2.0 mm
  - ■ 后段：右 1.0 mm　左 2.5 mm
- □ 下降：
  - □ 前部：＿＿＿＿
  - □ 后段：右＿＿＿＿　左＿＿＿＿
- □ "盾状" 颏成形术
- □ "翼状" 颏成形术
  - 颏孔水平：
  - □ 对称性截骨
  - ■ 不对称性截骨
- ■ 其他：　"Roll" 逆时针 / "Yaw" 顺时针旋转

辅助整形治疗
- □ 颊脂垫切除术　　　□ 右　□ 左
- □ 颧骨截骨术　　　　□ 右　□ 左
  - 眶下孔水平：
  - □ 对称性截骨
  - □ 不对称性截骨
- □ 耳成形术：　　　　□ 右　□ 左
- ■ 鼻整形术：　闭合性
- □ 眉上提术：＿＿＿＿
- □ 眼睑成形术：
  - □ 上睑　□ 下睑
- □ 面部除皱术：＿＿＿＿
- □ 颈部除皱术：＿＿＿＿
- □ 抽脂术：＿＿＿＿
- □ 脂肪充填术：＿＿＿＿
- □ 其他：＿＿＿＿

3D Virtual Treatment Planning of Orthognathic Surgery.Swennen GRJ. ©Springer 2017

Addendum Template.Prof. Gwen Swennen and Dr. Martin Gaboury,Maxillofacial and Facial Plastic Surgery.

附录模板

"三维数字化逐步质量控制核查表"模板

（1）由临床医生对患者的整体增强模型（AUM）进行评估验证
☐ 上颌牙弓的配准精度
☐ 下颌牙弓的配准精度
通过对位于磨牙、尖牙和切牙的多层正交断层图像和相关临床照片进行评估来验证。
☐ 骨的三维渲染质量
☐ 软组织的三维渲染质量

（2）由临床医生在患者的整体增强模型（AUM）上验证髁突是否处于 CR 的位置
☐ 右侧髁突处于良好的 CR 位置
☐ 左侧髁突处于良好的 CR 位置
通过对矢状位和冠状位断层片进行评估和验证。

（3）由临床医生在患者的增强模型（AUM）上对软组织整体质量进行验证
☐ 无眉毛变形（由 CBCT 扫描过程中头部固定带引起）
☐ 无唇部变形（由咬合蜡片或者配准装置引起）
☐ 唇部处于休息位
☐ 颏部肌肉放松
☐ 无颏部变形（由 CBCT 扫描过程中颏托引起）
通过临床照片和临床检查联合进行评估和验证。

（4）由临床医生对患者的计划头位（PHP）进行验证
☐ 根据患者自然头位（NHP*）进行正面验证
☐ 根据患者的绝对垂直面进行侧面验证
通过临床照片和临床检查联合进行评估和验证。
* 注意患者可能会有变化的习惯性自然头位

（5）由临床医生对患者的虚拟最终咬合关系进行验证
☐ 牙列中线
☐ 安氏 I 类尖牙关系
☐ 安氏 I 类磨牙关系
☐ 在磨牙水平没有咬合平面的偏斜（"Yaw"）

3D Virtual Treatment Planning of Orthognathic Surgery.Swennen GRJ. ©Springer 2017
Addendum Template.Prof. Gwen Swennen and Dr. Martin Gaboury,Maxillofacial and Facial Plastic Surgery.

"3D 数字化治疗计划，手术室"模板

上颌骨截骨术
- □ Le Fort：□ I □ II □ III
- □ 不分段
- □ 分段
    分块数：_____
    截骨线部位：_____
- □ 前移：_____
- □ 后退：_____
- □ 中线：_____   □ 右 □ 左
- □ Le Fort I 型骨切开术后的中线：_____
- □ 垂直向：
- □ "Yaw" 修正：_____
- □ 其他：_____

下颌骨截骨术
- □ 矢状劈开截骨术   □ 右 □ 左
- □ 倒 L 型截骨术   □ 右 □ 左
- □ 下颌支垂直骨切开术 □ 右 □ 左
- □ 前移：   右_____ 左_____
- □ 后退：   右_____ 左_____
- □ "Pitch" 顺时针旋转
- □ "Pitch" 逆时针旋转
- □ 中线劈开
- □ 下牙槽神经走行：右_____ 左_____
- □ 下颌矢状劈开截骨后中线：_____
- □ 其他：_____

颏成形术
- □ 前移：_____
- □ 后退：_____
- □ 中线：_____   □ 右 □ 左
- □ 上抬：
    - □ 前部：_____
    - □ 后段：右_____   左_____
- □ 下降：
    - □ 前部：_____
    - □ 后段：右_____   左_____
- □ "盾状" 成型术
- □ "翼状" 成型术
    颏孔水平：
    - □ 对称性截骨
    - □ 不对称性截骨
- □ 其他：_____

设计要求
- □ 上颌优先
- □ 下颌优先
- □ 微创 Le Fort I
- □ 术中 CBCT
- □ 结扎丝
- □ 骨支抗
- □ 舌侧扣
- □ 咬合调磨
- □ 其他

____16____13____11____23____26____

"Roll" 修正 □ 顺时针 □ 逆时针

其他治疗
- □ 鼻旁交叉缝合
- □ 鼻翼缩窄缝合
- □ 鼻中隔整形
- □ 下鼻甲切除
- □ ANS： □ 缩短 □ 调整中线
- □ 鼻基底修整术   □ 右 □ 左
- □ 鼻侧壁修整术   □ 右 □ 左
- □ 骨移植：
- □ 拔牙：
- □ 其他：

辅助整形治疗
- □ 颊脂垫切除术   □ 右 □ 左
- □ 颧骨截骨术   □ 右 □ 左
    眶下孔水平：
    - □ 对称性截骨
    - □ 不对称性截骨
- □ 耳成形术：   □ 右 □ 左
- □ 鼻整形术：
- □ 眉上提术：
- □ 眼睑成形术：
    - □ 上睑 □ 下睑
- □ 面部除皱术
- □ 颈部除皱术
- □ 抽脂术
- □ 脂肪充填术
- □ 其他

3D Virtual Treatment Planning of Orthognathic Surgery.Swennen GRJ. ©Springer 2017

Addendum Template.Prof. Gwen Swennen and Dr. Martin Gaboury,Maxillofacial and Facial Plastic Surgery.

名词解释

迭代最近点算法（Iterative Closest Point Algorithm）　即 ICP 算法，主要用于三维曲面的配准，它是通过将两个曲面的点云间距离的均方根最小化，来对两个曲面进行排列配准。

感兴趣区域（Volume of Interest, VOI）在获取数据的过程中对特定感兴趣的区域或体积进行摄影，或进行进一步分析。

刚性配准（Rigid Registration）　一种算法，利用搜索旋转和平移的方法从几何学上排列两组或以上的图像数据。现在不同刚性配准的方法包括：点配准、面配准、体素配准以及由面到图的刚性配准（STI）。

光固化（Stereolithography）　一种制作三维物体的方法，利用计算机控制激光束的聚合反应，使液性单体一层一层烧结，从而构建出所需的三维结构。

计划头位（Planning Head Position, PHP）　在进行 3D 虚拟手术设计时，应将虚拟自然头位设定为计划头位，这样可以定义 3D 计划头位的坐标参考系（Cartesian）。

临床自然头位（Clinical Natural Head Position, c-NHP）　在临床检查中记录到的患者的自然头位。

面渲染（Surface Rendering）　根据特定的方向和特定的光线条件产生表面视图的过程。在解剖结构的医学可视化中，此表面一般由分割 3D 图像数据（灰度值）所产生。

欧几里得距离（Euclidian Distance）空间两点之间直线距离，定义为两点之间相互对应的三维坐标值的差的平方之和，再开方所获得平方根

$$d\left(p,q\right)=\sqrt{\left(p_1-q_1\right)^2+\left(p_2-q_2\right)^2+\left(p_3-q_3\right)^2}$$

视场（Field of View, FOV）　图像数据的扫描量。在 CT 数据扫描中，视场一般是根据感兴趣区域来进行调整的，但是对于 CBCT 扫描而言，视场是固定的。

体渲染（Volume Rendering）　一种将包含体素信息的三维图像体可视化的方法，是通过对每一个体素指定一个颜色和透明度，和根据图像体的变量不同来增强可视化效果的。

图像分割（Image Segmentation）将一个数字化影像分解成多个数据部分的过程，例如可以通过阈值进行分割。

图像融合（Image Fusion）　通过"图像注册"的方法，将两个或者更多的图像数据集排列配准后进行融合在一起的过程。

图像注册（Image Registration）　将两个或者更多的数据集进行几何学上排列配准的过程。

虚拟自然头位（Virtual Natural Head Position, v-NHP）　在对患者进行三维头部扫描后，根据患者的临床自然头位在计算机内将扫描头位调整后得到的三维虚拟头位，并由临床医师最后确定。

渲染（Rendering）　根据患者二维或三维的数据，利用可视化算法生产图像的过程。

阈值分割（Thresholding）　用像素值或者体素值与设计的阈值进行比较高或低的方法来确定图像边界的过程。当用阈值分割的方法来对三维灰度值进行分割时，可以得到一个等值面，当对二维图像数据进行分割时，可以获得图像外形轮廓。

在侧面沿"X 轴"进行的旋转运动（"Pitch"）　在侧面沿"X 轴"进行的旋转运动，可以进行顺时针旋转和逆时针旋转。

在颅底面或正面沿"Y 轴"进行的旋转运动（"Yaw"）　在颅底面或正面沿"Y轴"进行的旋转运动，可以进行顺时针旋转和逆时针旋转，但很多时候被简单地称之为向左或向右旋转。

在正面沿"Z 轴"进行的旋转运动（"Roll"）从正面沿"Z 轴"进行的旋转运动，可以进行顺时针旋转和逆时针旋转。

增材制造（Additive Manufacturing）一类通过增加材料生产 3D 物品的技术（与研磨切削去除多余材料的技术相反）。其整个过程通常是层层堆叠材料，层与层之间通过化学反应或者烧结在一起，过去被称之为快速原型制作技术。

增强模型（Augmented Model，AUM）将患者"面渲染"的头部骨骼和软组织图像信息，与扫描获得的牙齿的"面渲染"图像详细信息，以及其他 3D 图像数据（如面部三维扫描）中的皮肤纹理和颜色信息结合在一起，所形成的数字化模型。

增强虚拟现实（Augmented Virtual Reality） 一种可以使真实环境与虚拟信息结合的创新性技术，此技术可以创造出一个虚拟和现实混合在一起的世界，并且可以显示于立体视频显示器上。

自然头位（Natural Head Position，NHP） 让患者身体放松，站立，看向与自己眼睛处于同一高度的远处时，患者头部所处的位置。这一位置往往是由临床医师根据一般经验获得的。